"十四五"时期国家重点出版物出版专项规划项目
湖北省公益学术著作出版专项资金资助项目

神 经 外 科 亚 专 科 学 丛 书

名誉主编　赵继宗
总 主 编　赵洪洋　王　硕　毛　颖

颅脑损伤

LUNAO SUNSHANG

主　编 ◆ 侯立军　刘佰运　符　荣

副主编 ◆ 李一明

华中科技大学出版社
http://press.hust.edu.cn
中国·武汉

内 容 简 介

本书是"神经外科亚专科学丛书"之一。

本书共分为十一章,内容包括颅脑损伤的流行病学,分类与评估,院前管理,入院、诊断和手术计划,急诊外科治疗,围手术期麻醉,神经重症监护室的监护和治疗,康复和随访,法医学鉴定,以及重型颅脑损伤的研究进展。

本书可作为神经创伤外科、麻醉科和重症医学科住院医师的学习参考书,也是临床医生获取颅脑损伤最新信息的重要资源。

图书在版编目(CIP)数据

颅脑损伤/侯立军,刘佰运,符荣主编.—武汉:华中科技大学出版社,2023.6
(神经外科亚专科学丛书)
ISBN 978-7-5680-9516-7

Ⅰ. ①颅… Ⅱ. ①侯… ②刘… ③符… Ⅲ. ①颅脑损伤-神经外科手术 Ⅳ. ①R651.1

中国国家版本馆 CIP 数据核字(2023)第 109057 号

颅脑损伤
Lunao Sunshang

侯立军 刘佰运 符 荣 主 编

总 策 划:车 巍
策划编辑:周 琳
责任编辑:曾奇峰 余 琼
封面设计:原色设计
责任校对:李 琴
责任监印:周治超
出版发行:华中科技大学出版社(中国·武汉)　　电话:(027)81321913
　　　　　武汉市东湖新技术开发区华工科技园　　邮编:430223
录　　排:华中科技大学惠友文印中心
印　　刷:湖北新华印务有限公司
开　　本:889mm×1194mm　1/16
印　　张:25.5
字　　数:784 千字
版　　次:2023 年 6 月第 1 版第 1 次印刷
定　　价:268.00 元

丛书编委会

丛书序

  神经外科发展至今，随着科学技术的进步，人们对中枢神经系统疾病的治疗效果和减少并发症发生的要求越来越高，精准化和精细化治疗是满足这一要求的必经之路。神经外科亚专科学的建立和发展正是顺应了这一要求，采用了精准化和精细化的组织形式，以利于对精准化和精细化治疗研究的不断深入进行。

  在这一大背景下，我们组织了全国神经外科亚专科学的领军人物，分别主编"神经外科亚专科学丛书"的十一个分册。本丛书介绍了相关亚专科学的理论知识和临床实践经验，除了强调规范化的传统治疗外，重点阐述了近年来在神经外科亚专科学领域出现的新技术、新业务，并指导性地提出了这些新技术、新业务的应用要点和注意事项。本丛书是神经外科医生、护士和相关领域工作人员临床诊疗必备的重要参考书。术业专精，才能术业精进，博而不精已不能满足当前科学技术迅速发展的需求，我们需要培养在神经外科亚专科学领域深入钻研、熟练掌握先进设备操作技术等的专家。将时间和精力集中于焦点，突破的机会就会大大增加，这也是早出人才、快出人才的路径，同时可为患者带来先进的治疗手段和更好的治疗效果。

  我国的神经外科事业在一代又一代奋斗者的努力下，已跻身世界先进行列。这套"神经外科亚专科学丛书"反映了当今中国神经外科的亚专科学水平。本丛书为"十四五"时期国家重点出版物出版专项规划项目、湖北省公益学术著作出版专项资金资助项目。本丛书的出版必将极大地推动我国神经外科学及其亚专科学的发展进步，为神经外科从业人员带来一部系统的集神经外科学及其亚专科学之大全的鸿篇巨制。

华中科技大学同济医学院附属协和医院原神经外科主任
湖北省医学会神经外科分会原主任委员
湖北省医师协会神经外科医师分会原主任委员
二级教授，博士研究生导师

首都医科大学神经外科学院副院长
中华医学会神经外科学分会主任委员
教授，博士研究生导师

复旦大学附属华山医院院长
中华医学会神经外科学分会候任主任委员
教授，博士研究生导师

2023年5月

前　言

目前我国"慢病"的管控模式已日趋成熟，但"急病"救治仍存在较大差距。颅脑损伤这一"急病"是一个重要的公共卫生问题，是成年人致残和死亡的常见原因。许多幸存者长期残疾，给个人和社会带来巨大的负担。我们迫切需要提升颅脑损伤诊治的整体水平。目前颅脑损伤诊治中存在的主要问题在于部分技术方法不够规范，微创比例不高，有些手术缺乏专家共识；单中心技术没有推广应用，创伤体系建设不够完善等。

本书是中华医学会神经外科学分会颅脑创伤专业组全体委员共同努力的结晶，以结构化和易读的形式系统介绍了颅脑损伤诊治的最新进展和主要挑战。本书内容涵盖了从流行病学、创伤救治体系建设、伤情评估、急症处置和重症监护，到长期随访和康复的所有主题。本书将基础神经科学与临床研究和实践有机联系起来，旨在提高院前救治、院内急救及神经外科、神经重症监护室和康复机构的医疗质量。

本书可作为神经创伤外科、麻醉科和重症医学科住院医师的学习参考书，也是临床医生获取颅脑损伤最新信息的重要资源。

编　者

目　录

第一章 流行病学

第一节 总 论

由于现有报道中的研究方法不尽相同,研究者对于颅脑损伤临床诊断的标准和监测的定义不同、所使用的病例纳入标准不同(如住院患者或只在急诊治疗的患者),精确的颅脑损伤调查数据很难收集。因此,目前对全球颅脑损伤的发病率、死亡率、致残率的评估仍然很缺乏,仅在全球健康统计上做了相关的尝试。

一、全球颅脑损伤流行病学

来自世界卫生组织(World Health Organization,WHO)全球健康统计的数据表明,更好地理解颅脑损伤的程度、外因、危险因素,对颅脑损伤进行长期监测,加强对颅脑损伤的预防和控制,有助于降低全球的疾病负担及减少相关后遗症。1990 年全球有 970 万例颅脑损伤患者(184.6/10 万)需要治疗或因此而死亡。其中,颅脑损伤的发病率从中国的 110.1/10 万到撒哈拉以南非洲地区(Sub-Saharan Africa,SSA)的 361.6/10 万不等。在全球各地,交通伤是颅脑损伤的首要原因(60%,111.7/10 万),同时另一组数据显示,全球每年因交通事故导致颅脑损伤的病例约 3000 万例,其中死亡 120 万例。暴力伤是颅脑损伤的第二大原因(25%,45.8/10 万),在 SSA 的发病率最高(153.3/10 万)。跌落伤则是颅脑损伤的第三大原因(16.1/10 万)。跌落伤所致的颅脑损伤在印度的发病率最高(48.5/10 万)。在全球,意外所致颅脑损伤的发病率比故意伤害高,但在 SSA 两者的发病率几乎相同。在这里要指出的是,因为调查对象中并没有包括未接受治疗的颅脑损伤患者,真实的发病率有可能更高。

二、美国颅脑损伤流行病学

美国疾病控制和预防中心(Centers for Disease Control and Prevention,CDC)一直致力于美国颅脑损伤的流行病学研究,将颅脑损伤纳入公共卫生范畴,并取得了成功经验。美国 CDC 的流行病学专家通过确立颅脑损伤的定义标准和相关研究方法,监测颅脑损伤在美国的发病特点和发展趋势,分析颅脑损伤的危险因素和保护因素,从而对高危人群进行有效的干预,降低了重型颅脑损伤的发病率及死亡率。

1. 发病情况 美国于 1966 年、1976 年及 1988 年报告的年发病率分别为 160/10 万、190/10 万和 180/10 万。根据美国 CDC 的评估,近年来,美国每年约 190 万人发生颅脑损伤(不包括没有接受治疗的人群),其中 110 万人接受急诊救治,23.5 万人接受住院治疗;有 8 万人长期残疾,5 万人死亡,颅脑损伤是创伤相关死亡的首要原因,占 30%~50%。

美国 CDC 的数据显示,1995—2001 年,颅脑损伤年死亡率为 18.1/10 万,男性约为女性的 3 倍。75 岁以上人群的颅脑损伤死亡率是 65~74 岁人群的 2 倍,且至少比其他年龄组高出 60%。死亡的主要原因是交通伤、跌落伤和冲击伤,而其他原因导致的死亡率不超过 40%。1995—2001 年,30% 的交通伤所致颅脑损伤死亡患者的年龄在 15~24 岁,54% 的跌落伤所致颅脑损伤死亡患者的年龄在 75 岁以上。而1989—1998 年美国 CDC 数据却显示,颅脑损伤主要致死原因为火器伤(40%)、交通伤(34%)和跌落伤(10%);死亡患者中男性与女性的比例为 3∶4,其中火器伤的男女比为 6∶1,交通伤和跌落伤男女比都为 2.5∶1。

Brown 等对 1985—2000 年的 7175 例颅脑损伤患者进行了回顾性研究,发现在 1448 例交通事故伤中,164 例(11％)为中、重型颅脑损伤,1284 例(89％)为轻型颅脑损伤;中、重型颅脑损伤 30 天内死亡率约为 29.3％,轻型颅脑损伤为 0.2％;中、重型颅脑损伤的长期随访死亡率为 5.29％,轻型为 1.33％。

2010 年美国关于颅脑损伤的流行病学调查显示,其发病率达 506/10 万,其中 403/10 万为急诊就诊,85/10 万为直接入院,18/10 万为院前死亡。其主要的风险因素包括年龄、性别及社会经济地位。老年人与儿童的发病率远远高于中间年龄段人群,例如 10 岁以下和 74 岁以上人群的发病率分别为 900/10 万和 659/10 万;男性发病率为女性的近 2 倍,这是因为颅脑损伤风险较高的工作主要由男性来承担;低收入人群的颅脑损伤发病率也明显高于中等收入和高收入人群。

2. 病因分析

(1) 交通伤:在美国,交通伤是重型颅脑损伤患者住院和死亡的首要原因,也是急诊患者的第二大原因。交通伤损伤人群包括司机、乘客、行人等,其中 15～44 岁人群的发病率最高,在 15～19 岁人群中达到峰值,65 岁以上老年人发病率也很高。交通伤所致颅脑损伤中男性发病率比女性高。

(2) 跌落伤:在美国,跌落伤是急诊中颅脑损伤最常见的原因,同时是重型颅脑损伤患者住院和死亡的第二大原因。年龄＜15 岁的儿童和老年人的跌落伤所致的颅脑损伤发病率最高,其中 85 岁以上患者的住院率是 65～69 岁患者的 7 倍。跌落伤所致颅脑损伤中男性发病率比女性高。

(3) 冲击伤:在美国,冲击伤是重型颅脑损伤患者住院、死亡和急诊的第三大原因。与交通伤类似,冲击伤所致颅脑损伤患者中,15～44 岁人群的发病率最高,在 15～19 岁人群中达到峰值,发病率随着年龄增大而下降。在小于 2 岁的儿童中,0～11 个月儿童的发病率明显高于 12～23 个月的儿童。同时,男性因冲击伤所致颅脑损伤的住院率至少是女性的 6 倍。

(4) 其他:1991 年的数据显示,美国 150 万例颅脑损伤患者中有 30 万例是由运动或娱乐所导致的。在运动所致颅脑损伤患者中,有 12％接受住院治疗,55％仅在急诊或门诊接受治疗。一项对美国 235 所高校的调查发现,男生踢足球和女生打篮球发生颅脑损伤的概率较高。另一组数据则表明,约有 20 万名儿童在运动场上受伤,其中 88％来源于冲撞、攀爬和滑倒。

此外,1989—1998 年美国 CDC 数据显示,火器伤是重型颅脑损伤最常见的死亡原因,包括自杀及他杀等暴力伤害,其中 20～24 岁的男性发病率达 85％,死亡率也最高。

三、中国颅脑损伤流行病学

随着国家经济和交通设施等的不断发展,我国颅脑损伤的发病率也在逐年上升。1982 年,由北京市神经外科研究所进行的流行病学调查显示,我国颅脑损伤的年发病率为 59.7/10 万。《王忠诚神经外科学》中报道,在我国每年大约有 60 万人发生颅脑损伤,其中死亡人数约为 10 万人,死亡率和致残率占全身创伤患者的第一位。另一组流行病学调查资料显示,颅脑损伤发病率已超过 100/10 万,在所有外伤中占第二位,而致死致残率却占第一位,其中重型颅脑损伤的死亡率为 42％～45％,已成为威胁国民生命安全的一颗不定时炸弹。

2014 年的一项研究收集了 2008 年 12 月至 2012 年 12 月全国 47 家医院 11937 例急性颅脑损伤患者的资料,分析患者的性别、年龄、致伤原因、GCS 评分、颅内压和脑疝对患者死亡率及不良预后(死亡、植物状态、重残)的影响。结果显示,11937 例急性颅脑损伤住院患者中,重型颅脑损伤患者死亡率为 27.23％,不良预后率为 53.17％。除男性与女性死亡率差异无统计学意义外,患者年龄、致伤原因、GCS 评分和颅内压均对死亡率和不良预后率有明显影响。我国颅脑损伤数据库的建立为客观了解我国颅脑损伤治疗现状,提高我国颅脑损伤救治水平提供了客观依据。

四、颅脑损伤危险因素

1. 年龄 如前所述,通常 0～4 岁、15～19 岁和 75 岁以上人群颅脑损伤的发病率较高,特别是在交通伤和跌落伤中。

2. 性别 研究表明,由于男女有不同的风险行为,且具有不同的职业特点,所以男性重型颅脑损伤的住院率和急诊率约为女性的 2 倍,死亡率更是女性的 3 倍,特别是在交通伤、跌落伤及火器伤中。然而,2014 年我国颅脑损伤数据库的初步统计结果却显示,男性与女性死亡率差异无统计学意义。

3. 酒精　酒精是导致意外伤害和暴力损伤以及死亡的首要危险因素,1997 年美国 CDC 的一组数据显示,21% 的机动车司机、19% 的摩托车驾驶者和 10% 的跌落伤患者在发生颅脑损伤时有饮酒史。而 2002 年美国 CDC 的数据显示,在 65 岁以上的颅脑损伤人群中,6% 的交通伤和 8% 的跌落伤患者有饮酒史。近年来,随着我国交通法规对酒后驾车的处罚越来越严厉,酒精相关颅脑损伤的发生率已在逐渐下降。

4. 保护设施的使用　1997 年美国 CDC 的数据显示,有 46% 的机动车司机、53% 的摩托车驾驶者和 41% 的骑自行车者在发生颅脑损伤时没有佩戴或使用个人保护措施。

5. 其他疾病　与年轻人相比,老年人往往合并更多的其他疾病,如高血压、糖尿病、贫血等。有报道称在 65 岁以上人群中,70% 的跌落伤或交通伤相关的颅脑损伤患者合并一种或多种其他疾病。

另外,合并有精神障碍和注意力问题的人群,往往更容易发生颅脑损伤。有研究表明,有精神障碍的人群发生颅脑损伤的相对危险度是没有精神障碍人群的 1.7 倍。同时,在发生颅脑损伤的儿童中,发病前注意缺陷多动障碍(attention deficit hyperactivity disorder,ADHD)的患病率为 20%。

五、颅脑损伤的流行病学预防

1. 交通伤相关颅脑损伤的预防　如前所述,在全球,交通伤所致的重型颅脑损伤发病率最高。1985—1986 年美国神经外科协会(American Association of Neurological Surgeons,AANS)等实施了一项促进公共教育和意识的计划——"首先考虑预防计划"。其从公众预防教育、公路交通安全、酒精控制、公路建造和速度控制、机动车设计、汽车挡风玻璃、安全气囊、安全带、司机行为、摩托车和自行车头盔、颅脑损伤检查以及恢复等诸多方面进行系统研究,以期最大限度地降低颅脑损伤的发病率,减轻颅脑损伤的危害性。该研究认为,在诸多安全因素中,驾车时不用安全带的危险性最大。2003 年 Servadei 等研究了意大利东北部一城市摩托车头盔使用修订法的使用后情况,发现头盔使用率从不足 20% 上升到 96% 以上、戴头盔的摩托车驾驶者入院率下降了 66%、神经外科就诊率下降了 31%,因此强制使用头盔是预防颅脑损伤十分有效的措施。

2. 跌落伤相关颅脑损伤的预防　跌落伤是 65 岁以上人群发生颅脑损伤的主要原因,因此跌落伤相关颅脑损伤的预防主要集中在纠正老年人相关危险因素上,如平衡能力或下肢功能的锻炼、糖尿病、心脑血管疾病、贫血、关节炎、认知功能障碍等基础疾病的预防和治疗,药物特别是抗精神药的规范使用,家庭及社区基础设施的建立(如防滑垫、扶手等)等。而对于儿童跌落伤的预防,主要是加强儿童安全教育、加强家长看管力度等。

3. 运动相关颅脑损伤的预防　在体育运动中,佩戴头盔的运动员因颅脑损伤入住重症监护室的比例为 25%,而没有佩戴头盔的运动员发生颅脑损伤后,入住重症监护室的概率升高至 36%。另一项研究表明,新一代橄榄球头盔可使高校橄榄球运动员发生颅脑损伤的概率下降 50%。

4. 酒精相关颅脑损伤的预防　如前所述,酒精是导致意外伤害和暴力损伤以及死亡的首要危险因素,预防措施主要包括对个人行为的干预(如筛查、简单干预、戒酒治疗等)、对环境的干预(如降低酒制品生产量、颁布禁酒令、加强对酒驾的惩罚力度等)。

参 考 文 献

[1]　江基尧.颅脑创伤临床救治指南[M].4 版.上海:第二军医大学出版社,2015.

[2]　王忠诚.王忠诚神经外科学[M].武汉:湖北科学技术出版社,2015.

[3]　江基尧.提高中国颅脑创伤临床救治成功率之我见[J].中华神经外科杂志,2014,30(8):757-759.

[4]　陈飞,钟竑.欧美创伤急救体系的发展与现状[J].创伤外科杂志,2014,16(2):170-172.

[5]　费舟,屈延.颅脑创伤的循证医学思考[J].中华神经医学杂志,2014,13(5):433-437.

［6］　侯立军.重视和加强颅底创伤的临床救治［J］.中华创伤杂志,2015,31(11):963-965.

［7］　杨小锋.重视颅脑创伤救治体系的建设和颅脑创伤规范化治疗的推广［J］.中华创伤杂志,2015,31(5):385-387.

［8］　费舟.对颅脑创伤救治的思考［J］.中华神经创伤外科电子杂志,2016,2(2):124-126.

［9］　刘佰运,刘伟明.颅脑创伤临床诊治的循证医学评价［J］.中华创伤杂志,2016,32(7):591-594.

［10］　张赛.努力推进我国重型颅脑创伤的规范化救治［J］.中华神经外科杂志,2018,34(2):109-112.

［11］　邱炳辉,漆松涛.重视重型颅脑创伤救治中的神经外科重症理念［J］.中华创伤杂志,2018,34(1):11-13.

［12］　Barker-Collo S,Theadom A,Jones K,et al. Accuracy of an international classification of diseases code surveillance system in the identification of traumatic brain injury［J］. Neuroepidemiology,2016,47(1):46-52.

［13］　Brazinova A,Rehorcikova V,Taylor M S,et al. Epidemiology of traumatic brain injury in Europe:a living systematic review［J］. J Neurotrauma,2021,38(10):1411-1440.

［14］　Cheng P,Yin P,Ning P,et al. Trends in traumatic brain injury mortality in China,2006-2013:a population-based longitudinal study［J］. PLoS Med,2017,14(7):e1002332.

［15］　Feigin V L,Theadom A,Barker-Collo S,et al. Incidence of traumatic brain injury in New Zealand:a population-based study［J］. Lancet Neurol,2013,12(1):53-64.

［16］　Frost R B,Farrer T J,Primosch M,et al. Prevalence of traumatic brain injury in the general adult population:a meta-analysis［J］. Neuroepidemiology,2013,40(3):154-159.

［17］　Haagsma J A,Graetz N,Bolliger I,et al. The global burden of injury:incidence,mortality, disability-adjusted life years and time trends from the global burden of disease study 2013［J］. Inj Prev,2016,22(1):3-18.

［18］　Zhang D F,Gong S,Jin H,et al. Coagulation parameters and risk of progressive hemorrhagic injury after traumatic brain injury:a systematic review and meta-analysis［J］. Biomed Res Int, 2015,2015:261825.

［19］　Zhang D F,Chen J G,Han K W,et al. Management of penetrating skull base injury:a single institutional experience and review of the literature［J］. Biomed Res Int,2017,2017:2838167.

［20］　Zhang D F,Xue Q,Chen J G,et al. Decompressive craniectomy in the management of intracranial hypertension after traumatic brain injury:a systematic review and meta-analysis［J］. Sci Rep, 2017,7(1):8800.

［21］　Li Z X,Zhang D F,Chen J G,et al. Functional recovery of cranial nerves in patients with traumatic orbital apex syndrome［J］. Biomed Res Int,2017,2017:8640908.

［22］　Wang X,Dong Y,Han X,et al. Nutritional support for patients sustaining traumatic brain injury:a systematic review and meta-analysis of prospective studies［J］. PLoS One,2013, 8(3):e58838.

［23］　Maas A I R,Menon D K,Adelson P D,et al. Traumatic brain injury:integrated approaches to improve prevention,clinical care,and research［J］. Lancet Neurol,2017,16(12):987-1048.

［24］　Majdan M,Plancikova D,Brazinova A,et al. Epidemiology of traumatic brain injuries in Europe:a cross-sectional analysis［J］. Lancet Public Health,2016,1(2):e76-e83.

［25］　Majdan M,Plancikova D,Maas A,et al. Years of life lost due to traumatic brain injury in Europe:a cross-sectional analysis of 16 countries［J］. PLoS Med,2017,14(7):e1002331.

［26］　Mauritz W,Brazinova A,Majdan M,et al. Epidemiology of traumatic brain injury in Austria［J］. Wien Klin Wochenschr,2014,126(1-2):42-52.

［27］ McIntyre A，Mehta S，Aubut J，et al. Mortality among older adults after a traumatic brain injury：a meta-analysis［J］. Brain Inj，2013，27(1)：31-40.

［28］ Peeters W，van den Brande R，Polinder S，et al. Epidemiology of traumatic brain injury in Europe［J］. Acta Neurochir，2015，157(10)：1683-1696.

［29］ Roozenbeek B，Maas A I R，Menon D K. Changing patterns in the epidemiology of traumatic brain injury［J］. Nat Rev Neurol，2013，9(4)：231-236.

［30］ Sariaslan A，Sharp D J，D'Onofrio B M，et al. Long-term outcomes associated with traumatic brain injury in childhood and adolescence：a nationwide Swedish cohort study of a wide range of medical and social outcomes［J］. PLoS Med，2016，13(8)：e1002103.

［31］ Scholten A C，Haagsma J A，Panneman M J M，et al. Traumatic brain injury in the Netherlands：incidence，costs and disability-adjusted life years［J］. PLoS One，2014，9(10)：e110905.

［32］ Taylor C A，Bell J M，Breiding M J，et al. Traumatic brain injury-related emergency department visits，hospitalizations，and deaths—United States，2007 and 2013［J］. MMWR Surveill Summ，2017，66(9)：1-16.

（赵　亮　侯立军　刘佰运）

第二节　中低收入国家颅脑损伤面临的挑战

一、概述

2019 年，世界银行将低收入国家的收入上限提高到 1025 美元，即人均国民总收入(GNI)低于 1025 美元的国家，才属于低收入国家；人均 GNI 超过 1026 美元，但不超过 3995 美元的，归为中低收入国家。中低收入国家面临多方面的挑战，主要表现在以下几方面：经济增长乏力，回落停滞；腐败现象成顽疾，导致社会动荡；民主乱象，贫富分化严重；过度城市化，城市失业人口剧增；金融体系脆弱，承受不住全球金融风暴的冲击；社会公共服务困难；就业困难；缺乏完整的产业链。中低收入国家尤其需要资金来进行基础设施建设，但在过去十年中，大多数政府债务占国内生产总值(GDP)的比例已达新高，快速增长的债务负担使政府在基础设施、健康和教育上的开支更少。1/3 以上的中低收入国家同时面临肥胖和营养不良问题。目前，低收入和中低收入国家承担了心血管疾病、糖尿病和癌症等疾病负担的 80%。全世界 10 亿吸烟者中，80% 以上生活在烟草相关疾病负担沉重的低收入和中低收入国家。

二、中低收入国家应对颅脑损伤所面临的挑战概述

2014 年世界卫生组织(WHO)的资料显示，外伤已超过结核病、艾滋病、疟疾成为导致人类死亡的首位原因，已占导致全世界死亡和残疾因素的 20%。颅脑损伤已成为一半以上与外伤相关的死亡的原因，而且受害者的数量正在以惊人的速度增加。世界卫生组织预测到 2030 年颅脑损伤将成为世界范围内死亡的第三位主要原因。颅脑损伤和脑卒中占脑功能衰竭后死亡原因的 60%。外伤已成为中低收入国家显著的公共卫生事件。研究显示外伤在中低收入国家所有死亡原因中占 12%，而在高收入国家只占 6%。中低收入国家颅脑损伤人数是高收入国家的 3 倍。据估计每年有 5480000 人遭受严重颅脑损伤(73/10 万)。世界卫生组织估计 90% 的外伤导致的死亡发生在中低收入国家。在外伤导致的死亡中，颅脑损伤是最主要的原因，占比为 1/3～1/2。外伤的原因主要有道路交通事故、坠落以及暴力犯罪。目前交通事故成为全球"主要杀手"，在中低收入国家尤为突出。在中低收入国家，60% 的头部外伤由道路交通事故引起。有报道认为全球 90% 的道路交通事故伤害和死亡发生在中低收入国家，而这些国家的车辆只占世界已登记车辆的 48%。报道显示在中低收入国家中道路交通事故伤患者占外伤住院患者的

30%～86%；一些中低收入国家职业安全防护措施实施不佳,青壮年建筑从业者高处坠落伤也是比较常见的原因。中国 2006—2013 年间的资料统计,汽车车祸和高处坠落是颅脑损伤死亡的两个主要原因。另外,暴力犯罪也是中低收入国家较为普遍的外伤原因。

在资源有限的中低收入国家,严重颅脑损伤的治疗和花费对于患者及其家庭来说是一个巨大的挑战,极高的费用支出和患者恢复延迟会使患者及其亲属不堪重负。在中低收入国家,因为资金和设施投入有限,还没有建立集中化数据库来准确量化外伤导致的死亡。当需要对这些创伤因素进行量化时,这种缺陷会导致结论可靠性不足,尤其在建立预防性治疗指南和对其进行修改时将会面临许多困难。目前,中低收入国家重型颅脑损伤的治疗面临许多困难,表现为各种资源明显不足、外伤管理体系脆弱、缺乏合格的医护人员等。

三、院前救治仍处于初级阶段

院前救治在中低收入国家目前仍处于早期摸索阶段。外伤患者常常由交通事故的目击者或者亲属或者商业司机送至医院,而非专业的救护车。由于交通工具缺乏,从受伤现场到专业医疗急救中心的转运时间延长,患者病情易延误。埃塞俄比亚的一项研究显示,只有 37.7% 的创伤患者是由救护车从受伤现场转运至三级医院。在坦桑尼亚,有 31.9% 的患者从受伤现场转运至医疗中心耗时 1.1～4.0 h、31.7% 的患者耗时 12.1 h 及以上、17.5% 的患者耗时 4.1～12 h,只有 18.9% 的患者转运时间不超过 1 h。在乌干达,外伤患者由受伤现场转运至首都穆拉戈医院,需要转运距离为 73.4 km(直线距离 60.5 km),约有 30% 的患者转运距离超过 100 km。有研究显示在柬埔寨,院前救治体系有待加强,院前转运时间超过 4 h,患者预后急剧恶化。除了伤后由现场转运至医院的时间过长外,在中低收入国家,转运救护车很少配备受过专业医学训练的医护人员,而且缺乏足够的生命支持设备。事故现场和交通转运过程中的急救能力不足会导致继发性颅脑损伤继而加重患者损害。

四、住院患者诊治方面存在不足

柳叶刀委员会的一项报道显示全球 74% 的外科手术由高收入国家完成。全球许多国家特别需要神经外科医护人员应对各种创伤,但专业治疗严重创伤、设备齐全的创伤救治中心极为缺乏。许多中低收入国家的创伤救治中心缺少急救设备和临床资料的积累,而这些对于颅脑损伤的诊治和创伤团队开展临床工作是必不可少的。

在中低收入国家,大多数颅脑损伤患者未能获得基本的神经外科治疗,主要的原因是缺乏基础设施和治疗费用不足。只有极少数国家在资源有限的情况下有足够的诊疗设备,即使有,也因为路途遥远和转运交通工具不足和落后,难以及时满足急救和治疗的需求。以上等等常常导致患者难以及时接受神经外科治疗,使病情处于晚期,为外伤者的处理和治疗带来严峻的挑战。

在中低收入国家,急诊外科处理所需的各种设施严重不足。有报道显示,12 个撒哈拉沙漠以南国家中的 231 所地区医院中多达 65% 缺乏持续的电力供应;东非国家中有 40% 的外科医院不能获得足够的氧气供应;这些限制因素可导致严重颅脑损伤患者结局不良。各级医院 CT 扫描设备不足;因为承担不起检查费用,有些地方患者再次复查 CT 几乎不可能。此外,许多医院缺少足够的重症监护室(ICU)床位,其他设备如呼吸机、血气分析仪等稀少。这些医疗设备的限制迫使医生不得不根据自己的临床经验进行优先和重点处理以期挽救患者生命。这些根据医生的经验做出的判断和处理是否正确、有效值得商榷。

五、临床诊疗指南的局限

大多数治疗严重颅脑损伤的指南的循证医学证据来源于具有丰富资源的高收入国家。这些诊疗指南并没有考虑中低收入国家在基础设施和人力资源方面所面临的挑战。因此很难直接将这些高收入国家的诊疗指南照搬过来,套用到中低收入国家。不仅如此,中低收入国家在颅脑损伤的治疗和预后方面也缺乏足够的研究,研究数量极少。检索全球创伤外科研究论著,只有 4.3% 的论文来源于中低收入国家。因此,中低收入国家针对当地循证医学进行临床诊疗指南的修改和调整也面临着挑战。

六、缺乏专业化治疗

中低收入国家神经创伤治疗的特点是神经外科专业人员的大量缺乏。在中低收入国家,每年约有500万例颅脑损伤手术病例,大约每212000人需要1位神经外科医生。研究显示,在乌干达,全国人口超过4200万人,但只有4位神经外科医生和24个神经外科手术室,而且手术室还存在设备和人员配备不足问题。撒哈拉沙漠以南国家中神经外科医生占总人口的比例为1∶6400000,而在美国这一比例为1∶62500。Dewan等估计全球每年有520万例神经外科救治病例缺乏救治人员,其中南亚和非洲分别有250万例和180万例。巨大的人力资源缺口导致完成合格的神经外科手术和治疗非常困难。因为缺乏专业神经外科医护人员,患者在转运至医院神经外科治疗前,常常只能由非专业神经外科医生进行神经创伤治疗。在某些医院,受过训练的ICU医生和护士也常常不足。以上各种情况导致颅脑损伤患者得不到专业化的神经外科救治。

七、康复治疗手段不足

中低收入国家康复治疗手段存在明显不足。严重颅脑损伤患者在急性期经过神经外科抢救治疗后,通常被直接送回家庭,由亲属进行护理。康复治疗主要依赖家庭成员,但他们只是在医院看护患者时受到数天的指导培训。在乌干达,只有40.0%的颅脑损伤患者出院后接受过医疗机构的随访。患者的随访因所在社区缺乏基础设施和基本设备而面临挑战,比如没有确切的邮政地址、经常更换电话号码、频繁更换住址等。这些因素导致随访困难,医护人员不能及时正确地指导亲属,也导致患者预后不佳。

八、亟待改善和提高的教育和培训措施

中低收入国家神经创伤治疗研究相对于创伤规模而言处于落后水平,并未得到充分的报道,相关文献发表甚少。住院患者完整的临床资料常常残缺不全。在乌干达,边缘地区住院患者的临床资料只有34.9%汇总到首都穆拉戈医院。不同地区有不同的需求、不同的难题,直接将发达国家神经创伤治疗的循证医学指南移植到中低收入国家是不现实的,也是不科学的,因为中低收入国家缺乏足够的财政支持、足够的设备和人力资源。中低收入国家需要更多、更准确的有关流行病学、住院治疗、病情随访等数据资料,来推进建立具有地区特色的诊疗指南。进一步推进神经外科医生培训计划的关键是实施更多的研究和训练项目,尤其是与常见疾病相关的项目。必须采取措施解决中低收入国家神经外科医生发布研究成果中所遇到的资金匮乏、获得相关医学文献的难度大以及语言不同导致的文献阅读和理解困难等问题。中低收入国家的医护人员需要付出巨大努力进行大量、高质量的临床研究,提高与发达国家研究与合作的广度与加深其深度,并建立合作研究的长期战略和合作机制,从而制定符合当地国情的治疗指南。

九、儿童外伤

全球每年有超过300万例儿童颅脑损伤病例。中低收入国家儿童外伤死亡率是高收入国家的2倍。一项尼日利亚儿童外伤死亡的12年回顾性研究显示,颅脑损伤是儿童最为常见的损伤。中低收入国家儿童颅脑损伤中较常见的原因是坠落伤和道路交通事故伤。在中低收入国家,儿童在道路交通事故中多以行人身份受到伤害,而在高收入国家,儿童在道路交通事故中多以乘客身份受到伤害。在中国,0～14岁儿童和超过65岁的成人在交通事故中多以行人身份因颅脑损伤而死亡,而其他年龄段的则多以车辆乘客身份受到伤害导致死亡。

中低收入国家儿童常常在极小年纪的时候就开始从事体力劳动,职业安全措施低下;儿童通常无人看护,极易遭受意外伤害。中低收入国家儿童颅脑损伤和成人一样,在院前救治、住院治疗、康复等方面面临相同的挑战。实际上只有极少数医疗中心能够治疗儿童重型颅脑损伤。儿童颅脑损伤的治疗依然停留在最基本的治疗上。当患儿需要全面综合治疗时,只能依赖现有的医疗设备进行初步的治疗。院内

科室间转运相当频繁,导致有效治疗延误,对患儿预后造成不利影响。因此需要更多的努力来进行教学和研究以提高中低收入国家儿童颅脑损伤的诊断和治疗水平。

参 考 文 献

[1]   Araki T,Yokota H,Morita A. Pediatric traumatic brain injury:characteristic features,diagnosis, and management[J]. Neurol Med Chir(Tokyo),2017,57(2):82-93.

[2]   Dewan M C,Mummareddy N,Wellons J C 3rd,et al. Epidemiology of global pediatric traumatic brain injury:qualitative review[J]. World Neurosurg,2016,91:497-509.

[3]   Dewan M C,Rattani A,Fieggen G,et al. Global neurosurgery:the current capacity and deficit in the provision of essential neurosurgical care. Executive summary of the global neurosurgery initiative at the program in global surgery and social change[J]. J Neurosurg,2018,130(4): 1055-1064.

[4]   El Khamlichi A. The World Federation of Neurosurgical Societies Rabat Reference Center for Training African Neurosurgeons:an experience worthy of duplication[J]. World Neurosurg,2014, 81(2):234-239.

[5]   Fink E L,von Saint Andre-von Arnim A,Kumar R,et al. Traumatic brain injury and infectious encephalopathy in children from four resource-limited settings in Africa[J]. Pediatr Crit Care Med,2018,19(7):649-657.

[6]   Hofman K,Primack A,Keusch G,et al. Addressing the growing burden of trauma and injury in low-and middle-income countries[J]. Am J Public Health,2005,95(1):13-17.

[7]   Laeke T,Tirsit A,Debebe F,et al. Profile of head injuries:prehospital care,diagnosis and severity in an Ethiopian tertiary hospital[J]. World Neurosurg,2019,127:e186-e192.

[8]   Lund-Johansen M,Laeke T,Tirsit A,et al. An Ethiopian training program in neurosurgery with Norwegian support[J]. World Neurosurg,2017,99:403-408.

[9]   Mathers C D,Loncar D. Projections of global mortality and burden of disease from 2002 to 2030 [J]. PLoS Med,2006,3(11):e442.

[10]   Meskere Y,Dinberu M T,Azazh A. Patterns and determinants of pre-hospital care among trauma patients treated in Tikur Anbessa Specialized Hospital,Emergency Department[J]. Ethiop Med J,2015,53(3):141-149.

[11]   Newgard C D,Meier E N,Bulger E M,et al. Revisiting the "golden hour":an evaluation of out-of-hospital time in shock and traumatic brain injury[J]. Ann Emerg Med,2015,66(1):30-41.

[12]   Nordberg E. Injuries as a public health problem in sub-Saharan Africa:epidemiology and prospects for control[J]. East Afr Med J,2000,77(12 Suppl):S1-S43.

[13]   Norton R,Kobusingye O. Injuries[J]. N Engl J Med,2013,368(18):1723-1730.

[14]   Park K B,Johnson W D,Dempsey R J. Global neurosurgery:the unmet need [J]. World Neurosurg,2016,88:32-35.

[15]   Punchak M,Mukhopadhyay S,Sachdev S,et al. Neurosurgical care:availability and access in low-income and middle-income countries[J]. World Neurosurg,2018,112:e240-e254.

[16]   Rubiano A M,Carney N,Chesnut R,et al. Global neurotrauma research challenges and opportunities[J]. Nature,2015,527(7578):S193-S197.

[17]   Seedat M,Van Niekerk A,Jewkes R,et al. Violence and injuries in South Africa:prioritising an agenda for prevention[J]. Lancet,2009,374(9694):1011-1022.

[18]   Servadei F,Rossini Z,Nicolosi F,et al. The role of neurosurgery in countries with limited

facilities: facts and challenges[J]. World Neurosurg,2018,112:315-321.

[19] Sitsapesan H A,Lawrence T P,Sweasey C,et al. Neurotrauma outside the high-income setting: a review of audit and data-collection strategies[J]. World Neurosurg,2013,79(3-4):568-575.

[20] Iaccarino C,Carretta A,Nicolosi F,et al. Epidemiology of severe traumatic brain injury[J]. J Neurosurg Sci,2018,62(5):535-541.

[21] Dewan M C,Rattani A,Gupta S,et al. Estimating the global incidence of traumatic brain injury [J]. J Neurosurg,2018,130(4):1080-1097.

[22] Tropeano M P,Spaggiari R,Ileyassoff H,et al. A comparison of publication to TBI burden ratio of low-and middle-income countries versus high-income countries: how can we improve worldwide care of TBI? [J]. Neurosurg Focus,2019,47(5):E5.

[23] Jin M C,Kakusa B,Ku S,et al. Long-term follow-up of neurosurgical outcomes for adult patients in Uganda with traumatic brain injury[J]. J Neurosurg,2020,134(6):1929-1939.

[24] Zimmerman A,Fox S,Griffin R,et al. An analysis of emergency care delays experienced by traumatic brain injury patients presenting to a regional referral hospital in a low-income country [J]. PLoS One,2020,15(10):e0240528.

[25] Corley J,Lepard J,Barthélemy E,et al. Essential neurosurgical workforce needed to address neurotrauma in low-and middle-income countries[J]. World Neurosurg,2019,123:295-299.

[26] Gupta S,Khajanchi M,Kumar V,et al. Third delay in traumatic brain injury: time to management as a predictor of mortality[J]. J Neurosurg,2019,132(1):289-295.

[27] Cheng P,Yin P,Ning P S,et al. Trends in traumatic brain injury mortality in China,2006-2013: a population-based longitudinal study[J]. PLoS Med,2017,14(7):e1002332.

（符 荣）

第三节 老年人面临的颅脑损伤挑战

一、概述

老年颅脑损伤患者数量正在急剧增加,特别是在高收入国家。联合国资料统计,人类寿命由2005—2010年的69.07岁延长到2010—2015年的70.79岁,60岁以上的人口比例由2005年的9.9%增加到2015年的12.3%,预计到2030年为16.5%,2050年将达21.5%。日本老年协会报告2015年年度报告日本老年(65岁及以上)人口约为3640万人,在总人口中占比为26.7%;预计到2040年老年人口将达到3900万人,老年人口占比将达40%。中国的老年人口数量自1949年后也发生了巨大变化。65岁及以上老年人口比例从1949年的4.1%上升至2018年的11.9%。预计到2030年,我国老年人口将占世界老年人口的1/4。

与年轻患者相比,老年颅脑损伤患者有更高的死亡率,其损伤机制也与年轻患者不同。老年人颅脑损伤多为低能损伤,以跌落伤、摔伤较为常见,交通事故导致车祸伤相对较少。在路人车祸伤中,老年人明显多于年轻人,占老年人颅脑损伤原因的13%,居于第二位。而年轻患者多为高能损伤,车祸伤是导致重型颅脑损伤的主要原因。老年人颅脑损伤中,女性发病率高于男性。

老年人颅脑损伤的循证医学证据和治疗指南十分缺乏。老年人颅脑损伤治疗的主要障碍包括老年人颅脑损伤研究不足、缺乏损伤前健康状况的系统性评估以及缺乏老年人颅脑损伤的公共数据资料。对于老年患者,与年龄和颅脑损伤严重程度相比,损伤前健康状况可能是评估预后和治疗反应的更好指标。由于缺乏适用的指南和循证医学证据,老年重型颅脑损伤患者的管理仍存在诸多挑战。随着充满挑战的患者群体的不断增加,如何治疗他们成为临床医生常常需要面对的问题。神经重症、神经外科和康复科需要做出复杂的医疗决策。追求积极的治疗可能是徒劳和不人道的,而暂停和退出治疗的决策则是令人痛苦的,由于适用的指南和预后评估模型仍然缺失,临床医生更容易做出消极的决策。

二、老年人颅脑损伤的特点

相对于年轻人而言,老年人发生弥漫性脑损伤比较少见,更多见于局灶性脑损伤。老年人硬脑膜下血肿、脑挫伤、脑内血肿更多见,而硬脑膜外血肿少见。这些发病特点与老年人大脑形态学改变密切相关。研究显示,35岁以后,整个脑组织容积每年以0.2%～0.5%的比例开始萎缩,到60～80岁时,脑组织容积萎缩6%～11%。随着老年人脑组织容积萎缩,硬脑膜下腔空间增大,大脑半球的移动性也增大。加上年龄增长,脑内血管壁的脆性增加,连接脑表面和硬脑膜的桥静脉容易在外伤后导致的脑组织移位中遭受损伤或者撕裂,形成硬脑膜下血肿。大脑半球移动性增大也更容易导致脑对冲性损伤的发生。由于老年人硬脑膜与颅骨内板粘连紧密,故不易发生硬脑膜外血肿。半球间硬脑膜下血肿一般出血量少,大部分病例可以自愈。有些出血量较大的病例可以出现大脑镰综合征,表现为对侧肢体偏瘫或者下肢的单肢瘫。

三、损伤前健康状况

损伤前存在健康问题在老年颅脑损伤患者中十分普遍,随着年龄的增长,基础疾病更为复杂。心血管系统、呼吸系统、神经系统等器官是常见的并发疾病部位。同时,部分老年患者存在颅脑损伤病史。慢性疾病通常伴有多重用药史,由于疾病和多重用药,许多老年患者十分虚弱,在面临急性疾病和损伤时,应激能力受损,这又会增加机体损害,进而导致不良预后的风险增加。损伤前并发疾病、多重用药、体弱和功能障碍与损伤后的不良预后相关,同时又是导致颅脑损伤的危险因素。

老年人跌倒与身体功能减退密切相关,包括视觉、听觉和平衡功能。肌肉力量减退或者其他的关节疾病,痴呆导致的认知功能障碍,虚弱,心功能低下,直立性低血压,脑卒中导致的偏瘫,贫血,低血糖,脱水,感染导致的体温升高等,均可能导致老年人发生跌倒。

抗凝药物如华法林,广泛用于心房颤动(房颤)、心脏瓣膜修补、深静脉血栓形成的患者以预防血栓;抗血小板药物如阿司匹林、西洛他唑、氯吡格雷,广泛用于缺血性心脏病、缺血性脑卒中、动脉硬化性闭塞等患者以预防血栓形成。尽管无论是抗凝药物还是抗血小板药物,对颅脑损伤患者的发病率、死亡率影响的有关报道不多,但大部分现有资料表明,外伤前有抗凝药物或者抗血小板药物治疗史,常常因颅内血肿扩大或者是颅内反复出血增加颅脑损伤患者预后不良的风险。老年患者的各种缺血性疾病的存在,或者进行过心脏血管、颅内血管的支架植入,长期口服抗凝药物或者抗血小板药物,成为不容忽视的外伤前危险因素。文献报道除了受伤的严重程度高外,外伤前使用华法林也可能会增高老年患者的死亡率。

某些药物被称为增加跌倒风险的药物,如阿片类药物、精神抑制药、抗焦虑药、镇静催眠药、抗抑郁药。引起或加重直立性低血压的药物,也会增加跌倒的风险,如心脏疾病治疗中的血管扩张剂、利尿剂、β受体阻滞剂、钙拮抗剂、血管紧张素转换酶抑制剂、α受体阻滞剂、多巴胺能制剂等。在某些情况下,与治疗老年人颅脑损伤相比,要优先治疗导致外伤的病因或者老年人自身具有的基础疾病。

四、治疗

由于心肺储备能力受限,老年颅脑损伤患者更容易遭受低氧或低血压的打击。院前救治需要缩短急救和转运时间以尽量减轻缺氧和低血压造成的损害。需要仔细评估老年颅脑损伤患者机体状态,通过心电图,血压、脉搏监测,血氧测定,血气分析等来获取心肺功能信息。由于迟发的病情恶化常常与预后不良密切相关,因此对迟发的颅内改变进行早期监测和预警尤为重要。必须监测颅内压(ICP)、脑灌注压(CPP)和其他颅内生理指标的变化,同时重复进行神经系统检查和头部CT扫描。

损伤前健康状况、药物副作用等信息的缺失是老年颅脑损伤患者急性期治疗的困难所在。此外,病史信息也可能无法有效获取。临床评估不充分增加了急性颅脑损伤救治的负担。与年龄相关的脑萎缩患者在出现颅脑损伤的临床症状和体征之前，可能就已经存在脑实质外血肿。相比于年轻患者，老年患者CT检查出的损伤发生率更高，而硬脑膜下血肿是老年人颅脑损伤的最常见类型。增加的风险是多因素导致的：年龄相关的血管和白质变性，致使静脉更容易破裂出血，而白质纤维更容易断裂；颈部和躯干肌肉组织退化；基础疾病和用药史，如抗血小板药物的应用等。此外，颅脑损伤相关的心理、身体状态和认知功能等指标的变化可能被损伤前的疾病和功能障碍所掩盖。

老年人颅脑损伤的神经外科和神经重症管理循证医学证据十分缺乏。目前，一些观察性研究和大型回顾性研究已经评估了ICP监测、开颅术和去骨瓣减压术等许多神经外科干预方式在老年轻型至重型颅脑损伤患者中的价值。但是，由于可能存在的设计缺陷和潜在偏倚的限制，如外科医生对患者预后的评估可能影响治疗决策等，目前仍缺乏普遍适用的证据指导神经外科和神经重症临床医生管理老年颅脑损伤患者。

普遍认为，由于损伤前功能缺失、认知功能和生理承受能力限制，相比于年轻患者，老年患者康复潜力更小。但是，大量证据显示住院康复治疗能使老年颅脑损伤患者极大地获益。不同程度的老年颅脑损伤患者可以通过康复治疗获取一定的自理能力。但目前，有限的康复治疗资源往往被优先提供给需要长期治疗的年轻患者。年龄不应该作为评估是否适合康复治疗的主要标准，全面的评估需要考虑更多的损伤前因素（包括健康状况、身体状态等）、功能损害程度、实际康复目标等。

五、预后

颅脑损伤的预后评估十分困难，目前存在的预测模型仅能解释约35%轻型和重型颅脑损伤患者的预后差别。生命维持治疗的中断和终止决定往往基于不良预后的评估。由于老年人颅脑损伤循证决策工具和预后分析模型的缺乏，为了避免年龄歧视，保守治疗和积极治疗的队列研究需谨慎开展。老年颅脑损伤患者治疗方案的选择，需依据生物学年龄，而非实际年龄，应评估患者损伤前健康状况和功能状态，同时也应将患者关于生存和积极治疗的意愿纳入考虑范畴。实际年龄和颅脑损伤严重程度不足以准确评估患者的预后。部分老年重型颅脑损伤患者，可获得与年轻患者相近的预后。然而，普遍报道，老年重型颅脑损伤患者住院死亡率高达70%～80%。在住院治疗和康复治疗的颅脑损伤患者中，观察到老年患者比年轻患者死亡率更高，与普通群体相一致，这可能主要归因于年龄相关的死亡。

老年人颅脑损伤常导致认知功能障碍，这些后遗症发病率与损伤程度相关。相比于年轻患者，老年颅脑损伤患者认知功能恢复则更为缓慢。除了认知功能障碍，老年颅脑损伤患者创伤后癫痫发生风险更高，痴呆、帕金森病、脑卒中和抑郁发病率也更高。

参 考 文 献

[1] Lee H Y,Youk H,Kim O H,et al. A predictive model to analyze the factors affecting the presence of traumatic brain injury in the elderly occupants of motor vehicle crashes based on korean in-depth accident study(KIDAS) database[J]. Int J Environ Res Public Health,2021,18(8):3975.

[2] 王雪辉,彭聪. 我国老年人口群体特征的变动趋势研究[J]. 人口与社会,2020,36(4):29-45.

[3] 马丽平,李娜,杨威,等. 人口老龄化对我国医疗服务体系的挑战[J]. 中国医院,2019,24(4):1-3.

[4] Albrecht J S,Liu X G,Smith G S,et al. Stroke incidence following traumatic brain injury in older adults[J]. J Head Trauma Rehabil,2015,30(2):E62-E67.

[5] Ascherio A,Schwarzschild M A. The epidemiology of Parkinson's disease:risk factors and prevention[J]. Lancet Neurol,2016,15(12):1257-1272.

[6] Brazinova A,Mauritz W,Leitgeb J,et al. Outcomes of patients with severe traumatic brain injury who have Glasgow coma scale scores of 3 or 4 and are over 65 years old[J]. J Neurotrauma,2010,27(9):1549-1555.

[7] Brazinova A,Mauritz W,Majdan M,et al. Fatal traumatic brain injury in older adults in Austria 1980-2012:an analysis of 33 years[J]. Age Ageing,2015,44(3):502-506.

[8] Brazinova A,Rehorcikova V,Taylor M S,et al. Epidemiology of traumatic brain injury in Europe: a living systematic review[J]. J Neurotrauma,2021,38(10):1411-1440.

[9] Catapano J S,Chapman A J,Horner L P,et al. Pre-injury polypharmacy predicts mortality in isolated severe traumatic brain injury patients[J]. Am J Surg,2017,213(6):1104-1108.

[10] Chen X,Mao G,Leng S X. Frailty syndrome:an overview[J]. Clin Interv Aging,2014,9: 433-441.

[11] Dams-O'Connor K,Gibbons L E,Bowen J D,et al. Risk for late-life re-injury,dementia and death among individuals with traumatic brain injury:a population-based study[J]. J Neurol Neurosurg Psychiatry,2013,84(2):177-182.

[12] Dang Q,Simon J,Catino J,et al. More fateful than fruitful? Intracranial pressure monitoring in elderly patients with traumatic brain injury is associated with worse outcomes[J]. J Surg Res, 2015,198(2):482-488.

[13] De Bonis P,Pompucci A,Mangiola A,et al. Decompressive craniectomy for the treatment of traumatic brain injury:does an age limit exist? [J]. J Neurosurg,2010,112(5):1150-1153.

[14] De Bonis P,Pompucci A,Mangiola A,et al. Decompressive craniectomy for elderly patients with traumatic brain injury:it's probably not worth the while[J]. J Neurotrauma,2011,28(10):2043-2048.

[15] Delaney J W,Downar J. How is life support withdrawn in intensive care units:a narrative review [J]. J Crit Care,2016,35:12-18.

[16] Evans D C,Cook C H,Christy J M,et al. Comorbidity-polypharmacy scoring facilitates outcome prediction in older trauma patients[J]. J Am Geriatr Soc,2012,60(8):1465-1470.

[17] Fann J R,Ribe A R,Pedersen H S,et al. Long-term risk of dementia among people with traumatic brain injury in Denmark:a population-based observational cohort study[J]. Lancet Psychiatry,2018,5(5):424-431.

[18] Gardner R C,Dams-O'Connor K,Morrissey M R,et al. Geriatric traumatic brain injury: epidemiology,outcomes,knowledge gaps,and future directions[J]. J Neurotrauma,2018,35(7): 889-906.

[19] Hamill V,Barry S J E,McConnachie A,et al. Mortality from head injury over four decades in Scotland[J]. J Neurotrauma,2015,32(10):689-703.

[20] Harvey L A,Close J C. Traumatic brain injury in older adults:characteristics,causes and consequences[J]. Injury,2012,43(11):1821-1826.

[21] Joseph B,Pandit V,Zangbar B,et al. Superiority of frailty over age in predicting outcomes among geriatric trauma patients:a prospective analysis[J]. JAMA Surg,2014,149(8):766-772.

[22] Joseph B,Orouji Jokar T,Hassan A,et al. Redefining the association between old age and poor outcomes after trauma:the impact of frailty syndrome[J]. J Trauma Acute Care Surg,2017,82 (3):575-581.

[23] Kinoshita T,Yoshiya K,Fujimoto Y,et al. Decompressive craniectomy in conjunction with evacuation of intracranial hemorrhagic lesions is associated with worse outcomes in elderly patients with traumatic brain injury:a propensity score analysis[J]. World Neurosurg,2016,89: 187-192.

[24] Kowalski R G,Haarbauer-Krupa J K,Bell J M,et al. Acute ischemic stroke after moderate to

severe traumatic brain injury: incidence and impact on outcome[J]. Stroke, 2017, 48(7): 1802-1809.

[25] Kumar R G, Juengst S B, Wang Z, et al. Epidemiology of comorbid conditions among adults 50 years and older with traumatic brain injury[J]. J Head Trauma Rehabil, 2018, 33(1): 15-24.

[26] Lilley E J, Williams K J, Schneider E B, et al. Intensity of treatment, end-of-life care, and mortality for older patients with severe traumatic brain injury[J]. J Trauma Acute Care Surg, 2016, 80(6): 998-1004.

[27] Maas A I, Lingsma H F, Roozenbeek B. Predicting outcome after traumatic brain injury[J]. Handb Clin Neurol, 2015, 128: 455-474.

[28] Mak C H K, Wong S K H, Wong G K, et al. Traumatic brain injury in the elderly: is it as bad as we think?[J]. Curr Transl Geriatr Exp Gerontol Rep, 2012, 1(3): 171-178.

[29] McCredie V A, Alali A S, Xiong W, et al. Timing of withdrawal of life-sustaining therapies in severe traumatic brain injury: impact on overall mortality[J]. J Trauma Acute Care Surg, 2016, 80(3): 484-491.

[30] Perry D C, Sturm V E, Peterson M J, et al. Association of traumatic brain injury with subsequent neurological and psychiatric disease: a meta-analysis[J]. J Neurosurg, 2016, 124(2): 511-526.

[31] Robertsen A, Førde R, Skaga N O, et al. Treatment-limiting decisions in patients with severe traumatic brain injury in a Norwegian regional trauma center[J]. Scand J Trauma Resusc Emerg Med, 2017, 25(1): 44.

[32] Souter M J, Blissitt P A, Blosser S, et al. Recommendations for the critical care management of devastating brain injury: prognostication, psychosocial, and ethical management: a position statement for healthcare professionals from the Neurocritical Care Society[J]. Neurocrit Care, 2015, 23(1): 4-13.

[33] Taussky P, Hidalgo E T, Landolt H, et al. Age and salvageability: analysis of outcome of patients older than 65 years undergoing craniotomy for acute traumatic subdural hematoma[J]. World Neurosurg, 2012, 78(3-4): 306-311.

[34] You W, Feng J, Tang Q, et al. Intraventricular intracranial pressure monitoring improves the outcome of older adults with severe traumatic brain injury: an observational, prospective study[J]. BMC Anesthesiol, 2016, 16(1): 35.

[35] Karibe H, Hayashi T, Narisawa A, et al. Clinical characteristics and outcome in elderly patients with traumatic brain injury: for establishment of management strategy[J]. Neurol Med Chir (Tokyo), 2017, 57(8): 418-425.

[36] Stovicek P O, Friedmann C, Marinescu D, et al. Mild TBI in the elderly—risk factor for rapid cognitive impairment in Alzheimer's disease[J]. Rom J Morphol Embryol, 2020, 61(1): 61-72.

（符 荣）

第四节　儿童面临的颅脑损伤挑战

一、概述

儿童和青少年的严重颅脑损伤（TBI）是一种复杂的疾病，TBI是造成儿童死亡和残疾的最主要原因。儿童TBI具有明显不同于成人的特征，涉及与年龄相关的解剖和生理差异、外力作用的形式、神经功能检查的困难程度。严重 TBI 对儿童成长的影响是巨大的,可导致儿童死亡和终身残疾,并造成重大的社会成本和社会负担。

由于缺乏明确的分类和可靠的数据,儿童 TBI 损伤的真实发病率难以评估。在已发表的文献中,发病率也有所不同,这反映了从不同的医院系统中提取数据的困难程度,以及数据收集的区域差异。通常欧洲国家儿科人群的年发病率在(180~300)/100000 范围内。在美国每年有 475000 例 0~14 岁年龄段儿童遭受 TBI,其中 90% 为轻微外伤,不需要住院治疗。在发展中国家,大概是由于机动车辆使用的逐渐增加,TBI 的发病率正在增高。世界卫生组织称,预计 TBI 将超过许多其他疾病,成为残疾和死亡的主要原因。研究显示,儿童外伤急诊最常见年龄段为 0~4 岁(1035/10000),其中小部分需要住院治疗(80/10000)。4 岁及以下儿童 TBI 年死亡率为 5/10000,高于 5~14 岁年龄组儿童。轻型 TBI(GCS 评分≥13分)占 80%,90% 以上的外伤影像学检查呈阴性,只有不到 10% 的儿童 TBI 需要外科干预治疗。对于小于 3 岁的儿童,TBI 性别分布较为平均,但对于大于 3 岁的儿童,男性 TBI 要多于女性。目前尚缺乏关于种族和社会经济地位影响 TBI 的数据。

二、儿童头部解剖特点

儿童的周围和中枢神经系统在生理上与成人不同;在解剖学上,头部与身体之间的比例,在儿童和成人间,甚至在童年的不同时期都有所不同。在新生儿和婴儿中,头相对于身体的其他部分来说很大、很重,而且需要几年时间才能达到成人的比例。新生儿的大脑约占成人大脑大小的 25%,然而平均身体体重仅为成人的 5%。而且,在跌倒或其他创伤性事件中,沉重的头部只有薄弱的颈部肌肉和弹性韧带支撑,所以其更容易受伤。

颅骨和颈部区域在不同年龄段有着不同的成熟度。后囟门在出生后 2 个月左右最先闭合,前囟门可能会到 18 个月时才闭合。骨缝在不同的时间闭合,这些为颅内容积的增大提供了可调节性。然而,容积调整空间有限,不适应于脑容量快速扩大的情况。而且,儿童较成人具有较低的颅内压(ICP),仅允许有限量的颅内压改变。

儿童颅脑损伤由于颅脑具有高度的柔软性和变形性而具有独特的生物力学特点,外力的能量容易被吸收掉。幼儿的头骨更薄,比成人更容易变形。即使没有任何可见的骨折,脑皮质也可能因头骨变形而损伤。婴幼儿的典型骨折,例如"乒乓"骨折,通常会自发回弹重塑。线性裂缝可能发展为"生长裂缝",但潜在的硬脑膜撕裂将导致脑疝。此外,如果硬脑膜完好无损,由于儿童骨骼的高成骨能力,小儿颅骨骨折可以完全愈合。

应特别注意发育中大脑实质的脆弱性。出生时,轴突缺乏保护性髓鞘,髓鞘形成需要数年时间才能完成。研究表明,无髓鞘轴突更容易受到伤害,使幼儿大脑更容易受到弥漫性损伤的影响。

三、年龄分布和机制

随着影像学诊断技术的不断进步,医疗机构对于儿童 TBI 的诊断和评估的能力和水平不断提高,特别是磁共振成像进一步提高了对儿童 TBI 的诊断准确度,有助于预防外伤后各种并发症如脑功能紊乱和外伤后癫痫。儿童 TBI 发病率因年龄和社会因素而异。世界范围内,儿童 TBI 发病率波动范围极大,不同国家间差异很大,常表现为双峰分布。文献报道 TBI 发病率最高的儿科人群为婴幼儿(0~4 岁),其中 0~2 岁组更容易遭受 TBI。第二个发病高峰发生在 15~18 岁青少年。大多数婴幼儿 TBI 由跌倒引起,而青少年大多由运动、娱乐活动和车祸引起。在 5~14 岁年龄组,跌倒和碰撞一样常见。

高处坠落伤和车祸伤是导致儿童 TBI 主要的受伤机制。大多数儿童 TBI 是由车祸伤(6%~80%)和跌倒伤(5%~87%)引起的。从大范围来看,不同地区和文化的儿童 TBI 差异很大。欧洲地区的不同运动中,踢足球、骑自行车、骑马通常与儿童 TBI 相关。在非洲和亚洲,超过一半的车祸涉及行人中的儿童,例如在中国,43% 的车祸涉及作为行人和骑行者的儿童。在亚洲儿童 TBI 的原因中,跌倒伤明显高于西方国家。在美国和澳大利亚儿童 TBI 中,运动相关原因(2%~29%)明显高于亚洲国家(0.7%~

2%)。儿童 TBI 中,1 岁以下儿童的 TBI 占据绝大多数,死亡人数最多,比例达 62%,其中家庭坠落伤是最常见原因。3～6 岁儿童 TBI 占所有儿童 TBI 的 35%,多由于道路交通事故,这也是导致儿童死亡的主要原因。4 岁以下儿童 TBI 的主要原因为坠落伤,但也包括暴虐伤和交通事故伤。4～8 岁儿童 TBI 的原因包括坠落伤、交通事故伤,他们更容易遭受道路相关性损伤,如骑自行车时。

四、儿童虐待

儿童非意外伤(主要指虐待伤)的发病率难以确定。各国之间的数据差异很大。因虐待导致的脑外伤在儿童重型颅脑损伤中占据极高比例,这是 2 岁以下儿童 TBI 的常见原因。文献报道 1 岁以下儿童因虐待导致的脑外伤发病为(14～40)/10000,每年约有 30/10000 的年龄小于 1 岁的婴儿因头部暴虐伤而住院。

对于儿童颅脑损伤的鉴别诊断要考虑虐待导致的脑外伤。临床表现为意识障碍、癫痫、呕吐、发育成长的节点延缓。非意外伤通常很难与意外伤区分开来。临床表现可以从无症状到生命体征不稳定和昏迷,通常没有明显外伤迹象。受害者通常太小或受伤严重而无法报告袭击事件,因此这类事件所致损伤的临床治疗挑战极大。"摇晃婴儿综合征"一词是在 20 世纪 70 年代引入的,表示脑病的三联征(激惹、呕吐、不同程度意识障碍)、急性硬脑膜下血肿和视网膜出血。它通常预示婴儿被剧烈摇晃。然而,一些报道显示,这种三联征的存在不完全与虐待有关。在所有形式的 TBI 中,虐待性颅脑损伤的预后最差,死亡率为 13%～23%。约 55% 的患者患有神经功能障碍,其中以视力障碍最常见。

五、治疗

儿童 TBI 的治疗包括镇静镇痛,使用神经肌肉阻滞剂、渗透性利尿剂、糖皮质激素、抗癫痫药物等,脑脊液引流,过度通气,低温治疗,开颅减压手术,营养支持等。

对 TBI 患儿行镇静镇痛治疗有助于顺利实施一些侵袭性操作,如气道管理、ICP 控制、呼吸机同步等。对严重 TBI 患儿可同时使用阿片类和苯二氮䓬类药物。对严重 TBI 患儿建议早期行气管切开,可以使患儿受益;禁止持续输入丙泊酚以防止出现丙泊酚输注综合征;可以使用肌肉松弛药改善机械通气、减少代谢需求、消除颤抖。脑实质内颅内压监测是一种侵袭性的方法,但研究证明对严重颅脑损伤患儿的颅内压进行早期监测有效。对严重 TBI 患儿可以常规使用甘露醇和高渗盐水降低颅内压。渗透性利尿剂可以在镇静、轻度过度通气、脑脊液引流的同时或之后使用。20% 甘露醇按照 0.25～1.0 g/kg 的剂量可重复使用,调整治疗剂量使血浆渗透压不高于 310 mOsm/L。防止血容量过低也是 TBI 治疗的重要部分。近年来,北美常规使用高张生理盐水控制颅内压。行脑脊液引流以减小颅内容积可控制颅内压增高。脑室置管是常见的脑脊液引流方式。如脑室外引流不能很好地控制颅内压增高,也可以考虑实施腰大池引流,但儿童腰椎穿刺术有一定困难和难度,儿童的配合度和对疼痛刺激的耐受程度低,需要麻醉医生的支持。开颅减压手术能够有效降低颅内压。开颅方式目前没有统一的标准,有的研究者建议采用单侧外伤大骨瓣开颅术,而有的则建议采用双侧额部开颅术。开颅减压手术可以获得较好的神经功能预后。对严重 TBI 患儿不建议常规使用糖皮质激素,因目前缺乏循证医学证据,而且有发生感染并发症的潜在危害。儿童特别是婴幼儿具有较低的癫痫阈值,发生早期癫痫的风险高。目前广泛认为预防性使用抗癫痫药物防止癫痫的发展是无效的。2 岁以下婴幼儿早期发生癫痫的危险因素包括低血压、儿童虐待史、GCS 评分≤8 分。对具有这些危险因素的 TBI 患儿建议预防性使用抗癫痫药物。目前尚未有预防性抗癫痫药物停用的指南。如果两年内未发生癫痫,建议患儿做影像学检查,以及脑电图(EEG)、脑血流量(CBF)检查来决定药物剂量是否减半。

六、预防

现代创伤护理可以防止继发性损伤,但毫无疑问,需要采取预防性措施来减轻 TBI 的负担。如果存在有效措施,许多儿童 TBI 是可以预防的,而且有明显的补救作用。例如,引入道路安全项目在巴西、中国、肯尼亚、墨西哥、土耳其和越南具有较深远的影响,预计在 2014—2023 年能挽救 109000 条生命。该项目包括酒后驾驶的立法,摩托车头盔、安全带的使用,以及使用罚款等措施来促使人们遵守交通规则。尽管各国之间存在很大差异,但减少酒驾是减少生命损失的最重要因素。数据提示在骑自行车时使用头盔,可降低儿童住院和头颈部受伤风险,这将明显减少重型 TBI 和外伤死亡人数。这也适用于与运动相关的 TBI,如骑自行车和骑马时使用头盔会降低外伤引起的记忆缺失、昏迷和硬脑膜外血肿的发病率。

参 考 文 献

[1]　Astrand R,Rosenlund C,Undén J,et al. Scandinavian guidelines for initial management of minor and moderate head trauma in children[J]. BMC Med,2016,14:33.

[2]　Babikian T,Merkley T,Savage R C,et al. Chronic aspects of pediatric traumatic brain injury: review of the literature[J]. J Neurotrauma,2015,32:1849-1860.

[3]　Bandte A,Fritzsche F S,Emami P,et al. Sport-related traumatic brain injury with and without helmets in children[J]. World Neurosurg,2018,111:e434-e439.

[4]　Chen C,Peng J,Sribnick E A,et al. Trend of age-adjusted rates of pediatric traumatic brain injury in U. S. emergency departments from 2006 to 2013[J]. Int J Environ Res Public Health,2018,15(6):1171.

[5]　Davies F C,Coats T J,Fisher R,et al. A profile of suspected child abuse as a subgroup of major trauma patients[J]. Emerg Med J,2015,32(12):921-925.

[6]　Dewan M C,Mummareddy N,Wellons J C 3rd,et al. Epidemiology of global pediatric traumatic brain injury:qualitative review[J]. World Neurosurg,2016,91:497-509.

[7]　Faul M,Coronado V. Epidemiology of traumatic brain injury[J]. Handb Clin Neurol,2015,127:3-13.

[8]　Figaji A A. Anatomical and physiological differences between children and adults relevant to traumatic brain injury and the implications for clinical assessment and care[J]. Front Neurol,2017,8:685.

[9]　Högberg U,Andersson J,Squier W,et al. Epidemiology of subdural haemorrhage during infancy:a population-based register study[J]. PLoS One,2018,13(10):e0206340.

[10]　Maas A I R,Menon D K,Adelson P D,et al. Traumatic brain injury:integrated approaches to improve prevention,clinical care,and research[J]. Lancet Neurol,2017,16(12):987-1048.

[11]　McAdams R J,Swidarski K,Clark R M,et al. Bicycle-related injuries among children treated in US emergency departments,2006-2015[J]. Accid Anal Prev,2018,118:11-17.

[12]　Miller T R,Levy D T,Swedler D I. Lives saved by laws and regulations that resulted from the Bloomberg road safety program[J]. Accid Anal Prev,2018,113:131-136.

[13]　Singh I,Rohilla S,Siddiqui S A,et al. Growing skull fractures:guidelines for early diagnosis and surgical management[J]. Childs Nerv Syst,2016,32(6):1117-1122.

[14]　Trefan L,Houston R,Pearson G,et al. Epidemiology of children with head injury:a national overview[J]. Arch Dis Child,2016,101(6):527-532.

[15]　Araki T,Yokota H,Morita A. Pediatric traumatic brain injury:characteristic features,diagnosis,and management[J]. Neurol Med Chir(Tokyo),2017,57(2):82-93.

[16]　Chaitanya K,Addanki A,Karambelkar R,et al. Traumatic brain injury in Indian children[J]. Childs Nerv Syst,2018,34(6):1119-1123.

[17]　Manfiotto M,Beccaria K,Rolland A,et al. Decompressive craniectomy in children with severe traumatic brain injury:a multicenter retrospective study and literature review [J]. World

Neurosurg,2019,129:e56-e62.

[18] Coulter I C,Forsyth R J. Paediatric traumatic brain injury[J]. Curr Opin Pediatr,2019,31(6): 769-774.

[19] Kochanek P M,Tasker R C,Bell M J,et al. Management of pediatric severe traumatic brain injury:2019 consensus and guidelines-based algorithm for first and second tier therapies[J]. Pediatr Crit Care Med,2019,20(3):269-279.

[20] Stopa B M,Dolmans R G F,Broekman M L D,et al. Hyperosmolar therapy in pediatric severe traumatic brain injury—a systematic review[J]. Crit Care Med,2019,47(12):e1022-e1031.

[21] Ballestero M F M,Furlanetti L L,Augusto L P,et al. Decompressive craniectomy for severe traumatic brain injury in children:analysis of long-term neuropsychological impairment and review of the literature[J]. Childs Nerv Syst,2019,35(9):1507-1515.

[22] McHugh D C,Fiore S M,Strong N,et al. Bifrontal biparietal cruciate decompressive craniectomy in pediatric traumatic brain injury[J]. Pediatr Neurosurg,2019,54(1):6-11.

[23] Morrissey K,Fairbrother H. Severe traumatic brain injury in children:an evidence-based review of emergency department management[J]. Pediatr Emerg Med Pract,2016,13(10):1-28.

[24] Popernack M L,Gray N,Reuter-Rice K. Moderate-to-severe traumatic brain injury in children: complications and rehabilitation strategies[J]. J Pediatr Health Care,2015,29(3):e1-e7.

[25] Lovett M E,O'Brien N F,Leonard J R. Children with severe traumatic brain injury,intracranial pressure,cerebral perfusion pressure,what does it mean? A review of the literature[J]. Pediatr Neurol,2019,94:3-20.

[26] Williams W H,Chitsabesan P,Fazel S,et al. Traumatic brain injury:a potential cause of violent crime? [J]. Lancet Psychiatry,2018,5(10):836-844.

[27] Smith E B,Lee J K,Vavilala M S,et al. Pediatric traumatic brain injury and associated topics:an overview of abusive head trauma,nonaccidental trauma,and sports concussions[J]. Anesthesiol Clin,2019,37(1):119-134.

[28] Kochanek P M,Tasker R C,Carney N,et al. Guidelines for the management of pediatric severe traumatic brain injury,third edition:update of the brain trauma foundation guidelines,executive summary[J]. Neurosurgery,2019,84(6):1169-1178.

[29] Reuter-Rice K,Christoferson E. Critical update on the third edition of the guidelines for managing severe traumatic brain injury in children[J]. Am J Crit Care,2020,29(1):e13-e18.

[30] Hwang S Y,Ong J W,Ng Z M,et al. Long-term outcomes in children with moderate to severe traumatic brain injury:a single-centre retrospective study[J]. Brain Inj,2019,33(11):1420-1424.

[31] Laliberté Durish C,Pereverseff R S,Yeates K O. Depression and depressive symptoms in pediatric traumatic brain injury:a scoping review[J]. J Head Trauma Rehabil,2018,33(3): E18-E30.

[32] McLaughlin C,Darcy D,Park C,et al. Timing of tracheostomy placement among children with severe traumatic brain injury:a propensity-matched analysis[J]. J Trauma Acute Care Surg, 2019,87(4):818-826.

（符　荣）

第二章 分类与评估

第一节 重型颅脑损伤的病理生理学

颅脑损伤临床常见于车祸伤、高空坠落伤、枪弹伤及暴力外伤等。研究表明颅脑损伤后神经元的损伤主要发生在伤后的几小时而非即刻发生。因此,颅脑损伤分为原发性颅脑损伤和继发性颅脑损伤。原发性颅脑损伤是指创伤直接造成的、立刻发生的病理过程;继发性颅脑损伤多为在原发性颅脑损伤几小时或几天后出现的继发损伤。以格拉斯哥昏迷量表(GCS)评分(表 2-1)为基础的颅脑损伤又分为轻型(GCS 评分 13~15 分,伤后昏迷时间<20 min)、中型(GCS 评分 9~12 分,伤后昏迷时间 20 min~6 h)与重型(GCS 评分 3~8 分,伤后昏迷时间>6 h,或者伤后 24 h 内意识恶化再次昏迷超过 6 h)。本节重点介绍重型颅脑损伤的机制及病理生理学。

表 2-1 GCS

测试项目	评分	测试项目	评分	测试项目	评分
睁眼反应		**言语反应**		**运动反应**	
自动睁眼	4	回答正确	5	遵嘱运动	6
呼唤睁眼	3	回答错误	4	刺痛定位	5
刺痛睁眼	2	答非所问	3	刺痛躲避	4
不能睁眼	1	只能发声	2	刺痛时肢体屈曲	3
		无反应	1	刺痛时肢体伸直	2
				无反应	1

一、重型颅脑损伤的发生机制

原发性颅脑损伤的程度和类型与损伤的物理机制密切相关,如外力的性质(直接作用力或惯性作用力)、作用力类型(旋转、直线或成角)、作用力的大小及持续作用时间。直接作用力就是外力直接作用到头颅局部。惯性作用力是由于加速或减速造成大脑和颅骨的运动不同步力量。

颅脑损伤作用过程分为 3 类:①头颅相对静止,固体以一定的速度撞击头颅;②对冲伤,多因头颅突然被动运动;③头颅挤压伤。

造成颅脑损伤的机制之一是直接作用力和惯性作用力共同的结果;机制之二为纯惯性作用力,但其很少单独造成颅脑损伤;重型颅脑损伤常为混合作用力的结果。挤压伤主要由直接作用力导致,其作用速度很小或为零,故惯性作用力可以忽略。

直接作用力造成局部或远隔部位的损伤,典型的为直接打击伤。当惯性作用力主要表现为直线加速作用力时,主要造成脑挫裂伤、脑内血肿和硬脑膜下血肿等局部损伤;如果惯性作用力以旋转加速作用力为主,则容易造成脑震荡和弥漫性轴索损伤(DAI)。旋转损伤危害性尤其大,因为它不仅造成大脑皮质损伤,而且造成脑深部结构损伤。

直线加速作用力与旋转加速作用力相结合即为角加速作用力,是最常见的导致惯性损伤的作用力。决定颅脑损伤的其他因素包括作用力的大小和作用时间。加速时间和加速度超过一定阈值会造成硬脑膜下血肿。作用时间长的较小加速作用力将造成 DAI。瞬间高速作用力将造成桥静脉和脑膜血管等撕裂,导致硬脑膜下血肿。

二、常见重型颅脑损伤的损伤类型

1. 脑挫裂伤 脑挫裂伤时在软脑膜下有渗血并伴相应区域的脑肿胀,甚至有脑组织坏死、软化及出血。当软脑膜撕裂时称为裂伤,临床上不易区别脑挫伤与脑裂伤。挫伤通常有其特征性分布,涉及额极、眶回、侧裂上下皮质、颞极、颞叶的外侧面和下面,多统称为脑挫裂伤。

直接作用力多导致骨折性脑挫裂伤,部位常常位于骨折局部。不伴有骨折的直接作用力冲击伤在外力作用部位,对冲伤在作用部位的对侧。脑疝时的脑挫裂伤位于与小脑幕游离缘毗邻的颞叶内侧,或与枕大孔毗邻的小脑扁桃体,同时可以并发单发或多发于脑深部结构的损伤,如胼胝体、基底节、下丘脑和脑干损伤。发生于脑干的脑挫裂伤称为脑干损伤(包括原发性及继发性)。

脑挫裂伤可导致部位相关的局灶性神经功能障碍。伴随这些损伤发生的出血或肿胀是迟发性或继发性损伤的主要原因,同时出血也可能与凝血功能异常及使用抗血栓药物有关。额、颞叶脑挫裂伤最为多见,脑挫伤伴有颅骨骨折或无中间清醒期的患者损伤更严重。

2. DAI DAI 是由加速性旋转外力导致的,剪应力和牵张力作用于轴突而发生的颅脑损伤。典型特点是没有明显实质内挫裂伤或血肿而有意识及其他神经功能障碍。DAI 以脑白质发生弥漫性变性为病理特点。

病理学表现为轴索肿胀、轴突断裂、轴缩球形成,以脑桥、中脑、胼胝体、三脑室壁(丘脑、穹隆柱和前连合)、内囊、基底节、放射冠的点状出血为特点。轴突离断多未在损伤当时发生,而是在伤后几小时或几天演化而来。有时很难区分轴索损伤是原发于剪应力还是由继发性生化和代谢性损害所致。动物研究显示轴索损伤多为继发性的。轴索损伤的程度和部位是神经功能恢复的重要决定因素。

3. 创伤性蛛网膜下腔出血和脑血管痉挛 创伤性蛛网膜下腔出血(SAH)是重型颅脑损伤时常伴发的临床表现,多由较大的角加速度和长时间作用造成蛛网膜下腔表面血管特别是颅底血管的破裂所致。39% 的颅脑损伤患者可以发生 SAH。随着现代影像学的发展(如磁共振成像的 SWI 序列),人们除了发现潜在的 SAH 外,还可以发现脑血管痉挛。颅内出血进入脑脊液腔(蛛网膜下腔、脑室内、硬脑膜下)在创伤后脑血管痉挛中起重要作用。创伤性 SAH 的 CT 表现不同于动脉瘤性 SAH。创伤性 SAH 并不限于威利斯(Willis)环的周围脑池,而是向幕上区域大脑纵裂扩展,而且创伤性 SAH 比动脉瘤性 SAH 消失得快。

脑血管造影或经颅多普勒超声(TCD)显示颅脑损伤患者脑血管痉挛发生率为 25%～40%。创伤后脑血管痉挛常影响到主干脑动脉,如床突上颈内动脉、大脑中动脉、大脑前动脉和基底动脉。创伤性 SAH 造成的脑血管痉挛在发生时间上与动脉瘤性 SAH 相似,开始于伤后 2 天或更长,在 2 周时达高峰,3 周后消退。

创伤后脑血管痉挛的确切机制不清,有理论认为与动脉瘤性 SAH 相似。血管内皮细胞及其调节因子可能发挥重要作用。由内皮素的释放或内皮源性舒缩因子失衡导致的血管平滑肌高反应性可能在创伤性 SAH 相关脑血管痉挛中起关键作用。

4. 创伤性颅内血肿 颅内血肿的形成是任何程度颅脑损伤中死亡和致残的重要且可以处理的情况。颅内血肿多继发于颅骨骨折或者脑挫裂伤,50% 伴有颅骨骨折的重型颅脑损伤患者可出现明显的颅内血肿。常见的颅内血肿包括硬脑膜外血肿、硬脑膜下血肿、脑内血肿以及脑室内出血(IVH)。

(1)硬脑膜外血肿来源于颅骨变形或骨折所致的硬脑膜或颅骨血管撕裂。大多数硬脑膜外血肿发生于大脑半球的凸面脑膜中动脉的分布区。硬脑膜外血肿的死亡率、致残率取决于是否得到及时诊断和治疗,临床表现不典型是延误诊断和治疗的常见原因,部分硬脑膜外血肿患者临床表现为典型的中间清醒期、对侧偏瘫和同侧瞳孔散大三联征。颅后窝硬脑膜外血肿相对少见,颅后窝硬脑膜外血肿患者前期可能意识清醒,但随着血肿的发展意识突然丧失,呼吸骤停而死亡。例如,血肿常向幕上扩展,可以导致致命性的横窦剥离。

（2）硬脑膜下血肿为颅内静脉或动脉源性出血，常由桥静脉的撕裂所致。通常分为急性、亚急性及慢性，急性硬脑膜下血肿发生时间短于 3 天，亚急性在 3～21 天，慢性大于 21 天。大多数急性硬脑膜下血肿源于牵张力导致的脑表面静脉血管损伤。脑缺血是硬脑膜下血肿造成重型颅脑损伤的重要原因之一。局部脑组织微循环受压致脑血流量（CBF）下降可能是预后差的原因。

（3）脑内血肿约占颅内血肿的 20%。血肿多与脑叶广泛挫伤有关，主要由大脑固有血管破裂所致，多为实质内小动脉破裂。与脑挫裂伤一样，脑内血肿多发生于额底及颞底部。长期接受抗栓治疗的患者发生脑内血肿的风险增加。

（4）IVH 见于约 25% 的重型颅脑损伤患者。IVH 多为巨大外力作用于头部所致，而且通常是重型颅脑损伤的征象。脑实质内和基底节出血常伴随 IVH，多因穹隆柱、透明隔内室管膜下静脉或脉络丛撕裂所致。

三、重型颅脑损伤后的脑循环和脑代谢

重型颅脑损伤后的继发性创伤或缺血性损害触发了一系列破坏性的神经化学反应过程。一系列瀑布式反应的主要特征为无氧代谢的能量产生、兴奋性氨基酸神经递质和氧自由基的释放及内环境稳态的破坏。

重型颅脑损伤对脑代谢和脑循环的影响是复杂的，机制尚不明，相关理论主要如下。

1. 脑代谢紊乱　由于较低的脑血流灌注、缺氧或代谢过程异常（线粒体功能障碍），重型颅脑损伤昏迷患者氧化代谢产生的 ATP 减少，ATP 更多的是通过糖酵解产生。糖酵解增加导致乳酸产生和代谢率增高。重型颅脑损伤后大脑常发生代谢性酸中毒，患者的脑组织和脑脊液（CSF）中乳酸浓度增加。当然乳酸是糖酵解的副产品，它兼具一些保护作用。酸中毒时氧解离曲线右移，氧可以更多地与血红蛋白分离。另外，酸中毒使 pH 更适合糖酵解，并导致血管扩张，有利于最大限度地获得血供。尽管存在这些保护作用，但在高水平乳酸和 H^+ 条件下组织功能恢复常很差。乳酸积聚导致细胞损伤的确切原因还不清楚。可能的机制为细胞内 pH 下降，电解质紊乱，延迟对脑血流量减少情况的逆转。乳酸酸中毒还可能使重要的蛋白质发生变性。

研究显示在颅内压增高（大于 20 mmHg）的情况下，患者脑血容量（CBV）明显增加。然而在 CT 检查显示弥漫性脑肿胀的患者中并未发现 CBV 相应增加，说明除了血管充血外，尚存在细胞毒性水肿等其他代谢障碍因素。因此，重型颅脑损伤后整个脑代谢均受到抑制。

2. 脑灌注紊乱　重型颅脑损伤患者继发性损伤的另一个重要机制就是脑灌注紊乱，常见的是脑循环血流量不足以满足脑的代谢需求，脑灌注不足最直接的结果是缺血性脑损伤。在重型颅脑损伤中，急性硬脑膜下血肿和弥漫性脑肿胀由于颅内压的急剧增高，导致脑灌注不足，继发相应功能区甚至全脑的缺血。尽管在颅内压增高以及严重低血压时脑血流量会下降，但循环衰竭前脑血管仍可以通过自动调节功能增加氧的摄取来保护脑组织，并维持正常的脑代谢，脑缺血后如合并代谢障碍则结局更为不良。当脑血流量进一步下降时，神经元功能即发生异常，包括突触功能减退、细胞膜功能异常、Na^+-K^+ 泵功能障碍、细胞肿胀及功能异常。如果不及时干预，持续的脑血流量降低将导致不可逆的脑循环衰竭，最终导致脑死亡。

认识在正常和病理情况下的脑代谢和脑循环对重型颅脑损伤的治疗非常重要，有助于临床医生及时采取适宜的治疗措施以终止恶性循环，从而改善重型颅脑损伤患者的预后。

参 考 文 献

［1］　张笑，吴昊，马百涛，等.慢性硬膜下血肿患者院内死亡的危险因素分析[J].卒中与神经疾病，2019，26(5):624-625.

［2］　陈亦豪，吴昊，魏俊吉.血脑屏障损伤诱发神经病变的评估方法及机制研究进展[J].基础医学与临床，2019,39(1):120-123.

［3］ Alejandro A R.实用神经急症诊疗精要［M］.江荣才,魏俊吉,译.北京:中国科学技术出版社,2021.

［4］ Ansgar M B,Jeffrey R K.神经外科麻醉与重症监护:围术期并发症的早期预防与规范管理(原书第2版)［M］.魏俊吉,谭刚,江荣才,译.北京:中国科学技术出版社,2021.

［5］ Juul N,Morris G F,Marshall S B,et al. Intracranial hypertension and cerebral perfusion pressure:Influence on neurological deterioration and outcome in severe head injury［J］. J Neurosurg,2000,92(1):1-6.

［6］ Clifton G L,Miller E R,Choi S C,et al. Lack of effect of induction of hypothermia after acute brain injury［J］. N Engl J Med,2001,344(8):556-563.

(魏俊吉)

第二节 颅脑损伤的分类

颅脑损伤分类涉及解剖、生理、病理改变以及治疗方法的选择等多方面的因素,国内外尚无统一的标准,特别是颅脑损伤的伤情分类、分级和预测更是说法不一。应用较多的分类有闭合性与开放性损伤,头皮伤、颅骨骨折与脑损伤和特殊部位损伤等。目前国内外较普遍采用的分类方法包括格拉斯哥昏迷量表评分的分类法和我国制定的轻、中、重的临床病理分类法,以及根据 CT 特征表现的分类法等。以下介绍国际和国内所采用的主要分类方法。

一、临床应用分类

此方法主要应用于临床诊断,是以颅脑损伤的部位和损伤的病理形态改变为基础的分类方法。颅脑可分为颅与脑两部分,因此从大体上可以分为颅损伤和脑损伤两部分,而单纯的脑损伤并不多见,多伴有颅损伤(图 2-1),需要指出的是,图中颅损伤中的开放性损伤并非开放性脑损伤。

除此之外,临床常用的分类包括以下几种:①按脑组织是否与外界相通,分为开放性颅脑损伤(open craniocerebral injury)和闭合性颅脑损伤(closed craniocerebral injury);②依据致伤性质不同分为火器性颅脑损伤和非火器性颅脑损伤;③按损伤出现时间不同,分为原发性颅脑损伤和继发性颅脑损伤等。

二、根据病情轻重分类

虽然临床应用分类可以明确病变所在部位及其引起的病理改变,但不能反映损伤的轻重程度与病情的动态发展变化。为了能较客观地进行伤情、疗效判定,我国于 1960 年制定了"急性闭合性颅脑损伤的分型"标准,并于 1965 年在北京颅脑损伤专题会议上重新修订了此标准,按昏迷时间、阳性体征及生命体征表现分为轻、中、重三型。1978 年,在南京召开的中华医学会第二届中华神经精神科学学术会议上,又从重型中分出了特重型。该标准经两次修订后已较为完善,成为国内公认的标准。

1. 轻型(单纯性脑震荡伴有或无颅骨骨折)
(1)昏迷时间 0~30 min。
(2)仅有轻度头痛、头晕等自觉症状。
(3)神经系统和脑脊液检查无明显改变。

2. 中型(轻度脑挫裂伤伴有或无颅骨骨折及蛛网膜下腔出血,无脑受压征)
(1)昏迷时间 12 h 以内。
(2)有轻度神经系统阳性体征。
(3)体温、呼吸、血压、脉搏有轻度改变。

3. 重型(广泛性颅骨骨折、广泛性脑挫裂伤、脑干损伤或颅内血肿)
(1)昏迷时间 12 h 以上,意识障碍逐渐加重或清醒后再次出现昏迷。

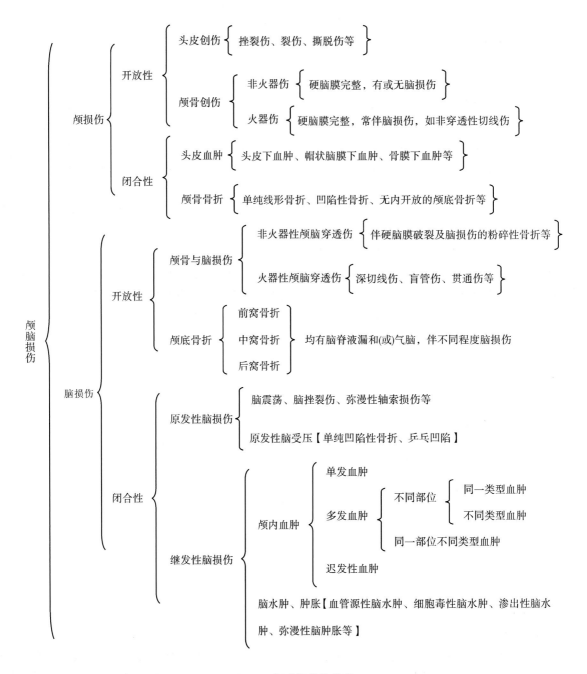

图 2-1　颅脑损伤的分类

（2）有明显神经系统阳性体征。

（3）体温、呼吸、血压、心率等生命体征明显改变。

4. 特重型（重型中更急更重者）

（1）颅脑原发损伤重，伤后深昏迷，去大脑强直或伴有其他部位的脏器伤、休克等。

（2）已有晚期脑疝，包括双侧瞳孔散大，生命体征严重紊乱或呼吸已近停止。

三、根据昏迷程度分类

　　颅脑损伤的轻重程度常与昏迷时间和程度关系密切，然而，长期以来用于描述意识障碍的名词颇多，但名词概念上的差异并无明显的界限，所以常会影响判断患者意识状态的准确性。为了根据病情特点确定处理原则，进行疗效的预测与评价，1974 年英国格拉斯哥大学的 Teasdale 和 Jennett 提出了 GCS 评分。该评分通过检查睁眼、言语和运动三个方面的不同反应情况给予计分，并以总分表示意识状态的级别,最高分为 15 分,最低分为 3 分。总分越低,表示意识障碍越重,总分在 8 分及以下者表示昏迷。在此基础上,加上意识障碍的时间因素,可将颅脑损伤患者的伤情分为轻、中、重三型。

(1) 轻型:GCS 评分 13～15 分,伤后昏迷时间在 20 min 以内。

(2) 中型:GCS 评分 9～12 分,伤后昏迷时间为 20 min 至 6 h。

(3) 重型:GCS 评分 3～8 分,伤后昏迷时间在 6 h 以上,或者伤后 24 h 内意识恶化再次昏迷 6 h 以上者。

昏迷的判断应排除醉酒、服大量镇静药或癫痫发作后所致的昏迷。由于在临床实践中,特重型患者与重型患者的治疗方法和预后等仍存在相当的差异,故有研究者将 GCS 评分 3～5 分者由重型分出,列为特重型。

GCS 评分简单易行,分级明确,易于观察,使患者的昏迷程度、伤情判断有了较为客观的统一标准,有助于指导临床治疗,已被国内外多数医院所采用。为了使颅脑损伤患者的治疗结果有一个统一的评定标准,1975 年,Jennett 和 Bond 又提出了颅脑损伤患者伤后半年至一年恢复情况的分级,即格拉斯哥预后量表(Glasgow outcome scale,GOS):Ⅰ级,死亡;Ⅱ级,植物状态,长期昏迷;Ⅲ级,严重残疾,需要他人照顾;Ⅳ级,中重残疾,生活能自理;Ⅴ级,恢复良好,成人能工作,学生能就学。目前,此治疗结果分级在国际上已被普遍采用,但由于 GCS 缺少患者生命体征、瞳孔变化及神经系统检查等重要内容,所以不能全面地反映患者情况。1985 年,Born 等又在 GCS 的基础上,增加了脑干反射记分法,称为格拉斯哥-莱吉昏迷量表(Glasgow-Liege coma scale,GLCS)法,共含有 5 种脑干反射,六级记分,即 0～5 分。根据脑干反射的检查结果,可以反映脑干损伤平面,分数越小,伤势越重。

(1) 额眼轮匝肌反射,代表间脑-中脑交接处功能,方法是将患者眉尖部或眉尖皮肤,用拇指向外上牵拉,然后用叩诊锤叩击拇指,如有眼轮匝肌收缩,评为 5 分,属脑干上部损伤。

(2) 垂直性眼前庭反射,代表间脑-中脑交接处功能,方法是让患者头部快速反复屈伸,出现双眼球上下垂直运动者评为 4 分。

(3) 瞳孔对光反射,代表中脑功能,即光照瞳孔可引起瞳孔收缩时评为 3 分。

(4) 水平性眼前庭反射,代表脑桥功能,方法是使患者颈部快速左右转动,如出现水平眼球震颤或偏侧凝视则评为 2 分。

(5) 眼心反射,即迷走反射,代表延髓功能,方法为压迫患者眼球,可引起心率减慢,评为 1 分。

(6) 无脑干反射,代表患者脑干功能已丧失,评为 0 分,说明脑干创伤极重,病情危急。

四、临床表现结合 CT 检查、GCS 分类

CT 检查广泛应用以来,诸多临床研究表明,CT 动态扫描不仅可以显示颅脑损伤患者即时的颅内改变,并且能够对颅内损伤的发展进行反复动态的延续性检查,对颅脑损伤的分类诊断、治疗及预后判断有着重要的意义。扫描成像范围应包括软组织窗、骨窗,以便对头皮、颅骨和脑组织损伤进行全面、细致的判断。

因此,结合之前国内应用的分类方法,中华医学会神经外科学会于 1997 年提出对我国现行的急性颅脑损伤的分类进行修改,经有关人员研究提出了下列分类方案。

1. 轻型

(1) 伤后昏迷时间在 30 min 以内,GCS 评分 13～15 分。

(2) 临床症状有头痛、头晕、恶心呕吐、逆行性健忘,神经系统检查无明显阳性体征。

(3) CT 检查无异常发现。

(4) 腰椎穿刺脑脊液压力及化验检查正常。

2. 中型

(1) 伤后昏迷时间<12 h,GCS 评分 9～12 分。

(2) 临床症状有头痛、恶心、呕吐,有或无癫痫,神经系统检查有肢体瘫痪及失语,有轻度脑受压及生命体征改变。

（3）CT 检查可有局限性小出血及血肿、脑水肿,中线移位 3 mm 以下。

（4）腰椎穿刺脑脊液压力中度增高,为 200～350 mmH_2O,脑脊液中含血。

3. 重型

（1）伤后昏迷时间＞12 h,GCS 评分 6～8 分。

（2）临床表现有偏瘫、失语或四肢瘫,有脑受压及生命体征改变。

（3）CT 检查有蛛网膜下腔出血及颅内散在出血灶,血肿量大于 60 mL,脑池变窄或封闭,中线移位 3 mm 以上。

（4）腰椎穿刺脑脊液压力显著增高,高于 350 mmH_2O,脑脊液为血性。

4. 特重型

（1）伤后昏迷时间＞12 h 或持续昏迷,GCS 评分 3～5 分。

（2）临床表现已有脑疝且持续 3 h 以上,四肢瘫痪,脑干反射消失。

（3）CT 检查有蛛网膜下腔出血,颅内血肿或大面积梗死,环池封闭,中线移位 10 mm 以上。

（4）腰椎穿刺脑脊液压力严重增大,超过 500 mmH_2O,脑脊液为血性。

说明:①关于血肿分型问题,建议仍按时间分为特急性(＜3 h)、急性(3 天以内)、亚急性(3 天以上至 3 周以内)、慢性(＞3 周)。

②迟发性血肿可以并入亚急性血肿或依其形成时间不同并入其他各类血肿的范畴。

③开放性颅脑损伤的轻重分类参照以上标准进行。

④关于治疗结果,建议按 GOS 的规定分为良好、中残、重残、植物状态、死亡。

五、特殊类型颅脑损伤

颅脑损伤除上述常见类型外,尚有几种特殊类型,临床上也不少见,发病率和严重程度亦逐年升高,主要包括婴幼儿及儿童颅脑损伤、老年人颅脑损伤、妊娠期妇女颅脑损伤和全身颅脑复合伤等,亦需加以关注。

此外,头颅 MRI 扫描目前也在基层医院广泛应用,可显示 CT 扫描容易忽视的损伤部位,如非出血性损伤、弥漫性轴索损伤等,其对亚急性及慢性创伤性颅内血肿的诊断亦优于 CT,有助于后期优化分类诊断标准。

参 考 文 献

［1］周良辅.现代神经外科学[M].2 版.上海:复旦大学出版社,2015.

［2］江基尧,朱诚.颅脑创伤临床救治指南[M].上海:第二军医大学出版社,2002.

［3］Chen H,Guo Y,Chen S W,et al. Progressive epidural hematoma in patients with head trauma:incidence,outcome,and risk factors[J]. Emerg Med Int,2012,2012:134905.

［4］Ding J,Guo Y,Tian H L. The influence of decompressive craniectomy on the development of hydrocephalus:a review[J]. Arq Neuropsiquiatr,2014,72(9):715-720.

［5］Tian H L,Xu T,Hu J,et al. Risk factors related to hydrocephalus after traumatic subarachnoid hemorrhage[J]. Surg Neurol,2008,69(3):241-246.

（王旭阳　田恒力）

第三节　初步临床评估

颅脑损伤发病急、变化快,快速准确的临床评估对患者的救治至关重要。根据高级创伤生命支持(advanced trauma life support,ATLS)流程,首先需要保证颅脑损伤患者呼吸道通畅、呼吸和循环系统的稳定,这是进一步评估患者损伤部位、类型和严重程度的前提。在初步评估过程中,应当保持患者正常仰卧体位,注意脊柱骨折等合并伤的存在。患者生命体征、意识情况、瞳孔大小及对光反射等信息需要在进行影像学检查前完善。

一、生命体征评估

急性颅脑损伤患者入院后,应当迅速进行基本的生命体征监测,包括体温、血压、呼吸、脉搏等。通过指脉氧及呼吸频率和波形的监测,判断患者是否有呼吸道堵塞或呼吸功能受限;通过血压和心率的监测判断患者循环系统是否稳定,是否存在休克表现;在无高血压病史患者中严重的血压升高、心率减慢提示颅内压增高。除此之外,如有必要还应进行中心静脉压、血流动力学、颅内压等监测。患者生命体征平稳是进一步评估、检查及治疗的基础。

二、病史

应在较短时间内尽量细致、全面地了解颅脑损伤患者的病史,包括患者的受伤时间、受伤原因、受伤时具体情况、受伤部位、伤后病情变化和救治过程。此外,患者既往史、个人史、药物使用史(尤其是抗凝和抗血小板药物)及过敏史等也需完善。在意识清醒患者中,外伤导致的头皮及软组织肿胀疼痛比较常见,常伴有头晕。在意识模糊患者中,通常出现颅内压增高表现,如恶心、呕吐、记忆丧失、重复言语和定向障碍。部分患者可出现局灶性神经功能缺损表现,如偏瘫、失语或颅神经损伤表现。另外,需要注意患者病史中有无肢体抽搐。

三、意识障碍评估

临床上通常将患者意识状态分为清醒、嗜睡、模糊、浅昏迷、中毒昏迷、重度昏迷。GCS简便、可重复性及可靠性高,广泛用于颅脑损伤患者意识障碍严重程度评价。GCS包括机体对三个方面刺激的反应性:睁眼、言语和运动反应。在昏迷患者无法遵嘱活动时,给予言语和痛觉刺激,分别取最好的反应打分,相加得出患者GCS评分。3~8分为重型颅脑损伤,9~12分为中型颅脑损伤,13~15分为轻型颅脑损伤。当然GCS也存在缺陷,如对气管插管患者不能评估言语反应,缺乏评估脑干功能、呼吸功能和机械通气等反映昏迷严重程度的指标等。

Glasgow-Pittsburgh昏迷评分和全面无反应(full outline of unresponsiveness)昏迷评分是在GCS基础上发展并改进的用于评价患者昏迷程度和预后的方法,避免了口插管呼吸机对GCS准确性的影响等。大量研究也证实这些评分可以准确判断颅脑损伤患者意识状态并预测预后,但临床接受程度不高,应用偏少,仍主要以GCS评价患者昏迷程度。

四、瞳孔大小及对光反射

瞳孔情况是对颅脑损伤患者进行初步评估的另外一个重要方面。瞳孔对光反射阴性定义为瞳孔受到光线刺激时的缩小少于1 mm,瞳孔不等大定义为双侧瞳孔大小相差1 mm。一侧瞳孔散大、对光反射消失是颅脑损伤患者颅内高压脑疝的重要判断依据,应当及时行影像学检查以尽快手术治疗。双侧瞳孔散大、对光反射消失表明患者已经进入脑疝晚期,随时可能死亡。

瞳孔对光反射路径包括正常的眼球、视网膜、视神经、脑干和动眼神经。由于视神经存在双侧交叉和并行,当患者出现一侧瞳孔直接对光反射阴性而间接对光反射阳性、对侧瞳孔直接对光反射阳性而间接对光反射阴性时,考虑患者视神经损伤。当患者出现一侧瞳孔散大、直接对光反射和间接对光反射阴性,对侧瞳孔直接对光反射和间接对光反射阳性时,则考虑患者动眼神经损伤。另外,眼底检查视神经水肿是判断颅内高压的重要线索。颅内高压脑疝引起的瞳孔变化更值得关注,脑疝患者通常动眼神经受压,表现为瞳孔散大、直接对光反射和间接对光反射消失,同时患者往往昏迷,且程度逐渐加重。

五、颅神经检查

对意识清醒、体格检查配合的患者,需要对颅神经进行细致的检查。颅脑损伤患者颅神经损伤常见于嗅神经、视神经、动眼神经、面神经等。嗅觉丧失常见于筛板的嗅神经损伤，该类患者常伴有嗅觉障碍。一侧视神经损伤可出现一侧瞳孔直接对光反射阴性而间接对光反射阳性、对侧瞳孔直接对光反射阳性但间接对光反射阴性。一侧动眼神经麻痹可以引起眼睑下垂，同侧瞳孔散大、直接对光反射和间接对光反射消失，眼球向内、向上、向下运动受限，固定于外下方。滑车神经和外展神经损伤可导致眼球外展不能，出现复视。眶上裂骨折可导致第Ⅲ、Ⅳ、Ⅴ、Ⅵ对颅神经损伤。三叉神经损伤可通过面部感觉和咀嚼肌活动强度检查判断。面神经损伤多见于颞骨骨折患者，多表现为损伤侧面瘫、额纹消失。通过角膜反射检查可以判断三叉神经损伤和面神经通路完整性。对颅脑损伤后听觉丧失者应当进一步鉴别其为感音神经性耳聋还是传导性耳聋。后组颅神经原发性损伤临床上少见。对于昏迷、意识障碍而体格检查不配合患者，瞳孔对光反射检查及疼痛刺激面部和肢体反应检查等是主要的检查方式。

六、头颅 CT 评估

头颅 CT 检查因具有成像时间短、费用较低廉、无创等优点，已成为评估急性颅脑损伤患者首选的影像学检查方法。CT 检查不仅可以显示颅脑损伤患者即时颅内病变，而且能够对颅内病变的发展进行反复动态检查，对于颅脑损伤的诊断、治疗及判断预后有着重要的意义。

对于轻型颅脑损伤伴或不伴单纯头皮裂伤，伤后主诉症状无昏迷、神经系统检查正常者可无须行 CT 检查，但也有专家建议，凡是急诊就诊的颅脑损伤患者，为明确颅内有无急性病变，确保患者离院观察的相对安全，都应常规行头颅 CT 检查。目前国外推荐的轻型颅脑损伤 CT 检查标准：只要符合新奥尔良标准或加拿大头颅 CT 评估规则中的一条，即是行头颅 CT 检查的指征。新奥尔良标准（用于 GCS 评分 15 分者）：①头痛；②呕吐；③年龄＞60 岁；④药物或酒精中毒；⑤持续顺行性遗忘（短暂的记忆缺失）；⑥有软组织损伤证据或锁骨以上骨损伤的证据；⑦惊厥。加拿大头颅 CT 评估规则（用于 16 岁以上、GCS 评分 13～15 分者）：①神经外科参与治疗的高危患者；②受伤后 2 h 内 GCS 评分小于 15 分；③怀疑有开放性或凹陷性颅骨骨折；④有颅底骨折征象；⑤呕吐 2 次或以上；⑥CT 检查示有中度脑损伤危险；⑦逆行性遗忘时间在 30 min 以上；⑧存在危险隐患（如被汽车撞击、从汽车中甩出、从 1 m 以上或相当于 5 层台阶高处摔下等）。中、重型颅脑损伤者均应行头颅 CT 检查。

头颅 CT 检查的基本征象包括直接征象和间接征象。直接征象是指病损的形态、大小、密度、边缘、结构、部位、多少和有无增强；间接征象是指正常结构的移位或变形、脑肿胀、脑积水及有无脑疝等。标准的头颅 CT 图像应显示双侧脑组织结构，其密度、形态对称，中线居中，大脑皮质和脑沟与颅骨内板相贴。对于异常的头颅 CT 图像应注意病变的大小、多少、形态、部位及其与周围结构的关系，密度如何（在区别气体、脂肪及不同时期出现的成分时，CT 值的测定是非常必要的），以及是否有脑肿胀等。扫描成像还应包括软组织窗、骨窗，以便对头皮、颅骨和脑组织损伤进行全面、细致的判断。

参 考 文 献

[1] Haydel M J,Preston C A,Mills T J,et al. Indications for computed tomography in patients with minor head injury[J]. N Engl J Med,2000,343(2):100-105.

[2] Stiell I G,Lesiuk H,Wells G A,et al. Canadian CT head rule study for patients with minor head injury:methodology for phase Ⅱ (validation and economic analysis)[J]. Ann Emerg Med,2001,38(3):317-322.

（袁　方　田恒力）

第四节　创伤和头部损伤评分系统

评估创伤患者伤势是创伤救治的一个首要环节，合理的创伤评分系统不仅可以判断伤势还可以预判创伤患者的预后，以及通过对相关预后因素的探讨来洞悉其发病机制。创伤评分系统通过对创伤患者损伤的程度、特征、结局等进行定量或半定量评分和计算来比较和评估伤情。目前常用的创伤评分系统主要包括以解剖学为基础的简明损伤评分(abbreviated injury scale,AIS)、损伤严重度评分(injury severity score,ISS)、新损伤严重度评分(new injury severity score,NISS)等;以生理反应为指标的创伤评分(trauma score,TS)、修正的创伤评分(revised trauma score,RTS)、急性生理学和慢性健康状况评价(acute physiology and chronic health evaluation,APACHE)及在头部外伤中最常用的GCS等。

一、解剖学的评分系统

(一)简明损伤评分(AIS)

AIS首次发表于1969年,是以解剖学为基础的创伤评分系统,1976年以手册形式正式出版,已经过多次修订,最新第六版于2017年发布。AIS已由原来仅适用于评定车祸伤转变为适用于各种创伤的创伤评分系统,内容由早期的100多条增加到2000多条。AIS由诊断编码和损伤评分两个部分组成,记为"＃＃＃＃＃.＃",前6位数从左起分别表示身体区域、解剖结构类别、损伤具体器官、损伤类型、损伤性质、解剖结构损伤严重程度;小数点后数值为伤情评分,分值为1表示轻度损伤,分值为2表示中度损伤,分值为3表示较重度损伤,分值为4表示重度损伤,分值为5表示危重度损伤,分值为6表示极度损伤(不可救治),举例见表2-2。

表2-2　AIS伤情评分举例

损伤	评分
肩痛(无特定损伤)	无评分
手腕扭伤	1(轻度)
胫骨远端闭合性骨折	2(中度)
>3根肋骨骨折	3(较重度)
胸主动脉裂伤并失血量<20%	4(重度)
复合(Ⅴ级)肝撕裂伤	5(危重度)
脑干挫裂伤	6(不可救治)

AIS有助于临床医生进行伤情判断和比较,有助于创伤的诊治和预后判断,但其对多发伤和颅脑损伤的评估仍存在局限性。

(二)损伤严重度评分(ISS)和新损伤严重度评分(NISS)

AIS在评估多发伤伤情应用中存在不足,Baker等在AIS的基础上,于1974年提出了ISS。ISS首先对多处受伤的患者按AIS进行评分,然后取3个损伤部位的AIS最高得分的平方相加,得到ISS总分。一般7分和15分是无法达到的,因为这些数字不能通过平方和得到,最高分为75分(25分+25分+25分)。ISS是非线性的,不同分数出现的频率有明显的变化,9分和16分很常见,14分和22分不常见。ISS≥16分为严重多发伤,>50分提示死亡率很高,达75分时罕见存活。

ISS的内容如下。

(1) 使用AIS对每一种伤害进行评分。

(2) 确定以下6个身体部位的AIS最高得分。

①头部、颈部、颈椎。

②面部。

③胸部、胸椎。

④腹部、腰椎、骨盆内脏器。

⑤骨盆、四肢。

⑥体表。

(3) 取上述6个部位中3个损伤部位的AIS最高得分的平方相加。

尽管ISS在创伤评估中已被广泛应用,但仍有一些不足,如不能评价同一区域单一伤和多脏器损伤的区别、忽视了体质和年龄等对创伤及预后的影响、对重型颅脑损伤评分偏低等。Osler及Baker(ISS的提出者)等在 1997 年基于 ISS 提出了 NISS。NISS 不考虑损伤发生的区域,只记录患者 3 个最严重损伤部位的 AIS 分值,各分值取平方后相加即为其总分。临床应用中 NISS 在预测创伤严重程度和判断预后方面优于 ISS,尤其在评价贯穿伤及伤后多器官衰竭方面。但也有一些报道指出 NISS 不能代替 ISS,因为 ISS 的特异性高于 NISS。二者之间的取舍还需要大量的证据来论证。目前 ISS 与死亡率、发病率、住院时间和其他创伤严重程度相关,仍然是评估多发伤患者解剖损伤严重程度的金标准。

二、生理反应的评分系统

(一) 创伤评分(TS)和修正的创伤评分(RTS)

TS 系统于 1981 年由 Champion 等提出,将生理反应性指标引入评分。TS 选择的评估指标包括呼吸(呼吸频率、呼吸幅度)、循环(收缩压、毛细血管充盈情况)及意识状态(GCS 评分)共五项指标,每项评分 0~5 分,总分为五项分值之和,有效值为 1~16 分。1~3 分时患者死亡率达 96%,详见表 2-3。

表 2-3 TS 表

评估指标	分值					
	0	1	2	3	4	5
呼吸频率/(次/分)	0	<10	>35	25~35	10~24	—
呼吸幅度	浅或困难	正常	—	—	—	—
收缩压/mmHg	0	<50	50~69	70~90	>90	—
毛细血管充盈情况	无充盈	充盈迟缓#	正常*			
意识状态(GCS 评分)	—	3~4	5~7	8~10	11~13	14~15

注:# 前额、口唇及甲床再充盈时间长于 2 s;* 前额、口唇及甲床再充盈时间不长于 2 s。

TS 可能会低估颅脑损伤后的生理变化,毛细血管充盈情况和呼吸幅度评分主观性较大且光线不足时不易观察评估。1989 年 Champion 对 TS 进行了修订,去除毛细血管充盈情况和呼吸幅度两项指标,并对分值予以简化,加重意识状态(GCS 评分)权重,修订后的评分系统称为 RTS,详见表 2-4。构成 RTS 的评估指标是呼吸频率、收缩压和意识状态(GCS 评分)。RTS 是在对一个大型北美数据库进行统计分析后开发的,从中确定最具预测性的独立结果变量,变量的选择也考虑了易于测量和临床意见。在实践中,RTS 的计算复杂,即将三个评估指标的编码测量与每个变量的加权因子相乘,从数据库的回归分析中得出。

表 2-4 RTS 表

评估指标	分值				
	0	1	2	3	4
呼吸频率/(次/分)	0	1~5	6~9	>29	10~29
收缩压/mmHg	0	1~49	50~75	76~89	>89
意识状态(GCS 评分)	3	4~5	6~8	9~12	13~15

受伤后,患者的生理反应会不断变化,但为了进行损伤评分,按照惯例,一般在患者抵达医院时进行第一次测量。如果患者在到达医院之前已插管,就无法进行 RTS 测量评估了。

(二) 急性生理学和慢性健康状况评价(APACHE)

Knaus 于 1981 年提出了针对危重症病情评估的 APACHE 系统原型,即 APACHE Ⅰ,它由急性生理学评分和慢性健康评价两个部分组成,前者反映病情严重程度,后者反映患病前健康状况,评分共涉及 34 项指标。因参数多,临床使用不便,1985 年,Knaus 等在 APACHE Ⅰ 的基础上保留了 12 项常用检测项目,又加入了对预后有较大影响的年龄指标,建立了 APACHE Ⅱ 系统。APACHE Ⅱ 能评估危重症患者尤其是 ICU 患者病情严重程度及预测预后或死亡危险性。该评分系统考虑到慢性基础疾病对当前病情或伤情的影响,并通过主要生命体征参数、GCS 评分及各种血液生化指标来评价。APACHE Ⅱ 总评分

＝A 项得分＋B 项得分＋C 项得分＋D 项得分,其中 A 项为年龄项;B 项为基础疾病情况项;C 项为 GCS 项;D 项为 11 项生理指标项,详见图 2-2。

A.年龄	≤44 岁,0 分;45～54 岁,2 分;55～64 岁,3 分;65～74 岁,5 分;＞74 岁,6 分						A 项得分:
B.有严重器官系统功能不全或免疫损害	非手术或择期手术后,2 分;不能手术或急诊手术后,5 分;无上述情况,0 分						B 项得分:

GCS	6 分	5 分	4 分	3 分	2 分	1 分
1. 睁眼反应			自动睁眼	呼唤睁眼	刺痛睁眼	不能睁眼
2. 言语反应		回答正确	回答错误	答非所问	只能发声	无反应
3. 运动反应	遵嘱活动	刺痛定位	刺痛躲避	刺痛时肢体屈曲	刺痛时肢体伸直	无反应

GCS 得分＝1＋2＋3: ／ C 项得分＝15—GCS 得分:

D.生理指标	分值									得分
	4	3	2	1	0	1	2	3	4	
1. 体温(腋下)/℃	≥41	39～40.9		38.5～38.9	36～38.4	34～35.9	32～33.9	30～31.9	＜30	
2. 平均血压/mmHg	≥160	130～159	110～129		70～109		50～69		＜50	
3. 心率/(次/分)	≥180	140～179	110～139		70～109		55～69	40～54	＜40	
4. 呼吸频率/(次/分)	≥50	35～49		25～34	12～24	10～11	6～9		＜6	
5. PaO_2/mmHg (FiO_2＜50%) $P_{A-a}O_2$ (FiO_2＞50%)	≥500	350～499	200～349		＞70 ／ ＜200	61～70		55～60	＜55	
6. 动脉血 pH 血 HCO_3^-/(mmol/L)(无血气时用)	≥7.7 ／ ≥52	7.6～7.69 ／ 41～51.9		7.5～7.59 ／ 32～40.9	7.33～7.49 ／ 22～31.9		7.25～7.32 ／ 18～21.9	7.15～7.24 ／ 15～17.9	＜7.15 ／ ＜15	
7. 血 Na^+/(mmol/L)	≥180	160～179	155～159	150～154	130～149		120～129	111～119	＜111	
8. 血 K^+/(mmol/L)	≥7	6.0～6.9		5.5～5.9	3.5～5.4	3.0～3.4	2.5～2.9		＜2.5	
9. 血肌酐/(mg/dL (μmol/L))	≥3.5 (309.4)	2～3.4 (176.9～300.56)	1.5～1.9 (132.6～167.96)		0.6～1.4 (53.04～123.76)		＜0.6 (＜53.04)			
10. 血细胞比容/(%)	≥60		50～59.9	46～49.9	30～45.9		20～29.9		＜20	
11. 白细胞计数(×10⁹/L)	≥40		20～39.9	15～19.9	3～14.9		1～2.9		＜1	

D 项得分:

图 2-2　APACHE Ⅱ

生理紊乱及解剖损伤的程度是对生命产生威胁的量度,但是患者的年龄、性别和慢性病状态也会影响患者的预后,因此综合评分系统逐渐得到开发和推广应用。

三、综合评分系统

(一)创伤评分-损伤严重度评分(TRISS)

如前所述,ISS 只限于解剖损伤程度的评估,不能准确反映伤者的预后。Boyd 等利用北美 80 个创伤中心的严重创伤结局研究结论(MTOS)在 1987 年建立了 TRISS 模型来评估创伤。TRISS 将 RIS 评估指标与 ISS 评估指标,以及患者的年龄、创伤类型(钝伤或者穿透伤)共同纳入分析系统中。以 MTOS(预测数据)为准,计算患者的生存率。存活概率(Ps)≥0.50 提示患者生存率较高,Ps<0.50 提示患者生存率低。TRISS 中既有生理变化参数又有解剖损伤参数,因此普遍认为该评分模型可以较好地反映患者的损伤程度。

(二)其他评分系统

1990 年 Champion 等提出创伤严重程度描述评分(a severity characterization of trauma,ASCOT),其以 AIS、损伤类型、GCS 评分、收缩压、呼吸频率和年龄为参数而计算得到评分值,这是一种将生理变化和解剖部位损伤相结合,用以预测患者生存率的评分方法。有研究提示此评分系统对钝伤结局的预测效果与 TRISS 相同,对儿童创伤及穿通伤的预测效果优于 TRISS。

四、头部外伤评分系统

(一)概述

头部外伤按不同指标可有不同分类,如按损伤机制(闭合性或穿透性损伤)、形态(骨折、局灶性颅内损伤和弥漫性颅内损伤)或损伤严重程度(从轻微到严重)等分类。只要有可能,应立即对受伤患者进行分诊,评估其严重程度和可能的生存情况。

GCS 是基于生理反应的评分系统,是评估意识状态和头部创伤严重程度的最有价值和最常用的评分系统。全面无反应(full outline of unresponsiveness,FOUR)评分是一种相对较新的昏迷评分方法,有四个组成部分:眼部反应、运动反应、脑干反射和呼吸。它不包括言语反应的评估,因此在重症监护环境中评估危重症患者有优势。为了评估头部外伤后颅脑损伤的严重程度,近年来各种颅脑损伤的分类系统被提出或修改。各种评分系统大多基于患者的意识状态进行评估,如颅脑损伤严重程度量表(HISS)等。

(二)GCS

Teasdale 和 Jennett 在 1974 年开发了 GCS,该评分系统最初被设计为评估昏迷患者的研究工具,但现在是头部损伤分类评估中最常用的评分系统。GCS 早期被认为很难应用于儿童,因为他们以成人的方式口头或非口头表达的能力有限且反应也明显不同于成人。Reilly 等首次设计了儿童版 GCS,其中言语反应被报告为适当的语言、社交微笑、哭泣、易怒和激动。后来研究者对该评分系统进行进一步修改,以适应更小的儿童。GCS 可以帮助临床医生迅速掌握患者意识状态,评估病情进展及制订进一步诊疗策略,详见表 2-5。该评分系统也存在一些缺陷,如对失语或气管插管患者不能评估言语反应、缺乏脑干功能及瞳孔反应的评估、需要评估者接受相关专科知识培训等。

表 2-5　儿童版 GCS

评分	幼儿的评分标准	
	1~4 岁	<1 岁
睁眼反应		
4		睁眼
3		声音刺激睁眼

续表

评分	幼儿的评分标准	
	1～4 岁	<1 岁
2	刺痛睁眼	
1	不能睁眼	
言语反应		
5	交流、针对性语言或说话	咿呀学语或哼哼
4	混乱的语言,可安抚	烦躁的哭,可安抚
3	不恰当的词,不可安抚	持续的哭,不可安抚
2	不理解的声音,激动不安	疼痛刺激有呻吟
1	无反应	无反应
运动反应		
6	正常的自主运动	
5	疼痛刺激定位动作	
4	疼痛刺激后回缩	
3	去皮质屈曲	
2	去大脑强直	
1	无反应	

(三) 全面无反应(FOUR)量表

由于 GCS 的局限性,Wijdicks 等制定了 FOUR 量表来提高对气管插管昏迷患者的评估水平。FOUR 量表由四个部分组成:眼部反应、运动反应、脑干反射和呼吸,每个部分的最高得分为 4 分,详见表 2-6。FOUR 量表被认为优于 GCS,因为其在神经系统评估上更详细,也可以评估不同阶段脑疝。FOUR 量表已在 NICU 和综合 ICU 得到验证,显示出与 GCS 相比在预测死亡率方面的一些优势。但也有一些研究评估了在头部创伤后的急诊成人和儿科患者中使用 FOUR 量表的情况,但与 GCS 相比,没有显示出其在预测预后和死亡率方面更有优势。

表 2-6 FOUR 量表

评估项目		评分
眼部反应	睁眼或被动睁眼后,能随指令追踪或眨眼	4
	睁眼,但不能追踪	3
	闭眼,但较强的声音刺激时睁眼	2
	闭眼,但疼痛刺激时睁眼	1
	闭眼,对刺激无反应	0
运动反应	能完成竖拇指、握拳、V 字手势指令	4
	对疼痛有定位反应	3
	疼痛时肢体屈曲	2
	疼痛时肢体过伸	1
	对疼痛刺激无反应或呈肌阵挛状态	0

续表

	评估项目	评分
脑干反射	瞳孔和角膜反射灵敏	4
	一侧瞳孔散大并固定	3
	瞳孔或角膜反射消失	2
	瞳孔和角膜反射同时消失	1
	瞳孔和角膜反射及呛咳反射均消失	0
呼吸	未插管,规律呼吸模式	4
	未插管,潮式呼吸	3
	未插管,呼吸节律不规律	2
	呼吸频率高于呼吸机设置	1
	呼吸频率等于呼吸机设置,或无呼吸	0

（四）其他评分

Glasgow-Pittsburgh 昏迷(GCS-P)评分是在 GCS 的基础上,添加了 4 项评价指标,每项分值 1～5 分。4 项指标最高得分 20 分,最终最高得分 35(15＋20)分,预后最好;最低得分 4 分,最终最低得分 7(3＋4)分,预后最差,可用于评定患者的昏迷程度,详见表 2-7。

表 2-7　GCS-P 评分表

	评估项目	评分
瞳孔对光反射	对光反射正常	5
	对光反射迟钝	4
	两侧瞳孔反应不同	3
	两侧瞳孔大小不等	2
	两侧瞳孔对光反射消失	1
脑干反射	反射全部存在	5
	睫毛反射消失	4
	角膜反射消失	3
	眼脑及眼前庭反射消失	2
	脑干反射全部消失	1
抽搐	无抽搐	5
	局限性抽搐	4
	阵发性大发作	3
	连续性大发作	2
	松弛状态	1
自发性呼吸	自主节律呼吸	5
	周期性呼吸	4
	中枢过度通气	3
	不规则呼吸	2
	无自主呼吸	1

五、头部外伤相关 CT 评分系统

（一）概述

CT 检查可直观地显示颅内血肿、骨折、脑组织肿胀及水肿等生理病理改变，准确判断头部外伤部位，且能通过观察脑室及脑池形态、中线位置来评估颅内压的正常或异常，能够客观反映颅脑损伤的严重程度。目前 CT 静态图像评分系统常用的有马歇尔（Marshall）CT 评分系统、鹿特丹（Rotterdam）CT 评分系统、赫尔辛基（Helsinki）CT 评分系统等。

（二）马歇尔 CT 评分系统

马歇尔 CT 评分系统是第一个基于 CT 影像学特征来评估头部外伤患者创伤程度的评分系统，基于损伤灶大小、基底池形态变化、中线移位、颅内占位灶体积、弥漫性/局灶性变化等因素综合评定损伤等级，详见表 2-8。目前由于各中心的研究结论不完全相同，无法予以具体定量定值。该评分系统的实际意义是引导临床医生和研究者考虑和评估这些因素，一般是分级等级越高，患者临床预后越差。

表 2-8　马歇尔 CT 评分系统

分级	定义
弥漫损伤 I 级（正常）	头颅 CT 上未见任何异常
弥漫损伤 II 级	头颅 CT 上见基底池及脑实质密度基本正常，中线移位在 5 mm 以内，和（或）混杂及高密度影体积不超过 25 cm^3，可能会有碎骨片或异物
弥漫损伤 III 级（肿胀）	头颅 CT 上见基底池受压，但中线移位在 5 mm 以内，混杂及高密度影体积不超过 25 cm^3
弥漫损伤 IV 级（中线）	中线移位超过 5 mm，混杂及高密度影体积不超过 25 cm^3
局灶损伤 V 级	无需外科手术处理的病灶
局灶损伤 VI 级	混杂及高密度影体积大于 25 cm^3，需要手术治疗

（三）鹿特丹 CT 评分系统

鹿特丹 CT 评分系统是在马歇尔 CT 评分系统上进行改良的，其将 CT 影像学数据予以分类和赋值，给予更客观的描述和评估，一般总分越高，临床预后越差，详见表 2-9。

表 2-9　鹿特丹 CT 评分系统

头颅 CT 表现	评分
基底池	
正常	0
受压	1
消失	2
中线移位	
≤5 mm	0
>5 mm	1
硬脑膜外血肿	
有	0
无	1
脑室或（创伤性）蛛网膜下腔出血	
无	0

头颅CT表现	评分
有	1
总分	

鹿特丹CT评分系统是马歇尔CT评分系统的优化结果,做到了具体的分值量化评估,但是其研究结论也只存在于相关趋势的层面上。此后,有研究者在头颅CT影像学表现与预后关系的基础上,总结之前的评估系统,提出了一种新的评分系统——赫尔辛基CT评分系统。

（四）赫尔辛基CT评分系统

赫尔辛基CT评分系统对病灶类型、病灶体积、鞍上池形态等予以细化和赋值,从而预测患者死亡率和预后情况,详见表2-10。

表 2-10　赫尔辛基 CT 评分系统

头颅CT表现	评分
病灶类型	
硬脑膜下血肿	2
脑内血肿	2
硬脑膜外血肿	3
病灶体积>25 cm³	2
脑室内出血	3
鞍上池	
正常	0
受压	1
消失	5
总分	−3～14

注:伤后 6 个月预后风险=1/(1+e⁻ᴸᴾ);LP(死亡)=−2.666+0.287×赫尔辛基 CT 总分;LP(不良预后)=−1.636+0.319×赫尔辛基CT总分。

相关研究指出,赫尔辛基CT评分系统评估头部外伤患者预后的准确性优于马歇尔CT评分系统和鹿特丹CT评分系统。同时,赫尔辛基CT评分系统还可以增加IMPACT模型的预后价值(不良预后、死亡),而后两种CT评分系统无法得到此类结果。

虽然头部外伤相关CT评分系统在一些方面能够有效评估创伤的程度,对预后发展有一定预见性,但同时也存在一些不足,例如头部外伤是一个动态的过程,CT检查缺乏实时性,特别是对进展性颅脑损伤患者,合理制订CT复查策略尤为重要。再如,对颅脑损伤后双侧血肿形成或弥漫性脑肿胀,CT评估特征之一的中线可能无任何变化,因此CT评分系统和GCS等相结合是十分必要和有效的,可以避免评估错误。

六、头部外伤的预后评分

1975 年 Jennett 和 Bond 发表了格拉斯哥预后量表(Glasgow outcome scale,GOS)评分来评估患者头部外伤后6～12个月的恢复情况。该评分系统基于患者的综合社会能力制定,有5个分级,最高分5分,最低分1分,分数越低,预后越差,详见表2-11。该评分系统临床上常与GCS结合使用,以显示头部外伤严重程度与功能恢复之间的联系,一般认为分值4分和5分提示预后良好,其他3个分值提示预后不良。5分制GOS可以提供一个初步的伤后恢复期的判断标准,但仍然存在缺陷,因为评分准则不够详细,不同时间的评估结果不尽相同。1998 年,Wilson、Pettigrew 和 Teasdale 开发了扩展版格拉斯哥预后量表(GOSE)。GOSE 根据患者颅脑损伤后的意识状态、自理能力、工作和社交能力由原来的 5 个分级扩展为 8 个,将其中 3 个分级(严重残疾、中度残疾、恢复良好)扩为 5 个分级。8 个分级分别为 1 分死亡、2 分植物状态、3 分更重的严重残疾、4 分较轻的严重残疾、5 分更重的中度残疾、6 分较轻的中度残疾、7 分恢复较好、8 分恢复更好。高分和低分之间的区分与受帮助的频率、工作能力的限制和社会参与程度等相关。GOSE 可以快速完成,通常用时不超过 5 min,不需要复杂的检查,可供不同背景的专业人士使用。

表 2-11　GOS

评分	状态	定义
1	死亡	—
2	植物状态	无意识,有心跳和呼吸,偶有睁眼、吮吸、打哈欠等局部运动反应
3	严重残疾	有意识,但认知、言语和躯体运动有严重残疾,需要有人全天照顾
4	中度残疾	有认知、行为及性格障碍;有轻度偏瘫、共济失调、言语困难等残疾,在日常生活、家庭与社会活动中尚能勉强独立
5	恢复良好	可以重新进入正常社交生活,并能恢复工作、学习,但可能有各种轻度后遗症

目前国内创伤评分系统在临床中的应用越来越受到重视,创伤评分系统也成为研究和完善创伤救治规范的重要技术和工具之一。随着互联网、大数据和人工智能技术的快速发展,创伤评分系统也将更精确、更有效和更便捷。

参 考 文 献

[1] Adelson P D,Bratton S L,Carney N A,et al. Guidelines for the acute medical management of severe traumatic brain injury in infants,children,and adolescents. Chapter 1:introduction[J]. Pediatr Crit Care Med,2003,4(3 Suppl):S2-S4.

[2] Ananthaharan A,Kravdal G,Straume-Naesheim T M. Utility and effectiveness of the Scandinavian guidelines to exclude computerized tomography scanning in mild traumatic brain injury—a prospective cohort study[J]. BMC Emerg Med,2018,18(1):44.

[3] Astrand R,Rosenlund C,Undén J. Scandinavian guidelines for initial management of minor and moderate head trauma in children[J]. BMC Med,2016,14:33.

[4] Bouamra O,Wrotchford A S,Hollis S,et al. A new approach to outcome prediction in trauma:a comparison with the TRISS model[J]. J Trauma,2006,61(3):701-710.

[5] Bouamra O,Jacques R,Edwards A,et al. Prediction modelling for trauma using comorbidity and 'true' 30-day outcome[J]. Emerg Med J,2015,32(12):933-938.

[6] Büyükcam F,Kaya U,Karakiliç M E,et al. Predicting the outcome in children with head trauma:comparison of FOUR score and Glasgow Coma Scale[J]. Ulus Travma Acil Cerrahi Derg,2012,18(6):469-473.

[7] Dunning J,Daly J P,Lomas J P,et al. Derivation of the children's head injury algorithm for the prediction of important clinical events decision rule for head injury in children[J]. Arch Dis Child,2006,91(11):885-891.

[8] Eken C,Kartal M,Bacanli A,et al. Comparison of the full outline of unresponsiveness score coma scale and the Glasgow coma scale in an emergency setting population[J]. Eur J Emerg Med,2009,16(1):29-36.

[9] Edwards A,Di Bartolomeo S,Chieregato A,et al. A comparison of European Trauma Registries. The first report from the EuroTARN Group[J]. Resuscitation,2007,75(2):286-297.

[10] Healey C,Osler T M,Rogers F B,et al. Improving the Glasgow Coma Score scale:motor score

alone is a better predictor[J]. J Trauma,2003,54(4):671-680.

[11]　Holmes J F,Palchak M J,Conklin M J,et al. Do children require hospitalization after immediate posttraumatic seizures? [J]. Ann Emerg Med,2004,43(6):706-710.

[12]　Holmes J F,Palchak M J,MacFarlane T,et al. Performance of the pediatric Glasgow Coma Scale in children with blunt head trauma[J]. Acad Emerg Med,2005,12(9):814-819.

[13]　Iyer V N,Mandrekar J N,Danielson R D,et al. Validity of the FOUR score coma scale in the medical intensive care unit[J]. Mayo Clin Proc,2009,84(8):694-701.

[14]　Lawrence T,Helmy A,Bouamra O,et al. Traumatic brain injury in England and Wales: prospective audit of epidemiology,complications and standardised mortality[J]. BMJ Open,2016, 6(11):e01219718.

[15]　Malec J F,Brown A W,Leibson C L,et al. The mayo classification system for traumatic brain injury severity[J]. J Neurotrauma,2007,24(9):1417-1424.

[16]　Perel P,Edwards P,Wentz R,et al. Systematic review of prognostic models in traumatic brain injury[J]. BMC Med Inform Decisi Mak,2006,6:38.

[17]　Ringdal K G,Coats T J,Lefering R,et al. The Utstein template for uniform reporting of data following major trauma:a joint revision by SCANTEM,TARN,DGU-TR and RITG[J]. Scand J Trauma Resuscitation Emerg Med,2008,16:7.

[18]　Roozenbeek B,Lingsma H F,Lecky F E,et al. Prediction of outcome after moderate and severe traumatic brain injury:external validation of the IMPACT and CRASH prognostic models[J]. Crit Care Med,2012,40(5):1609-1617.

[19]　Schutzman S A,Barnes P,Duhaime A C,et al. Evaluation and management of children younger than two years old with apparently minor head trauma:proposed guidelines[J]. Pediatrics,2001, 107(5):983-993.

[20]　Stiell I G,Wells G A,Vandemheen K,et al. The Canadian CT head rule for patients with minor head injury[J]. Lancet,2001,357(9266):1391-1396.

[21]　Undén J,Ingebrigtsen T,Romner B,et al. Scandinavian guidelines for initial management of minimal,mild and moderate head injuries in adults:an evidence and consensus-based update[J]. BMC Med,2013,11:50.

[22]　Undén L,Calcagnile O,Undén J,et al. Validation of the Scandinavian guidelines for initial management of minimal,mild and moderate traumatic brain injury in adults[J]. BMC Med,2015, 13:292.

[23]　Undén J,Dalziel S R,Borland M L,et al. External validation of the Scandinavian guidelines for management of minimal,mild and moderate head injuries in children[J]. BMC Med,2018, 16:176.

[24]　Wijdicks E F,Bamlet W R,Maramattom B V,et al. Validation of a new coma scale:the FOUR score[J]. Ann Neurol,2005,58(4):585-593.

[25]　Wolf C A,Wijdicks E F,Bamlet W R,et al. Further validation of the FOUR score coma scale by intensive care nurses[J]. Mayo Clin Proc,2007,82(4):435-438.

（王　韧　田恒力）

第三章　院前管理

第一节　院前救治原则与指南

44％的严重颅脑损伤和颅骨骨折患者会发生颅内血肿,颅内出血会直接使脑组织受压,颅内压升高,脑灌注压降低,最终发生继发性脑梗死或脑疝。脑表面血管破裂或桥静脉破裂可导致急性硬脑膜下血肿;硬脑膜外血肿常见于颞骨骨折,尤其是颞骨颅骨鳞部下方的脑膜中动脉损伤时更容易出现脑疝。出现较大血肿时,手术清除血肿的时机与预后密切相关。颅脑损伤后数分钟内产生的过氧化物和自由基可引起继发性细胞损伤。因此,重型颅脑损伤后及时阻断颅内压增高和颅脑损伤的恶性循环至关重要,所以及时有效的院前处理及对患者的正确评估是影响整体预后的重要环节。

一、颅脑损伤的院前救治原则

院前救治的目的是尽快使患者脱离危险的事故现场,避免加重原发性损伤,把副损伤减小到最轻,要点是使颅脑损伤患者快速且安全地脱离现场,同时保障患者转运途中的生命体征稳定。

救护车是最常用的院前救援方式,空中转运(包括直升机或者救护专机)可以大大缩短转运时间,降低死亡率。院前救治的水平与急救医疗系统的反应和素质训练密切相关。

院前救治的基本原则是防止脑缺氧和低血压。因此,院前救治过程中良好的气道管理非常关键,包括紧急气管插管和机械通气的应用,同时院前救治过程中要认真进行神经功能的评估,初步确定并记录现场 GCS 评分。

二、颅脑损伤的院前评估

患者伤情的初步院前评估很重要,如果医疗资源充分或者发生群体性事件时,应该进行各专科的评估,评估的同时做好气道管理、建立静脉通道等,记录评估的病历信息。

(一)初步评估

初步评估建议按照如下步骤进行,五个步骤虽有一定的顺序,但通常同时开展。

1. 气道评估　气道管理包括现场首诊时对患者气道状况的评估,以及在整个复苏过程中保持气道通畅。能正常进行语言交流的患者气道多通畅,但也要警惕胃内容物或义齿等异物可能瞬间造成气道梗阻。要高度重视面部及下颌软组织肿胀或者气管损伤患者,对这类患者及时行气管插管可避免现场紧急的气管切开或环甲膜穿刺。颅脑损伤患者可能会因为意识障碍以及现场误吸而致呼吸障碍,现场及时上抬下颌可有效地保持气道通畅。如果患者有明显的低氧状态及呼吸运动障碍,应该及早建立人工气道。行气管插管时还要关注是否合并颅面部损伤及颈椎外伤。

2. 呼吸评估　到达现场的医护人员要判断患者的基本呼吸状况,判断患者是否能得到足够的氧供及呼出气体的能力。如果发现颈静脉怒张或气管移位,可能是胸膜腔内压升高的后果,应暴露患者胸壁,检视胸壁运动是否充足和对称。听诊双肺呼吸音,如发现连枷胸、张力性气胸或开放性气胸,应及时处理。要通过脉氧饱和度仪监测患者的氧饱和度,以确保患者的氧供充足。

3. 循环状态评估和控制现场出血　首要的是初步判断患者的意识水平、皮肤颜色和脉搏情况,检查桡动脉搏动情况,搏动良好说明血压相对稳定。检查有无明确的身体部位出血,必要时首先行压迫或者绷带止血,甚至使用充气夹板。建议迅速建立 2 条大孔径的静脉通道,有条件的救护车或空中救护体系可以同时进行相关简单的实验室检查,如血型和交叉配血试验、妊娠试验、凝血试验、血常规、血电解质测定、酒精浓度测定等。建立静脉通道后根据现场血压及生命体征输注乳酸林格液或者生理盐水,同时动态监测血压等其他生命体征。

4. 神经功能状况评估　这个步骤主要是评估患者的神经功能状况,判断意识是首要的现场工作,对于无缺氧和低血压情况下的意识障碍,要高度怀疑中枢神经系统的损伤。这个步骤 GCS 评分还是最常用的评判方法,采用 GCS 评分进行评估会比较容易向后续的神经外科医生交代病情及动态判断病情进展。可疑颈椎损伤的患者要及时现场予以颈托保护。

5. 其他评估及救治　现场体格检查应尽可能去除衣物进行全面检查,同时注意保暖。对严重创伤患者可以现场留置导尿管。如果患者出现尿道出血或阴囊、会阴部有出血淤斑,高度怀疑骨盆骨折时,可以暂不留置导尿管,以免损伤尿道。留置胃管有助于胃肠减压,同时可减少误吸风险,当患者存在严重的面部骨折或怀疑前颅底骨折时,胃管应经口腔插入。对严重的复合性损伤患者还要仔细检查其胸部和骨盆。

(二)深度评估

经初步评估及复苏后生命体征稳定的患者要进一步进行深度评估,包括重新检查初步评估中的一些重要内容。

1. 采集病史　采集内容包括过敏史、用药史、过去史和妊娠史、伤前最后的饮食情况及导致受伤的事件,可用 AMPLE 来帮助记忆,即 A(过敏史 allergies)、M(用药史 medications)、P(过去史和妊娠史 past medical history/pregnancy)、L(伤前最后的饮食情况 last meal)、E(导致受伤的事件 event)。如果患者有意识障碍或者交流障碍,可向其亲属及其他现场人员了解情况。

2. 一般体格检查　从头部开始,仔细探查有无头皮裂伤或挫伤,有无颅骨骨折。同时检查患者的视力、瞳孔大小及对光反射,眼球活动情况以及有无出血;检查有无颅底骨折的淤斑以及脑脊液耳漏、鼻漏。检查颈部气管是否居中,有无严重水肿或颈静脉怒张,触诊颈部皮下有无捻发感、颈动脉搏动情况、颈后有无压痛以及有无棘突滑脱。评估脊柱疼痛及检查整个脊柱。检查盆腔和会阴部有无明显外伤;检查患者四肢有无挫裂伤及骨折征象、末端动脉搏动情况。

现代救护车车载 CT 逐渐成为常态,因此,有条件时可以及时在现场进行颅脑及胸腹部车载 CT 检查。CT 检查可以及时发现颅内出血或脑水肿等。

3. 神经系统评估及体格检查　可向事故现场人员、亲属等了解情况,了解受伤机制有助于后续神经外科医生分析伤情,如车祸现场的车速、车辆受损程度、患者在事故发生时所处的位置(驾驶员、在副驾驶座还是后排座椅,是否被抛出车外),以及汽车安全气囊是否开放和是否系了安全带等,这些信息都有助于评估患者在事故发生时的受力情况。对创伤患者要纠正休克引起的低血压,当患者存在低血压伴有心动过缓时应警惕脊髓损伤引起的神经源性休克。

当患者已经行气管插管并有瘫痪时,神经系统体格检查往往比较困难。因此,如有可能,应在气管插管前进行神经系统体格检查。

要仔细检查头皮伤口,探寻有无异物、骨折错位或脑组织碎片等。检查鼓室和外耳道有无出血或脑脊液漏,乳突部淤斑(Battle's 征)或单侧面瘫提示有颅后窝骨折,眶周淤斑("熊猫眼"征)常提示有前颅底骨折。依照 GCS 的要点在现场进行神经系统检查,要高度重视瞳孔的检查,创伤患者的一侧瞳孔散大且对光反射消失或迟钝时,要考虑同侧颞叶沟回疝。动眼神经损伤时,除了瞳孔散大还有眼球向下和向一侧偏离。一侧的视神经损伤可以导致同侧瞳孔对光反射消失或者瞳孔散大,但是对侧瞳孔对光反射存在。双侧瞳孔缩小可能是药物(尤其是麻醉药物)引起或者由于脑桥损伤。

三、颅脑损伤的院前应急处理

经过现场评估后,医护人员基本形成了一个初步诊断,根据评估和诊断内容,应该同时或者尽快采取一些应急处理以防范可能的继发性损伤。

1. 保证氧气供应及有效通气　严重颅脑损伤时低氧($PaO_2 < 60$ mmHg)会加重病情,因此在清理气道的同时尽可能给予可以便携式给予的氧气。对存在误吸风险的昏迷患者可以使用短效的麻醉药物行快速气管插管建立有效通气道并使用转运呼吸机,必要时可以进行适度的过度通气(使 PaO_2 降低到 30 mmHg)。

2. 保障血流动力学稳定　低血压可以导致脑缺血和继发性颅脑损伤及脑水肿。低血压和较低的脑灌注压会增高患者的死亡率和致残率。

针对患者情况要尽快进行液体复苏,复苏液体推荐等张的晶体溶液,不建议使用胶体溶液及白蛋白;对非低血糖的创伤患者也不推荐使用葡萄糖溶液进行复苏。对颅内压增高的患者在具体情况下可考虑使用高渗盐水作为复苏液体。积极的液体复苏仍不能解决低血压问题时,可以使用血管活性药物进行血压管理,同时再次体格检查以排除隐匿性出血。复苏过程中尽可能维持收缩压在 100 mmHg 以上。

3. 现场其他药物治疗　对有脑疝的征兆或者已经发生脑疝的患者,在保证血压的前提下,要积极使用甘露醇、甘油合剂等渗透性脱水药物以降低颅内压,同时配合使用镇静镇痛药物,甚至通过过度通气降低颅内压。

对创伤后癫痫的患者可以使用丙泊酚或苯二氮䓬类药物进行控制,静脉使用丙戊酸钠及左乙拉西坦进行癫痫控制和治疗也越来越普遍。使用抗癫痫药物时要警惕相关的呼吸抑制及低血压的发生。

院前救治的基本原则是减少继发性颅脑损伤,防止低氧和低血压是现场医疗的关注要点。在颅脑损伤初期给予有效的治疗能够阻断部分继发性损伤,为患者后续的医院专科治疗打下更好的基础。

参 考 文 献

[1]　Alejandro A R. 实用神经急症诊疗精要[M]. 江荣才,魏俊吉,译. 北京:中国科学技术出版社,2021.
[2]　Ansgar M B,Jeffrey R K. 神经外科麻醉与重症监护:围术期并发症的早期预防与规范管理(原书第 2 版)[M]. 魏俊吉,谭刚,江荣才,译. 北京:中国科学技术出版社,2021.

(魏俊吉)

第二节　创伤中心和创伤救治团队

随着现代社会的经济发展,创伤已经成为全球青壮年的重要死因。在我国,每年因创伤而死亡的人数占所有死亡人数的 10%。因伤致残、致死的事件给患者家庭和社会都带来了沉重的负担。创伤救治一般需要多学科的相互协作。在创伤发生后的第一时间(黄金时间 1 h),患者如果得到及时、正确、有效的治疗,这不仅能大幅度减少创伤患者的早期死亡,也能明显降低创伤后脓毒症和感染的发生率。在这种背景下,作为创伤救治重要环节和基石的创伤中心应运而生。

一、创伤中心的历史与发展

全球第一家创伤中心于 1941 年在英国伯明翰建立。20 世纪 60 年代,马里兰大学建立了美国的第一家创伤中心,命名为休克创伤中心。1971 年,美国伊利诺伊州率先成立了区域创伤救治体系。之后,德国、法国、澳大利亚也纷纷建立了各自的以创伤中心为基础的救治体系。

目前我国创伤中心的建设还很匮乏,多数综合性医疗机构或高等级专科医疗机构通过设立急诊外科、急症创伤科及重症监护室发挥着类似创伤中心的作用,存在很多不足。政府部门和创伤医疗人员已认识到创伤中心的重要性,2019 年 9 月,国家卫生健康委员会发布《关于设置国家创伤医学中心的通知》,决定以北京大学人民医院为主体设置国家创伤医学中心,在全国发挥辐射带动作用;并在其他地区建立区域创伤医学中心,从而建设成具有中国特色的迅速、高效、一体化急救网络体系。我国部分三级甲等医院还建立了神经外科创伤救治团队,理想的神经外科创伤救治团队主要由神经外科医生管理,同时还需要其他专科的医护人员如麻醉医生、呼吸治疗师、放射科医生、神经外科重症护士支持,其他专科(如普通外科、骨科、胸外科、泌尿外科、眼科、口腔科、耳鼻喉科等)医生应在需要时随时提供支持。

二、创伤中心的分级

创伤救治有其独特性,急诊医疗体系不能完全代替。创伤救治需要一体化和规范标准化;分级诊疗可以大大提高创伤救治的效率,降低致残率、死亡率。我国政府部门并没有明确规定我国创伤中心的分级设置,但参照美国的创伤中心设置标准以及我国目前的创伤中心设置情况,我们认为也可以将我国的创伤中心大致分为Ⅰ、Ⅱ、Ⅲ、Ⅳ 4级。

创伤患者往往合并有颜面部损伤、骨折(包括脊柱及四肢骨折)、胸腹部外伤等,这需要创伤救治团队与相关科室紧密配合。例如,有颌面部外伤或昏迷的患者,需急诊建立人工气道,保障患者呼吸通畅,该工作常由创伤小组中的麻醉医生完成,而随后的机械通气治疗则由呼吸治疗师指导进行。又如,合并脊柱损伤的患者,需由神经外科医生联合骨科、脊柱科医生共同制订治疗方案,包括但不限于手术时机、方式及远期康复治疗方案。对于有其他部位合并伤的患者,主管医生应及时请普通外科、骨科、胸外科等相关科室医生会诊,必要时需组织多学科联合会诊(MDT),以制订系统的治疗方案。

为此,Ⅰ级创伤中心多设置在当地最大的综合医院或者大学教学医院,是当地级别最高的创伤中心,通常服务于大城市或人口稠密地区,是创伤救治体系的核心,具备处理所有创伤患者的资源和能力,能为创伤患者提供最高水平医疗救治。每年至少收治一定数量的损伤严重度评分(ISS)>16 分的严重创伤患者,全天有一定数量的创伤外科医生和麻醉医生值班,并能在较短时间内得到外科其他专科(包括神经外科、口腔颌面外科、耳鼻喉科、骨科、普外科、心胸外科、泌尿外科和整形外科等)、急诊外科、放射科、内科和危重症监护室的治疗。同时,Ⅰ级创伤中心还必须开展科学研究,开展培训课程(如创伤外科住院医师和专科医师培训),对所在社区开展创伤预防宣教,为邻近地区其他较低等级创伤中心提供咨询、指导服务等。

Ⅱ级创伤中心是对任何程度的创伤都能提供早期确定性急救的医院,不必具备Ⅰ级创伤中心的资源与能力,但应该与相关地区的Ⅰ级创伤中心保持协作关系,随时可将Ⅱ级创伤中心不能处理的患者转往Ⅰ级创伤中心。Ⅱ级创伤中心作为当地创伤救治体系的领头医院,应能承担创伤教育的责任。Ⅲ级创伤中心服务于社区,可提供及时的创伤评价、复苏及相对基础的急诊手术。Ⅳ级创伤中心多处于偏远地区,可以进行初步创伤评价和提供创伤生命支持。

在有足够Ⅰ级创伤中心的地区,不必设立Ⅱ级创伤中心,在Ⅰ、Ⅱ级创伤中心足以提供该地区创伤急救服务时,无须设置Ⅲ级创伤中心。

三、创伤救治团队及模式

创伤中心建设的核心是创伤急救,是对多发伤和创伤危重症的一体化综合救治。在组成上其包含了院前救治、创伤复苏单元、急诊室、急诊手术室、重症监护室、继续监护单元、影像中心、各专科病房,以及康复中心等。在形式内容上其涵盖了院前救治、评估与转运、院内救治及创伤后康复等。

1. 院前救治 院前救治的目的是迅速解救患者并安全转移至救治医院。我国的创伤院前救治主要由"120"急救人员、消防战士及交通警察共同完成,相关体系尚不完善。在欧美发达国家,院前救治体系涵盖水陆空,地面救援通常以政府、红十字会、汽车俱乐部及消防参与为主,并进行区域性整体化指挥和调配。除了固定的急救医生外,还有创伤中心及机构的创伤外科医生加入轮岗。急救协调中心接到呼救电话后,如涉及创伤事件如交通车祸、群体踩踏、跌伤等,要第一时间通知创伤急救医生前往现场。创伤急救医生到达现场后会按流程评估现场情况及患者伤情,给予初步处置后会将创伤患者充分固定后进行转运。无大碍的轻伤患者可送往社区医院行进一步处置,部分社区医院配备有 X 线机、超声装置等设备;如遇严重创伤患者,创伤急救医生在发车前即运用通信设备与区域内创伤中心联系,从而实现创伤救治过程高效、高速、无缝连接。

2. 评估与转运 急救团队到达创伤现场后,给予患者必要的急救干预和治疗,对严重创伤患者要进行详细评估,确定患者创伤严重程度,并给予相应的处理。评估患者主要从四个方面进行(表 3-1):①患者生命体征是否平稳;②创伤机制是否严重;③解剖学损伤程度;④抢救复苏效果。综合评估后将患者分为三级:A 级为经院前救治后生命体征仍不平稳者;B 级为经院前救治后生命体征平稳者;C 级为病情稳定但有潜在恶化可能者。患者经评估和院前救治后,要进行安全的临床转运(详见本章第三节)。

表 3-1 院前评估、分级及救治措施

等级	院前评估	救治措施
A 级	1. 生命体征评估	尽早向院前救治及创伤复苏单元预警(急救队 5 min 内抵达现场)
	呼吸困难,给氧后 $SpO_2 < 90\%$	积极抢救治疗
	经扩容 1000 mL 以上,收缩压<90 mmHg	尽快直接转运至合适等级的创伤中心
	GCS 评分≤8 分	转运时随时与调度中心交流信息
	使用血管活性药物	
	院前输血	
B 级	2. 解剖学损伤评估	尽早向院前救治及创伤复苏单元预警(急救队 5 min 内抵达现场)
	呼吸困难缓解($SpO_2 \geq 90\%$)	创伤严重程度评估
	低血压纠正(收缩压≥90 mmHg)	稳定患者情况,尽快转运
	GCS 评分≥9 分或 GCS 评分≤13 分	直接转运至有能力处理相应创伤的创伤中心
	头、颈、躯干、膝或肘以上肢体穿透伤	转运过程中随时评估患者状况
	有胸廓畸形或连枷胸的胸部创伤	
	脊椎损伤并怀疑有脊髓损伤	
	严重骨盆骨折	
	肢体挤压伤或腕部以上离断伤	
	胸腹腔、心包积血(便携式彩超检测)	
C 级	3. 创伤动力学评估	仔细评估
	高处坠落:成人≥6 m,儿童≥3 m	转运至能全面处理相关创伤的最近的创伤中心
	从车辆中弹射出、抛出,受挤压或爆震伤	
	同一车厢有人死亡	
	移动急救服务单位(SMUR)现场评估确定	
	4. 特殊人群	不确定评估结果的,归类在 C 级
	≤5 岁儿童	
	≥65 岁老年人	
	使用抗凝药物的患者	
	妊娠>20 周者	

3. 院内救治 所有患者均应按外伤急诊处理原则进行检查、急救和治疗。对伤口活动性出血者立即采取有效止血措施,积极抗休克治疗,伤口清创缝合,并注射破伤风抗毒素或人破伤风免疫球蛋白。有气道梗阻或呼吸困难者行吸痰操作,必要时行气管插管或气管切开、吸氧。有胸、腹、骨科及颌面等严重合并伤须请相关科室医生协助处理。对于轻型颅脑损伤患者,符合下述条件者可回家密切观察:①头颅 CT 检查无明显异常;②GCS 评分≥14 分;③无高危组临床表现;④除曾出现一过性意识丧失外,其他

中危组临床表现;⑤可出现逆行性遗忘,但急诊室神经系统体格检查正常;⑥有亲属陪伴,可密切观察患者病情变化;⑦若出现病情变化,就近有医院可以立即就诊。急诊医生应充分告知患者及其亲属,若出现下述情况,应立即就近就诊:①意识障碍程度加深或不能被唤醒;②异常行为表现;③头痛加剧;④言语含糊不清;⑤肢体无力或感觉异常;⑥持续呕吐;⑦瞳孔散大、对光反射减弱或消失;⑧肢体抽搐;⑨头皮损伤部位肿胀迅速增大。

对于中型颅脑损伤患者或来院就诊较早者,虽然患者就诊时未发现明显异常,但病情有可能进一步进展或突然恶化,需收住院治疗或留急诊室密切监测患者生命体征、神志、瞳孔等变化,必要时动态复查头颅 CT。

对于重型颅脑损伤患者,应立即监测生命体征、吸氧、颈托固定颈椎。对呼吸困难者须行气管插管或气管切开,必要时人工呼吸。有活动性出血时予以止血并建立静脉通道进行补液或输血治疗。胸、腹损伤及肢体骨折请相关科室医生协助处理。如发现颅内血肿、挫裂伤、水肿等及脑疝者,应紧急给予甘露醇脱水降颅内压,完善术前准备,通知手术室及上级值班医生,尽快完成入院手续,将患者转入神经科 ICU。

4. 创伤后康复　对于创伤而言,创伤后康复往往是较易被忽视的一环。创伤造成肢体的缺失,患者运动及感觉功能降低,行为、活动受限,保全肢体的代偿康复训练及心理重建问题均需被重视。

对于创伤后康复患者,一方面,要联合相关领域心理科医生,引导患者按时就医,并定期对其进行随访;另一方面,要为其提供康复训练的专业性指导,许多创伤后截肢或一侧肢体功能丧失的患者,依靠先进的假体器械替代与康复训练,克服了心理问题,提高了创伤后生活质量。

(周子伟　葛歆瞳　江荣才)

第三节　临床转运

临床转运是将急危重症患者安全转移到拥有更好医疗诊疗能力的单位或单元的过程,包括院前、院间和院内转运;其转运目的是为患者寻求更好的诊疗措施以完善诊疗、改善预后。这是医疗系统中的一个不可或缺和不容忽视的环节,也是临床诊疗中容易出纰漏和存在巨大医疗隐患的环节。有文献报道,转运意外的发生率为 4.2%～70%。因此,无论是院内转运还是院间转运,均需对其利益和风险进行充分评估,唯有所得利益大于风险才是进行转运的先决条件。转运意外事件主要包括设备故障(39%～45%)及生命体征恶化,如低血压(47%)、低氧(20%～29%)。因此,每一次成功的临床转运都能体现"时间就是生命"的理念。

成功的临床转运流程通常包括转运决策制定、转运人员选配、转运设备和物质配置、转运方式选择、转运前准备、转运中监测、转运中治疗和转运交接 8 个步骤,以保障转运中患者生命体征平稳,不发生掉落、损伤和治疗中断等事故,当然,也要保障转运人员的人身安全,如转运传染病患者时,需要做好转运人员的防护,但本节主要讨论患者的转运和安全。

一、转运决策制定

临床转运的目的是使患者得到更好的诊疗,但转运存在风险,急重症患者,特别是存在严重创伤的患者,在转运过程中可能出现生命体征不稳定的紧急情况,如气管插管患者发生气道梗阻,原有呼吸衰竭需呼吸机辅助呼吸患者发生低氧血症,原有低血压患者发生低血压休克,原有心肌梗死患者可能再度诱发心肌梗死,原有心律失常患者发生新的心律失常,肢体内脏外伤患者发生再出血,骨干骨折患者发生骨折端错位、脂肪栓塞,脊髓损伤尤其是颈髓损伤患者骤然发生呼吸循环停止或者截瘫加重甚至病情加重乃至死亡。

根据《中国重症患者转运指南(2010)》(草案),院内转运由上级主管医生决定;院间转运由转出医院主管医生与接收医院共同商议,最终应由接收医院主管医生决定。对于心跳呼吸停止、气道梗阻、血流动力学不稳定以及活动或搬运可能明显威胁到生命安全的患者,应该原地抢救,待患者生命体征稳定后实施转运,移动 CT 或 MRI 将为这类患者提供便捷就近的检查。

对于拟转运患者,在转运前应当由经治组医生制定转运决策,其内容如下所示。

(1)评估患者转运的获益与风险:有研究发现,以进一步诊断为目的的转运可使 40%~50% 患者的治疗方案得到纠正。但在转运过程中的体位变动有导致气道梗阻、通气不足、低氧血症、低血压、心律失常、继发性出血、高血压及颅内压增高等病情变化的风险,严重时可导致或加重昏迷,甚至引起猝死。例如,新生儿重症监护室(NICU)患者就可能因转运不善而遭受再次脑损伤,其诱因主要包括颅内压升高、缺氧、低血压、高碳酸血症、低碳酸血症、高热和心血管不稳定等,因此 NICU 患者的检查、操作和治疗要尽可能在床旁完成。如果权衡外出检查或治疗对患者的预后改善小于转运的风险,则不宜转运,而出于其他目的的转运应列为禁忌。其他患者如经过积极处理后血流动力学仍不稳定(尤其是存在突发呼吸、心搏骤停风险者),不能维持有效气道开放、通气及氧合,也不宜转运。对于需要立即进行急诊手术干预的急症(如重型颅脑损伤、大量脑出血、动脉瘤破裂出血等)患者,则可视病情与医疗条件进行转运。

(2)评估患者转运中的安全:要评估者总体情况,尤其是心、肺、脑的病情,预估可能发生骤变的风险,并做好处理预案。

(3)熟悉并选定转运路线:转运路线的确定应该遵循就近、安全、便捷和受外界干扰少以及不干扰外界的原则。还要提前了解道路情况,估算运送所需的时间和预判可能发生耽搁的节点及原因,做好应对准备。

(4)决定转运人员和设备设施:预估转运中所需的操作,挑选合适的转运人员和设备设施,对设备设施进行检查以备不时之需。

(5)确定一旦发生危险所需处理的预案:重点针对心脑血管骤变制订急救预案,急诊科、NICU 等要害部门,需定期演练急重症处理步骤,做好多学科协作工作。

(6)将可能出现的意外告知患者及其亲属:必要时进行知情同意签字。患者不具备完全民事行为或因病无法签字时,应当由其近亲属、法定代理人或被授权人签字。紧急情况下,为抢救患者的生命,在法定代理人或被授权人无法及时签字时,可由医疗机构负责人或者授权的负责人签字。

二、转运人员选配及设备和物质配置

根据患者病情特点和转运具体情况选择恰当的转运人员。负责转运急危重症患者的医护人员必须接受过专业训练。神经外科医生要熟练掌握心律失常救治、人工气道建立、机械通气等知识与技能。对于病情不稳定患者的转运,需要由 1 名医生、1 名呼吸治疗师及 1 名专业护士参与完成;而病情稳定患者的转运可以由受过专门训练的护士或者护工完成。转运前需要确认负责人和紧急联系人,与接收医院做好转运前的沟通。

转运急危重症患者需要专业的救护车、转运设备和物质;救护车应满足中华人民共和国卫生行业标准《救护车》中抢救监护型救护车的标准;还应该携带有监护仪、移动呼吸机、输液泵、氧气瓶、除颤仪及负压吸引器等设备和物质,不推荐使用简易呼吸器作为长时间转运的通气支持手段。对于院间转运的患者,无论是否接受机械通气,还应配备不同型号的气管插管、环甲膜穿刺设备及便携式呼吸机。所有转运设备要确保能够正常运转,并满足转运期间的使用要求;电子设备必须具备电池驱动功能并保证至少有转运时长的充足电量,供氧设备需满足转运全程的氧供需要,并富余氧供 30 min 以上。转运设备要集中有序地摆放在转运床上,并确保能够通过转运途中的电梯、门廊等通道。院间转运需要使用救护车的,要使用与救护车匹配的担架系统。

转运还需配有基本药物,包括抗心律失常药物、呼吸兴奋剂等,携带足够的液体和静脉点滴药物,根据患者情况还应准备相应的麻醉药品和其他急救药品。根据不同患者的病情,还应该配有其他相应的药物。《中国重症患者转运指南(2010)》(草案)做了相应推荐,见表 3-2、表 3-3。

表 3-2　《中国重症患者转运指南(2010)》(草案)中危重症患者(成人)转运推荐设备

推荐设备	选配设备	推荐设备	选配设备
气道管理及通气设备		循环管理设备	
鼻导管	环甲膜切开包	心电监护仪及电极	动脉穿刺针
鼻咽通气道/口咽通气道	各种型号的储氧面罩	袖带式血压计及各种型号的袖带	中心静脉导管包
便携式吸引器及各种型号吸引管	多功能转运呼吸机	除颤仪、除颤电极板或耦合剂	压力延长器
各种型号的加压面罩	PetCO₂ 监测器	各种型号的注射器/针	压力传感器
简易呼吸器	球囊外接可调 PEEP 阀	各种型号的静脉留置针	有创压力监测仪
喉镜(弯镜片 2、3、4 号,备用电池、灯泡)	呼吸机螺旋接头	静脉穿刺用止血带	加压输液器
各种型号的气管插管	呼吸过滤器	静脉输液器	输液加热器装置
开口器	湿热交换器	输血器	经皮起搏器
管芯	胸腔闭式引流设备	输液泵及微量泵	
牙垫	便携式血气分析仪	三通开关	
舌钳、插管钳(Magil 钳)		皮肤消毒液	
环甲膜穿刺针		无菌敷料	
氧气瓶及匹配的减压阀、流量表、扳手		其他	
便携式呼吸机		体温计	止血钳/止血带
听诊器		血糖仪及试纸	创伤手术剪
润滑剂		鼻饲管及胃肠减压装置	外科敷料(海绵、绷带)
专用固定气管导管的胶带		约束带	脊柱稳定装置
脉搏血氧饱和度监测仪		电筒和电池	
气胸穿刺针/胸穿包		通信联络设备	

注:PetCO₂ 为呼气末二氧化碳分压;PEEP 为呼气末正压。

表 3-3　《中国重症患者转运指南(2010)》(草案)中危重症患者(成人)转运配置药物

推荐药物	选配药物	推荐药物	选配药物	推荐药物
静脉输注液体:生理盐水、乳酸林格液、胶体	异丙肾上腺素	去乙酰毛花苷	甘露醇	葡萄糖酸钙
肾上腺素	腺苷	呋塞米	苯巴比妥	硫酸镁
阿托品	维拉帕米	硝酸甘油注射剂	苯妥英钠	碳酸氢钠
多巴胺	美托洛尔	硝普钠	纳洛酮	50%葡萄糖注射液
去甲肾上腺素	沙丁胺醇喷雾剂	氨茶碱	神经肌肉阻滞剂(如氯化琥珀胆碱、罗库溴铵、维库溴铵)	无菌注射用水
胺碘酮	甲泼尼龙	地塞米松	麻醉性镇痛剂(如芬太尼)	吗啡
利多卡因	肝素	氯化钾	镇静剂(如咪达唑仑、丙泊酚、依托咪酯、氯胺酮)	地西泮注射液

三、转运方式选择

转运包括院内转运和院间转运。院内转运运用转运床,而院间转运则需综合考虑患者的疾病特点、转运距离、环境、护送人数、设备、路况、天气及患者的经济承受能力等,转运方式一般包括陆路转运和飞行转运。目前陆路转运是各国主要的转运方式,具有经济、便捷、受天气因素影响小等特点;陆路转运由救护车完成,如遇大规模群伤事件则可以考虑铁路运输。当临床情况要求更快时间转运或者长程转运、陆路通行困难时,可考虑飞行转运。直升机可用于陆路难以到达的情况,长途转运可选用固定翼飞机,但要考虑起飞前及着陆后的陆路转运情况。国际间的转运可以通过 SOS 等专业组织完成。需要注意的是,无论是陆路转运还是飞行转运,晕车、噪声、加速、减速、飞机起降过程中的重力、机舱压力、温湿度变化等因素,都可能影响颅内压,且患者往往需要更深的镇静状态。理想的转运方式应畅通、顺利、快捷。

四、转运前准备

急危重症患者转运具有病情危重、变化快,不确定性和不可预见性、需要多种生命支持,评估时间有限,短时间内要采取有限的救治措施,工作烦琐、风险大,意外事件、并发症多等特点。转运决策制定后,转运人员需要尽快评估患者的整体状况,并进行评估分级、沟通解释和充分准备。

1. 呼吸评估与准备　确保气道安全,是转运前最关键的工作。对于高风险患者,可在转运前建立人工气道以确保气道通畅,对所有昏迷患者(GCS 评分≤8 分)及意识障碍加重的患者(GCS 评分下降不少于 2 分)均应进行气管插管。建立人工气道的方式不建议选择喉罩,气管插管要确定插管深度并妥善固定,给予适当镇静镇痛措施,防止人工气道脱出或被患者拔出,适当的镇静也有助于控制颅内压。明确机械通气条件,尽可能在转运呼吸机上使用相同的设置,并在转运前尝试用转运呼吸机替代。观察患者氧合情况和生命特征,评估患者是否耐受转运呼吸机并维持恰当的通气及氧合。尽量避免在转运过程中进行紧急气管插管。

2. 循环评估与准备　转运前必须确保患者静脉通道顺畅。对于血流动力学不稳定的患者,应针对病因进行相应处理,如予以有效的液体复苏、控制活动性出血、加用血管活性药物等,此时不推荐进行院间转运。通常情况下,纠正休克/低血压的优先级远高于转运,因为持续性低血压会对神经预后产生不利影响。但对于严重创伤、大出血,需要紧急手术外科止血的患者,虽活动性出血尚未控制,也应当在液体复苏的同时尽快转运至本院手术室进行手术止血。

3. 原发病处理　转运前要对原发病进行针对性处理。①对于创伤患者,除非明确无脊柱损伤,否则均应使用脊柱固定装置保持脊柱稳定;如存在颈椎损伤,则需要佩戴颈托,嘱咐并指导工作人员轴线翻身。②对颅内高压患者可给予适当降颅内压处理。③对癫痫或高热惊厥患者必须控制其发作并预防复发。④对转运时间较长、意识障碍的患者需留置导尿管。⑤明确有无血气胸,有进行胸腔闭式引流指征的应在转运前完成,并保持引流瓶处于患者身体平面下方。⑥搬动患者时要注意所有引流管和导管位置,夹闭引流管,转运时间较长的在平稳转运中及转运结束后注意打开引流管并固定在恰当位置;对存在肠梗阻患者则需要留置胃管及行胃肠减压,有尿潴留者则需导尿等。⑦对躁动、有危险行为或不配合的患者,转运前可适当使用镇静剂和(或)肌肉松弛药。

4. 应用核查清单　为了更好地做好转运前准备工作,避免遗漏和疏忽,可以根据科室情况拟定一份转运前核查清单。清单涉及内容应包括患者基本信息、诊断、转运时间、转运方式和目的、设备清点、设备电量及状态评估、报警设置、药物准备、监测指标确认、导管及引流管数量和状态确认、生命体征记录、与转运方的沟通及确认、转运后交接记录等。

同时,转出科室或者医院需提前与接收单位的联系人做好沟通,了解床位及设备准备情况,告知出发的时间和预计到达的时间,接收患者时需要准备的设备、物质和重点注意事项,以使患者能够在最短的时间内延续已有治疗并尽快得到更优质、可靠的治疗。

转运分级标准见表 3-4。

表 3-4　转运分级标准

评估项目	分级		
	Ⅰ级	Ⅱ级	Ⅲ级
生命体征情况	在生命支持条件下,生命体征不平稳	在生命支持条件下,生命体征相对稳定	无需生命支持条件下,生命体征尚平稳
意识状态(GCS 评分)	昏迷,GCS 评分＜9 分	轻度昏迷,GCS 评分 9～12 分	GCS 评分＞12 分
呼吸支持情况	人工气道,呼吸支持条件高,PEEP≥8 cmH₂O,FiO₂≥60%	人工气道,呼吸支持条件不高,PEEP＜8 cmH₂O,FiO₂＜60%	无人工气道,可自主咳痰
循环支持情况	泵入 2 种及以上血管活性药物	泵入 1 种及以上血管活性药物	无需血管活性药物
临床主要问题	急性心肌梗死、严重心律失常、严重呼吸困难、反复抽搐、致命创伤、主动脉夹层、主动脉瘤等	心电图怀疑心肌梗死、非 COPD 患者 SaO₂＜90%、外科急腹症、剧烈头痛、严重骨折、持续高热等	慢性病症
转运时间	≥20 min	10～＜20 min	＜10 min

注:前 5 项为主要评估项目,依据这 5 项中的最高级别进行分级;转运时间为次要指标,可依据实际情况进行相应调整;1 cmH₂O＝0.098 kPa。

五、转运中监测、治疗与转运交接

转运过程中应确保患者的生命安全,尽可能减少转运过程对患者原发病的影响。几乎所有头部创伤的患者在转运时都会佩戴颈托,以避免加重可能存在的颈椎骨折。然而,颈托会限制颈部的静脉血流,导致颅内压升高。因此,应避免固定过紧。对于气管插管、接受镇静剂或肌肉松弛药的患者,可以考虑在转运过程中松开甚至取下颈托。重症患者转运时需监测意识情况、心电图、动脉压、脉率、呼吸、血氧饱和度、尿量、瞳孔大小和对光反射,条件许可时,尽可能实行持续心电监护和有创动脉压监测。确保生命体征监测尽可能与转运前监护水平等同。对于没有行气管插管的患者,应对其意识水平进行更频繁的检查。转运过程中患者的情况及医疗行为需全程记录。

其他需要注意的如下所示。

1. 转运中呼吸支持　需要呼吸支持的患者,根据病情需要使用面罩复苏器(气囊)或便携式呼吸器提供呼吸支持,机械通气参数应尽可能与转运前保持一致。注意监测呼吸频率、潮气量、气道压力、指脉氧,注意呼吸机报警设置,防止通气不足或呼吸机相关肺损伤,必要时吸痰,保持气道通畅,适当使用镇静镇痛药物,防止气管插管移位,尽可能保留自主呼吸。需要说明的是,手动通气的患者有过度通气危险。当过度通气至 PaCO₂＜3.5 kPa 时,可能因血管收缩而导致或加重缺血性脑损伤。

2. 转运中循环支持　对循环功能不稳定的患者,宜留置中心静脉导管,以血容量正常为目标进行补液。进行液体复苏时,首选等渗晶体溶液,必要时输注血细胞、血浆或人工胶体。如需使用血管活性药物,宜优先使用去甲肾上腺素或去氧肾上腺素维持血压,并推荐通过输液泵和微量泵进行输注。

3. 转运中处理神经急症

(1)癫痫发作:应立即输注或推注抗癫痫药物如丙戊酸钠,然后辅助静脉滴注。

(2)脑疝和颅内压升高的处理:在转运过程中,患者可能会因颅内压升高而导致脑疝。典型的体征包括瞳孔不等大、双侧瞳孔扩张、角膜反射丧失、血压升高和心率降低(库欣反应)。此时应快速给予甘露醇 250 mL 或高渗盐水(3%,200 mL),尽快中断检查并返回病房抢救。

到达接收医疗单位或单元后,通过医生-医生和(或)护士-护士交接,保证后续治疗及时进行。交接内容包括患者病史、重要体征、实验室检查、诊疗经过、转运前病情及转运中有意义的临床事件、当前治疗措施、药物剂量和用法等。要确认并保证患者生命体征稳定,并确认各导管及引流管位置、深度及引流量,妥善固定各导管及引流管并确保处于开放状态,交接后应书面签字确认。转出方应负责向接收方提供详细的转院小结、相关化验和检查结果副本、治疗计划等医疗文书,可随同患者转给接收方。

六、特殊患者转运

1. 重症传染病患者的转运　转运严重急性呼吸综合征、人感染高致病性禽流感、甲型 H1N1 流感等传染病的重症患者时,应注意遵守传染病的相关法规及原则,医护人员要注意自身防护。

2. 儿科患者的转运　应配备特定尺寸的设备;如有需要,还应配置在危重症儿童转运方面经验丰富的医疗人员。

急危重症患者转运是一项非常重要的临床实践内容,目前已经建立了标准化的分级和转运方案,但仍需要持续进行改进和完善。

参 考 文 献

[1]　Nathanson M H,Andrzejowski J,Dinsmore J,et al. Guidelines for safe transfer of the brain-injured patient:trauma and stroke,2019:guidelines from the Association of Anaesthetists and the Neuro Anaesthesia and Critical Care Society[J]. Anaesthesia,2020,75(2):234-246.

[2]　中华医学会重症医学分会.《中国重症患者转运指南(2010)》草案[J]. 中国危重病急救医学,2010,22(6):328-330.

（周子伟　葛歆瞳　江荣才）

第四章 入院、诊断和手术计划

第一节 创伤救治方案

在急诊室内,要对接诊的创伤患者立即进行评估。评估需要根据一定的原则,做到系统评估并减少遗漏。创伤 ABCDE 评估法(表 4-1)被证明是迅速和有效的。评估一般有两次,首次评估在接诊后 5 min 内进行,重点是发现最严重的损伤状况并首先救治;再次评估更为彻底,要了解创伤导致的各种异常状态,并明确其与创伤之间的关联,指导进一步救治。

接诊后最初的 5 min,如有危及生命的情况则立即实施创伤高级生命支持(advanced trauma life support,ATLS),其核心内容就是采用 ABCDE 评估法紧急救助危及生命的情况,为进一步评估和治疗创造条件。

表 4-1 创伤 ABCDE 评估法

顺序	内容	具体观察评估及处置
A	气道及颈椎保护 (airway)	• 在固定颈椎的同时评估气道通畅性。出血、面部骨折、头部/颈部的直接创伤或意识不清都可能导致气道问题 • GCS 评分<9 分是气管插管指征 • 气管插管包括对创伤患者的镇静,尤其是对 TBI 患者 • 看(警觉性、颜色、呼吸运动、损伤/障碍) • 听(呼吸声/噪声、言语) • 感觉(气管位于中线)
B	呼吸及保持通气 (breathing)	• 看(胸部运动、病变) • 听(敲击、听诊器) • 感觉(肋骨/胸骨骨折、皮下气肿) • 测量呼吸频率、脉搏血氧饱和度和潮气末二氧化碳 • 检查是否有张力性气胸、血胸、不稳定胸(至少两条相邻肋骨骨折、连枷胸)和心脏压塞的迹象
C	循环及控制出血 (circulation)	• 通过压迫止血 • 置入两个大口径静脉导管。根据患者休克程度和医生技能水平,可使用其他通路:外周静脉、骨髓腔内、中心静脉或静脉切开 • 抽取用于血型测定、交叉配血、血红蛋白测定、电解质测定、动脉血气分析、毒理学研究以及妊娠试验(如有提示)的血样 • 给予加热的晶体溶液(乳酸林格液或等渗生理盐水),初始剂量为 20 mL/kg,可重复给药 • 如果继续扩充血容量,可以输注血液制品

续表

顺序	内容	具体观察评估及处置
C	循环及控制出血 （circulation）	• 建议采用目标导向治疗，包括黏弹性凝血试验，以早期治疗和管理创伤诱导的凝血病 • 保证循环参数必须正常，而不仅仅是稳定 • 复苏的目标是收缩压＞90 mmHg。最终确定止血的患者，进行延迟积极的液体复苏，直到止血完成。头部创伤患者的收缩压应大于 110 mmHg，以确保足够的脑血流量 • 为寻找控制出血源，在紧急情况下，可能需要进行损伤控制手术 • 休克原因如下：出血、张力性气胸、神经源性心脏损伤和心脏压塞
D	神经功能障碍 （disability）	• GCS • 瞳孔反应、大小和形状 • 肢体运动 • GCS 评分＜9 分时气管插管的适应证 • 排除低血糖
E	暴露及环境控制 （exposure）	• 脱下患者衣服，进行全面彻底的检查，包括背部（避免体温过低） • 使用加热的液体 • 使用毯子覆盖患者 • 复苏区域应保持较高室温

　　再次评估一般在生命体征基本稳定后进行，借助进一步的检查明确创伤导致的组织、器官损伤类型和程度，并明确治疗的先后顺序。早期的 CT 扫描对快速了解严重创伤患者的伤情可提供帮助，入院30 min 内进行 CT 扫描可大大提高救治效率。快速获得全面的头颈部和躯干的高质量 CT 图像，有助于创伤救治团队做出正确决策，特别是在再次评估时，可为进一步治疗提供决策依据。创伤重点超声评估（focused assessment sonography in trauma，FAST），对严重创伤需尽早明确危及生命的损伤，如张力性气胸、内脏出血、休克等情况时，非常有助于迅速做出关键的决策，保证患者尽快接受确定性治疗。胸部 X 线检查、骨盆 X 线检查、血管造影等检查手段在创伤评估中也有很大帮助。

　　为了便于创伤救治团队开展工作，应建立急诊创伤复苏室（单元），创伤救治团队人员和其他医疗资源在此聚集，在创伤高级生命支持的诊治框架的指导下，对危重症患者进行快速、系统、全面的检查，并在发现危及生命的异常情况后立即给予相应的治疗。在急诊创伤复苏室（单元）紧急处置的事项包括气道梗阻的诊断与处理、气管插管的实施与监测、胸部创伤与呼吸情况的评估与处置、创伤后失血性休克的液体复苏（包括输血）、失血原因的判断及治疗决策等。

　　要保证评估的准确性及决策执行力度，就需要明确病情评估主体，这需要建立起一支创伤救治团队。创伤救治团队由多学科医生组成，全程负责严重创伤患者的急诊复苏、紧急手术、ICU 监护、稳定后确定性手术，甚至包括早期直接康复重建。一个高效的创伤救治团队，通常配备急诊科医生、麻醉医生、整形外科医生、放射科医生、神经外科医生和重症监护医生等。团队必须具备救治的整体观念和及时快速处置的能力，特别是团队负责人，要个体化评估创伤患者的严重程度，调动团队、协调团队，快速正确救治患者。

　　创伤患者的急诊室评估和紧急处置流程如图 4-1 所示。

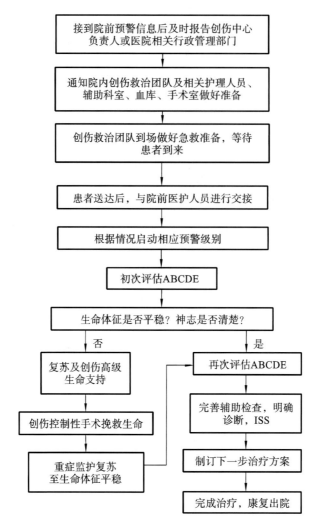

图 4-1　创伤患者的急诊室评估和紧急处置流程

（刘伟明）

第二节　医院如何应对群体性伤亡事件

　　群体性伤亡事件（mass casualty incident，MCI）是指在某些情况下造成的伤亡足以超过大型创伤中心能力的事件。结合我国实际情况，根据政府要求，各类突发公共事件按照其性质、严重程度、可控性和影响范围等因素，一般分为四级：Ⅰ级（特别重大）、Ⅱ级（重大）、Ⅲ级（较大）和Ⅳ级（一般）。其中涉及群体性伤亡事件时，各家医院应该根据医院的实际情况制定相应的应对机制。需要注意的是，群体性伤亡事件的医疗处理策略必须从对单个患者的最佳治疗转变成为最大数量的患者带来最大好处。

　　由于短时间内一个区域出现大量创伤患者，会对局部的医疗资源产生大量挤兑，因此需要做好创伤应急现场处置，协调好区域内院前救治和区域内医院资源分配工作，并保持信息沟通通畅。由于医院是救治的中心环节，而且各家医院也担负着卫生应急任务，因此，要求创伤救治团队熟悉救治的各个环节，便于沟通和掌握病情。

一、应急救援现场处置原则

　　在应急救援现场，应首先确定环境安全，方可开展工作。确定患者人数、致伤原因，初步判断患者的伤情和部位,确定是否需要增派救护车和急救人员。

快速分流患者。若现场患者人数较多,检伤分类后应当依据伤情对现场患者进行分流:能行走的患者,请其去指定的安全地点集合。不能行走的患者,判断呼吸,对无自主呼吸、自主呼吸频率大于30次/分或者小于6次/分的患者,应立即处理;对呼吸频率小于30次/分且大于6次/分的患者,进一步检查颈动脉搏动,未触及搏动的应立即处理,对可触及搏动的患者,进一步判断神志情况,神志异常者,也应立即处理。

伤情评估,启动预警。评估意识状态(GCS评分)、生命体征及损伤部位创伤指数(TI)。TI评估是以患者生命体征为基础的创伤评分法,它包括损伤部位、损伤类型、循环(包括收缩压和脉搏)、呼吸和意识5个方面的评定(表4-2)。该评分方法根据每个方面的异常程度记以1分、3分、5分或6分,5项记分相加即为TI:TI≤9分为轻度或中度损伤;TI为10~16分为重度损伤;TI≥17分为极重度损伤;TI≥21分则死亡率剧增;TI≥29分则80%在1周内死亡。一般认为TI≥17分的重症患者送创伤中心或大型医院是合适的。评估应从伤情较重的患者开始,评估的优先次序是可能导致患者死亡的伤势、可能导致丧失肢体的伤势、其他非威胁生命或丧失肢体的伤势。

表 4-2　TI 评估标准

项目	记分			
	1	3	5	6
损伤部位	皮肤	腰背部皮肤	胸部、骨盆	头、颈、腹部
损伤类型	裂伤	挫伤	刺伤、撕脱伤	弹片伤、爆炸伤、骨折脱位、瘫痪、血腹
收缩压/mmHg	外出血	70~100	50~69	<50
脉搏/(次/分)	正常	100~140	>140	无脉搏或小于55
呼吸	胸痛	呼吸困难、费力、浅快或大于35次/分	发绀、血气胸或反常呼吸	窒息或呼吸停止
意识	嗜睡	木僵或淡漠,答不切题	浅昏迷	深昏迷

二、转运和信息沟通

根据患者病情,结合区域内的医院资源,合理分配患者的转诊医院。

转运途中再次进行评估,明确预警级别。

在患者到达创伤中心之前,启动相应级别的预警。告知拟送达的医院预警级别、评分评估、预计到达时间、主要的伤情、必要的急救措施以及其他特殊情况。接收医院根据不同的预警级别组织院内创伤救治团队提前到达急诊室,做好抢救前的准备工作,以提高抢救效率。转运人员与院内创伤急救医生进行交接,明确患者的预警级别、GCS评分、TI及其他评估情况、主要的伤情、已经采取的急救措施、下一步可能需要采取的措施以及其他特殊情况。

三、医院的应对

一般来说,医院会根据响应级别,启动不同程度的预警。

1. 绿色预警　通知相关专科的医护人员在患者到达医院前到达急诊室,确保多种基本检查处于备用状态,具备急诊手术条件。

2. 黄色预警　通知创伤救治团队相关医生尽快赶到急诊室,确保监护设备开启,血管活性药物、晶体溶液、胶体溶液、各辅助检查设施等处于备用状态,准备实施急诊手术。

3. 红色预警　通知创伤救治团队相关医生尽快赶到急诊室,确保监护设备开启,呼吸机开启及管路连接,插管设备到位,除颤仪、血管活性药物、晶体溶液、各辅助检查设施等处于备用状态,并通知血库做好配血准备,患者到达后可立即实施抢救和手术。

医院必须有一个特定机构来统筹此类事件,做好应急预案,并应定期更新,需涵盖群体性伤亡事件期间的各种场景所有相关方面。所有相关人员都应接受相关培训,主要人员特别是创伤救治人员必须定期接受培训。

医院应该建立好创伤救治团队,并明确管理职责,特别是团队负责人的作用,以保证救治的连续和流畅。

医院应该做好各种创伤各个医疗环境的硬件准备,急诊创伤复苏室(单元)、手术室、ICU、普通病房都应留出冗余,以备不需。

需要注意的是,医院需要协调常规诊疗和应急状态下的医疗资源挤兑,这也需要做好预案,不能耽误其他危急重症患者的治疗。

四、院内各个环节处置应对

1. 急诊创伤复苏室(单元)　在急诊科建立急诊创伤复苏室(单元),有利于迅速使创伤医护人员和其他医疗资源定点聚集,对危重创伤患者进行快速、系统、全面的检查,并在发现危及生命的异常情况后立即给予相应的治疗,并决定治疗程序和患者流向。

在急诊创伤复苏室(单元)紧急处置的事项包括气道梗阻的诊断与处理,气管插管的实施与监测;胸部创伤与呼吸情况的评估与处置;创伤后失血性休克的液体复苏(包括输血),失血原因的判断及治疗决策。虽然急诊创伤复苏室(单元)复苏在创伤救治的整个过程中占用的时间可能较少,但却对患者能否继续生存发挥着决定性作用,强烈建议医院完善此设置。

2. 手术室　在急诊创伤复苏室(单元)进行紧急处置和评估后,对有急诊手术指征的患者应在医护人员的陪同下尽快送至手术室。出血和颅脑损伤是造成创伤早期死亡的两个主要原因,及时有效的手术治疗可挽救生命。

目前损伤控制手术(DCS)的系统策略已被证明是有效的。其优先短期重建生理(简化手术),而非重建解剖,待病情稳定后再行确定性手术。对于失血,进行手术或动脉栓塞可快速控制出血。用于出血控制的放射介入技术也成为损伤控制手术的一部分。

对于有颅内高压需要紧急手术的患者,应尽早开展神经外科手术,去除颅内血肿和(或)去除骨瓣,降低颅内压。

3. 重症监护室(ICU)　急诊手术后的患者和 ISS 大于 16 分的严重创伤患者,应该尽早转移至重症监护室治疗。这应该是严重创伤救治的重要环节。严重创伤患者经常出现器官系统功能障碍或出现此类症状的风险增高,且往往发生于急症期,甚至发生在急诊手术后。因此对该类患者进行积极的重要脏器功能急诊重症监护,及时完成恰当的评估及治疗干预,能切实提高创伤救治效率。重症监护室为此提供了强大的支持治疗,主要包括有目的的复苏及强心支持,适当且及时使用抗生素,及时有效控制感染、出血性或缺血性损伤,进行重要脏器的监护及支持治疗。

参 考 文 献

[1] Kirkpatrick J R,Youmans R L. Trauma index. An aide in the evaluation of injury victims[J]. J Trauma,1971,11(8):711-714.

[2] Gaarder C,Jorgensen J,Kolstadbraaten K M,et al. The twin terrorist attacks in Norway on July 22,2011:the trauma center response[J]. J Trauma Acute Care Surg,2012,73(1):269-275.

(刘伟明)

第三节　爆炸性脑损伤

火器伤(firearm injury)是指以燃烧弹药作为动力,发射出的投射物(子弹及其爆炸后所产生的弹丸、弹片、弹珠等)所造成的损伤。在战争期间,各种火器伤皆可遇到。在和平时期,由弹头或爆炸物所致损伤,常见于他杀、自杀和意外事件。由于投射物与机体相互作用所产生的损伤结果涉及物理、病理、病理生理、生化等复杂变化过程,因而至今对火器伤的致伤机制尚无完善的解释。但随着创伤弹道学研究的不断深入,以及科技进步所带来的观察手段、研究方法、实验技术等的发展,人们对火器伤致伤机制的认识逐步加深。

一、影响和决定伤情的因素

除防弹衣、头盔等有关的防护因素外,影响和决定伤情的因素主要有投射物的致伤能力,取决于投射物的动能、稳定性和结构特性 3 个方面,其次为组织、器官的结构特性。

1. 投射物的致伤能力

(1) 投射物的动能:投射物的动能是决定机体遭受破坏的程度的先决条件,计算动能的公式 $E = 1/2mv^2$ 中 E 为动能,单位为焦耳(J);m 为质量,单位为千克(kg);v 为速度,单位为米/秒(m/s)。从中可以看出,投射物的动能主要取决于投射物的速度和质量。动能与投射物速度的平方成正比。因此,速度是决定投射物动能大小的关键因素。按照目前的分类,速度分为 3 个档次,分别为低速(<400 m/s)、中速(400~700 m/s)和高速(>700 m/s)。一般认为,杀伤人体的最低速度为 100 m/s,速度低于 50 m/s 的投射物通常只会造成皮肤的挫伤,而不会穿透皮肤。当投射物的速度超过 200 m/s 时,则可造成各种类型的损伤。

投射物的速度可进一步分为初始速度、入口速度(碰击速度)和出口速度(剩余速度)。初始速度,习惯简称为初速,是指弹头(炮弹、枪弹)离开枪(炮)口瞬间的速度,就破片而言初速则是炮弹(包括手榴弹、地雷、航弹等爆炸性武器)爆炸后,爆炸能量赋予破片的最大速度,一般将破片离枪(炮)口几米处的速度称为初速。影响初速大小的主要因素是火药或炸药的性能、装药结构及投射物本身的质量。

入口速度,又称碰击速度,是指投射物碰击目标的瞬间速度。初速是影响碰击速度的关键因素之一,初速越快,碰击速度越快,碰击动能随之越大,那么所造成的伤情也越严重。以球状破片为例,当碰击速度为 220 m/s 时,一般不产生瞬时空腔,伤情也比较轻;碰击速度为 450 m/s 时,伤道内肌肉颜色较为新鲜,肌肉碎裂少,损伤区范围小,肌膜下和肌肉出血现象轻;碰击速度为 1300 m/s 时,肌肉缺损多、破坏大,肌肉呈暗紫色,挫伤区范围大(直径可达 15 mm),肌膜下和肌肉出血明显。出口速度是指投射物穿过机体后的瞬间速度,也称剩余速度。出口速度在火器伤研究中主要用来计算投射物留在机体内的当量,从而判断损伤程度。当知道投射物的入口速度和出口速度后,这个当量是不难计算的。入口速度低时,其本身的动能较低,没有足够的能量穿透机体,因而容易留在体内形成非贯通伤,这样的非贯通伤一般伤情较轻(图 4-2)。投射物留在体内的致伤当量也与其本身的结构和初速有关。例如,多角形破片有时初速高,但侵入机体时,由于组织的密度高、阻力大,破片的速度衰减很快,因此在侵入一段距离后就没有足够的能量穿出体外,从而形成非贯通伤,但由于其速度较高,动能也就比较大,因此虽然是非贯通伤,可损伤却比较严重。

投射物的动能也与其质量成正比,投射物的速度相同时,质量越大,动能就越大,在介质中克服阻力和贯穿组织的能力也越强,因此造成的损伤越严重。相反,质量小的投射物速度衰减快,贯穿能力弱,侵入组织深度浅,故要提高小质量投射物的动能,就必须提高其速度。当高速小质量投射物穿入人体时,在稠密的组织介质内急剧减速,能量在瞬间骤然传递给周围组织,从而造成严重损伤。因此,当投射物的动能相同时,质量小的投射物对组织的损伤更为严重。这也正是现代常规武器向着高速、小质量发展的原因之一。

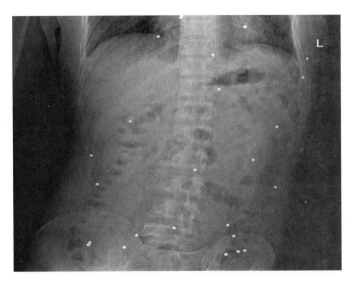

图 4-2　猎枪射击后枪弹破裂所形成的破片

（2）投射物的稳定性：投射物在飞行中的稳定性和其穿入机体时的状态，是影响武器致伤能力的又一个重要因素。目前已知的影响投射物稳定性的因素包括偏航（枪弹偏移飞行直线纵轴的运动）、翻滚（围绕枪弹中心旋转，转动中弹头倒转）、进动（围绕枪弹中心做螺旋性偏航运动）、章动（呈玫瑰花结形小转圈的向前旋转运动）和投射物的结构。弹头在空气中的稳定飞行是通过其自身的高速旋转来实现的。而膛线（来福线）又决定着自旋的速度。56 式 7.62 mm 枪弹的自旋速度可高达 3024 r/s，只有这样弹头才能稳定地向前飞行，但即使如此，自旋也很难保持弹头在密度大于空气 800 倍左右的稠密介质（组织、水、肥皂等）中的稳定性，当弹头击中介质后，章动角（弹头与弹道切线的夹角）增大。章动角的增大一方面使弹头翻转（大于 90°），另一方面使飞行阻力增大，速度迅速降低；弹头的翻转增强了其对组织的切割破坏能力，弹头骤然减速会在短时间内将大量能量传递给组织，从而增强其对组织的破坏能力。

（3）投射物的结构特性。

①投射物的结构：目前常用的枪弹从外形上主要分为两种。一种是尖形弹，其弹道系数（即克服阻力的能力）较大、飞行阻力较小、速度衰减慢，因而射程远、穿透能力强，但飞行中传递给组织的能量较少，这种枪弹通常用于步枪和机枪；另一种是钝形弹，多用于手枪，其弹道系数较小、飞行阻力大、速度衰减快，因而射程近、穿透能力差，但传递给组织的能量较多。其他的弹种还有非对称弹、空心弹和箭形弹等。非对称弹的弹头不对称尖端略微偏向一侧，造成质量偏心，当其碰击目标时，容易失稳和翻滚，从而增强杀伤效果。空心弹的弹头内部有一中心孔，目的是减小弹头在飞行中的空气阻力，但当击中目标时，即容易变形和破裂，故破坏组织的能力比较强。箭形弹以体积细长、质量轻、直径小等为特征，当穿入机体时，箭体会立即弯曲成钩状，并以不规则的方向翻转和运动，造成出口呈爆炸型的严重创伤。

破片根据其形成方式也可分为两种。一种是自然破片，即炮弹、炸弹、地雷、手榴弹等爆炸性武器在爆炸时自然形成的破片，一般情况下，这样形成的破片大小不甚一致，形状也不完全相同，自然破片的边缘多比较锋利，飞行中的阻力较大；另一种是预制破片，即通过在弹体上刻槽，或将一定形状和大小的破片（例如钢珠）预先嵌入弹体，以期爆炸时获得大小和形状比较均匀的破片。

常见破片以三角形、方形、圆柱状和球状为多，破片的形状不同，其阻力系数、速度衰减、能量释放、能量传递等也不相同，那么造成的组织损伤程度就不一样。三角形和方形破片速度衰减快，但能量传递率高，因此当穿入肌肉时，常形成入口大、出口小的伤道，或没有出口的非贯通伤。这类破片的入口呈不规则破裂状，弹道呈倒喇叭状。球状破片的表面光滑，承受的阻力较小，因此速度衰减慢、侵入组织深，但能量传递率比较低，其入口一般为边缘整齐的孔状，直径略大于球径，如果速度较高（>1000 m/s），入口的直径也可以比较大，可为出口的 10 多倍。应该指出，由于球状破片的表面光滑，在体内遇到不同密度的组织时，容易改变弹道方向，形成迂回曲折的复杂伤道，造成多个器官损伤。圆柱状破片能量传递率和所形成的伤道介于三角形和球状破片之间。破片的形状不同,形成的伤道容积亦不相同,以质量类似的球状、圆柱状、方形(或三角形)破片为例,当用 1200 m/s 的速度打击 124 mm 厚的肥皂时,伤道容积分别为 140 cm³、114 cm³ 和 156 cm³。

②弹头的内部结构:从内部结构来看,常用的弹头主要为铅芯弹和钢芯弹,也有钢铅复合芯弹。铅芯弹比较软、强度较低,低速情况下(用于手枪)击穿较薄的软组织时一般不容易变形和破裂,但碰击骨头时也可破碎;高速情况下(用于步枪),铅芯弹在侵入机体过程中极易变形和破裂,把绝大部分能量传递给组织,从而造成严重损伤。5.56 mm M193 弹头就是典型的铅芯弹,当用其射击犬后肢(平均厚度 13 cm)时,约有 50% 的弹头在组织内破碎。钢芯弹的强度比较高,在侵入机体过程中不易变形和破裂,飞行稳定性也好,因此传递给组织的能量比较少,所造成的损伤也就相对较轻。56 式 7.62 mm 弹头属于典型的钢芯弹,用其射击犬后肢时,不发生变形和破裂。5.56 mm SS109 弹头为钢铅复合芯弹,在击中组织时不像铅芯弹那样容易变形和破碎,但综合了钢芯弹和铅芯弹的优点,在 1300 m 射程上的杀伤威力比单纯的钢芯弹大得多。

2. 组织、器官的结构特性 组织、器官的结构特性与火器伤伤情也有着密切关系,其中影响最大的是组织密度(即比重),其次是组织的含水量和弹性。随着组织密度的增加,组织的含水量越多,黏滞性越大,就越容易传递动能,投射物的致伤效应就越大,因而损伤范围也就越大;弹性大的组织对能量具有缓冲作用,若不是直接击中的话,在一定范围内不会造成明显的结构破坏。

骨组织的密度最大、弹性较小,因而损伤最重。长骨皮质密度在所有骨组织中最高,当被投射物撞击后,形成粉碎性骨折,但碎骨片不一定飞溅,多聚集在原处,这是由于长骨部分为松质骨,其损伤特点是形成孔洞并放射到骨膜和肌肉。

皮肤的密度仅次于骨,但皮肤具有丰富的弹性和韧性,消耗弹头的能量较多,弹头穿透皮肤受到的阻力比穿透同样厚度的肌肉受到的阻力大 40% 左右。弹头穿透皮肤时,速度越高,皮肤吸收的能量越少,当速度在 500 m/s 时,皮肤吸收的能量约为 18%,而当速度增至 1400 m/s 时,皮肤吸收的能量仅为 3%。

肌肉组织的密度大且均匀,含水量高,血管丰富,适合吸收和传导动能,因此当投射物击中后容易造成广泛而严重的损伤。肌肉的功能状态与损伤范围也有一定的关系,收缩状态受伤时损伤范围较大,而松弛状态受伤时常形成伤道,这与肌肉的坚实度发生改变有关。

肝、肾组织的密度与肌肉相似,但质地较脆,弹性较小,受伤后可出现放射状碎口。与肌肉相比,高速投射物击中肝、肾时所形成的瞬时空间较小,永久性伤道却较大。

血管的弹性较大,不易离断,但当受到投射物的直接撞击,或未击中,但受瞬时的牵拉以致超过其弹性限度时,也可发生断裂,并使一定距离内的血管受到不同程度的损伤。有时肉眼观察尚属正常,实际上已有血栓形成。另需指出,血管受创后,局部的高压可将脂肪、组织碎屑、碎骨片、小弹片甚至弹头直接压入大动脉和静脉,从而造成血管栓塞。

脑组织被包围在坚硬的颅骨内,其含水量高、黏滞性大,易于传导动能。所以,当投射物击中颅脑时,脑组织常有广泛的挫伤,并有颅骨粉碎性骨折。脑组织的损伤也与颅骨碎片的作用有关,颅骨碎片可以形成二次投射物,沿弹头飞行的方向呈扇形向脑组织深部扩散,其碎片的多少与弹头击中颅骨表面的角度有关,颅内伤道的形成主要取决于颅骨碎片,不取决于弹头。

脊髓位于椎管内,其含水量和黏滞性与脑组织基本相同,受到投射物攻击后也可造成较大范围的损伤。此外,脊髓间接损伤后可将压力向脑传递,严重时可威胁患者的生命,因此脊髓损伤后的死亡率与受伤平面有很大关系,受伤平面越靠上,死亡率越高。压缩性骨折时,脊髓直接损伤的程度虽然不高,但因缺血等原因可造成严重的继发性损伤。

周围神经的弹性较大,在未直接击中的情况下,通常不会发生断裂和明显的损伤,但压力波较强时,神经可受到严重的牵拉和位移,肉眼观察可见鞘膜下广泛出血,镜检则发现神经束膜内出血、轴索断裂及变性等,从而严重影响神经的传导功能。

除上述组织、器官的结构特性外,组织厚度与损伤程度也有着密切关系。如击中大腿和其他肌肉较丰满的部位时,弹头在组织内穿行的距离较长,容易失稳和消耗动能,因此造成的伤道复杂,损伤也严重。若射击手掌或脚掌,其组织较薄,伤道很短,投射物一穿而过,仅显示为简单的出口和入口,损伤就比较轻。

二、火器伤的病理特点

1. 伤道类型

(1) 贯通伤:既有入口又有出口的伤道称为贯通伤(penetrating wound),有以下3种情况。

①入口大出口小:近距离射击时,由于弹头离开不远,飞行仍不稳定,章动角比较大,加之速度快、冲力大,容易造成入口处的皮肤撕裂,从而形成较大的入口,同时在伤口周围的皮肤上还可以观察到火药粉末和烧伤现象。另外,很多高速小质量碎片也可造成入口大出口小的伤道,而且速度越高,入口越大,这在三角形和方形破片中体现得更为明显。

②入口与出口大小相近:常见于枪弹正位击穿机体较薄的部位。但要特别注意,当组织较厚、伤道较长,弹头的动能大部分消耗在伤道内时,虽然入口和出口都小,但深部组织的破坏却很严重,此时即使无骨折,局部肿胀也很明显,常见伤口有鲜血流出,通常这种情况应提高警惕,仔细检查。

③出口大入口小:当伤道较长时,弹头通过的动力较大,容易失稳,甚至发生翻滚和破碎,从而增加了投射物与组织的接触面积,致使更多的动能传递给出口处的组织,造成更广泛的破坏。当弹头击中骨组织时,碎骨片可成为继发性投射物,导致组织更为严重的损伤,继而形成更大的出口。

(2) 非贯通伤:非贯通伤(non-penetrating wound)也称盲管伤(blind tract wound,blind tract gunshot wound),即有入口无出口的伤道。这种情况多见于小破片伤和距离较远的枪弹伤,组织损伤程度取决于组织吸收动能的多少,如具有很大动能的投射物突然停留在体内,动能在组织内全部消耗,这样破坏作用就非常大。所以在同一条件下,非贯通伤伤情比贯通伤还严重。

(3) 切线伤:投射物沿体表切线方向穿过,形成的伤道称为切线伤(tangential wound)。切线伤的伤情取决于侧冲力的大小,即动能传递给组织的多少,通常动能较小、损伤不重,但在近距离致伤时,投射物传递给体内的动能很多,可造成深部组织和器官的严重损伤,如背部软组织切线伤时,可导致数根肋骨骨折,且合并肺出血和血气胸;以切线方向射击脊柱时,脊髓损伤相当严重;脑切线伤时,可见硬脑膜破裂、浅层脑实质挫伤、脑水肿等改变,也可见远隔部位形成硬脑膜下血肿、脑室和蛛网膜下腔出血等。因此,虽然切线伤的伤道并不复杂,但救治时需特别注意检查重要脏器和组织的损伤情况。

(4) 反跳伤:入口和出口集于一点的浅表伤口称为反跳伤(ricochet gunshot wound),多是动能较小的投射物击中人体被弹回所致。一般情况下,反跳伤仅表现为被击中部位轻微出血和组织撕裂,但当动能较大的投射物击中目标时,局部组织也可发生出血和挫伤。

2. 伤道形态

(1) 伤道的剖面:纵断面上,典型枪弹伤的伤道可分为入口部、中间部和出口部3段。入口部又称颈部,较细长,直径略大于弹头直径。中间部也称扩大部,直径为入口部的数倍至十余倍。出口部较入口部稍粗稍短,但伤道的长度在20 cm以内时,不一定出现典型的出口部,或者说中间部就是出口部。由于塌陷,在机体中不易观察到上述典型的伤道;高速小弹片致伤时,由于动能释放率高,易形成浅而宽的伤口,伤道也无上述典型的3段。

(2) 伤道的方向:伤道的方向并非都是直线形的。下列因素与伤道的方向有关:一是撞击动能,投射物的撞击动能大,伤道较短,前进中又未遇到坚硬的组织时,伤道不容易发生偏斜;否则,易发生弯曲。二是投射物的种类,表面光滑的投射物如钢珠遇到较大阻力后容易改变方向,从而形成复杂伤道,造成多处伤。三是受伤部位,钢珠穿入颅骨后容易改变方向,形成"之"字形伤道,击入胸部后,如动能较小,可沿胸部做环形运动,形成所谓的胸廓伤。四是受伤时体位,跪或屈曲时发生的股部或小腿伤,或关节屈曲时发生的上肢损伤,或弯腰时发生的胸腹部伤,在肢体或躯体伸直后,伤道必然发生偏斜。

(3) 伤道内容物:除常见的组织渣、血凝块及砂石泥土、衣服碎片等异物以外,伤道内也常发生出血,血液和异物易相混而凝结。出血有时可持续数小时,严重的火器伤,即使体表未见明显肿胀,伤道内仍可能有活动性出血。

3. 伤道的病理分区 与其他创伤不同,火器伤有独特的病理分区,即原发伤道区、挫伤区和震荡区。

(1) 原发伤道区:投射物直接损伤组织而形成的持续存在的空腔,称为原发伤道,又称永久性伤道。由于受投射物和组织特性的影响,原发伤道各部位的直径不一致,枪弹伤一般是入口部最小、中间部最大、出口部次之。大的破片所致的非贯通伤和速度较高的小质量钢珠所致的损伤,入口部依然较小,但其皮下易见较大的伤腔。如原发伤道的入口部和出口部都比较大,可以发生大量坏死性病变,同时伴有干性或湿性坏疽的特征。光镜下可见原发伤道的内表面参差不齐,组织的正常结构完全消失,大量红细胞和白细胞密布于坏死组织中或其表面。伤后 12～24 h 可见表面有散在性或团块状分布的细菌。伤后立即取材行扫描电镜观察可见以下形态特征。

①细颗粒样结构:伤道的内表面凹凸不平,凸部呈细颗粒状,系肌纤维断端,凹部为肌肉结缔组织。这种情况在肌纤维与伤道纵轴垂直时多见。

②不整形结构:肌纤维走向与投射物径路平行,或虽然垂直但紧靠其径路时易出现这种结构。表现为肌纤维屈曲、不规则,部分肌纤维断裂、肌间隙增宽、肌深层有空隙等。

③阶梯样结构:投射物径路和肌纤维走向呈斜位时多见,此时肌纤维的断面为斜行的粗糙面,排列呈阶梯状。在肌纤维断端和肌间区有大量红细胞。伤后 6 h,可见损伤的肌纤维发生变性坏死。在细颗粒样结构区内,肌纤维断端呈不规则凸出,凸出区和凹陷区之间有一光滑斜面,肌肉组织内有大量红细胞。伤后 24 h,伤道内表面趋于平滑,肌纤维和肌肉结缔组织间的界限模糊不清,损伤肌纤维的轮廓已完全消失,并出现进行性坏死和液化,坏死组织脱落的部位可显露出正常的肌组织。

(2) 挫伤区:投射物动能侧向传导和瞬时空腔的挤压、牵拉而形成的组织失活区,位于原发伤道的外侧。伤后数小时内难以判定,之后随着损伤细胞释放出各种水解酶,组织发生变性和溶解,病变才会逐渐明显地表现出来。其肉眼观察的形态特点可归纳为"4C",即肌组织色泽(color)暗红、肌组织致密度(consistency)呈软泥样、肌肉夹之不收缩(contractility)、毛细血管出血(capillary bleeding)而肌肉切之不出血。挫伤区中的坏死组织,经一定时间后可发生脱落而使原发伤道扩大,扩大后的伤道称为继发伤道。

挫伤区的宽度与组织的黏滞性和弹性有关,脑组织等黏滞性较大和骨组织等弹性较小的器官和组织挫伤区比较宽,而弹性大的器官和组织如肺和皮肤的挫伤区较窄。肌纤维处于收缩状态时受伤,挫伤区多较宽,挫伤区的实质往往已完全破坏,但组织间质却仍然保存。挫伤区的范围还因投射物的种类和伤道部位的不同而存在差异,在同一伤道的垂直断面上,挫伤区的宽度也不尽相同。

挫伤区的组织病理改变随伤后的时间不同而有所差异。伤后 6 h,光镜下可见挫伤区内层为一些无结构的坏死物质和大量破碎的中性粒细胞,稍外层的肌纤维发生变性和坏死,表现为蜡状浅染色、细胞核和横纹不清或消失,肌质部分消失而出现空泡或呈筛孔状,重者肌纤维断裂,甚至崩解为碎片,有些肌纤维碎片边缘呈蚕食状,周围有大量细胞浸润。在挫伤区的最外层,于变性坏死的肌纤维间可见少数纹理相当清楚的肌纤维。间质有充血、水肿和白细胞浸润,扩张的毛细血管内有呈串珠状排列的红细胞,在墨汁灌注的标本中,挫伤区内毛细血管无墨汁充盈,血管造影也显示伤道周围有一不显影的所谓的"无血管区"。

伤后 72 h,炎症进一步发展,并进入化脓阶段,原发伤道区和挫伤区内均可见脓液,有时还可见菌落,挫伤区内层破坏的肌纤维仅残存轮廓,多已无法辨认。挫伤区外层,肌纤维的变性坏死也较伤后 24 h 明显,但未见坏死范围扩大,与此同时,有较多的单核巨噬细胞、成纤维细胞和中性粒细胞,并可见新生毛细血管,表明去除坏死物质和修复组织挫伤的现象已变得比较明显。

(3) 震荡区:挫伤区以外的区域为震荡区,震荡区的宽窄不一,与投射物传递给组织的动能多少有关,有的累及伤道周围的组织,有的仅数毫米宽,有的可达数厘米。在弹片伤中,离入口部较近的组织,其震荡区较出口部周围的和非贯通伤末端的组织为宽,有时,非贯通伤末端的组织可以完全没有震荡区,这是由于弹片的动能在穿过组织的过程中逐渐降低。

震荡区的主要病理改变为肌纤维变性和血液循环障碍,表现为充血、水肿、血栓形成和出血等,水肿可压迫周围组织,造成局部组织缺氧和坏死。血栓形成也可造成同样的后果。出血可沿肌束膜或肌外膜扩展,甚至可达 10 cm 以外。震荡区的血液循环障碍可为战伤感染提供有利条件。

震荡区的组织病理改变也随伤后时间的不同而不同。伤后 6 h,光镜下可见该区的肌纤维出现不同程度的变性,表现为肌纤维颜色不一,伴水肿,细胞核分布不均或移位,于震荡区中央的肌纤维内层可见细的肌纤维坏死灶,在墨汁灌注的标本中,毛细血管等内有大量墨汁颗粒沉积。

伤后 12～24 h,肌纤维的变性与伤后 6 h 相仿,但表现略轻,间质中沿肌膜可见一些中性粒细胞浸润。伤后 72 h 的病理改变进一步变轻,范围也局限,一般在 4 cm 以内。

应当指出,上述伤道的 3 个病理分区并无明显的界限,特别是挫伤区和震荡区的组织病理改变,常是交错存在、参差不齐。这种现象在高速高能投射物致伤时更为明显,病变的范围也因致伤武器的弹道学特性、伤后时间和处理方法的不同而有差异。

三、颅脑火器伤的救治

战争状态下,火器伤患者常大量出现,加上战况变化迅速、战场情况复杂、运送条件困难等原因,患者难以得到迅速的确定性治疗。因此,对火器伤患者不得不进行阶梯救治。和平环境下,上述限制患者治疗的客观情况并不多见,特别是随着运输工具和运输条件的改善,患者可以在伤后短时间内得到确定性治疗,故对火器伤患者不必采用战时的阶梯救治,而应就近送往有条件的医院,尽早进行确定性的全面治疗。经过多年的研究,我国野战外科领域已形成了一整套较为有效的火器伤救治原则和方法,如积极复苏、尽早彻底清创、去除坏死组织、尽量摘除金属异物、完善止血、术后防治并发症、抗感染等。

和平环境下火器伤患者的救治可分为院前救治和院内救治两个阶段,院前救治的主要任务是对患者进行现场紧急处理和将患者安全而迅速地送往医院,以抢救患者的生命,并使患者尽早在有条件的医院得到正规救治。院内救治包括急诊室和专科病房的紧急处理,其主要任务是对患者进行迅速而系统的全面检查,准确判断伤情、积极复苏和救治、早期行外科处理、加强监护治疗与护理,这不仅对救治患者的生命至关重要,也决定着伤程的长短和患者预后的好坏。

1. 院前救治

(1) 脱离危险环境:患者需要以最快的速度离开致伤的危险环境,为救治提供最大的便利。

(2) 解除气道梗阻:面对昏迷患者,应解开衣领,采用半卧位或侧卧位,迅速清除口咽部呕吐物和血凝块等,如有舌后坠或呼吸不畅,应将口咽通气管插入咽腔。如气道已完全梗阻,应紧急行气管切开术或环甲膜切开术。

(3) 妥善包扎伤口:用加压包扎法包扎,以控制头皮软组织伤口出血。有脑膨出者,可用纱布围在突出部四周,然后包扎固定,同时注意有无胸腹脏器和大血管的合并伤。

(4) 早期抗感染:尽早口服或注射抗生素,如碳青霉烯、多西环素和氯霉素等,并注射破伤风抗毒素血清。

(5) 评估伤情,尽早后送:对患者应迅速分类、填写伤票、记录伤情,按不同伤情逐级后送。后送的原则根据伤情和战况而定。对患者就伤情而言可分为三级:一级,清醒且没有严重的神经功能障碍;二级,昏睡、严重的神经功能障碍;三级,濒死或深昏迷,双侧瞳孔散大、眼球固定,呼吸困难、慢且不规则。对前两级患者,应及时后送;对第三级患者,应积极就地抢救,待伤情稳定后再行后送。在后送时机选择上应在进行初步处理后尽早后送。但对伤情危重、生命体征不平稳、有颅内压增高的症状、随时可能出现生命危险者,应使伤情稳定后再送。除对一些濒危而不适合后送的患者就地急救外,对颅脑火器伤患者均应用枕头或软垫垫好头部,并将其偏向一侧,尽早后送。后送过程中应注意:充分评估患者的伤情,对后送的每一位患者的伤情、后送过程中可能出现的问题或意外要做到心中有数,同时做好处理意外的准备;后送前应检查患者生命体征,尤其是呼吸、血压,了解伤部情况、局部张力等,并根据情况行脱水治疗;后送人员分工明确,途中密切观察,及时处理各种情况;完善患者的病历资料,做好与接收医院的交接工作。

2. 院内救治

（1）纠正休克：单纯颅脑穿透伤一般不伴有休克，如有严重休克，多为胸腹内大出血和实质性脏器损伤所致，应迅速查明，并在积极抗休克治疗的同时，行手术处理，以控制出血。纠正休克时，不宜大量补充液体，以防加重脑水肿。美国创伤学会对该类损伤的研究表明，在重型颅脑损伤的急救过程中，低血压和低氧血症的发生率约为1∶3，即使短暂的二次脑损伤也会使患者的死亡率和致残率明显增高。因此，要积极预防休克，纠正低血压和低氧血症等二次脑损伤因素。

（2）降低颅内压：因血肿引起颅内压增高者，清除伤道的血凝块即可。对于严重的脑水肿患者，可静脉内快速给予20％甘露醇250 mL；对已有脑疝症状者，应静脉内推注20％甘露醇250 mL，同时应用呋塞米40～80 mg，以迅速降低颅内压。

（3）简单的神经系统和全身检查：对所有颅脑损伤患者均应进行该项检查，包括意识状态（清醒、模糊、昏迷、深昏迷）、生命体征（呼吸、血压、脉搏、体温）、双侧瞳孔（瞳孔大小、对光反射）、眼球（位置、活动）、肢体活动（四肢肌力、肌张力）情况检查等。

（4）清洁整顿：剃光患者头发，检查和清洁局部伤口，并根据检查情况进行分类处理。①单纯头皮软组织伤的患者可在急诊室观察治疗；②合并有胸腹穿通伤者，做相应的紧急处理；③对颅内血肿而脑受压征明显且危及生命者，立即钻孔探查或扩大钻孔清除血肿；④对合并有休克或呼吸循环功能衰竭的患者，应进行心血管和呼吸功能监护，并进行紧急处理。

（5）颅内清创术：在患者全身情况允许手术的情况下，伤后8 h内应进行一次彻底清创术，最好不要超过24 h，以减少颅内感染，使患者得到较好的恢复。但如果抗生素应用得力，伤口局部污染和感染不太明显，患者全身情况又比较好，即使伤后24～48 h，仍可进行彻底清创术，伤口也可考虑行一期缝合。当伤道较短且限于一侧半球内时，可以通过入口的径路，于伤道清创的同时摘除金属异物。当非贯通伤较深，伤道已达对侧或对侧皮质下时，脑组织一般损伤严重且常伴有脑内血肿，这种情况下应该先经入口径路做同侧伤道清创，再经对侧金属异物所在处做清创摘除异物、清除血肿。当出现贯通伤后，具体手术方案应视伤情、出口部和入口部及有无继发血肿而定。①入口部和出口部较远的贯通伤，两侧伤口应同时分别处理。②出口部和入口部较近且位于同侧或双额的贯通伤，应连通出口部和入口部同时处理。③出口部和入口部各在一侧半球的贯通伤，出口部和入口部两端应分组处理。

（6）延期处理：延期处理是在伤后3～6天进行的外科处理，如伤口无明显感染，仍可在应用大量抗生素的基础上，考虑行清创术。清创后要慎重考虑是否对伤口进行一期缝合，清创不彻底或不能进行清创，则不能缝合伤口，仅在伤口两端做部分缝合。如伤口已有明显感染，可延长切开头皮伤口，用咬骨钳将颅骨入口孔径扩大，以利于引流，此时禁止再做颅内清创术，以免使感染向颅内扩散，待感染控制后，再于适当时机进行晚期清创。

（7）晚期处理：晚期处理是在受伤7天以后进行的清创处理，此时感染多比较严重，应以抗菌药物控制感染为主，不再进行颅内清创术，但可将颅骨入口孔径扩大，清除伤道浅部局部有阻塞作用的碎骨片和异物，以利于引流通畅。待感染局限后2～3个月，再进行伤道和局部瘢痕完整切除术，防止感染向颅内发展。

参 考 文 献

[1]　Dougherty P J, Eidt H C. Wound ballistics: Minié ball vs. full metal jacketed bullets—a comparison of Civil War and Spanish-American War firearms[J]. Mil Med, 2009, 174(4):403-407.

[2]　Wunnapuk K, Minami T, Durongkadech P, et al. Discrimination of bullet types using analysis of lead isotopes deposited in gunshot entry wounds[J]. Biol Trace Elem Res, 2009, 129(1-3): 278-289.

[3]　Dougherty P, Matthews B. Comparison of M-16A2 and M-4 wounding potential[J]. Mil Med, 2007, 172(8):871-874.

[4] Carr D,Kieser J,Mabbott A,et al. Damage to apparel layers and underlying tissue due to hand-gun bullets[J]. Int J Legal Med,2014,128(1):83-93.

[5] Haag L. Base deformation of full metal-jacketed rifle bullets as a measure of impact velocity and range of fire[J]. Am J Forensic Med Pathol,2015,36(1):16-22.

[6] Haag L. Wound production by ricocheted and destabilized bullets[J]. Am J Forensic Med Pathol, 2007,28(1):4-12.

[7] Carr D J,Featherstone M,Malbon C,et al. Preliminary development of a bleeding layer to assess the effect of a ballistic impact on textile damage[J]. Forensic Sci Int,2018,288:169-172.

[8] Wang J M,Li B C,Chen L,et al. Cell death-inducing DFF45-like effector may take part in neuronal apoptosis of the lumbar spinal cord after sciatic nerve injury caused by a firearm[J]. Mil Med,2006,171(8):793-799.

[9] Yoon B,Grasso S,Hofmann L. Management of bullet emboli to the heart and great vessels[J]. Mil Med,2018,183(9-10):e307-e313.

[10] Karacozoff A M,Pekmezci M,Shellock F. Armor-piercing bullet:3-T MRI findings and identification by a ferromagnetic detection system[J]. Mil Med,2013,178(3):e380-e385.

[11] Andrews C M,Singh N N,Stewart R W. Bullet aspiration and spontaneous expectoration after gunshot wound to trachea[J]. Mil Med,2010,175(1):72-73.

[12] Ronsivalle J,Statler J,Venbrux A C,et al. Intravascular bullet migration:a report of two cases [J]. Mil Med,2005,170(12):1044-1047.

[13] Folio L,Fischer T,Shogan P J,et al. Cartesian positioning system for localization of blast and ballistic fragments:a phantom-based pilot study[J]. Mil Med,2011,176(11):1300-1305.

[14] von See C,Stuehmer A,Gellrich N C,et al. Wound ballistics of injuries caused by handguns with different types of projectiles[J]. Mil Med,2009,174(7):757-761.

（于明琨　蒋　英）

第四节　颅脑损伤的神经影像学评估

一、概述

CT 检查是颅脑损伤的首选检查,因为绝大多数医院配有 CT 设备,而且近年来随着技术的进步,急诊 CT 检查的时间已经大幅缩短,在数分钟内可以完成对全身的扫描,并且能够快速进行后期立体渲染或者多平面及三维重建以明确损伤情况。此外,在进行 CT 检查的同时可以密切监测患者的生命体征、意识状况。

头颅 CT 扫描,通常采用的是螺旋 CT 扫描技术,但在绝大多数创伤中心,采取的是多探测器 CT 扫描,后者可以通过一次扫描进行多平面的重建,进而充分评估软组织以及骨组织的损伤情况。如果存在面部相关区域的损伤,扫描范围建议包含硬腭、下颌角。某些创伤中心在行急诊头颅 CT 扫描时常在一次扫描中包含颈椎、颌面部骨骼、脑组织及颅骨。

在头颅 CT 中,在正确的窗宽、窗位设定下,血肿会表现为白色(高信号),而新鲜出血会表现为暗黑色(低信号),陈旧性血肿的信号强度与灰质的信号强度类似(等信号)。

脑挫裂伤的 CT 表现通常是点灶状出血周围有局部的低信号区,在伤后数小时的 CT 扫描上更加明显。

弥漫性脑肿胀的 CT 表现通常是脑组织的灰白质界面消失,脑沟消失,基底池及脑室系统受压变小或者消失。

弥漫性轴索损伤通常没有非常明显的 CT 表现。对于弥漫性轴索损伤的评估,首选的检查是 MRI 检查,在 T2 像上表现为小的低信号灶,但由于 MRI 检查不如 CT 检查方便,而且更耗时间,所以建议仅在伤后早期的 CT 表现不足以充分解释患者的临床表现时,再行 MRI 检查。

在进行颅脑损伤的影像学评估时,应当基于以下损伤的影像学表现进行详细阅片,避免遗漏。

（1）头皮损伤:头皮裂伤、异物、水肿情况以及帽状腱膜下血肿。

（2）颅骨骨折:包括颌面骨的骨折。

（3）脑外的损伤:硬脑膜外血肿、硬脑膜下血肿、创伤性蛛网膜下腔出血,以及脑室内积血。

（4）脑内的损伤:脑内血肿、脑挫裂伤、脑水肿、脑疝以及弥漫性轴索损伤。

此外,还需要考虑到存在血管损伤的可能性,由于常规的头颅 CT 检查是不注射造影剂的,所以必要时可以选择 CT 血管成像（CTA）、磁共振血管成像（MRA）或数字减影血管造影（DSA）以进一步明确血管损伤的情况。

二、头颅 CT 影像读片要点

为了避免急诊读片时遗漏重要的损伤,建议使用三种不同的窗位查看头颅 CT 影像。

1. 脑组织窗（窗位 30～40 HU,窗宽 65～120 HU）

（1）脑室系统大小是否正常? 是否以中线对称?

（2）脑内或脑外是否有血肿?

（3）灰白质界面是否正常? 是否存在局灶性的损伤?

（4）脑沟是否清晰可见? 是否对称? 是否有狭窄或者消失?

（5）基底池的大小是否正常? 基底池是否存在?

（6）是否存在头皮损伤?

2. 硬脑膜下窗（窗位 70～100 HU,窗宽 150～300 HU） 由于颅骨的密度较高,以及颅骨和脑内结构之间的界面存在伪影,对于薄层的硬脑膜下血肿容易漏诊,采用硬脑膜下窗,有利于发现薄层的硬脑膜下或者硬脑膜外血肿。

3. 骨窗（窗位 500 HU,窗宽 2000～4000 HU）

（1）颅底或者颅盖骨是否有骨折线? 如果有,是否存在脱位或者碎骨片?

（2）视神经管是否完整?

（3）颈动脉管是否完整?

（4）是否存在骨折的间接征象,如鼻窦积血、乳突积血或者颅内积气?

（5）颌面骨是否存在骨折?

（6）脑外或者脑内是否有异物存留?

（7）必要时采用三维重建以进一步判断骨折线的走行及范围。

三、常见颅脑损伤的影像学特点

颅脑损伤可以分为脑外的损伤和脑内的损伤。

1. 脑外的损伤

（1）硬脑膜外血肿（图 4-3）。

①位于颅骨内板与硬脑膜之间。

②90％的硬脑膜外血肿与累及大脑中动脉的骨折有关,小部分与骨折累及静脉窦有关。

③血肿通常不会跨过颅骨骨缝,但可能跨过中线。

④血肿通常呈双面的凸透镜样外形。

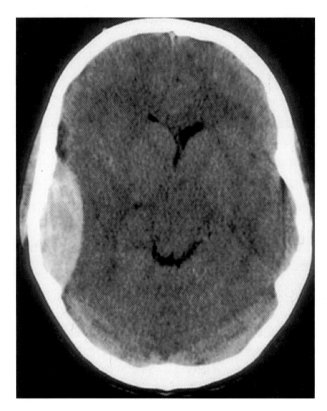

图 4-3　硬脑膜外血肿

（2）硬脑膜下血肿(图 4-4)。

①位于硬脑膜和蛛网膜下腔之间。

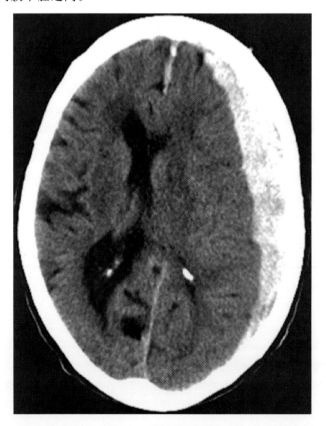

图 4-4　硬脑膜下血肿

②出血来源通常是浅表桥静脉的撕裂后出血。

③血肿通常会跨过颅骨骨缝,但一般不会跨过中线。

④血肿通常局限在大脑镰或者小脑幕的一侧。

⑤血肿通常呈凹向大脑表面的新月形。

⑥慢性的硬脑膜下血肿信号通常比较低,但是当存在新发出血时,局部会表现为高信号,通常合并有分隔。

⑦通常在 2 天到 2 周以后,硬脑膜下血肿的信号会变为等信号,与脑组织难以区分,但可以通过观察中线的移位程度,或者对比左侧大脑半球和右侧大脑半球的形态加以明确。

(3) 创伤性蛛网膜下腔出血(图 4-5)。

①通常表现为大脑凸面脑沟内的新鲜出血,或者是基底池内的出血,最常见脚间池的蛛网膜下腔出血。

②影像学表现为脑沟消失,实际上是出血替代了脑沟内的脑脊液。

③如果存在广泛、弥漫性的蛛网膜下腔出血,需要考虑到动脉瘤破裂的可能性。

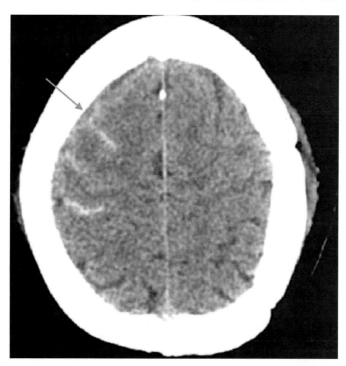

图 4-5　创伤性蛛网膜下腔出血

(4) 脑室内积血(图 4-6)。

①脑室系统内可见高信号出血。

②原因可能是室管膜下静脉的直接撕裂,或者是脑内血肿破入脑室,也可能是蛛网膜下腔出血倒灌入脑室。

③通常表现为侧脑室枕角的积血,可以见到血-脑脊液平面,即便是少量的出血,其影像学表现也比较明显。

2. 脑内的损伤

(1) 脑挫裂伤(图 4-7)。

①脑实质损伤最常见。

②通常表现为多发的接近脑表面的脑实质内点状出血,伤后数天出血周围可见水肿。

③损伤原因是脑组织撞击颅底或大脑镰/小脑幕,因为病灶多位于额叶和颞叶的前下表面。

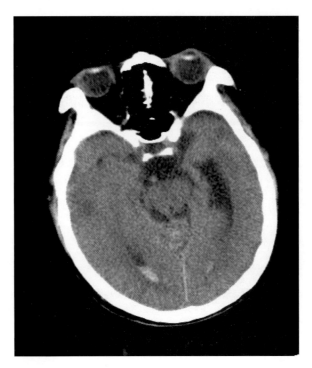

图 4-6 脑室内积血

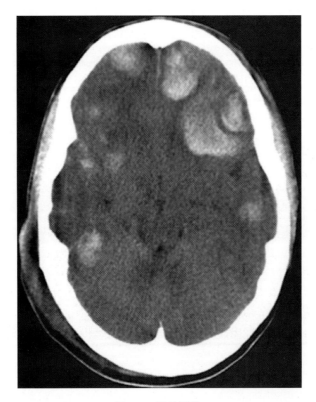

图 4-7 脑挫裂伤

（2）脑内血肿（图 4-8）。

①出血范围大于脑挫裂伤。

②多位于脑实质深部。

③常常在伤后前几天进展，尤其是在去骨瓣减压术后，或者在颅内硬脑膜外或硬脑膜下血肿清除术后。

④伤后数天内，血肿周围可见水肿。

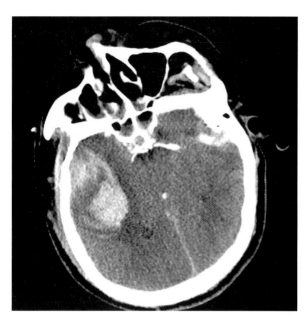

图 4-8　脑内血肿

（3）弥漫性轴索损伤（图 4-9）。

①致伤机制是在旋转加速或者减速中产生的剪切力对轴突造成损伤。

②大部分 CT 表现不明显，极少数会表现为灰白质交界处非常小的出血。

③通常在伤后数天内出现，但由于接近 50％的弥漫性轴索损伤是非出血性的，所以 CT 表现并不明显，如果患者的临床表现比 CT 表现要差，通常需要考虑弥漫性轴索损伤的可能性。

④MRI 显示弥漫性轴索损伤的效果优于 CT，一些新的 MRI 技术，如弥散张量成像、纤维束追踪、磁共振波谱以及功能 MRI 等对弥漫性轴索损伤有较好的评估效果，但尚未在临床上广泛应用。

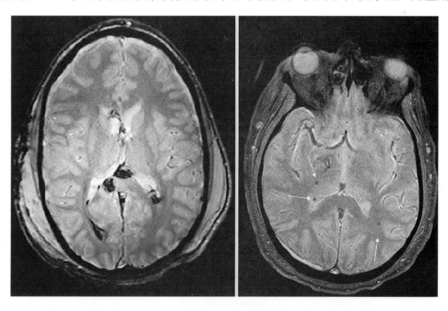

图 4-9　弥漫性轴索损伤

（4）脑水肿（图 4-10）。

①可以是弥漫性的脑水肿。

②常合并弥漫性轴索损伤或者缺氧，但也可以在不合并其他颅脑损伤的情况下发生。

③通常发生在伤后 24～48 h。

④脑内或者脑外的出血可以合并局部的水肿。

⑤严重的脑肿胀会压迫血管进而导致脑组织缺血。

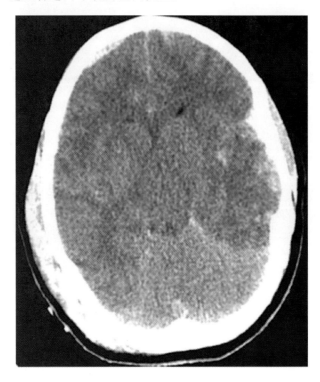

图 4-10　脑水肿

（5）脑疝（图 4-11）。

①继发于脑内或者脑外的损伤及其水肿的占位效应。

②大脑镰下疝是最常见的类型，其机制是扣带回经大脑镰下缘移位，压迫同侧的侧脑室和室间孔，导致对侧脑室扩张和中线移位。严重时可压迫大脑前动脉进而引起创伤性脑梗死。

③颞叶钩回疝是最常见的向下方移位的疝，颞叶内侧向下方移位，使得同侧的基底池受压变窄，挤压同侧的动眼神经，严重时会压迫大脑后动脉引起创伤性脑梗死。

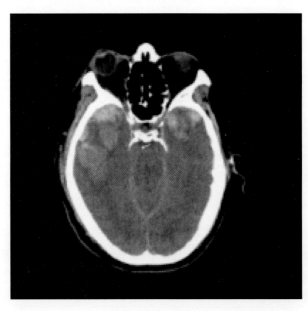

图 4-11　脑疝

④当小脑蚓部向上移位时，会发生反向疝，挤压第四脑室，继发脑积水。

⑤如果颅内压持续增高，最终会发生小脑扁桃体向下方移位和嵌顿，形成枕骨大孔疝。

3. 血管损伤　当怀疑血管损伤时，务必要完善相关的血管检查，如 MRA、CTA 或者 DSA。

（1）创伤性动脉瘤（图 4-12）：当出现以下四种情况时要高度怀疑创伤性动脉瘤的可能。①严重颅底骨折或骨折线累及颈动脉管，头颅 CT 检查提示蛛网膜下腔出血，鼻旁窦积血（蝶窦）；②颅内血肿或出血邻近颅内动脉主干；③贯通伤，伤道穿越颅内动脉主干区域或中线；④延迟出现的病情突然恶化或者继发出血难以解释。

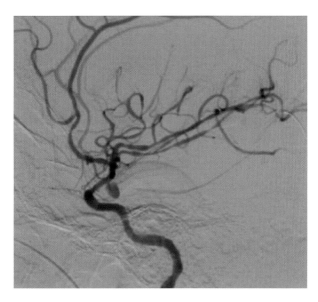

图 4-12　创伤性动脉瘤

（2）创伤性动脉夹层：颅脑损伤会引起动脉内膜的撕裂，进而产生动脉夹层，导致颅内或者颅外组织的缺血（图 4-13）。

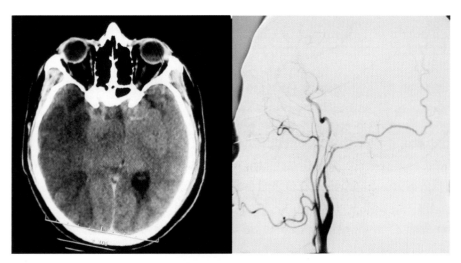

图 4-13　创伤性动脉夹层

（3）脑死亡的患者在血管造影上表现为脑内无血流，血管造影呈"灯泡样"改变。

4. 颅骨骨折　颅骨骨折根据骨折线的形态可以分为线性骨折、粉碎性骨折。特殊部位的骨折需要特别注意，如颅内积气通常提示鼻窦或者颞骨的骨折。对于颌面部的骨折尤其需要注意，因为颌面部骨折可能会影响呼吸；对于眼眶的骨折需注意是否累及视神经管；对于颅中窝的骨折，需注意是否累及颈动脉管。

参 考 文 献

[1]　鱼博浪.中枢神经系统 CT 和 MR 鉴别诊断[M].2 版.西安:陕西科学技术出版社,2005.
[2]　Parizel P M,Van Goethem J W,Ozsarlak O,et al. New developments in the neuroradiological diagnosis of craniocerebral trauma[J]. Eur Radiol,2005,15(3):569-581.

（韩凯伟　王申浩）

第五节　颈椎损伤的影像学评估

一、概述

CT 检查是评估颈椎损伤的首选检查,其敏感性和特异性都非常高,尤其是多平面重建及三维重建非常适合显示骨折的范围及碎骨片的情况,而 MRI 检查主要用于评估脊髓、椎间盘或者韧带的损伤。

颈椎的骨折根据损伤机制可以分为屈曲型骨折、过伸型骨折及垂直压缩型骨折,也可以根据脊柱的三柱理论分为稳定性骨折和不稳定性骨折。目前有多种分类和评分系统用于评价颈椎损伤,分别基于解剖部位或者基于骨骼和韧带的损伤严重程度进行评价。

二、颈椎损伤的读片要点

常规进行重建,而且务必要在矢状面和冠状面上评价损伤的严重程度。
系统阅读颈椎影像,注意以下几个方面。
（1）椎体的高度。
（2）各个椎体的对位情况。
（3）椎间盘、关节突、棘突的间隙形态。
（4）连续的皮质骨边缘。
（5）椎旁的血肿以及颈后肌肉是否存在断裂。
通过前纵韧带、后纵韧带、椎管后壁以及棘突后缘的连线来评价颈椎的对位情况。

三、颈椎损伤的常见影像学表现

1. 寰枕关节脱位　寰枕关节脱位表现为在前后方向或纵向上颅底与齿状突之间的距离增加,常伴有齿状突或者枕骨髁的骨折,以及严重的软组织损伤和脑干损伤。

2. 寰枢椎脱位　寰枢椎脱位表现为 C1 椎体与 C2 椎体之间的距离增加,同时伴有椎前的软组织损伤肿胀,以及韧带的撕裂。在冠状面的脱位多是由寰椎横韧带的断裂以及齿状突的骨折引起,进而表现为齿状突前表面与 C1 后表面的间距增加。

3. Jefferson 骨折　Jefferson 骨折(图 4-14)是 C1 椎体的压缩爆裂性骨折,累及寰椎的前弓和后弓,通常伴有横韧带的撕裂,常见过伸型损伤合并 C1 椎体后弓的压缩,导致稳定的寰椎后弓骨折。

4. Hangman 骨折　Hangman 骨折(图 4-15)是由过伸型损伤导致的 C2 椎体骨折伴脱位,如果双侧的椎弓骨折,C2 椎体会相对 C3 椎体向前移位,但后环通常固定在下关节突上,除非是合并有关节突关节脱位。但是,大部分 Hangman 骨折只有轻微的移位和成角。

5. 齿状突骨折　齿状突骨折(图 4-16)可分为 3 型,只有Ⅱ型是不稳定的,在没有显著移位的情况下,Ⅲ型是相对稳定的。

6. 椎动脉损伤　由于椎动脉的解剖学特点,高位的颈椎损伤(主要是 C1 和 C2)会引起椎动脉的损伤,包括椎动脉夹层、椎动脉横断、椎动脉动脉瘤等。考虑血管损伤时,建议采用 CTA 评估血管损伤

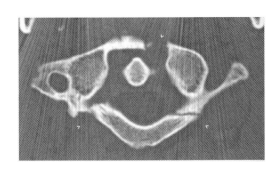

图 4-14 Jefferson 骨折

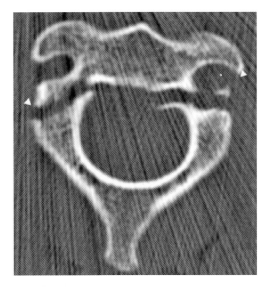

图 4-15 Hangman 骨折

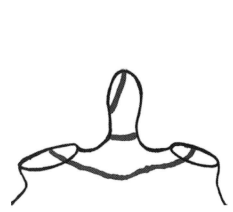

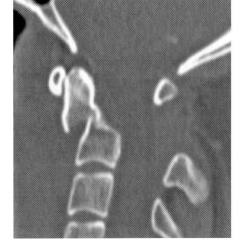

图 4-16 齿状突骨折

情况。

7. 压缩性骨折 椎体的压缩性骨折可以累及一侧终板或者双侧终板,大部分表现为椎体的楔形变,但不累及后方骨皮质。爆裂性骨折会累及椎体后侧的皮质,同时碎骨片可能会移位进入椎管内。

8. 泪滴骨折 泪滴骨折(图 4-17)可由屈曲型或过伸型损伤引起。在屈曲型损伤中,表现为椎体前下缘可见三角形的碎骨片,同时伴有椎体前方高度丢失及软组织的肿胀。由于椎间盘前半部分和后方韧带的断裂,骨折的椎体向后移位,关节面分离,因此泪滴骨折是不稳定性骨折。在过伸型损伤中,同样可表现为椎体前下缘的撕脱性骨折,但后柱的结构是完整的,因此是稳定性骨折。

9. 小关节交锁 小关节交锁(图 4-18)是由于椎体向前方移位,同时伴有关节面脱位,进而导致上位椎体的下关节突移位到下位椎体的上关节突的前方,可以表现为单侧交锁或者双侧交锁。由于关节囊韧带是颈椎韧带复合体中最强韧的韧带,所以小关节交锁通常合并有严重的韧带损伤,伴有棘突间韧带的断裂和椎间盘的破裂。

10. 脊髓损伤 MRI 检查是脊髓损伤(图 4-19)的首选检查,可以显示脊髓的出血、水肿及受压迫的情况,同时显示韧带的撕裂、硬脊膜外的血肿、椎间盘的突出、神经根的撕裂,以及伴脱位和骨折的情况。需要注意的是,可能存在无脱位和骨折的脊髓损伤。脊髓水肿、韧带和椎间盘的损伤在 T2 像表现为高信号,而急性期的出血在 T1 像表现为高信号。脊髓出血通常提示预后不良。

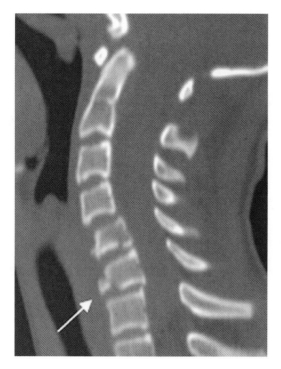

图 4-17　泪滴骨折

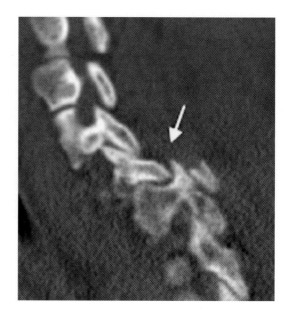

图 4-18　小关节交锁

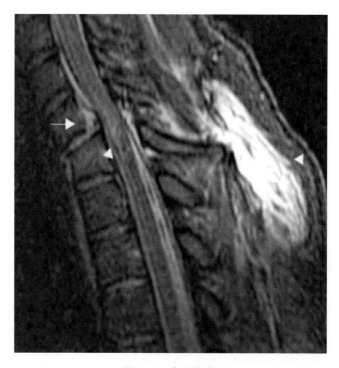

图 4-19　脊髓损伤

参 考 文 献

[1]　鱼博浪. 中枢神经系统 CT 和 MR 鉴别诊断[M]. 2 版. 西安:陕西科学技术出版社,2005.

[2]　Shah L M,Ross J S. Imaging of spine trauma[J]. Neurosurgery,2016,79(5):626-642.

（韩凯伟）

第六节　实验室检查

一、概述

血检验在颅脑损伤患者的管理中非常重要，有助于发现患者存在的潜在问题，进而早期干预，避免病情进展，对脑组织造成二次打击。研究表明，二次打击会导致脑组织缺血，而部分可避免的二次打击，可以通过血检验发现。同时，针对性的血检验有助于建立正确的诊断，例如，在鉴别患者的昏迷原因时，血检验有助于排除低血糖，或电解质紊乱引起的意识丧失。严重的低血糖会显著增高患者的死亡率，而低钠血症则会引起脑水肿。循环不稳定后继发的酸中毒同样需要早期快速纠正。此外，除了由创伤导致的血小板功能障碍进而引起的出血外，还有抗凝药物或者抗血小板药物引起的出血。同时，有研究表明，一些生物标志物有助于对损伤的严重程度进行分级，并且有助于预后判断。

当意识丧失的颅脑损伤患者到达急诊室时，首先需要进行动脉血气分析，如 pH、PaO_2、$PaCO_2$、HCO_3^-、碱剩余等，同时需要化验血液中钠、钾、肌酐、血红蛋白、白细胞、C反应蛋白（CRP）、血小板、凝血指标等指标。根据患者的既往史，以及合并的其他颅外损伤情况，需要针对性检验其他指标，如肝酶或者淀粉酶。如果有大出血，或者准备手术的患者，需要同时进行血型鉴定和交叉配血试验。由于检测试剂和检测设备的不同，对应的各个化验指标的正常值也不同，因此需要充分了解对应指标的具体正常值。

二、颅脑损伤患者救治中常用的实验室检查

1. 动脉血气　由于缺氧和低血压会严重影响颅脑损伤患者的预后，而入院时的动脉血气能初步快速反映患者的氧合情况及代谢情况。PaO_2 降低提示患者存在缺氧，而碱剩余是负值则通常提示患者存在低血压、组织灌注不足。此外，$PaCO_2$ 下降多提示患者存在过度通气，过度通气会导致脑血流量下降，而 $PaCO_2$ 升高则提示患者通气不足，需要立即纠正。

2. 血常规　由于氧合的过程高度依赖血红蛋白的水平，因此，检测是否存在贫血非常重要。血红蛋白水平低是预后差的独立危险因素，但是有部分研究表明输血并没有显著改善合并贫血的颅脑损伤患者的预后。对于重型颅脑损伤患者，具体到什么样的血红蛋白水平需要输血，目前还没有定论。但是，如果患者存在出血导致的循环不稳定，那么输血是很有必要的。

3. 电解质　血浆渗透压和血钠水平在脑水肿的发生中非常重要，低钠血症引起的渗透压下降是非常危险的，需要迅速纠正，这一点与慢性低钠血症的治疗有所区别。在慢性低钠血症的治疗中，应当缓慢纠正血钠水平以避免诱发脑桥的渗透性脱髓鞘改变。

颅脑损伤患者合并低镁血症会表现出神经功能紊乱，实验室条件下纠正低镁血症有助于改善神经功能，但是在临床中，补充镁并没有效果。

磷作为 ATP 的底物，在能量代谢中起到非常重要的作用，低磷血症非常危险，会导致心肌和呼吸肌衰竭、心律失常及心搏骤停。

采用高渗脱水来降低颅内压会增加尿量，进而影响血电解质水平，因此需要注意维持出入量平衡，同时避免电解质紊乱。

4. 凝血机制　急性创伤性凝血病严重影响患者的预后，但其定义并不明确，在22项已发表的研究中，有19个不同的定义。但国际标准化比值（INR）>1.3 基本上是一个通用的标准，尽管 INR 主要反映外源性凝血途径。引起急性创伤性凝血病的因素包括组织损伤、组织低灌注，以及颅脑损伤引起的血小板功能紊乱。此外，越来越多的老年患者服用抗凝药物或者抗血小板药物，导致出血风险增高。因此，检测基础的凝血指标非常重要，包括 INR、活化部分凝血活酶时间（APTT）、纤维蛋白原水平等。血栓弹力图或者血栓弹性分析有助于判定血小板功能以及继发的纤溶情况。

5. 血糖　血糖是糖酵解通路中的主要底物，低血糖会导致能量耗竭，进而直接增高死亡率。此外，

严重的颅脑损伤患者往往会发生高血糖,高血糖同样是预后不良的独立危险因素。严格的血糖控制有助于改善患者预后。

6. 肌红蛋白　创伤导致组织损伤可能会引起肌红蛋白入血,进而引发急性肾功能不全,需要密切监测。

三、鉴别诊断

颅脑损伤患者的意识丧失可能不是由创伤本身引起的,脑炎、尿毒症、癫痫、科尔萨科夫(Korsakoff)综合征、韦尼克(Wernicke)脑病、脑膜炎、脓毒症、中毒、高血糖、低血糖、呼吸功能不全都有可能引起意识丧失,针对性地完善相关检查有助于明确诊断。

参 考 文 献

[1] Nelson D W, Rudehill A, MacCallum R M, et al. Multivariate outcome prediction in traumatic brain injury with focus on laboratory values[J]. J Neurotrauma,2012,29(17):2613-2624.

[2] Oddo M,Schmidt J M,Carrera E,et al. Impact of tight glycemic control on cerebral glucose metabolism after severe brain injury:a microdialysis study[J]. Crit Care Med,2008,36(12):3233-3238.

[3] Temkin N R, Anderson G D, Winn H R, et al. Magnesium sulfate for neuroprotection after traumatic brain injury:a randomised controlled trial[J]. Lancet Neurol,2007,6(1):29-38.

[4] Thelin E, Al Nimer F, Frostell A, et al. A serum protein biomarker panel improves outcome prediction in human traumatic brain injury[J]. J Neurotrauma,2019,36(20):2850-2862.

[5] Wiegele M,Schöchl H,Haushofer A,et al. Diagnostic and therapeutic approach in adult patients with traumatic brain injury receiving oral anticoagulant therapy:an Austrian interdisciplinary consensus statement[J]. Crit Care,2019,23(1):62.

[6] Uccella L,Zoia C,Bongetta D,et al. Are antiplatelet and anticoagulants drugs a risk factor for bleeding in mild traumatic brain injury?[J]. World Neurosurg,2018,110:e339-e345.

[7] Tollefsen M H, Vik A, Skandsen T, et al. Patients with moderate and severe traumatic brain injury:impact of preinjury platelet inhibitor or warfarin treatment[J]. World Neurosurg,2018,114:e209-e217.

(韩凯伟)

第七节　颅脑损伤患者的早期护理

颅脑损伤是44岁以下人群的第一位死因,给患者家庭及社会带来了沉重的负担。目前通过提升公众安全意识进行预防仍是关键。一旦发生颅脑损伤,临床医生的首要任务就是将颅脑损伤导致的继发性神经损伤降至最低。早期护理在继发性神经损伤过程中具有重要的作用,因此对颅脑损伤患者进行早期识别和护理很有必要。

一、救治与护理

1. 现场急救护理　颅脑损伤的早期护理主要分为现场急救护理和一般情况护理。现场急救护理就是争分夺秒地抢救出现心搏骤停、窒息、开放性气胸、大出血等情况的患者,保持呼吸道通畅,大出血时注意补充血容量,还要注意颅脑有没有外伤,伤口有没有脑组织暴露,注意脑组织的消毒和保护,避免脑组织受压,然后尽快使用抗生素,严密监测生命体征。

(1) 清理呼吸道和吸氧：对有呕吐、呛咳者，紧急行呼吸道清理。对已发生误吸者，应即刻使患者侧卧，头偏向一侧，及时、反复地经鼻腔或口腔吸引反流的呕吐物。对舌根后坠有鼾样呼吸者，先将患者头歪向一侧，若无好转则用舌钳将舌头拉出；也可以用双手食指托起患者的下颌角，向前上方抬起，使下齿列置于上齿列前面，以缓解呼吸困难。对有泡沫样血性痰者，紧急吸除血性痰，若无缓解，可根据情况紧急行气管切开或气管插管，缓解呼吸困难。当确认呼吸道已畅通后，给予吸氧。若采取上述措施后仍不能减轻缺氧症状，则给予辅助呼吸。对呼吸暂停或呼吸浅慢者，行紧急辅助呼吸或气管插管辅助呼吸，以确保呼吸道通畅。

对于在院前是否需要对颅脑损伤患者行气管插管，目前尚无统一的意见。国内相关回顾性研究发现，院前救治中早期行气管插管有利于改善重型颅脑损伤患者血氧饱和度，避免误吸的发生，降低致残率和死亡率。国外学者 Bukur 等的研究纳入了 2549 例患者，结果显示单纯性中、重型颅脑损伤患者院前救治中行气管插管相较入院后行气管插管死亡率增高了 5 倍。但普遍认为符合以下条件中的任意一项时应进行早期气管插管：①经面罩吸氧后仍不能纠正低氧血症；②有出现呼吸道梗阻和（或）窒息的可能趋势；③伴有意识障碍（GCS 评分＜7 分）的患者，以防止胃内容物或分泌物误吸阻塞呼吸道；④面颈部严重损伤，导致口腔、鼻腔大量出血或大量分泌物；⑤呼吸频率大于 30 次/分或小于 10 次/分。

(2) 判断呼吸道梗阻部位：通过倾听呼吸气流声有助于判断呼吸道梗阻的部位。鼾声表示舌根后坠；高调的"鸣啼"声提示喉痉挛或喉部异物阻塞；痰鸣音提示气管内有分泌物潴留；哮鸣音提示支气管痉挛；呼吸道完全梗阻时仅有吸气动作，无气体进出呼吸道。

(3) 建立静脉通道：对脉搏细数或不清者紧急行静脉穿刺，首先建立起一条或两条通畅的静脉通道，补充血容量、升高血压。对血压过低（低于 90/60 mmHg）者，可结合患者的一般情况，适量应用升压药物。对脉搏洪大且慢、呼吸减慢合并有瞳孔一侧或双侧散大者，在保证呼吸道通畅和血压平稳的前提下紧急静脉给予 20% 甘露醇 250 mL，以降低颅内压。对存在合并伤者，做相应的处理。

为了保证患者体内血液循环畅通，能够及时补充身体各组织所需的血容量，急救人员应迅速对合并创伤的患者建立至少两条静脉通道，而且穿刺部位应选择距离心脏较近且易固定的上肢静脉，同时应尽量在静脉血管内留置套管针，以防在转运途中发生针头脱出的情况，从而耽误抢救时机。另外需要注意的是，静脉输液应保证流通顺畅，急救人员应结合患者的实际情况调节输液速度，不可过慢，以免无法为患者及时提供所需的液体和药物；也不可过快，以免引发脑水肿从而增高颅内压。

(4) 创面包扎：有伤口者紧急包扎，一般使用 6～12 层无菌纱布，宽绷带加压包扎。对出血较多的患者使用弹力绷带加压包扎。

(5) 颈椎保护：在评估与护理过程中，应尽可能保护颈椎，避免头部过伸、过屈或夸张的左右转动等颈椎过度运动，应时刻警惕创伤后颈椎损伤的可能。钝性多系统创伤尤其是伴有意识改变或锁骨以上平面损伤时应更加警惕颈椎损伤的可能性，神经系统检查没有阳性发现也不能排除存在颈椎损伤。因此在颅脑损伤后，应常规对患者颈椎实行颈托保护，并进行颈椎损伤确定性评估，颈椎 X 线或颈椎 CT 检查可以在直接或潜在威胁生命的因素被解除后进行。如果颈椎损伤明确诊断前因操作需要暂时移除颈托（如气管插管等），那在整个操作过程中应用手法保护、稳定患者颈椎。

2. 一般情况护理 严密观察患者病情，观察生命体征如体温、脉搏、呼吸、血压的变化。如出现血压下降、呼吸深慢、脉搏缓慢，多是脑疝的早期表现。意识状态的改变与颅脑损伤的轻重程度密切相关，是观察颅脑损伤的主要指标之一，可通过 GCS 评分来判断意识障碍的程度，为早期诊断和治疗提供依据。检查瞳孔的变化，可观察到是否有脑疝的形成，如瞳孔进行性散大，对光反射消失，并伴有严重的意识障碍和生命体征变化，常是颅内血肿或脑水肿引起的脑疝表现。

(1) 意识状态变化：意识状态变化可提示颅脑损伤的程度及病情演变的情况。①昏睡：患者处于睡眠状态，可唤醒，反应迟钝、表情淡漠、深浅反射存在。②昏迷：患者意识丧失，唤醒及刺激不能使其清醒，可分为浅昏迷和深昏迷。

(2) 瞳孔变化：瞳孔变化是颅脑损伤患者病情变化的重要体征之一。对病情较重者每 15～30 min 观察一次。如两侧瞳孔不等大，一侧进行性散大，对光反射迟钝或消失，伴有意识障碍，提示有脑受压及脑疝。如双侧瞳孔散大，眼球固定，对光反射消失，伴深昏迷，这是患者临危的表现。

（3）体温、脉搏、呼吸及血压：定时测量并记录，如出现进行性血压升高，脉搏先快后慢而有力，呼吸先快后慢而深，提示颅内压增高。应警惕颅内血肿或脑疝形成早期，须立即处理。若血压下降，脉搏快而弱，呼吸变浅而不规则，是脑干功能衰竭的表现。脑挫伤、蛛网膜下腔出血者，若有体温升高，一般在 38～39 ℃ 之间。若体温下降后又升高，尤其在受伤一周后持续高热，应考虑伤口、颅内或泌尿系统发生感染。

（4）肢体活动：①注意观察有无自主活动，活动是否对称，有无瘫痪及其程度。②伤后立即出现偏瘫，多为原发性颅脑损伤。③伤后一段时间出现一侧肢体瘫痪或原有的瘫痪加重，并伴有意识障碍加重，多为继发性颅脑损害所致，脑部病灶多为瘫痪肢体的对侧。④头痛、呕吐：a.剧烈头痛、频繁呕吐，常为急性颅内压增高的表现，应警惕发生脑疝的可能。b.意识障碍不太深者可因头痛而表现为躁动不安，应注意防护，避免发生坠床或损伤。

（5）体位管理：①休克或术后麻醉未清醒者应取平卧位。②重型颅脑损伤患者如无休克，应取头高卧位，将床头抬高 15°～30°，有利于静脉回流，减轻脑水肿。③深昏迷者取侧卧位或侧俯卧位，有利于口腔分泌物排出和防止误吸，并定时翻身。

（6）通气治疗：在脑血管反应性正常的前提下，$PaCO_2$ 是决定脑血流量（cerebral blood flow，CBF）的重要因素。过度通气可以通过降低 $PaCO_2$ 而减少 CBF，从而降低颅内压。从开始过度通气到出现颅内压的降低，一般仅需 15 s，持续约 30 min 可达到最大效应。过度通气是除了脑室置管脑脊液外引流之外，降低颅内压的最快方法。需要注意的是，过度通气虽然可以通过减少 CBF 从而降低颅内压，但有加重脑缺血的风险，因此要谨慎使用，而且使用时应注意以下几点：①颅脑损伤后 24 h 内常伴有 CBF 严重降低，应尽可能避免过度通气；②预防颅内压升高时，不推荐长期使用过度通气来维持 $PaCO_2 \leqslant 25$ mmHg。

（7）镇静、镇痛：使用麻醉剂、镇痛剂和镇静剂是急性颅脑损伤早期重要并且常用的治疗手段，包括预防或控制颅内高压和癫痫。巴比妥类药物用来控制颅内压已经有很长的一段历史。该类药物的作用是通过防止不必要的活动、咳嗽和插管后的紧张，以及抑制新陈代谢和改变脑血管张力来实现的。新陈代谢率和耗氧量的降低在一些患者中被认为具有神经保护作用。麻醉剂和镇静剂如巴比妥类药物，可以提高局部 CBF 与代谢需求的耦合，用更低的 CBF 来满足更高的脑氧供应要求，从而降低颅内压。这些药物其他的脑保护机制还包括抑制氧自由基介导的脂质过氧化作用。

麻醉剂、镇痛剂和镇静剂的副作用包括引起低血压和心输出量减少，以及肺内分流增加，这可能导致机体缺氧。药物导致的脑灌注压的反常降低，可能会抵消颅内压降低的益处。此外，部分麻醉剂如丙泊酚与高钾血症、代谢性酸中毒、心力衰竭、横纹肌溶解和死亡有关。这些药物的使用可能会导致患者后续病程中的体格检查受到限制，并且因此需要更加先进的治疗手段，比如持续的脑电图（EEG）监测。由于潜在的毒副作用，需要密切监测给药持续时间和给药剂量即镇静深度。

（8）营养和体液平衡：①呕吐频繁或昏迷者应禁食，由静脉输液维持营养和水、电解质平衡。②在急性期应限制液体及钠盐入量，成人每日输入量不超过 1500 mL。③输入速度要慢而均匀，每分钟 15～30 滴，以防止脑水肿加重，对昏迷时间较长者可用鼻饲。

（9）脱水治疗：常用于治疗颅脑损伤后脑水肿、脑疝及呼吸衰竭等危急症。常用的药物如下：①20%甘露醇：静脉快速滴注，在 15～30 min 输完，每隔 6 h 可重复使用 1 次，用药后观察尿量。②25%山梨醇：较甘露醇作用弱。③高渗盐水：不宜单独使用，严重心、肾功能不全或血压过低者禁用。对长期或多次行脱水治疗者，应注意维持水、电解质平衡。

（10）冬眠低温疗法：①常用冬眠合剂：a.Ⅰ号合剂配方为哌替啶 100 mg、异丙嗪 50 mg、氯丙嗪 50 mg。b.Ⅱ号合剂配方为哌替啶 100 mg、异丙嗪 50 mg、二氢麦角碱 0.6 mg。②用药前应测量生命体征，然后将冬眠药物加入 50%葡萄糖溶液 500 mL 中静脉滴注。③使用冬眠药物 30 min 后，患者进入冬眠状态,方可开始物理降温,避免寒冷刺激引起反应。④注射冬眠药物后,半小时内不宜翻身或搬动患者,以防直立性低血压。⑤注射冬眠药物后一般1～2 h测量1次生命体征,如收缩压低于80 mmHg,应停止继续降温并维持直肠内温度为32～34 ℃。⑥冬眠低温疗法期间注意维持水、电解质及酸碱平衡,加强基础护理。⑦停止冬眠低温疗法时应先停止物理降温,后逐渐停用冬眠药物。

(11)对症护理:①对昏迷者按昏迷常规护理。②对眼睑不能闭合者,应涂眼膏保持角膜湿润。③对颅底骨折有脑脊液鼻漏、耳漏者,保持耳道和鼻孔清洁,禁止填塞、冲洗或滴入药液,禁止行腰椎穿刺。④对有尿潴留或尿失禁者,需留置导尿,便秘者可用缓泻剂或甘油低压灌肠,禁止大量液体灌肠,加强基础护理。⑤对昏迷3天以上的患者应给予鼻饲。由于患者长期不能进食,消化和吸收功能减弱,但需要量增加,应给予高蛋白、高热量、高维生素、低脂肪、易消化的流质食物。食物应每隔4 h由胃管注入,注入食物的温度不可过高或过低,过高可引起食管和胃黏膜烫伤,过低则引起消化不良性腹泻。⑥颅脑损伤累及体温调节中枢时会发生中枢性高热,加重脑水肿,还可加速脑脊液的分泌,使颅内压增高。体温如果高于40 ℃,会使体内各种酶的活性下降,造成脑代谢降低甚至停止。降温可使脑细胞耗氧量减少,机体代谢水平降低,有利于脑细胞的恢复。治疗主要依靠冬眠药物加物理降温,同时给予皮质激素。感染所致的发热一般较晚出现,主要靠抗生素治疗,辅以物理降温。

二、结论

大量研究表明,早期护理在颅脑损伤患者的预后中具有重要意义,早期干预及护理可以较为有效地降低继发性神经损伤发生率,从而提升患者生活质量,相关护理工作也因此得到了广泛关注。此前有学者在研究中发现,颅脑损伤后接受及时的早期护理,患者的生存率可提高5%～8%。在早期的颅脑损伤护理中,首要的任务为将缺氧和低血压导致的继发性神经损伤发生率降低至最低,同时通过合理的护理方法降低颅内压。

参 考 文 献

[1] Maas A I R,Menon D K,Adelson P D,et al. Traumatic brain injury:integrated approaches to improve prevention,clinical care,and research[J]. Lancet Neurol,2017,16(12):987-1048.

[2] Hawryluk G W J,Rubiano A M,Totten A M,et al. Guidelines for the management of severe traumatic brain injury:2020 update of the decompressive craniectomy recommendations[J]. Neurosurgery,2020,87(3):427-434.

[3] 荀静,祁静,周梦良,等.颅脑创伤患者目标温度管理护理实践最佳证据总结[J].解放军护理杂志,2021,38(4):70-73,88.

[4] Geeraerts T,Velly L,Abdennour L,et al. Management of severe traumatic brain injury(first 24 hours)[J]. Anaesth Crit Care Pain Med,2018,37(2):171-186.

[5] Carney N,Totten A M,O'Reilly C,et al. Guidelines for the management of severe traumatic brain injury,fourth edition[J]. Neurosurgery,2017,80(1):6-15.

[6] Marehbian J,Muehlschlegel S,Edlow B L,et al. Medical management of the severe traumatic brain injury patient[J]. Neurocrit Care,2017,27(3):430-446.

[7] 江基尧.颅脑创伤:规范与创新[J].中华神经创伤外科电子杂志,2019,5(2):65-67.

[8] 徐育智,李松年,谭云鹤.重症颅脑损伤院前急救早期气管插管的应用分析[J].中外医学研究,2019,17(6):10-12.

[9] Bukur M,Kurtovic S,Berry C,et al. Pre-hospital intubation is associated with increased mortality after traumatic brain injury[J]. J Surg Res,2011,170(1):e117-e121.

[10] Sundstrøm T,Asbjørnsen H,Habiba S,et al. Prehospital use of cervical collars in trauma patients:a critical review[J]. J Neurotrauma,2014,31(6):531-540.

[11]　Gavrilovski M,El-Zanfaly M,Lyon R M. Isolated traumatic brain injury results in significant pre-hospital derangement of cardiovascular physiology[J]. Injury,2018,49(9):1675-1679.

[12]　Sharp D J,Jenkins P O. Concussion is confusing us all[J]. Pract Neurol,2015,15(3):172-186.

[13]　Lockey D,Crewdson K,Weaver A,et al. Observational study of the success rates of intubation and failed intubation airway rescue techniques in 7256 attempted intubations of trauma patients by pre-hospital physicians[J]. Br J Anaesth,2014,113(2):220-225.

[14]　Theodore N,Hadley M N,Aarabi B,et al. Prehospital cervical spinal immobilization after trauma[J]. Neurosurgery,2013,72(Suppl 2):22-34.

[15]　Fattah S,Ekås G R,Hyldmo P K,et al. The lateral trauma position:what do we know about it and how do we use it? A cross-sectional survey of all Norwegian emergency medical services[J]. Scand J Trauma Resusc Emerg Med,2011,19:45.

[16]　Joseph M,Paul A. Emergency department assessment and management of pediatric acute mild traumatic brain injury and concussion[J]. Pediatr Emerg Med Pract,2021,18(6):1-28.

[17]　Ghneim M,Albrecht J,Brasel K,et al. Factors associated with receipt of intracranial pressure monitoring in older adults with traumatic brain injury[J]. Trauma Surg Acute Care Open,2021,6(1):e000733.

[18]　Iaccarino C,Lippa L,Munari M,et al. Management of intracranial hypertension following traumatic brain injury:a best clinical practice adoption proposal for intracranial pressure monitoring and decompressive craniectomy. Joint statements by the Traumatic Brain Injury Section of the Italian Society of Neurosurgery(SINch) and the Neuroanesthesia and Neurocritical Care Study Group of the Italian Society of Anesthesia,Analgesia,Resuscitation and Intensive Care(SIAARTI)[J]. J Neurosurg Sci,2021,65(3):219-238.

[19]　Spaite D W,Hu C,Bobrow B J,et al. Mortality and prehospital blood pressure in patients with major traumatic brain injury:implications for the hypotension threshold[J]. JAMA Surg,2017,152(4):360-368.

[20]　Lazaridis C. Hypothermia for intracranial hypertension after traumatic brain injury[J]. N Engl J Med,2016,374(14):1384.

[21]　Cabral K P,Fraser G L,Duprey J,et al. Prothrombin complex concentrates to reverse warfarin-induced coagulopathy in patients with intracranial bleeding[J]. Clin Neurol Neurosurg,2013,115(6):770-774.

[22]　Lendrum R A,Kotze J P,Lockey D J,et al. Case studies in prehospital care from London HEMS:pre-hospital administration of prothrombin complex concentrate to the head-injured patient[J]. Emerg Med J,2013,30(3):247-248.

[23]　孙甜甜,王洁,崔伟华. 颅脑创伤患者术中液体管理的研究进展[J]. 国际麻醉学与复苏杂志,2021,42(7):738-742.

[24]　Baharoglu M I,Cordonnier C,Al-Shahi Salman R,et al. Platelet transfusion versus standard care after acute stroke due to spontaneous cerebral haemorrhage associated with antiplatelet therapy(PATCH):a randomised,open-label,phase 3 trial[J]. Lancet,2016,387(10038):2605-2613.

[25]　高亮. 美国第四版《重型颅脑损伤救治指南》解读[J]. 中华神经创伤外科电子杂志,2017,3(6):321-324.

（汪永新　依日扎提）

第八节　潜在器官捐献者：器官捐献者管理

2015 年以来，我国实现了公民逝世后器官捐献的转型，器官捐献事业也得到了快速发展。目前，我国司法实践中采用的死亡标准仍为传统的心脏死亡标准，脑死亡标准尚未被法律确认。但在我国医学界，脑死亡标准已被普遍接受并广泛应用，说明我国已具备脑死亡标准立法的医学专业基础。2019 年，国家卫生健康委员会脑损伤质控评价中心发表了《中国成人脑死亡判定标准与操作规范（第二版）》和《中国儿童脑死亡判定标准与操作规范》。在《中国成人脑死亡判定标准与操作规范（第二版）》中，脑死亡的判定标准为深昏迷、脑干反射消失和无自主呼吸，且经脑电图、短潜伏期体感诱发电位和经颅多普勒超声中的两项进行确认。可见，我国医学界采用了较为保守的全脑死亡标准。近年脑死亡无偿器官捐献及移植已开始在国内实施，但在脑死亡无偿器官捐献及移植方面的参考资料仍然较少。故本节主要探讨脑死亡患者器官捐献的相关研究。

一、潜在器官捐献者

根据世界卫生组织 2010 年推荐的专有名词定义，潜在器官捐献者是"临床状况被怀疑符合脑死亡标准的人"。神经外科脑死亡患者是无偿器官捐献的潜在人群，可显著增加供体的来源。神经外科危重症患者监护的主要目的是提供全面的神经重症监护治疗，直到治疗被视为无效。如果所有客观迹象表明大脑功能完全丧失，则应启动死亡诊断的流程。对于潜在器官捐献者来说，危重症监护逐渐向器官功能的维持和捐献意愿的调查转变。

二、器官捐献和脑死亡的难点

器官捐献和脑死亡的难点在于诊断、器官功能维持及医患沟通。诊断方面，首先，由于我国脑死亡标准尚未被法律确认，相关法律缺失，所以即便有资质的医生根据相关标准宣布患者脑死亡，亲属依旧可以不予认可而选择继续抢救。其次，具有诊断资质的医生数量仍远远不足，一是门槛高，二是数量少。最后，缺乏快捷简便的诊断技术也是限制器官捐献的一个重要因素。

器官功能维持方面，脑死亡患者多存在神经体液调节失衡等生理和病理改变、血流动力学紊乱、全身组织前灌注缺乏等情况，治疗策略应尽可能以器官生理正常化为目标。三甲医院的 ICU 是治疗及器官功能维持任务的主要承担者。ICU 通过血流动力学、呼吸、内分泌、抗感染等多方面的支持和干预，使器官功能获取最优化。即便如此，许多脑死亡患者常因感染、中枢神经系统功能紊乱等引起脏器血流动力学改变，甚至导致脏器功能不可逆的衰竭。

医患沟通一直是一个难点，尤其是危重症患者。受传统儒家思想的影响，中国人对于死后身体的完整性十分重视，很多人对于死后捐献器官表示不能理解。诸多因素影响下，许多亲属常因观念难以转变、评估时间不够、抢救导致损伤等而错过最佳捐献时间。

三、脑死亡及器官捐献的伦理学

所谓脑死亡是全脑不可逆地丧失功能，包括大脑、小脑和脑干功能，以中枢性自主呼吸完全停止为首要特征。目前对脑死亡的认知存在四大误区：①混淆脑死亡与植物状态的判断标准；②将脑死亡与安乐死混为一谈；③认为确立脑死亡标准可以一劳永逸地解决器官短缺的问题；④医生决定患者的生与死。脑死亡概念的提出，有利于解决颅脑损伤患者治疗中许多棘手的问题，因为有些严重的颅脑损伤患者在脑部大面积或全部损伤后还能借助现代医疗技术维持心肺功能，而由其产生的呼吸、心跳这些"生命体征"是缺乏意义的表象。

确定脑死亡标准的伦理价值：①更科学地判定死亡，即心跳停止可以复苏，而脑死亡后作为人的本质特征的意识已经丧失，而且无法复苏，有意义的生命个体已不复存在。②维护了死者的尊严。在 ICU 抢救的颅脑损伤患者,有些已发生脑死亡,为了维持生命特征而在身上接满了各种管道,有些患者还出现全身水肿、严重的球结膜水肿、面部变形等。确定脑死亡判定标准,如果得到患者生前或者脑死亡后患者亲属的认同,一旦达到脑死亡状态就可以放弃治疗,这也是一种人道主义的表现。③节约医疗资源,停止毫无意义的抢救措施,可以减轻给患者家庭带来的沉重经济负担。④有利于器官移植,可以保证那些已经脑死亡的,但其他主要脏器短期内尚未死亡的颅脑损伤患者成为新的供体来源。

总之,放弃治疗脑死亡的患者是人类运用现代生命伦理学以及医学科学知识所进行的尝试,维护了生命的尊严,符合患者的利益,有利于减少医疗资源的浪费,减轻了社会及家庭负担、维护了社会公益。但植物状态不能与脑死亡混为一谈,只要存在恢复的可能性,就不能对植物状态放弃治疗。医护人员停止抢救或放弃治疗完全要由患者亲属或授权委托人授权并签字后实施。值得注意的是,器官捐献要绝对自愿,供方是在没有任何威胁或利诱情景下知情并做出同意的承诺的。

四、器官捐献者管理目标

严格的器官供体管理是器官移植后结果的主要决定因素,必须强制使用以器官生理正常化为目标的器官捐献管理办法。研究表明,在器官捐献手术之前实现捐献者器官生理正常化,可使每个捐献者捐献更多的器官和被捐献者获得更好的器官捐献结果。然而,目前对于器官捐献者的治疗和器官功能保存及维持的管理策略可获得的科学证据仍然较少。

五、脑疝和死亡的病理生理学

脑死亡的患者往往经历了脑疝这一过程。随着颅内压的升高,脑干疝入枕骨大孔导致病理生理变化,这可以用头侧至尾侧脑干缺血演变来解释。疝出过程越快,病理生理症状越严重。最初是副交感神经刺激伴严重的心动过缓,随后是伴随高血压和心动过速的交感风暴。最后,交感神经张力的丧失导致外周血管扩张和低血压。高血压和低血压都有可能导致脑干及其他终末器官损伤。脑血流停止可导致下丘脑和垂体功能不全,引发体温调节丧失、体温过低和垂体激素缺乏。交感风暴触发炎症系统和凝血系统紊乱,最终导致患者心脏停搏或脑死亡。这时应着手准备启动捐献流程。

捐献者器官生理正常化主要是维持循环、肝、肺、肾、代谢方面的稳定,这些器官生理正常化的维持,已存在相应指南进行指导,本节对此不再赘述。捐献流程启动后,由 ICU 医生和医院脑死亡判定和器官捐献相关专业委员会的人员共同制订方案。

儿童器官捐献者在大多数医院很少见。脑死亡诊断在儿科患者中与成人不一样,因此从事儿童器官捐献的工作人员需要经过专门培训。用于儿童死亡诊断和器官捐献者的生理和实验室参数的水平必须根据捐献者年龄进行相应调整。儿童器官捐献仍需进一步的研究。

近年来,随着医学技术的进步,器官移植逐渐被应用于临床治疗。器官移植是治疗终末期肺、心、肾、肝衰竭等疾病的有效手段,随着我国器官移植技术的进步,供体器官短缺是影响器官移植的最大问题。神经外科脑死亡患者是器官移植无偿器官捐献的潜在人群,可显著增加供体的来源。要做好器官移植无偿器官捐献这一工作,需要社会各界方方面面的努力。国内有调查发现,受访者对器官捐献和移植的认知度高达 92.8%,88.7% 愿意为亲人捐献器官,有 32.5% 支持亲人捐献器官,且文化程度越高,越容易接受器官捐献。同样,一项涉及 11 个国家约 2 万名重症医护人员的研究发现,最佳捐献率与捐献支持、脑死亡概念接受程度、信心水平及器官捐献的学习背景相关。对比国外器官捐献现状,我国器官捐献领域尚有许多待改进的地方。首先,解放思想,打破传统思维束缚。其次,完善脑死亡及器官捐献相关法律法规。最后,加强医护人员器官捐献及伦理再教育相关知识的培训。有文献指出,对器官捐献持积极态度的医护人员会更容易推荐潜在器官捐献者。

2014 年底,新疆农业大学张静同学无偿捐献一个肝脏、一对肾脏和一对眼角膜的感人事迹,在中央电视台 13 套新闻直播间,以"学子脑死亡,捐献器官回报社会"为主题进行了专题报道。这开启了新疆医科大学第一附属医院脑死亡器官捐献工作的序幕。近几年,新疆医科大学第一附属医院在器官捐献方面摸索出了一套流程,关键点如下:①敬畏生命,严控标准;②公平分配,资源共享;③宣传典型,扩大知晓面;④力求完善,制度先行。流程的不断完善,为保证器官质量、把握宝贵的移植时间点发挥了重要作用。如今,新疆医科大学第一附属医院器官移植工作已经走在了全国前列。近百例器官移植手术的成功开展,体现了该院对国家卫生健康委员会和中国红十字会总会联合启动的公民死亡后自愿捐献器官的倡导,也是对公民死亡后自愿捐献器官倡导的实践。

神经外科医生不仅仅需要面对脑死亡患者,还要将爱心传递给等待器官移植的患者。重视每一个潜在器官捐献者,每捐献一个器官,就能使一名绝望的患者重新获得希望,也让逝者以另外一种方式延续生命。

参 考 文 献

[1] 黄洁夫,叶啟发.建立中国模式的公民器官捐献体系,为人民群众提供高质量的器官移植医疗服务[J].武汉大学学报(医学版),2017,38(6):861-865.

[2] 国家卫生健康委员会脑损伤质控评价中心,中华医学会神经病学分会神经重症协作组,中国医师协会神经内科医师分会神经重症专业委员会.中国成人脑死亡判定标准与操作规范(第二版)[J].中华医学杂志,2019,99(17):1288-1292.

[3] 国家卫生健康委员会脑损伤质控评价中心.中国儿童脑死亡判定标准与操作规范[J].中华儿科杂志,2019,57(5):331-335.

[4] 李小杉,胡春晓,杨雅君,等.基于器官捐献视角论我国脑死亡标准的立法[J].器官移植,2020,11(6):737-742,748.

[5] 中华医学会器官移植学分会.中国公民逝世后器官捐献流程和规范(2019版)[J].器官移植,2019,10(2):122-127.

[6] Abraham J,Burton S,Gordon H S. Moving patients from emergency department to medical intensive care unit:tracing barriers and root contributors[J]. Int J Med Inform,2020,133:104012.

[7] 黄洁夫.中国器官捐献的发展历程与展望[J].武汉大学学报(医学版),2016,37(4):517-522.

[8] 昌上清,朱海燕.脑死亡后器官捐献的急诊方面研究[J].中国急救复苏与灾害医学杂志,2020,15(3):368-370.

[9] 李小杉,缪俊艳,胡迪,等.公民对脑死亡标准立法态度的现状调查[J].器官移植,2020,11(1):87-92.

[10] Witjes M,Kotsopoulos A,Herold I H F,et al. The influence of end-of-life care on organ donor potential[J]. Am J Transplant,2017,17(7):1922-1927.

(汪永新 范国锋)

第九节 伦理道德方面和医患沟通

一、伦理道德方面

颅脑损伤患者的诊疗过程涉及诸多伦理道德问题,医护人员应该了解不同情境下可能面对的伦理问题以及应该遵循的道德原则,有效规避由伦理道德问题引发的医患矛盾及纠纷。

1. 手术治疗相关的伦理问题 大多数颅脑损伤患者病势急、病情危重且复杂多变,常涉及多系统的损伤,故要求医生迅速准确地诊断,选择最佳治疗方式。存在手术可能性时,医生必须遵循手术治疗的伦理原则:必需性原则、最优化原则、知情同意原则。首先医生选择治疗方案时应根据颅脑损伤类型和严重程度及患者实际条件,确定是否需要手术治疗,对手术创伤与手术效果进行全面权衡。因为手术治疗本身具有创伤性和局限性,医生力图通过手术方式挽救患者生命,但同时手术操作有可能对患者神经功能造成损伤,术后患者可能出现失语、偏瘫、昏迷甚至死亡等不良结果,因此必须严格掌握手术指征,充分考虑手术的利与弊。另外,严重颅脑损伤患者在重症医学科住院时间较长、费用高,医生应该充分考虑患者付出各种代价后对治疗效果是否满意。经不同方案的综合比较,如果手术治疗效果最佳、所付出的代价相对较小并且患者或其亲属可以接受,可以选择手术干预。

当患者需要手术治疗时,必须确定手术治疗条件的充分性。神经外科手术对医生技术、手术设备和医疗设备器械等要求非常严格,当患者需要紧急手术时,医生必须先确认自己的技术能否胜任,同时要确认所在医院的麻醉重症团队、手术室环境和医疗设备器械等条件是否完全符合要求。如果医生技术或医院条件达不到手术要求,必须另请专家诊治或考虑转诊,应始终将患者的健康利益放在首位。

所有患者都有知情权。在接受手术治疗前,患者有权知道自己的病情及治疗方案,并对治疗方案具有选择权和决定权。医生应以患者或其亲属可理解的语言,充分告知目前的病情及治疗方案,保证患者或其亲属了解不同治疗方案的效果和代价,尤其是手术目的、手术方式、手术风险、手术效果以及可能造成的不良结果等。大多数颅脑损伤患者伴有不同程度的意识障碍,失去了理解能力或正确的判断能力,因此需要患者亲属或授权委托人做出选择,医生要充分尊重患者亲属的选择,保护患者的利益,征得同意后签署相关知情同意书。如果术中患者情况与术前预计的不完全相符,需要调整手术方式,则必须先与患者亲属充分沟通,再次征得知情同意,并签署相关文书后才可继续行手术治疗。这种书面协议无论从治疗流程上,还是从伦理、法律上来讲都是必不可少的,是患者及其亲属对手术治疗知情同意的客观形式。换句话说,患者及其亲属在手术知情同意书上签署同意意见充分表明患者及其亲属对手术方式、手术效果以及手术风险的理解和对医生的信任,手术医生应以这种信任与理解激励自己,承担责任并履行义务。

2. 无名氏患者抢救的伦理问题 无名氏或身份无法确认的颅脑损伤患者是一类特殊的治疗对象,一般从事发现场直接送往医院急诊科,无陪同的亲属。而患者病情危重,需要紧急采取医疗措施挽救患者生命。在这种情况下,患者意识不清又无亲属或授权委托人在场签署相关知情同意书,医护人员会面临如签字认可、费用等许多急需解决的问题。遇到这种特殊情况时,医护人员应始终坚持患者利益至上和尊重生命价值的原则,只要有一线抢救的希望,就付出全部的努力及时抢救生命。若患者需要手术治疗,医护人员应当机立断,积极完善手术准备,同时向医院相关部门如医务科或总值班室等汇报情况,在征得同意后及时手术,为患者争取最佳抢救时机。另外,急危重症颅脑损伤患者的抢救需要多学科团结协作,应该遵循最优化原则,尤其对病情复杂的患者需要集思广益,在最短的时间内选择最佳治疗方案。

二、医患沟通

颅脑损伤患者的治疗中,有效沟通是所有医护人员必不可少的技能,而且其重要性越来越显著。医护人员通过培训、实践、反思以及预先准备,可以更好地与患者亲属进行沟通,从而有利于治疗顺利进行。严重颅脑损伤患者需要接受急重症监护治疗,而医护人员需要尽快救治患者以尽可能减少继发性损伤的发生。在这种紧急状况下及时向患者亲属告知病情非常重要,但也具有一定的挑战性。因为几乎所有将要发生的事情都有不确定性,患者多发病急、病情危重且复杂多变,就算是短期内的事件也无法给出确定的说法。这种不确定性是最难与患者亲属交代的,而患者亲属期望值高,不愿接受病情变化,情绪易激动,由此出现的消极反应可能会阻碍治疗,甚至可能促使医疗纠纷的发生。因此,为了提高沟通技巧,使每次的沟通达到良好的效果,医护人员必须遵循医患沟通的以下几项基本原则。

1. 以人的健康为本 患者首先是一个人(儿子/女儿/兄弟等角色),而不是复杂的颅脑损伤病例。永远将患者放在第一位,这是患者亲属所期盼的。通过沟通给患方更多的人文关怀,尽可能了解并满足患方的需求。他们可能会有以下需求或疑问:患者到底发生了什么? 他/她会活下来吗? 能见到他/她吗? 医护人员在尽全力吗? 可以信任医护人员吗?

2. 维护患方权益 医患沟通中医护人员必须充分维护患方合法权益,包括平等医疗权、知情同意权、监督医疗过程权等,这也是医护人员重要的职业操守。

3. 注重诚信行医　不要制造虚假的希望,对所知道的和不知道的要诚实告知患方。医疗过程中医护人员要始终诚实守信、遵章守法、恪尽职守,这样才能获得患方的信任,使患方更尊重医生,同时增强患方的依从性。

4. 尊重医学科学　医学科学是沟通的基础,客观真实地反映颅脑损伤患者的治疗及预后等是必要的。医护人员在理性传达客观信息的同时应该注重人文关怀,让患方全面了解和正确看待颅脑损伤。医护人员在向患方交代病情、治疗方案以及预后时,要恰当说明其不确定性和风险性,让患方获得对风险的心理承受力。

5. 有效表达信息　颅脑损伤患者的治疗通常是非常紧急的,医护人员必须全面了解患者的病情,紧急状况下必须高效沟通,在传达信息的过程中要善于将口头语言、肢体语言以及书面语言相互结合,使患方更易于理解,可以体现人文关怀。医护人员的语言要有鲜明的职业性,既要专业规范,又要通俗易懂,不能随意化。虽然医护人员表达要和善、态度要和蔼,但面对急重症颅脑损伤患者及其亲属时不宜微笑,要直接而有效地表达出对患者真诚而负责的态度。

6. 密切医患合作　诊疗过程中,医护人员与患方需要全程相互合作。医护人员应该主动向患方充分告知医疗相关信息,提供专业的指导,使患方参与医疗决策的过程。医护人员应通过倾听了解患方信息,沟通中必须全神贯注地接收患方提供的信息,不随意打断并且要准确理解患方的重要信息,避免因打断或没有耐心而失去关键信息,导致患方对医护人员的尊重与信任度降低。

急重症颅脑损伤的诊疗过程中,医护人员很多时候不得不向患方告知坏消息,如患者的死亡、病情恶化急需再次手术、疾病预后不良等,这时需要进行"渐进式"谈话,使患方逐步接受坏消息,委婉告知并适当安慰,降低患方的情绪反应,有利于患方的配合。当遇到难以回答或解决的问题时,绝不能"忽悠"患方,首先态度要真诚,暂避难题并及时向上级汇报。患方的非理性多发生在急危重症颅脑损伤患者的抢救中,患方的负性情绪等制约了其正常思维,导致其无法正确理解和接收医护人员的沟通信息。这时医护人员要保持情绪平稳,不能激化矛盾,尽量不要让医患沟通当场失败。

参 考 文 献

[1]　王东峰,郭世文,李涛.脑外伤病人的临床伦理问题探讨[J].中国医学伦理学,2006,19(1):73,101.

[2]　杨晓清,辛涛,滕良珠.脑外伤后植物生存状态病人放弃治疗的伦理学研究[J].医学与哲学,2007,28(4):61-62.

[3]　黄斌,魏建彬,黄颖臻,等.颅脑外伤如何进行有效的医患沟通[J].中国实用医药,2009,4(19):271.

[4]　Bernat J L. Ethical issues in the treatment of severe brain injury:the impact of new technologies [J]. Ann N Y Acad Sci,2009,1157:117-130.

（汪永新　马木提江）

第五章　急诊外科治疗

第一节　基础外伤开颅术

一、概述

基础外伤开颅术是神经外科其他亚专科的基础,最常遇到的病种为急性颅内血肿,如硬脑膜外血肿、硬脑膜下血肿、脑内血肿和脑挫伤,若处理不慎,可能导致上矢状窦附近的大引流静脉、颞下和额下区域以及颞和额极的挫伤组织出血。住院医师经历了严格的专业基础训练后,通过基础外伤开颅术可历练成为出色的神经外科专科医生。对于具备手术指征的颅脑损伤患者而言,早期手术比等待治疗更好,颅内血肿压迫导致脑缺血时间越长,预后越差。某些开颅术患者还需进一步行去骨瓣减压术。每一例患者的病情都有其特殊之处,医生应因人而异制订出最合适的手术方案。

二、如何进行基础的颅脑损伤开颅术

1. 术前准备　在医院收治的意识减退的颅脑损伤患者中,高达25%的患者伴有颈部损伤。因此,行开颅术前必须先行CT检查以排除颈椎损伤。

建议术前(最好在切皮前半小时)备皮,备皮范围为全头部(不剃眉毛)。妥善保护好双眼和双耳,消毒水切不可进入眼内和耳道内,以免角膜溃疡和鼓膜破坏。一般的手术体位为患者头置于头枕,向另一侧倾斜近90°,略高于心脏水平,开颅口应该在水平面上,这是因为颅内静脉无静脉瓣,术中头位过高可导致气栓,过低则可能增加术中出血。同侧肩下垫枕以便颈静脉回流,或者直接用头架固定头部,最好能升降自如、显露满意。

2. 皮瓣设计　一般建议做瓣状切口,皮瓣蒂部宽度/皮瓣长度≥1∶2(皮瓣蒂部宽度一般是5 cm),以免皮瓣坏死;切开头皮时尽量不同时切开骨膜,避免骨膜从颅骨撕离;用头皮夹夹于皮瓣缘进行止血。暴露的颅骨面积必须足够大,以适应开颅术,其前后径为14～16 cm,应注意皮瓣要比骨瓣大。

3. 颅骨切开　1个骨瓣共钻孔5～6个,用高速钻头钻孔时,一定要确保钻透颅骨时钻头会自动停止,以免陷入颅腔造成额外伤害,一定要垂直于颅骨钻孔。钻邻近窦汇处的骨孔时,应远离窦汇1～2 cm,以免造成损伤而大出血。钻孔完成后,换铣刀切割颅骨,然后插入两把骨膜剥离器至骨瓣下方,翻起骨瓣,骨瓣粘连时用神经剥离子潜行分离粘连处。在手术过程中应警惕可能继续发生的颅内损伤。

4. 硬脑膜切开　骨瓣翻开后,即使术前影像学检查显示仅有硬脑膜外血肿,在硬脑膜外血肿清除后也应常规检查有无硬脑膜下血肿。硬脑膜应彻底止血,切断硬脑膜上动脉主干时,应先用丝线缝扎后再切断。

骨窗缘下易出血,建议常规填明胶海绵,再将硬脑膜与帽状腱膜缝吊在一起。硬脑膜切开时要采用控制措施,以避免大面积外疝,同时要注意避免皮质撕裂伤。如果硬脑膜张力不高,可直接用剪刀按预定切口扩大剪开;若张力高,则先行脱水、侧脑室外引流等处理,待颅内压降低后再扩大硬脑膜切口。

5. 脑内血肿清除　通常选血管较少和距病变部位较近的脑皮质处切开脑皮质,先用电凝器将蛛网膜、软脑膜电凝切开,再用脑压板牵开切口,逐渐深入到达病灶清除脑内血肿。止血要彻底,每一个出血点都要止住,做到切口内冲洗液完全清亮。

6. 关颅　血肿清除完毕准备关颅,若颅内压不高,可用细丝线严密缝合硬脑膜;若硬脑膜缺损大或

脑组织张力高,则需用人工脑膜或自身筋膜进行脑膜修补。硬脑膜外骨瓣间留置引流管,术后 24 h 左右拔除。

骨瓣复位前,建议用骨蜡对骨瓣内表面涂抹止血。为防止复位的骨瓣下陷,可用颅骨锁予以固定。对于是否去骨瓣,以下三条可供参考:术前是否有脑疝、关颅时脑组织是否突出骨缘、关颅时脑搏动是否良好。头皮缝合建议分两层进行,皮下层缝合时注意要将帽状腱膜对合缝扎牢固,这是伤口愈合好坏的关键;缝头皮时要求皮肤对齐、切忌内翻或外翻。

三、儿童颅脑损伤开颅术需关注的问题

婴儿颅骨较薄,囟门未闭合,为降低颅骨骨折的风险,不应使用三钉头架,可使用硅胶头托进行颅骨固定。婴幼儿骨瓣宜用可吸收材料固定(缝线或板/螺丝)。婴儿颅骨小的缺损无须进行人工骨替代,因为新骨会自动填补缺损。行开颅术清除小儿硬脑膜外或硬脑膜下血肿有大量失血的风险,因此,在整个手术过程中必须进行持续细致的止血。麻醉医生应不断告知神经外科医生出血量的多少,并为输血做好准备。

(黄云峰　刘劲芳)

第二节　创伤性颅内血肿的外科治疗

一、概述

颅脑损伤所导致的颅内血肿可进一步发展,尤其在受伤后 6~8 h,因此,受伤后密切观察患者神志等病情变化是必不可少的。对极严重的颅脑损伤和(或)血流动力学不稳定的患者,由于预后极差,一般不建议手术治疗;对其他所有颅内血肿患者,应考虑手术治疗。

急性硬脑膜下血肿患者的死亡率和发病率在所有颅脑损伤病变中是最高的,总死亡率为 40%~60%。这种不良结果主要是由脑实质损害和继发性颅内高压造成的。

硬脑膜外血肿患者一般预后相对较好,总死亡率约为 10%。即使在单侧瞳孔散大患者中,也有部分患者可取得良好预后。然而,颅内高压持续时间短是这些患者手术取得良好结局的重要先决条件。

决定是否进行颅内血肿手术的关键因素是患者的一般情况、神经系统症状和 CT 表现。一般来说,初次 CT 扫描发现颅内创伤的患者应在 8 h 内进行 CT 复查,如果有手术指征,则应尽早进行手术。

由于颅内病变的多样性、多发伤患者的复杂性和患者个体特征的多样性,制定严格的手术指南非常困难,甚至难以定义。但是,当存在难以解释的临床疑问或患者存在意识障碍时,神经外科医生应尽可能监测颅内压,如果达到手术指征,则及时手术。

对颅脑损伤急性期患者,不建议使用血肿钻孔外引流。儿童因颅腔较成人小,硬脑膜外血肿清除的阈值应低于成人。新生儿和婴儿颅内血肿可导致失血性休克。开颅清除小儿硬脑膜外或硬脑膜下血肿有大量失血的风险。患有颞部蛛网膜囊肿的成人和儿童,即使头部受到轻微创伤,也容易发生硬脑膜下血肿。

二、分论

1. 硬脑膜外血肿

1) 发病机制　硬脑膜外血肿主要位于颞区和颞顶区。出血通常是由脑膜中动脉前支或后支撕裂引起,并常与颅骨线性骨折有关。颅骨骨折后,随着硬脑膜外血肿的扩大,硬脑膜从颅骨内板剥离并逐渐扩大范围。典型的血肿呈双凸形,并受颅缝的限制。硬脑膜外血肿的发病率在年轻成人中较高,随着年龄的增长,硬脑膜与颅骨的贴合性更强,因而硬脑膜外血肿在老年患者中比较罕见。硬脑膜外血肿也可能

因脑膜中静脉、板障静脉或静脉窦的损伤所致,而这种出血原因其实也并不少见。高达 50% 的硬脑膜外血肿患者表现出中间清醒期,患者可在受伤后醒来,然后随着出血的增加,头痛恶化,最终意识减退。

2)外科手术指征

(1)血肿体积>30 cm³,或 GCS 评分<9 分,瞳孔不等大,均应立即手术。

(2)对于血肿体积<30 cm³、厚度<15 mm、中线移位<5 mm 和 GCS 评分>8 分、无局灶性神经功能障碍的患者,可观察。但对于 GCS 评分<14 分和(或)血肿引起了症状的患者,需要考虑选择手术治疗。

3)手术方法 建议按照血肿部位取常规骨瓣开颅,完全清除血肿和彻底止血。不应该采用钻孔引流治疗急性硬脑膜外血肿。通常情况下,颅骨应该同期还纳并固定,但对于巨大硬脑膜外血肿、中线移位明显、双侧瞳孔散大的患者,可以采用去大骨瓣减压术和硬脑膜减张缝合术,以避免大面积脑梗死造成的继发性颅内高压和脑疝。

4)手术注意事项 在制订开颅术方案时,应以 CT 检查和解剖学标志作为指导,以完全暴露血肿和出血源为宜。只有充分暴露,才能彻底止血及减少复发性血肿的形成,同时能避免损伤血管、神经等。

如果神经系统症状恶化非常迅速,以前的做法是建议先在最大厚度血凝块区域或附近钻一个单孔释放出少量血肿,快速降低颅内压,但这种策略已被放弃,因为现在在动力系统辅助下,开颅可以迅速进行,并不会耗费很长时间。

硬脑膜外血肿通常凝结,用冲洗、抽吸或杯钳钳夹的方式去除。通过使用双极电凝烧灼、止血剂、骨蜡和缝合进行彻底的止血。脑膜中动脉分支出血通常可用双极电凝烧灼法控制。由于岩状骨骨折而引起的脑膜中动脉主干撕裂所导致的硬脑膜外血肿可用止血材料(包括骨蜡)填充棘孔。当硬脑膜外血肿清除时,应考虑留置引流管。

如果硬脑膜仍然张力高或呈蓝色,则提示硬脑膜下出血,即便在术前 CT 扫描中未见,也应检查硬脑膜下腔。首先做有限的硬脑膜切口,必要时扩大切口。

2. 急性硬脑膜下血肿

1)发病机制 急性硬脑膜下血肿可由皮质挫伤、撕裂或桥静脉撕裂引起。对于后者,原发性颅脑损伤可能不那么严重。约 50% 的患者有损伤相关症状,包括挫伤、血肿或皮质撕裂伤,大多数发生在额叶和颞叶。因此,与硬脑膜外血肿患者相比,急性硬脑膜下血肿患者经常出现持续的意识障碍。急性硬脑膜下血肿因受大脑镰和小脑幕的限制,故多呈典型的新月形。

随着抗血栓药物使用的增加,特别是老年患者中维生素 K 拮抗剂的使用,急性硬脑膜下血肿病例数显著增多。单用维生素 K 拮抗剂(如华法林)或与氯吡格雷联用可显著增加硬脑膜下血肿风险。一般来说,联用一种以上的抗血栓药物存在高度风险,单用新型口服抗凝药物或氯吡格雷存在中度风险,而单用低剂量阿司匹林仅存在较小的风险;但不管哪种风险,都是颅内继发性出血进展和预后不良的独立预测因子。对需要行急诊手术的服用阿司匹林或氯吡格雷等抗血小板药物的颅脑损伤患者,可通过血栓弹力图评估血小板功能,在术前、术后输注血小板。对需要行急诊手术的服用华法林抗凝的颅脑损伤患者,术前用维生素 K1、新鲜冰冻血浆、凝血酶原复合物及重组活化凝血因子Ⅶ拮抗。对需要行急诊手术的服用达比加群抗凝的颅脑损伤患者,术前可用依达赛珠单抗进行拮抗。对需要行急诊手术的应用普通肝素抗凝的颅脑损伤患者,术前可用鱼精蛋白拮抗,但鱼精蛋白对低分子肝素的作用弱。

急性硬脑膜下血肿的其他危险因素包括酗酒、高龄、脑萎缩、分流治疗后的脑积水或颞部蛛网膜囊肿。发生于 75 岁以上的硬脑膜下血肿,男性的发病率是女性的两倍。老年急性硬脑膜下血肿的死亡率很高(70%~80%),只有少数存活者能够独立生活。

2)外科手术指征

(1)血肿厚度≥10 mm 或中线位移≥5 mm,不论 GCS 评分的高低,立即手术。

(2)血肿厚度<10 mm、中线移位<5 mm,如果 GCS 评分<9 分或评分下降≥2 分,和(或)瞳孔不等大,和(或)颅内压>20 mmHg,考虑手术。

3）手术方法　建议行大骨瓣开颅血肿清除术,根据术中颅内压情况决定行保留或去骨瓣减压术,硬脑膜原位缝合或减张缝合。

4）手术注意事项　清除急性硬脑膜下血肿和处理相关脑实质病变通常需要行大骨瓣减压术(不小于 12 cm×15 cm 或直径不小于 15 cm)。充分暴露颞、额极区域是必要的。要广泛检查硬脑膜下间隙是否有活动性出血和表面挫伤,必要时扩大开颅边缘。皮质出血点和撕脱的桥静脉用双极电凝烧灼止血,使用止血剂控制弥漫性皮质出血。窦壁出血不应被烧灼,因为这只会扩大破口,应改用止血剂或将止血剂与明胶海绵联合使用,如果上述措施不奏效,可使用纤维蛋白密封剂或肌肉贴片。当血肿清除后,行硬脑膜原位缝合或减张缝合,必要时行去骨瓣减压术。

3. 脑内血肿和脑挫裂伤

1）发病机制　外伤性脑内血肿和脑挫裂伤常伴有硬脑膜外或硬脑膜下血肿,它们常发生在额叶和颞叶,且往往是直回的眶下部分和额叶的额下回和颞叶的顶端。顶叶和枕叶损伤较少,通常与撞击直接相关。

2）外科手术指征

(1) 血肿体积>50 cm³。

(2) 额部或颞部挫伤>20 cm³,中线移位≥5 mm 和(或)脑池受压,GCS 评分 6~8 分。

(3) 因血肿或难治性颅内高压导致神经功能恶化。

3）手术方法

(1) 对于单纯脑内血肿、无明显脑挫裂伤、CT 扫描出现明显占位效应的患者,按照血肿部位,采用相应部位较大骨瓣开颅术清除血肿、彻底止血,根据术中颅内压情况决定行保留或去骨瓣减压术,硬脑膜原位缝合或减张缝合。

(2) 对于额颞顶广泛脑挫裂伤合并脑内血肿、CT 扫描出现明显占位效应的患者,应该提倡采用标准外伤大骨瓣开颅术清除脑内血肿和失活的脑挫裂伤组织、彻底止血,常规行去骨瓣减压术,硬脑膜减张缝合。

(3) 对于无脑内血肿、额颞顶广泛脑挫裂伤、脑肿胀合并难以控制的颅内高压、出现小脑幕切迹疝征象的患者,应常规行去骨瓣减压术,硬脑膜减张缝合。

(4) 对于后枕部着地减速性损伤、对冲伤导致的双侧大脑半球脑实质损伤(脑内血肿、脑挫裂伤)导致的颅内多发血肿,应该首先对损伤严重侧病灶进行手术,必要时同时行双侧开颅术。

4）手术注意事项　超声可以帮助定位部位较深的皮质外伤性脑内血肿。建议行大骨瓣开颅术,只有孤立性外伤性脑内血肿且无其他相关病变的患者才应考虑行穿刺外引流。

4. 颅后窝创伤性血肿

(1) 发病机制:颅后窝的创伤性病变是罕见的,在所有头部损伤中占比不到 3%。绝大多数是硬脑膜外血肿。硬脑膜下和小脑实质损伤较少见,但更危险。由于颅后窝创伤患者代偿空间有限,极易压迫脑干,可迅速恶化,因此及时识别和及时手术是特别有必要的。严重颅后窝创伤性血肿往往先出现呼吸节律改变,因此观察呼吸变化与观察神志同等重要。

(2) 外科手术指征:颅后窝血肿体积>10 mL、CT 扫描出现占位效应(第四脑室的变形、移位或闭塞,基底池受压或消失,梗阻性脑积水等)。

(3) 手术方法:通常采用枕下骨瓣开颅术,彻底清除血肿,行硬脑膜原位缝合或减张缝合。必要时行去骨瓣减压术。患者通常采用俯卧位,行中线枕骨下开颅术,确保进入中线和两个小脑半球。往往需移除寰椎后弓以期达到充分减压的目的。此外,此病易并发脑积水,应做好侧脑室外引流准备。

三、儿童创伤性颅内血肿

目前,大部分针对儿童头部严重损伤而进行的内科和外科治疗是基于成人研究进行的。这是由于缺乏主要针对儿童的临床研究数据。儿童相比成人一般有更好的疗效,但在死亡率和长期残疾率方面,年幼儿童比年长儿童高。

与年龄较大的儿童和成人相比,幼儿的大脑更容易压缩,头骨也更灵活。因此,幼儿颅内血肿病例较少,白质剪切伤病例较多。随着儿童年龄的增长,急性硬脑膜下血肿和外伤性脑内血肿的发病率越来越接近成人。硬脑膜外血肿在新生儿和婴儿中不常见。因儿童颅腔相对较小,儿童硬脑膜外血肿手术治疗的阈值应低于成人。

值得注意的是,有颞部蛛网膜囊肿的婴幼儿,即使在轻微的头部创伤后,也特别容易发生硬脑膜下血肿。

(黄云峰　刘劲芳)

第三节　颅脑穿通伤的外科治疗

一、概述

颅脑穿通伤(penetrating brain injury,PBI)是一类死亡率很高的开放性颅脑损伤,常合并有头皮破损、颅骨骨折、硬脑膜破裂、脑组织不同程度损伤、颅内血肿等病理改变。根据致伤机制,其通常可分为高能型和低能型颅脑穿通伤。火器所致的高能型颅脑穿通伤较为多见,主要发生于军事冲突中,由高速入射的弹片所致。高能型颅脑穿通伤往往合并有广泛的冲击震荡损伤及颅内压升高,据报道总死亡率在20%左右。低能型颅脑穿通伤累及的范围相对局限,多为尖锐物品如筷子等因意外或暴力事件插入颅内所致。低能型颅脑穿通伤易原发自颅骨解剖薄弱区,如眼眶和颞骨鳞部等,多数位于颅底,属于经颅底穿通伤。这类损伤近年来在临床上并不少见,尤其是在婴幼儿人群中。该型主要通过对血管、神经和脑组织的直接损伤,以及感染等并发症影响患者预后。由于我国严格的火器管控措施,近年来高能型颅脑穿通伤在临床中较为少见,但低能型颅脑穿通伤呈现增多的趋势。

二、病理生理

颅脑穿通伤的病理损伤机制较为复杂。除了异物所致的直接损伤外,颅骨粉碎性骨折的碎骨片可作为二次投射物伤及颅内结构,还伴有弹丸的热灼伤、冲击波、"空洞效应"等致伤因素。在多种致伤因素存在的情况下,病理改变往往多样且差异大,但根据损伤急性期的大体特征,可总结为由内至外的三个区域。原发损伤带:被异物直接突破、切割、挤压所形成的伤道区域,主要为坏死的脑组织及异物碎片等。挫伤水肿带:紧靠原发损伤带外周的区域,主要表现为脑组织挫裂伤、点片状出血和水肿,在高能型颅脑穿通伤患者中往往更加严重。冲击震荡带:多见于高能型颅脑穿通伤病例中,位于挫伤水肿带外周和远处的区域。肉眼下可无明显表现,但常合并有进展性水肿及神经功能障碍。对于急性期存活患者,在后期修复过程中由于结缔组织和胶质细胞增生,会形成广泛的脑膜-脑瘢痕,是继发性癫痫的潜在病理基础。

高能型与低能型颅脑穿通伤的相同之处在于异物对脑组织的突破、切割和撕裂性损伤。不同点在于低能型颅脑穿通伤的动能水平相对较低,其致伤过程通常依赖于一定的解剖学条件,例如,经过眶上壁等薄弱区或眶尖等天然的颅底孔道突破入颅,因此多见于经颅底的颅脑穿通伤;而高能型颅脑穿通伤往往依靠巨大的动能实现暴力突破,因此不受颅骨结构的限制,病理特征也更为多样。高能型颅脑穿通伤的弹丸在颅内的变形和碎裂能增强其对周围组织的能量传递,由此带来的热灼伤、冲击波和"空洞效应"可导致神经元剪切样损伤、硬脑膜下血肿、硬脑膜外血肿、实质挫伤、弥漫性脑水肿甚至更严重的坏死和出血。

颅脑穿通伤关联的血管并发症发生率为5%～40%,且与不良预后显著相关,常见的有创伤性动脉瘤、动静脉瘘、蛛网膜下腔出血、血管痉挛等。颅脑穿通伤亦可能直接横断整支或部分血管,导致大量失血及区域供血不足,可合并有颅内血肿,其中最常见的是脑内血肿。在高能型颅脑穿通伤中,火器的冲击波还可以导致血管内膜撕裂、剥离,进而引发脑卒中。若发现伤道靠近主要血管(如侧裂区、海绵窦区或静脉窦区),伤道穿过两个及以上硬脑膜分隔室,存在不明原因蛛网膜下腔出血、基底池出血、颅内血肿,存在蝶窦或颞骨内侧骨折,以及高能型颅脑穿通伤的患者,均必须对大血管损伤保持高度的警惕。另外值得注意的是,部分血管损伤为迟发性的,甚至在创伤后几周或几个月出现,临床上往往容易忽视。

三、临床表现

颅脑穿通伤的临床表现与闭合性颅脑损伤基本相似,主要包括颅内压增高、生命体征变化及神经功能障碍等,但由于其致伤原理不同,也表现出其自身的临床特点。其中,颅脑穿通伤后癫痫的发生率较闭合性颅脑损伤高,这在早期考虑是异物、出血刺激所致,晚期与伤道的瘢痕形成有关。意识障碍的严重程度往往与穿入异物的种类、形状及能量大小相关。低能型颅脑穿通伤所造成的损伤范围相对局限,主要通过直接破坏对应脑组织引发局灶性神经功能障碍,伤后立即出现意识障碍者较闭合性颅脑损伤患者少,甚至部分患者无意识障碍。但高能型颅脑穿通伤累及范围广泛,当伤至下丘脑及脑干时,意识障碍发生早且程度重,严重者立即出现心搏、呼吸骤停而死亡。

经颅底的颅脑穿通伤是一类原发伤口位于颅底的特殊类型,多数为筷子等尖锐物品因意外插入颅内所致,好发于未成年人。其病情复杂和凶险,近年来获得了学界越来越多的关注。经颅底的颅脑穿通伤患者易合并口、鼻、咽部的致命性出血或牙齿脱落等,属于窒息的高风险人群,应予以特别关注。此外,这类患者常表现出颅底神经损伤和脑脊液漏等症状。伤道所累及的区域不同,患者可表现出不同的定位体征,常见的包括海绵窦综合征、眶上裂综合征、面听神经损伤、颈静脉孔综合征、眩晕和平衡觉障碍等。临床常见的经眶颅底颅脑穿通伤通常累及眶尖的视神经、动眼神经、滑车神经等,导致患者出现视力缺失、眼球活动障碍、对光反射异常等症状,需要仔细进行体格检查和鉴别。脑脊液漏在经颅底颅脑穿通伤中亦较为常见,累及前颅底可表现出"熊猫眼"征、脑脊液鼻漏等症状;累及中颅底可出现脑脊液耳漏症状,耳漏时还需检查是否伴有鼓膜的破裂;伤及颅后窝时可出现 Battle 征等。影像学表现为颅内积气可进一步证实颅底开放性损伤的存在。

四、诊断及辅助检查

颅脑穿通伤的诊断主要基于病史采集、体格检查及相关辅助检查,一般可以明确诊断。尽管临床上不难鉴别,但其对颅内造成的损伤往往十分复杂,需要进行细致、全面的评估,主要内容包括穿通伤的位置、走行、范围、程度等。头颅正侧位 X 线检查是颅脑穿通伤急性期评估的首选检查。X 线片能够清晰地显示颅内异物的位置和数量,能初步指导手术的开展。头颅 CT 检查是颅脑穿通伤患者必要的检查手段,CT 平扫速度快,对于诊断脑组织挫伤、血肿、异物轨迹等具有独特的优势。可积极完善 CT 三维重建,这便于医生直观地判断异物的位置及其与重要结构的关系。对于所有颅脑穿通伤患者,无论临床检查是否有颅脑穿通伤证据,均应急诊行 CT 平扫。但颅内金属异物往往会对 CT 信号产生干扰。头颅 MRI 检查在评估颅内伤情的精确度方面优于 CT 检查,但耗时长,临床上仅用于手术后稳定期的伤情观察和评估。怀疑颅内有金属异物残留者禁止行 MRI 检查。

在颅脑穿通伤的诊断评估过程中,明确异物的分布及其与重要结构尤其是血管的关系是十分重要的。颅脑穿通伤合并血管损伤若救治不及时会严重影响患者的生存率。若条件允许,强烈建议对所有颅脑穿通伤患者行头部 CT 和 CTA 检查。对于任何怀疑有血管损伤的颅脑穿通伤患者,CTA 检查必须作为入院常规检查。最初的 CTA 检查结果阴性并不能完全确定血管无损伤,但它对于后续的治疗或进一步 DSA 检查具有指导意义。例如,并非所有患者都需要行四支颅内血管 DSA 检查,部分患者只需进行单支高危损伤血管的探查,而对于血管损伤风险低的患者甚至可以仅行 CTA 检查。对于血管损伤风险高但 CTA 检查结果阴性者,建议待生命体征平稳后行 DSA 检查进行明确,并在伤后 2～3 周复查。对于迟发性或原因不明的蛛网膜下腔出血或颅内血肿,强烈建议尽快行 CTA 或 DSA 检查。与 CTA 检查相比,DSA 检查对创伤性动脉瘤、脑卒中等血管损伤的诊断具有更高的敏感性。

一例经眶-颅底的低能型颅脑穿通伤合并血管损伤患者的影像学表现见图 5-1。

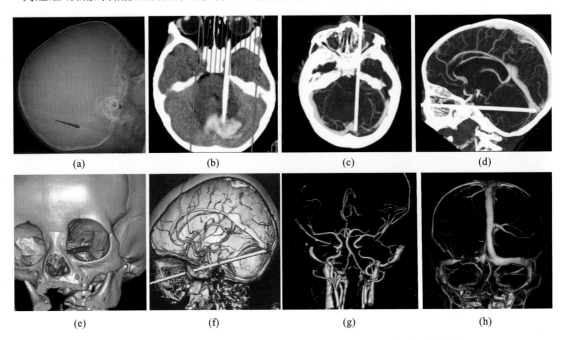

(a)   (b)   (c)   (d)

(e)   (f)   (g)   (h)

图 5-1   一例经眶-颅底的低能型颅脑穿通伤合并血管损伤患者的影像学表现

(a)X 线片显示颅内异物的走行和位置;(b)CT 平扫显示颅内杆状异物存在及周围密度出血区;(c)(d)CTA 显示异物穿过左侧海绵窦,紧靠左颈内动脉,末端压迫致左侧横窦闭塞;(e)CT 三维重建显示异物经眶尖入颅;(f)CTA 血管重建显示异物穿过左侧海绵窦,紧靠左颈内动脉;(g)左侧颈内动脉海绵窦段不连续;(h)左侧横窦不连续

五、外科治疗和围手术期处理

颅脑穿通伤的治疗方案尚未被明确界定,但目前普遍认为,以神经外科手术为核心的多学科协作是实现该类患者有效救治的关键。在患者到达急诊科后,应立即对患者的呼吸、颈椎和循环(包括外出血)进行初步检查并使其稳定复苏。尤其是在合并有复杂损伤的情况下,联合眼科、颌面外科、整形外科、放射介入科等多学科进行手术是十分必要的。患者的手术实施需基于合理的功能和预后评估。对于复苏后 GCS 评分为 3 分、瞳孔散大且对光反射消失、CT 扫描无明显占位性病变的患者以及颅脑损伤严重预后不良者,一般不建议手术。如果条件允许,异物的任何体外部分均应该在进入手术室后取出。若出现神经功能(运动功能或脑干功能)短时间内恶化或占位效应,应尽快行急诊手术治疗。手术治疗应尽可能在损伤后 12 h 内进行,以降低感染的风险。

开颅术前应该仔细设计手术入路,充分考虑到血管的处理、关键区域的显露、异物取出等情况。皮瓣的设计需顾及原发伤口与切口的位置关系,确保骨窗和潜在血肿的充分暴露,并兼顾整个皮瓣的血液供应。术中首先需要检查头盖骨的损伤情况,并对伤口部位进行彻底冲洗。开骨窗的范围应远远超出可见的骨损伤,直到能看到完好的硬脑膜。硬脑膜开口可能需要尽可能扩大,以适应充分的清创和血肿清除。如果情况允许,尽可能沿伤道完整取出异物,并经硬脑膜破口处对穿通道进行冲洗,小心取出可探的坏死组织和异物碎片等,将感染风险降到最低。若有显著的占位效应存在,建议进行彻底的探查,清除坏死脑组织和主要的颅内血肿。从颅内取出嵌入的异物碎片属于一个相对的手术指征,这被认为对改善神经功能缺陷无显著益处。目前普遍认同的观点是手术中尽可能取出位置安全、可探及的异物,而保留深部的碎片,以换取更多可存活的脑组织。在无明显占位效应的情况下,需谨慎地评估手术的必要性,尽可能设计微创手术方案将颅内目标异物取出。对于累及主要静脉窦附近的穿通伤,应重点关注解嵌过程中出血的风险,如果凹陷的骨、异物碎片留在原位则有窦栓塞的风险。建议使用双极电凝结合自体膜(如颞肌筋膜或骨膜)进行修复。

　　骨窗的修补应具体分析,如果当前或预期无明显脑肿胀,可考虑即刻对骨窗进行修复,但必须事先完成充分、彻底的清创。高能型颅脑穿通伤往往合并有进展性脑水肿,因此不建议早期修补骨窗。此类患者还需尽可能减少外来材料的使用,组装碎骨片时可借助钛片、钛丝等颅骨固定装置。对于没有颅内手术指征的病例,以及没有证据表明硬脑膜侵犯、穿通程度小于颅骨深度者,可以对头部伤口进行单独清创缝合。若合并较大的开放性伤口,则需要进行全面彻底的清创,并细致地缝合伤口,谨防脑脊液漏的发生。对于那些伤口不能自行闭合或通过脑室或腰椎引流无法愈合的患者,建议进行手术修补。

　　除了主要的外科治疗外,还必须仔细考虑是否需要进行颅内压监测和脑室外引流等。既往研究表明,颅脑穿通伤患者中颅内压升高的发生率较高,且颅内压升高是预后不良的预测因素,因此颅内压监测对于此类患者仍具有价值。目前,普通颅脑损伤的颅内压监测指南也适用于颅脑穿通伤患者。在颅内压升高的情况下,相关应对措施也基本相同,即过度通气、高渗治疗、脑脊液引流、镇痛镇静治疗以及开颅减压术等。术后应对患者进行积极的重症监护,这有助于病情的及时监测和并发症的管控。

　　感染是颅脑穿通伤患者常见的并发症之一。根据现有证据,建议对此类患者尽早开始使用广谱抗生素,并维持抗感染治疗 7～14 天。具体用药应寻求当地微生物学专家的建议。颅脑穿通伤也是创伤后癫痫的高危因素,有研究表明患者出现癫痫的概率为 35%～53%。其中有顶骨损伤、硬脑膜穿透、偏瘫、火器伤和颅内血肿的患者发生癫痫的风险较大。因此必须预防性使用抗癫痫药物。此外,颅脑穿通伤患者凝血功能障碍的发生率也明显高于闭合性重型颅脑损伤患者,因此,术后需定期监测凝血功能、血栓弹力图,警惕进展性脑出血的发生。

六、预后和展望

　　颅脑穿通伤患者的预后目前仍缺乏系统性研究数据支持,主要归因于其损伤的复杂性和特殊性、病例散发且相对少等,以至于很多颅脑损伤的大型研究将此类患者排除在外。现有证据表明,与颅脑穿通伤患者预后相关的重要因素包括年龄、入院时 GCS 评分、瞳孔状态、穿通路径(单侧或双侧、损伤入路、是否经过脑室、是否累及大血管)、基底池通畅程度、凝血功能等。尽管初始阶段治疗存活下来的患者可以表现出良好的预后,但其早期死亡率显著高于闭合性颅脑损伤。幸存者中常见的后遗症包括继发性癫痫、局灶性认知功能障碍等。这些神经损害的类型和程度与原发性损伤的部位、大小和深度等相关。颅脑穿通伤的治疗对全世界的神经外科医生来说依然是一个重大的挑战,该领域外科治疗的规范仍需要大样本、多中心的对照研究来验证和完善。

参 考 文 献

[1]　Kazim S F,Shamim M S,Tahir M Z,et al. Management of penetrating brain injury[J]. J Emerg Trauma Shock,2011,4(3):395-402.

[2]　Wu Y,Chen T,Yuan M,et al. Orbitocranial penetrating injury with multiple vessel invasion in an infant:a case report and literature review[J]. Front Neurol,2020,11:591431.

[3]　Wu Y,Chen T G,Chen S M,et al. Trans-base and trans-vault low-velocity penetrating brain injury:a retrospective comparative study of characteristics,treatment,and outcomes[J]. Chin J Traumatol,2021,24(5):273-279.

(吴　昀　刘劲芳)

第四节　去骨瓣减压术

　　重型颅脑损伤急性期治疗的关键之一是降低增高的颅内压(ICP),去骨瓣减压术(decompressive craniectomy,DC)是治疗颅内高压的重要手段,但是目前对于手术时机和患者选择仍存在争议。2016 年美国发布的第 4 版《重型颅脑损伤救治指南》,进行了 2 项ⅡA 级推荐,一是根据损伤后 6 个月的 GOSE 评分结果进行统计分析,对于有弥漫性脑损伤的重型颅脑损伤(没有占位性病变),ICP>20 mmHg 持续 15 min,而且在 1 h 内对一线治疗反应差者,不建议行双额 DC,因其对改善患者预后无效,但手术能够降低 ICP,并能最大限度地缩短患者在 ICU 的住院时间;二是建议使用较大的额颞顶区 DC,骨瓣不小于 12 cm×15 cm 或直径不小于 15 cm,这样可以降低重型颅脑损伤患者的死亡率并改善神经系统预后。随后新的研究结果的发表对上述指南推荐进行了更新,进行了 4 项ⅡA 级推荐,一是建议对晚期难治性颅内高压患者行 DC,以降低患者死亡率和获取良好的预后;二是不建议对早期难治性颅内高压患者进行新的 DC,以降低患者死亡率和获得良好的预后;三是建议切除较大的额颞骨瓣,骨瓣不小于 12 cm×15 cm 或直径不小于 15 cm,以降低重型颅脑损伤患者的死亡率并改善神经系统预后;四是建议将 DC 用于治疗早期或晚期难治性颅内高压,以降低 ICP 和缩短患者在 ICU 的住院时间,但这些因素与良好预后之间的关系尚不确定。

《颅脑创伤去骨瓣减压术中国专家共识》强力推荐以下情况行 DC:①重型颅脑损伤瞳孔散大的脑疝患者,CT 显示脑挫裂伤、出血、脑水肿、脑肿胀和脑梗死等占位效应明显(中线移位、基底池受压)。②ICP进行性升高、ICP>30 mmHg 持续 30 min 的重型颅脑损伤患者。对进行性意识障碍的急性颅脑损伤患者,CT 显示脑挫裂伤、出血、脑水肿、脑肿胀和脑梗死等占位效应明显(中线移位、基底池受压),经渗透脱水利尿药物等一线治疗药物治疗后颅内高压无法控制,推荐行 DC。对双侧瞳孔散大固定、对光反射消失、GCS 评分 3 分、呼吸停止和血压不稳定等晚期脑疝濒死的特重型颅脑损伤患者,不推荐行 DC。

一、背景

(一)概述

根据门罗-凯利学说,颅内容积是恒定的,主要包括脑组织容积、脑脊液(CSF)容积和颅内血液容积: $V_{IC} = V_{BR} + V_{BL} + V_{CSF}$,$V_{IC}$ 是颅内容积,V_{BR} 是脑组织容积,V_{BL} 是颅内血液容积,V_{CSF} 是脑脊液容积。这些容积受到严格的调控,脑灌注压(CPP)通过大脑自动调节来维持恒定。当生理平衡被某种内容物的膨胀所扰乱时,代偿机制被激活以保持 ICP 恒定。

颅脑损伤是一个复杂的连续性事件,不仅会引起脑损伤,也会引起全身损伤。这些事件可能会加剧已有的颅脑损伤,通常被称为继发性颅脑损伤。颅脑损伤会通过两种途径使颅内容积增加,从而打破门罗-凯利方程的平衡:①挫伤、脑内血肿和脑积水等局灶性病变;②水肿引起的弥漫性脑肿胀,充血与微血管损伤(充血性脑肿胀),系统性反应(包括促炎反应、凝血功能障碍和高热)。在严重的颅脑损伤中,这些症状经常合并出现。

由于密闭的颅腔受到颅骨的限制,因此当脑脊液和颅内血液减少时,颅内容积代偿性增加会导致压力增高。当使用标准措施降低 ICP 失败时,另一种选择是使用 DC 去除颅骨以增加颅内容积(V_{IC})。DC 是神经外科急诊手术,切除大块骨瓣,打开硬脑膜,使脑组织扩张,从而降低 ICP。预防性 DC 指的是在清除颅内占位性病变的同时,行 DC 以预防术后 ICP 进一步升高,或者弥漫性脑肿胀。在判断单纯清除血肿或挫裂伤病灶会引起严重脑水肿或颅内高压风险等继发性损害时,应实施预防性 DC。治疗性 DC 是为降低难治性颅内高压并确保足够 CPP 的重症监护分级治疗方案的一部分。除了由于严重颅脑损伤引起的难治性颅内高压外,DC 的其他指征是脑卒中、蛛网膜下腔出血和脑出血引起的顽固性脑肿胀。

(二)大型随机对照试验

多项研究表明,颅脑损伤后 ICP 升高与预后不良和死亡相关。虽然没有Ⅰ级证据支持,但是目前重症监护室广泛采用 ICP 监测和实施降低 ICP 的措施。尽管一些患者接受了分级治疗,但是脑肿胀仍然可能导致难治性颅内高压。

目前的证据表明 DC 对于挽救严重颅脑损伤和难治性颅内高压患者的生命作用较为明确,但可能是以严重的功能障碍和对他人的依赖为代价。迄今为止,有两项大型临床随机对照试验研究了颅脑损伤后难治性颅内高压患者接受 DC 后的生存率和神经功能预后情况。

国际多中心 DECRA 研究调查了早期双额颞顶叶 DC 在颅脑损伤后难治性颅内高压患者中的作用。在 3478 例接受评估的患者中，155 例 GCS 评分<8 分或 CT 扫描显示中度弥漫性脑损伤的颅脑损伤患者被认为符合入选条件。难治性颅内高压定义为 1 h 内 ICP>20 mmHg 持续 15 min 以上。将纳入患者随机分为以下两组：73 例接受早期双额颞顶叶 DC 治疗，82 例接受标准治疗。经过 6 个月的随访发现，DC 降低了手术组患者的 ICP，但并未改善神经功能预后，DC 组患者中有 70% 预后不良，而标准治疗组患者中预后不良患者占 51%。

随后的国际多中心 RESCUEicp 研究从 2008 例患者中纳入了符合条件的患者。RESCUEicp 研究的纳入标准与 DECRA 研究有以下差异：ICP 阈值较高（尽管进行了最大限度的药物治疗（不包括巴比妥类药物），但仍存在持续 1~12 h 的 ICP>25 mmHg），并且包括之前没有接受过 DC 清除颅内占位性病变的患者。202 例符合条件的患者被随机分配到接受 DC 治疗组，196 例患者被分配到接受巴比妥类药物的传统治疗组。手术方式是大面积的单侧额颞顶叶 DC 或双额颞顶叶 DC，具体采用哪种术式取决于影像学特征和外科医生的判断。与药物治疗 6 个月后相比，DC 可降低患者 ICP 和死亡率，提高严重残疾和植物状态的发生率。由于较轻的严重残疾以上被纳入有利结果，DC 组有 43% 的患者获得有利结果，而药物治疗组有 35% 的患者获得有利结果。这项研究肯定了 DC 可以显著降低患者 6 个月死亡率和 12 个月死亡率，尤其可显著降低伤后早期死亡率。

在将这两项研究的结果转化为临床实践时，还应考虑一些问题。①研究的目的不同。DECRA 研究调查了早期 DC 在中度 ICP 升高中的作用，可以从预防性神经保护的角度考虑，而 RESCUEicp 研究将 DC 作为最后一层干预，可以考虑用于急救或抢救治疗。②在 DECRA 的研究中，纳入的 ICP 阈值（1 h 内 ICP>20 mmHg 持续 15 min 以上作为纳入标准）被认为是不合理的，因为 DC 获得的任何潜在受益被手术并发症抵消了。值得注意的是，DECRA 研究在 DC 组中纳入了更多的瞳孔反射固定的患者（27%），比标准治疗组（12%）多。但是校正后，这些组的不良结果发生率没有差异。③在这两项研究中，保守治疗组和 DC 组的患者有大量交叉：在 DECRA 和 RESCUEicp 研究中分别为 23% 和 37%。④研究的手术方式不同。RESCUEicp 研究允许双额颞顶叶（双额）DC 和额颞顶叶 DC（半颅骨切除术），而 DECRA 研究只允许双额颞顶叶 DC。DECRA 研究中不包括颅内占位患者，但在 RESCUEicp 研究中，颅内血肿患者占比近 20%。

（三）其他的随机对照试验

除了 DECRA 研究和 RESCUEicp 研究外，另一项随机对照试验研究了 DC 对颅脑损伤后 ICP 的影响。该研究纳入了 74 例药物联合单侧 DC 治疗和单独药物治疗的患者：DC 组患者在所有评估时间点的 ICP 平均值均较低。与 DECRA 研究和 RESCUEicp 研究相似，较小的随机对照试验表明 DC 大体上使死亡风险减半。在此特定研究中，药物治疗组中有 32% 的患者有较好的结局，而 DC 组中有 57% 的患者有较好的结局。

（四）结论

重型颅脑损伤患者的随机对照试验面临许多问题，如临床水平不一致、缺乏患者知情同意、临床医生的偏好强烈、外科专业知识不平衡、患者交叉等，研究中心实践中不可控的异质性，造成了在将研究成果转化为临床实践时有较大的困难和盲目性。上述三项随机临床试验的结果表明，DC 有效地降低了 ICP，而开颅减压术降低了死亡率，但这些好处几乎直接转化为患者严重残疾。在解释这些结果时，还需要考虑另一些方面的问题。例如，在大多数临床情况下，通常在药物治疗失败后进行 DC，特别是在年轻的颅脑损伤患者中。一项被验证的预测模型证明年龄小是颅脑损伤术后预后良好的重要因素。因此，在药物治疗失败后有难治性颅内高压的年轻患者中，神经外科医生需要评估和平衡生存患者接受残疾的态度和永久性严重神经残疾的可能性。

二、手术技术

手术的目的是为大脑提供扩张的空间。因此，首选大面积 DC（图 5-2）。通常，DC 分为单侧（额颞顶叶)DC 或双额(双额颞顶叶)DC,指征分别为单侧和双侧额叶肿胀。本节主要描述单侧 DC 的手术技术。

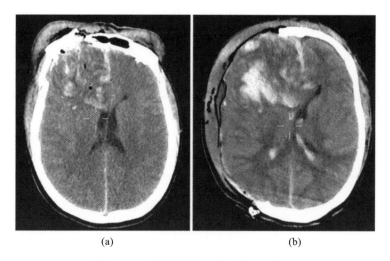

(a)   (b)

图 5-2   一例颅脑损伤患者头部 CT 表现

(a)37 岁男性,右侧严重弥漫性脑外伤合并复杂额骨骨折,高空坠落事故所致;(b)DC 后头部 CT 扫描可见弥漫性肿胀出血激增。
该患者存活并独立,有较轻的中度残疾

(一)切口

皮肤切口的形状和位置取决于 DC 的部位。对于单侧 DC,通常使用三种类型的切口,一般倾向于使用扩展额颞皮瓣(图 5-3(a)),或者反向问号切口(图 5-3(b)),切口可以定位在 DC 边缘外,以减少与颅骨成形术相关的创伤问题。另一个选择是 T 形切口(图 5-3(c))。上述所有切口均为颞部减压提供了空间,以防止脑干上部受压(图 5-3(d))。所有的切口在保留血管方面都有利有弊。采用扩展额颞皮瓣和反向问号切口保留了颞浅动脉(包括额、顶叶支),而根据切口的下伸和后伸,则会牺牲耳后动脉和枕动脉及其

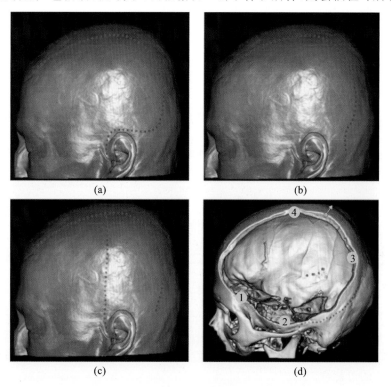

(a)   (b)

(c)   (d)

图 5-3   手术切口

(a)扩展额颞皮瓣;(b)反向问号切口;(c)T 形切口;(d)扩展额颞皮瓣后 DC

注:青色球体中的数字表示钻孔。注意,在(d)图中头部倾斜的方式不同。

分支。T 形切口是反向问号切口的改良。它通常保留耳后动脉和枕动脉,而牺牲颞浅动脉的顶支。在扩展额颞皮瓣和 T 形切口中,切口应靠近耳朵,以提供对面神经颞支和颧支的保护(图 5-3(a)、图 5-3(c))。整体切开头皮和颞肌有助于避免对血管和神经结构的损伤。

（二）颅骨切除术

骨瓣去除的面积十分重要。如果去除的骨瓣太小,肿胀的大脑会在手术过程中凸出,导致严重的膨出。去除的骨瓣直径一般为 12～15 cm。必须对颅中窝进行减压,因此,单侧 DC 应向后延伸,以暴露颅中窝底(图 5-3(d))。颅骨的尺寸决定了 DC 的大小。DC 的解剖标志是眶缘和额窦上方的前部,人字缝后面,颅骨上矢状窦和颧弓下方。建议在额骨颧突后面钻第一个孔,第二个孔尽可能靠近颧弓,第三个孔在人字缝距离中线 3～4 cm 处,第四个孔应选在冠状缝后距中线 2.5～3 cm 处,以避免上矢状窦和大桥静脉病变。此外,DC 的颅缘与中线的距离应不小于 2.5 cm,以降低术后硬脑膜下积液和脑积水的可能风险(图 5-3(d),青色箭头所示)。颞部减压很重要,DC 必须冲洗颅中窝底。因此,任何剩余的颞骨都应该用小咬骨钳或玫瑰毛刺钻头除去。主张使用骨蜡封闭颞骨外露的松质骨,以防止脑脊液漏。由于外伤或手术减压导致颞骨骨折时,脑膜中动脉可能会出血。出血时可以通过使用双极电凝、骨蜡或在硬脑膜和颅骨边缘之间放置缝线来控制,以消除无效腔。

（三）硬脑膜切开术与成形术

硬脑膜切开术是 DC 中大幅度降低 ICP 的最关键因素。在进行单侧 DC 时,有多种打开硬脑膜的技术。在缺乏关于不同技术有效性的确凿证据的情况下,建议选择颞叶中心的逆行 T 形硬脑膜切口,因为它对颞叶的减压效果显著。对术中容易清除的血肿应予以清除。

关于硬脑膜成形术,金标准是存在一个合成的无缝合、无粘连、由不同材料组成的硬脑膜斑块。有文献提示,当进行颅骨成形术时,铺贴的胶原硬脑膜替代品产生的组织反应更少,更容易剥离硬脑膜界面。有神经外科医生提倡使用双硬脑膜补片。在这项技术中,第二块硬脑膜补片用于分离硬脑膜内补片与颞肌,以便在随后的颅骨成形术中安全地手术剥离颞肌。

（四）关颅

由于皮瓣表面积大,如果有淤血的问题(凝血功能相关性疾病在创伤患者中很常见),推荐硬脑膜外引流。引流管应在 24 h 内拔除。不应缝合颞肌筋膜,由于其对大脑扩张有限制作用,取而代之的是用皮下缝线缝合皮肤,然后进行表皮缝合。

（五）颅骨保存

在颅骨成形术中应首选人工骨瓣。对于年轻患者、吸烟者或骨瓣骨折患者,不应使用自体骨。然而,如果计划使用自体骨进行颅骨成形术,骨瓣可以冻存,也可以自行储存。如要冻存,骨瓣应立即干燥、标记和深冻(至少−70 ℃)。建议在储存前取拭子样本,并丢弃培养阳性的皮瓣。除此之外,骨瓣可以植入腹部皮下组织储存。

三、急性期并发症

因为术后对侧颅脑容易发生损伤(图 5-4(a)),所以应尽早进行 CT 复查以评估挫伤的发展。由于填塞的影响,术后常发生颅内高压。如果 DC 后出现对侧血肿,且患者的预后较好,建议随后清除血肿。此外,脑脊液循环容易出现障碍,导致膨出性脑积水(图 5-4(b))和脑室扩大。如果患者一般情况良好,脑脊液循环障碍通常不需要治疗,因为颅骨成形术会改善这种情况。然而,对于一些患者,脑脊液分流时建议使用可调节瓣膜,以防止皮瓣过度下沉综合征。DC 后大脑的自我调节能力可能受到抑制,导致充血,进一步导致脑肿胀和继发性颅脑损伤的发生。

四、儿童患者的开颅减压术

《儿童严重创伤性脑损伤的管理指南(第 3 版)》称,DC 用于控制严重创伤性脑损伤儿童患者的 ICP

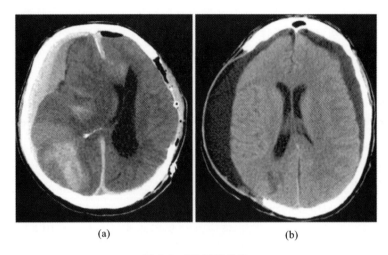

图5-4　DC后并发症

(a)DC后严重对侧硬脑膜下血肿；(b)DC后膨出性脑积水，颅骨成形术后消退

的证据为Ⅲ级。更具体地说，有证据表明DC可用于治疗保守治疗难以治愈的神经功能恶化、脑疝或颅内高压。

在一项系统综述中，Ardissino等报道了在颅脑损伤的儿童患者中进行DC可能有助于降低药物治疗难以控制的颅内高压（＞25 mmHg），但证据等级仍然非常低，且DC对于长期神经功能结局的改善存在很大的不确定性。Ardissino等的系统综述中唯一被纳入的随机对照试验是Taylor的一项较早的研究，他研究了DC在颅脑损伤急性期儿童患者ICP升高中的作用。他将27例患者分为药物治疗后（非常规）双时间型DC组和传统药物治疗组。结果显示，与传统药物治疗组相比，DC组患者ICP降低，颅内高压发作次数减少。

参 考 文 献

［1］ Hawryluk G W J，Rubiano A M，Totten A M，et al. Guidelines for the management of severe traumatic brain injury：2020 update of the decompressive craniectomy recommendations［J］. Neurosurgery，2020，87(3)：427-434.

［2］ Ardissino M，Tang A，Muttoni E，et al. Decompressive craniectomy in paediatric traumatic brain injury：a systematic review of current evidence［J］. Childs Nerv Syst，2019，35(2)：209-216.

［3］ Bulstrode H，Nicoll J A R，Hudson G，et al. Mitochondrial DNA and traumatic brain injury［J］. Ann Neurol，2014，75(2)：186-195.

［4］ Carney N，Totten A M，O'Reilly C，et al. Guidelines for the management of severe traumatic brain injury，fourth edition［J］. Neurosurgery，2017，80(1)：6-15.

［5］ Cooper D J，Rosenfeld J V，Murray L，et al. Decompressive craniectomy in diffuse traumatic brain injury［J］. N Engl J Med，2011，364(16)：1493-1502.

［6］ De Bonis P，Sturiale C L，Anile C，et al. Decompressive craniectomy，inter-hemispheric hygroma and hydrocephalus：a timeline of events?［J］. Clin Neurol Neurosurg，2013，115(8)：1308-1312.

［7］ Dünisch P，Walter J，Sakr Y，et al. Risk factors of aseptic bone resorption：a study after autologous bone flap reinsertion due to decompressive craniotomy［J］. J Neurosurg，2013，118(5)：1141-1147.

［8］ Ergina P L，Cook J A，Blazeby J M，et al. Challenges in evaluating surgical innovation［J］. Lancet，2009，374(9695)：1097-1104.

［9］ Grindlinger G，Skavdahl D，Ecker R，et al. Decompressive craniectomy for severe traumatic brain injury：clinical study，literature review and meta-analysis［J］. Springerplus，2016，5(1)：1605.

［10］ Güresir E，Schuss P，Vatter H，et al. Decompressive craniectomy in subarachnoid hemorrhage［J］.

Neurosurg Focus,2009,26(6):E4.

[11] Hutchinson P J,Kolias A G,Timofeev I S,et al. Trial of decompressive craniectomy for traumatic intracranial hypertension[J]. N Engl J Med,2016,375(12):1119-1130.

[12] Kochanek P M,Tasker R C,Carney N,et al. Guidelines for the management of pediatric severe traumatic brain injury,third edition:update of the brain trauma foundation guidelines[J]. Pediatr Crit Care Med,2019,20(35 Suppl 1):S1-S82.

[13] Kolias A G,Adams H,Timofeev I,et al. Decompressive craniectomy following traumatic brain injury:developing the evidence base[J]. Br J Neurosurg,2016,30(2):246-250.

[14] Kurzbuch A R. Does size matter? Decompressive surgery under review[J]. Neurosurg Rev,2015,38(4):629-640.

[15] Logsdon A F,Lucke-Wold B P,Turner R C,et al. Role of microvascular disruption in brain damage from traumatic brain injury[J]. Compr Physiol,2015,5(3):1147-1160.

[16] Maegele M,Schöchl H,Menovsky T,et al. Coagulopathy and haemorrhagic progression in traumatic brain injury:advances in mechanisms,diagnosis,and management[J]. Lancet Neurol,2017,16(8):630-647.

[17] Malcolm J G,Mahmooth Z,Rindler R S,et al. Autologous cranioplasty is associated with increased reoperation rate:a systematic review and meta-analysis[J]. World Neurosurg,2018,116:60-68.

[18] Qiu W,Guo C,Shen H,et al. Effects of unilateral decompressive craniectomy on patients with unilateral acute post-traumatic brain swelling after severe traumatic brain injury[J]. Crit Care,2009,13(6):R185.

[19] Stocchetti N,Maas A I. Traumatic intracranial hypertension[J]. N Engl J Med,2014,370(22):2121-2130.

[20] Timofeev I,Santarius T,Kolias A G,et al. Decompressive craniectomy—operative technique and perioperative care[J]. Adv Tech Stand Neurosurg,2012,38:115-136.

[21] van de Vijfeijken S E C M,Münker T J A G,Spijker R,et al. Autologous bone is inferior to alloplastic cranioplasties:safety of autograft and allograft materials for cranioplasties,a systematic review[J]. World Neurosurg,2018,117:443-452.

[22] Wilson M H. Monro-Kellie 2.0:the dynamic vascular and venous pathophysiological components of intracranial pressure[J]. J Cereb Blood Flow Metab,2016,36(8):1338-1350.

（邱炳辉）

第五节　颅骨骨折的外科治疗

颅骨骨折可分为颅盖骨折和颅底骨折,这类骨折很常见,因为它们与颅内血肿、脑脊液漏和脑膜炎的风险相关,所以要引起重视。开放性骨折或累及鼻窦的骨折容易导致颅内感染且可能会影响外观。推荐对开放性骨折、内陷超过颅骨内板到外板宽度的颅盖骨折及影响外观和容貌的骨折进行手术治疗。

一、颅盖骨折

颅盖骨折较为常见。颅盖骨折可以进一步分为开放性和闭合性骨折,以及凹陷性或非凹陷性骨折。颅盖骨折有可能导致硬脑膜外血肿,这种血肿可能是动脉血肿或静脉血肿。动脉血肿通常是由骨刺撕裂脑膜中动脉引起的,而静脉血肿通常继发于骨折断裂边缘的渗出,其扩张速度比动脉血肿慢。

跨过静脉窦的骨折可能导致静脉血栓形成,这可以通过 CT 静脉血管成像(CTV)确诊。必要时可用低分子肝素进行抗血栓治疗。

颅盖骨折的手术指征如下:①感染:开放性骨折使硬脑膜和(或)脑组织暴露于微生物。②外观:骨折内陷一个以上的骨宽度,有导致畸形的趋势。③功能:凹陷性骨折(或骨折继发血肿)可能引起癫痫发作和神经功能障碍等症状。

手术方式:切口需充分暴露骨折区域,暴露后,必须打开硬脑膜,这可以通过使用骨膜剥离子剥开碎骨片来实现。如果碎骨片呈楔状,需在骨折区域外钻孔并在骨折复合体周围进行开颅术。碎骨片应仔细分离和妥善保存。硬脑膜外血肿都需要清除,如发现硬脑膜有浅蓝色的变色或比预期有更大的压力,可以做一个小的硬脑膜切口以清除硬脑膜下血肿。之后,应检查硬脑膜是否存在撕裂,并在有脑脊液漏的情况下尝试修补硬脑膜。修补硬脑膜后,在硬脑膜和骨边缘之间进行悬吊,以防止术后硬脑膜外血肿(如骨瓣较大则缝在中央处)。碎骨片可以用钢板和多个微螺钉或类似材料重新拼接成一个大的骨瓣,拼接好后进行常规颅骨修补。

存在开放性骨折时,缝合之前需要对皮肤边缘进行彻底清创,建议适当使用抗生素以预防感染,应尽量减少使用人工合成的植入物以防止感染。

对于粉碎性骨折,碎骨片无法重新拼接时,有以下几种选择:利用具有相似曲率的对侧颅骨做骨移植,或使用骨替代材料,如骨水泥、预制骨替代材料等。

二、颅底骨折

颅底骨折的临床症状可能表现为鼓室积血、"熊猫眼"征、Battle 征、脑脊液耳漏、脑脊液鼻漏或颅神经功能障碍。颅底骨折可分为颅前窝、颅中窝和颅后窝骨折,后者本节不做进一步讨论。处理颅底骨折时需要考虑的重要因素如下:①脑脊液漏:可表现为鼻漏和(或)耳漏,原因是硬脑膜和蛛网膜撕裂合并瘘管形成。②感染:脑脊液漏使细菌容易从破口进入颅内。③血管神经损伤:血管神经与颅底关系密切。因此,颅底骨折可表现为颅神经损伤(Ⅰ、Ⅱ,较常见的是Ⅵ、Ⅶ和Ⅷ)和血管损伤。值得注意的是,颞骨骨折还可导致感音性和传导性耳聋。

已知存在颅底骨折合并颅内积气并在鼻腔或耳朵中检测到清亮的液体流出物即可诊断为脑脊液漏,当渗漏量很小时,诊断可能会很困难。脑脊液中含有 60% 的葡萄糖,然而鼻腔分泌物中也含有葡萄糖,葡萄糖试验阳性诊断脑脊液漏的敏感性高,但特异性较低。脑脊液与其他黏膜分泌物的鉴别可通过分泌物中是否存在 β_2-转铁蛋白或微量蛋白来实现,但这种检测方法并不总是有效。在确定渗漏的液体是脑脊液后,必须确定渗漏的部位。如果合并颅内积气或有明显的骨折碎片撕裂硬脑膜,渗漏的位置通常很容易确定,然而找到其确切位置一般很困难。CT 薄层扫描可能可以提示一个大概的位置,但进一步诊断需要 MR 或 CT 脑池造影。

在大多数颅底骨折合并脑脊液漏的患者中,渗漏一般会在 10～12 天自行停止。这个时间段内感染脑膜炎的风险比较低,对于外伤性脑脊液漏患者,在此时间段通常不需要预防性使用抗生素。为了加快脑脊液漏口的闭合速度,建议行腰大池引流和绝对卧床休息,且脑脊液的引流量必须与渗漏量保持平衡,需严密监测患者是否有过度引流的症状。

对于颅底骨折继发颅神经损伤治疗的相关证据较少。有学者提倡使用类固醇,而有的学者建议对受影响的神经进行减压。治疗方式的选择一般取决于解剖结构的复杂程度,颞骨内面神经减压术很少有适应证,而视神经减压术已有很多文献支持且更容易实施。

紧急情况下的手术指征是硬脑膜缺损。前颅底粉碎性骨折合并脑脊液漏时,行双冠状切口,骨膜连带血管蒂需保留完整以便进行硬脑膜修补。为了确保有足够的间隙进入前颅底,一般在上矢状窦上方钻孔开颅。如打开额窦则应移除黏膜,此外,行此步骤的手术器械会被鼻腔病原体污染,再次使用前需要再次消毒。随后分离硬脑膜与前颅底(远至蝶窦平面后方),必要时行颅底重建,这很可能会撕裂在筛板上的双侧嗅神经。然后打开硬脑膜,结扎矢状窦和大脑镰并在最前端切开。清除额底的挫伤灶,术后使用硬脑膜替代品(人工硬脑膜或筋膜)覆盖硬脑膜内底。然后关闭硬脑膜,用带蒂骨瓣或其他硬脑膜替代品黏合硬脑膜基底,重建额底硬脑膜。如果存在脑脊液鼻漏或前颅底骨折,建议进行包含自体血管的颅骨外膜多层修补。最后,重连骨瓣,缝合皮肤。术后必须使用正压通气以防止颅内积气。在随后的 5 天内,患者应预防性使用抗生素。

三、儿童相关注意事项

应特别注意儿童的分离性骨折。极少数情况下这些骨折有可能导致硬脑膜撕裂,出现骨折线周围的软脑膜囊肿,并通过骨开口膨出。骨折进展的症状和体征包括未能闭合的分离性骨折、进行性神经症状和(或)癫痫发作。对出现头颅血肿和分离性骨折的 3 岁以下患儿应密切随访。

"乒乓球骨折"是由直接的、点状的头部创伤造成的颅盖局部内陷,就像用手指挤压过的乒乓球。如果骨折影响到了美观和容貌,则应该进行手术。可以在骨折复合体周围打开颅骨,对骨进行重塑,并使用小钢板和螺钉进行修复。对于非常年幼的儿童,颅骨具有相当大的可塑性,可以通过损伤外侧的单孔在骨下放置一个小的骨膜提升器,将凹陷的颅骨抬高复位。

参 考 文 献

[1] Kakar V,Nagaria J,John Kirkpatrick P. The current status of decompressive craniectomy[J]. Br J Neurosurg,2009,23(2):147-157.

[2] Ratilal B O,Costa J,Sampaio C,et al. Antibiotic prophylaxis for preventing meningitis in patients with basilar skull fractures[J]. Cochrane Database Syst Rev,2011(8):CD004884.

[3] Scholsem M,Scholtes F,Collignon F,et al. Surgical management of anterior cranial base fractures with cerebrospinal fluid fistulae:a single-institution experience[J]. Neurosurgery,2008,62(2):463-469.

[4] Slasky S E,Rivaud Y,Suberlak M,et al. Venous sinus thrombosis in blunt trauma:incidence and risk factors[J]. J Comput Assist Tomogr,2017,41(6):891-897.

(邱炳辉)

第六节　血管损伤的外科治疗

血管损伤并不常见,但对患者有潜在的致命性损害。头部钝挫伤和穿透伤都有可能导致头部血管损伤。头部血管损伤可分为颅内和颅外血管损伤。在未行特殊的对比增强影像学检查的情况下,很难对颅内、外血管损伤加以鉴别,只能做到高度怀疑为这两种损伤中的某一种。

当出现以下情况时,应高度怀疑血管损伤:头颅 CT 平扫的结果与患者的临床表现不符;大脑半球间裂蛛网膜下腔出血;靠近血管的骨折。

损伤的血管病理变化大致分为以下几种。

(1) 解剖学:血管内膜撕裂会在血管腔内形成高度致栓的内膜瓣,加上损伤的血管壁又可形成血肿,这样就会阻碍血液的流动。局部血栓形成的栓塞更会影响远端的血流供应。

(2) 真性动脉瘤:血管的损伤部位向外膨出,形成囊性、梭形或柱状扩张,但至少有一层完整的血管壁。

(3) 假性动脉瘤:全层血管壁被撕裂或穿破,血液自此破口流出,被血管邻近的组织包裹,形成血肿,阻止进一步出血。

真性动脉瘤和假性动脉瘤都会形成湍流,导致血栓以及栓塞的形成。

一、颅外血管损伤

在入院的创伤患者中,钝性脑血管损伤(BCVI)的发生率为 $1\%\sim2\%$。在重型颅脑损伤(入院时

GCS 评分＜9 分）患者中，BCVI 的发生率可能高达 9％，此外，BCVI 也与严重的面部损伤和颈椎骨折有关。BCVI 的损伤机制通常是动脉夹层形成血栓、附壁血肿或假性动脉瘤。这些机制会使血管管腔变窄或使栓子脱落进入大脑动脉，进而导致缺血性脑卒中的发生。

颅外血管损伤患者发生脑卒中的确切概率尚不清楚，但文献显示约为 11％，死亡率约为 26％。从血管损伤到缺血性脑卒中发作的时间很难确定，根据文献的记载，血管损伤后 1～72 h 都有可能发生缺血性脑卒中。

目前已经有几种检测 BCVI 的标准，推荐使用扩展的丹佛筛查标准。其中，BCVI 较严重的危险因素包括高能型创伤合并重型颅脑损伤（GCS 评分＜6 分）、颈椎骨折、面部严重损伤（勒福 Ⅱ 和 Ⅲ 型骨折）以及颅底骨折。

用于筛查 BCVI 的扩展的丹佛筛查标准如下。

1. BCVI 的症状/体征

（1）颈部/鼻部/口部动脉破裂出血。

（2）50 岁以下患者颈部听诊有杂音。

（3）颈部血肿扩大。

（4）局灶性神经功能缺损。

（5）神经功能缺损与头颅 CT 平扫结果不一致。

（6）头颅 CT 平扫发现继发性脑卒中。

2. BCVI 的危险因素

（1）勒福 Ⅱ 或 Ⅲ 型骨折。

（2）下颌骨骨折。

（3）复合性颅骨骨折/颅底骨折/枕骨骨折。

（4）重型颅脑损伤（GCS 评分＜6 分）。

（5）颈椎任意水平节段骨折、半脱位或韧带损伤。

（6）颈部悬吊伤伴缺氧。

（7）安全带摩擦伤伴明显水肿、疼痛或精神状态改变。

（8）颅脑损伤伴胸部损伤。

（9）头皮撕脱伤。

（10）胸部血管损伤。

（11）钝性心脏破裂。

（12）上肋骨骨折。

注意：若出现以上一种或多种情况，则需要行 CTA 以明确诊断。

在诊断方面，首选的影像学检查是 CTA。对于颅脑损伤患者，CTA 方便、快速且容易操作，足以帮助临床医生判断是否存在颅外血管损伤。若要进一步确认或排除脑梗死，则需要行头颅 MRI 检查。

颅外血管损伤的治疗目标是通过保证足够的脑血流供应以及预防脑栓塞来防止进一步的神经损伤。治疗方案有抗凝、抗血小板以及血管内介入治疗等。肝素/低分子肝素（LMWH）和抗血小板药物都可预防脑血栓的形成，从而避免脑栓塞的发生。目前尚无文献特别偏向于使用这两种药物中的某一种来治疗，基本都是从其中一种药物开始，再逐步换用或者加用另外一种药物，比如从使用 LMWH 过渡到使用阿司匹林。如果启动了抗凝和抗血小板的药物治疗，但是患者仍发生血管栓塞，则通常需要启动血管内介入治疗。在疾病的自然演变过程中，颅外血管损伤在损伤最初的几个月内有很强的自愈趋势。虽然治疗创伤导致的血管夹层所需的时间尚未明确，但 3 个月估计是足够的。若要停止药物治疗，应先行 CTA 辅助检查，以获得停药指征。

颅外颈动脉瘤或椎动脉瘤的发病率较低。此类患者可表现出继发于栓塞、动脉瘤破裂或占位效应的症状。因为该疾病有一定的自限性，所以对于此类患者的具体治疗尚未明确，但是为了预防栓塞的发生，仍需要启动抗凝治疗。在治疗过程中,需要定期行 CTA 辅助检查。若辅助检查提示动脉瘤增大或发生栓塞以及严重压迫到周围组织,则需要请相关专家会诊以明确下一步治疗方案。

二、颅内血管损伤

颅内血管损伤可分为动静脉瘘(AVF)、创伤性动脉瘤、创伤性栓塞以及硬脑膜窦损伤。

(一)动静脉瘘

最常见的创伤性动静脉瘘是颈动脉海绵窦瘘。该类患者的症状与其海绵窦动脉化、血容量增加以及静脉压升高有关,具体表现为头痛、水肿、上睑下垂、眼肌麻痹以及失明。CTA 检查可以提示动静脉瘘的存在(海绵窦动脉化以及眼静脉增粗),但是必须行 DSA 检查以进一步明确该动静脉瘘的血流模式。如果是直接的颈动脉海绵窦瘘(颈内动脉和海绵窦之间直接相通),则需要封闭瘘口以防止进一步的神经损伤。然而,如果是间接的颈动脉海绵窦瘘(由颈内和(或)颈外动脉的海绵窦分支在海绵窦内形成瘘管),可能会在瘘管内自发形成血栓,可以先行保守治疗。一般情况下,无论是直接还是间接的颈动脉海绵窦瘘,都首选血管内介入栓塞治疗。

(二)创伤性动脉瘤

创伤性动脉瘤较罕见,占所有颅内动脉瘤的 1% 以下。因为创伤性动脉瘤是假性动脉瘤,所以与自发性动脉瘤相比,创伤性动脉瘤更容易出血,约 50% 的创伤性动脉瘤在第一周内破裂出血。此外,创伤性动脉瘤也更倾向于发生在大脑前动脉 A3 或 A4 节段。创伤性动脉瘤增长速度快,若尚未满足手术指征,则需要定期复查以严密监测动脉瘤体积的变化。以下患者必须高度怀疑可能形成创伤性动脉瘤:因穿透伤入院且致伤物靠近血管的患者,有局限性蛛网膜下腔血凝块的患者,基底节区大出血的患者,斜坡、蝶窦或内侧颞骨骨折的患者,以及暴露在冲击波中的患者。在辅助检查方面,与 DSA 相比,CTA 缺乏对创伤性动脉瘤的特征性数据的提示。因此,若 CTA 提示怀疑创伤性动脉瘤,则需要进一步行 DSA 检查,通过 DSA 提示此动脉瘤的特征如充盈和排空延迟、轮廓不规则、缺乏瘤颈等明确诊断。明确诊断后,一般需要栓塞或夹闭此类动脉瘤。

因为缺乏动脉瘤颈以及动脉瘤壁较薄,所以对于创伤性动脉瘤很难行血管内介入治疗,一般都会选择传统的开放性手术。在手术过程中,创伤性动脉瘤容易破裂而难以夹闭以及重建,故需要在搭桥或不搭桥的情况下对动脉瘤进行包裹、结扎和夹闭。

(三)创伤性栓塞

最常见的栓塞血管是颅内近端与骨密切接触的颈内动脉。若颈内动脉附近出现骨折,则需要引起高度警惕并行血管造影检查。通常情况下只需要行 CTA 辅助检查,若 CTA 提示有异常,则需要进一步行 DSA 检查。创伤性血管栓塞通常继发于夹层血栓及附壁血肿。有报道显示大脑半球大面积梗死的发病率为 70%~85%。然而,Willis 环可起到显著的代偿作用,所以此前的报道是存在偏差的。

建议使用脑灌注成像来判断脑血流是否充足。在双侧大脑灌注不对称的情况下,应该升高血压且对受影响的大脑半球进行脑代谢监测。若患者已出现大面积脑梗死,不建议行去骨瓣减压术。

(四)硬脑膜窦损伤

横跨硬脑膜窦的骨折可能会穿破血管壁形成硬脑膜外血肿。若出现血肿扩散且骨瓣被抬起的现象,则提示有潜在的大出血风险。通常情况下,鼻窦血管撕裂很容易被发现,可以先用手指堵住鼻孔,再采取进一步的治疗措施。根据血管撕裂的面积,一般仅需要采用一小片 TachoSil® 贴片或类似的材料加以轻微的压力堵住破口,但如果窦内的血管大部分断裂,则需要进行血管重建。在重建血管的同时,可以使用动脉夹夹闭窦内的动、静脉以显示破口,但这会增加窦内压力从而形成疝。有研究表明,若患者不能忍受窦道夹闭的痛苦,可以在窦内置入 Fogarty® 导管,此导管可作为窦道重建时的旁路。

三、血管损伤在儿科方面应该注意的问题

血管损伤在儿科方面暂无需要特别注意的地方。

参考文献

[1] Cohen J E,Gomori J M,Segal R,et al. Results of endovascular treatment of traumatic intracranial aneurysms[J]. Neurosurgery,2008,63(3):476-485.

[2] Esnault P,Cardinale M,Boret H,et al. Blunt cerebrovascular injuries in severe traumatic brain injury:incidence,risk factors,and evolution[J]. J Neurosurg,2017,127(1):16-22.

[3] Geddes A E,Burlew C C,Wagenaar A E,et al. Expanded screening criteria for blunt cerebrovascular injury:a bigger impact than anticipated[J]. Am J Surg,2016,212(6):1167-1174.

[4] Harrigan M R,Hadley M N,Dhall S S,et al. Management of vertebral artery injuries following non-penetrating cervical trauma[J]. Neurosurgery,2013,72(Suppl 2):234-243.

[5] Roberts D J,Chaubey V P,Zygun D A,et al. Diagnostic accuracy of computed tomographic angiography for blunt cerebrovascular injury detection in trauma patients:a systematic review and meta-analysis[J]. Ann Surg,2013,257(4):621-632.

[6] Vertinsky A T,Schwartz N E,Fischbein N J,et al. Comparison of multidetector CT angiography and MR imaging of cervical artery dissection[J]. AJNR Am J Neuroradiol,2008,29(9):1753-1760.

[7] Weber C D,Lefering R,Kobbe P,ct al. Blunt cerebrovascular injury and stroke in severely injured patients:an international multicenter analysis[J]. World J Surg,2018,42(7):2043-2053.

(邱炳辉)

第七节   颅内监护装置的置入

测量颅内压(ICP)的方法主要有两种:实质内 ICP 置管或脑室外引流(EVD)。ICP 数据可以用于提示颅内病变进展和脑灌注压的管理和计算。而通过 EVD 监测 ICP 可进行脑脊液引流治疗。脑血流量(CBF)探针、氧分压导管和脑微透析可用于评估大脑局部病变,但可能无法检测到大脑其他部位的损害事件;而更加全面的检测技术(如测静脉氧饱和度)却无法检测局部异常。多通道颅脑监测通常被认为是最前沿的方法,包括监测 ICP、脑组织氧分压和脑微透析。

ICP 监测并非没有发生并发症的风险。约 6% 的 EVD 患者因发生导管阻塞而导致监测失效。EVD 的感染风险(高达 10%)高于实质内 ICP 置管(接近 0)。出血并发症的发生风险对于 EVD 来说是 1%~5%,而对于实质内 ICP 置管的患者来说,此风险更低(约 3‰)。由于与 ICP 监测装置相关的临床严重感染和出血相对较少,因此不应该在适宜进行 ICP 监测的条件下却步。

一、颅内监护指标

(一) ICP 和脑灌注压(CPP)

神经重症监测的主要目标是维持足够的脑灌注和血氧以确保脑血流量(CBF)和脑细胞代谢保持平衡,从而避免在脑恢复期引起继发性损伤。ICP 升高可能是颅内病变进展的首要指标。30%~75% 的重型颅脑损伤患者存在颅内高压。颅内高压是患者死亡的独立预测因子,但对未知的、疑似的颅内高压进行预防性治疗有一定的风险。

基于临床上的观察性研究,美国脑外伤基金会(BTF)制定了 ICP 监测的第 3 版指南。指南中的建议如下:①对于颅脑损伤(复苏后 GCS 评分为 3~8 分,CT 扫描显示明显异常)都应进行 ICP 监测。②对于 CT 检查正常的重型颅脑损伤患者,如有以下两种及以上情况则建议进行 ICP 监测:年龄 40 岁以上、单侧或双侧运动障碍、收缩压小于 90 mmHg。在最近的一项试验中,Chesnut 及其同事未能检测到随机接受 ICP 监测和不接受 ICP 监测的患者之间的统计学差异。

基于这项研究,美国 BTF 在第 4 版指南中将其建议改为ⅡB级:建议对重型颅脑损伤患者使用 ICP 监测来进行管理以降低院内死亡率以及损伤后 2 周的死亡率。

ICP 监测仍是指导治疗的金标准,应该用于所有重型颅脑损伤患者,尤其对于存在以下情况的重型颅脑损伤患者,应考虑行 ICP 监测:①颅脑损伤需要紧急手术者;②颅脑损伤需要机械通气者;③头颅 CT 或临床提示病情恶化者。同时,ICP 监测对于计算 CPP 来说也是必不可少的。患者全身性低血压和颅内高压时 CPP 降低,特别是当自动调节受损时,常导致预后不良。

CPP 是一种用于间接测量脑灌注的指标,其与平均动脉压(MAP)和 ICP 的关系如下:CPP＝MAP－ICP。MAP 和 ICP 的测量值都取决于零点的选择。根据美国 BTF 的最新指南,按照惯例,血压应被校准到心脏右心房压的水平。英国的一项研究发现,在参与的神经重症监护室中,58% 的患者将心脏右心房压作为 MAP 的零点,而 42% 的患者将耳垂水平血压作为 MAP 的零点,但是由于 84% 的患者采用 30°仰卧位进行护理,不同病房 CPP 的差异可能很大。在斯堪的纳维亚半岛也进行了类似的调查,基于患者不同的姿势和 MAP 零点的不同选择,不同监护室的 CPP 差异高达 23 mmHg。因此在以 CPP 为指导的治疗和研究中要注意到这个差异。然而,相较于其他重要的病理生理信息(如 CBF 和代谢相关信息),ICP 和 CPP 监测只能提供一些有限的信息。此外,ICP 和 CPP 监测并不能完全消除脑缺氧的风险。

(二)脑组织氧分压

大脑依赖足够的氧气和代谢底物的供应以防止继发性颅脑损伤的发生。这是脑组织中氧气以及到达大脑的血液中葡萄糖的作用。研发能够提供 CBF 和代谢信息的检测系统一直是神经重症监护的目标。值得注意的是,组织缺氧程度和缺氧持续时间是不良预后和死亡的独立预测因子。

一些脑组织氧监测系统可以持续监测脑组织氧分压($PbtO_2$)。测量颈静脉窦中回流血液的氧含量来计算脑组织氧饱和度,这个方法已经使用多年。此外,床旁监测 CPP 的技术也取得了长足的进展,如热成像、经颅超声、近红外光谱和颈内静脉血氧饱和度监测。

研究表明,与传统的针对 ICP 和 CPP 的治疗相比,直接提高脑组织氧合能力的治疗可能使患者获益更多。有研究发现,低 $PbtO_2$(低于 15 mmHg 超过 30 min)会增高患者颅脑疾病的发病率与死亡率。然而,其他相关方面的研究并未证实这一项结论,因此,美国 BTF 在第 4 版指南中下调了对 $PbtO_2$ 检测的建议等级。脑组织的氧监测可以帮助指导治疗并改善大脑氧合。

(三)脑微透析

利用脑微透析技术可以监测局部脑组织代谢,而且该技术是一种安全、可靠的技术。合并出现血糖浓度降低和乳酸/丙酮酸值(LPR)增大提示患者体内存在代谢紊乱。LPR 可以被用来区分缺血性和非缺血性损伤导致的能量平衡紊乱,同时也是一项与传统颅内监护互补的指标。脑微透析技术适用于神经重症监护患者,特别是重型颅脑损伤的患者。

微透析技术使得持续监测细胞外液中某种物质成为可能。微透析技术是一种与 ICP、CPP 和 $PbtO_2$ 检测互补的技术,能够提供在细胞水平上底物传递和代谢相关的信息。在 2015 年关于微透析在颅脑损伤中应用的共识会议上,提出了以下建议:在弥漫性颅脑损伤中,建议将导管置于右侧(非主导)额叶。在局灶性颅脑损伤中,导管放置有不同的选择,这取决于目标是监测损伤部位还是正常部位。在有局灶性病变的地方,如果可行的话,建议将导管放置在病变同侧但影像学上表现正常的脑叶。局灶性颅脑损伤可以选择多根导管置入,如在病变周围脑组织置入导管和在病灶对侧正常脑组织置入螺纹管。立体定向放置是一种替代选择,但可行性很低。微透析的评估方法在本书的其他章节有详细的介绍,但根据经验,葡萄糖水平＞1 mmol/L 和 LPR＜30 表明该区域代谢状态是正常的。

二、置入式监测装置

(一)颅内导管

颅内导管置入是一种快速、简便的手术。手术可在重症监护室或手术室进行,也可以在开颅钻孔清除血肿后插入 ICP 监测导管。

1. ICP 监测装置　一般性建议:监测装置放置在右侧或左侧前额叶区域,使患者头部能够旋转而不干扰监测装置的功能。一般选择局灶性损伤中损伤最严重的一侧。对于弥漫性损伤,一般推荐在右半球放置监测装置。标记和定位穿刺点对应于 Kocher 点(冠状缝前 2～3 cm,中线外侧 2 cm),之所以选择这一点,是因为它能最大限度地减小导管通过时对脑组织的损伤并且方便护理。

剃掉或剪掉头发,并标记一个 0.5 cm 的皮肤切口;使用氯己定或聚维酮碘消毒该区域;在切口周围进行局部浸润麻醉(肾上腺素-利多卡因);铺巾;做一个 0.5 cm 的线性切口,向深部直到骨头。使用一个小的皮肤牵开器暴露骨骼,并进行皮肤边缘的止血。在颅骨板钻一个孔,确保钻孔护套到位,以避免穿透硬脑膜或对大脑造成损伤;取出钻头,用无菌生理盐水冲洗孔,以清除骨头或软组织碎片;手动将螺栓拧入颅骨内;将探针插入螺栓以穿透硬脑膜;取出导管并将其连接到监视器上。根据使用说明,有的设备需要先调零;将导管插入保护鞘,然后插入螺栓,使其超出螺栓末端 0.5～1 cm,然后进入脑实质(如有明显的阻力,通常是由于未穿透颅骨和硬脑膜)。如果使用光纤导管,将导管后拉 1～2 mm,使其不会对血管或脑实质产生张力;然后顺时针旋转压盖,固定监视器。放置敷料或缝线,将保护鞘固定在光纤导管上;检查压力波形并记录初始 ICP。为了确保导管到位,可以降低头部或进行奎肯施泰特(Queckenstedt)试验,这两种方法都会导致 ICP 升高。

2. EVD 装置　EVD 是最准确、成本低和可靠的监测 ICP 以及实施治疗性脑脊液引流的方法。它可以在原位重新校准,而独立的探头则不行。外部传感器必须始终保持在相对于患者头部的固定位点,以避免产生测量误差。将 EVD 导管精确地置入侧脑室室间孔需要充足的练习和训练。对有可能发生颅内高压的患者,在 CT 结果和凝血状态允许的情况下,应该首先考虑使用 EVD 而不是 ICP 置管。对于中线移位和脑室狭窄的颅脑损伤患者,很难放置 EVD 导管,此时神经引导系统可以帮助将 EVD 导管放置在正确的位置。放置导管时注意不要过度弯曲导管,在缝合切口时注意不要穿破导管或压迫导管。放置 EVD 导管的潜在风险包括脑实质内血肿和感染、脑室炎。该操作必须在严格的无菌条件下进行,最好在手术室内进行。为了防止感染,建议在皮肤下至少 5 cm 的地方放置引流管,除非使用螺栓。

EVD 导管置入方法如下。

(1)在没有禁忌证的情况下,一般选择在右前额叶区域插入 EVD 导管。

(2)以 Kocher 点为中心做一个 3～4 cm 的弧形切口。其他定位点包括 Keens 点,耳顶后部和上方 2.5 cm 处;枕顶骨交界,枕骨隆突上方 6 cm 处,距中线 4 cm。

(3)切口应该用手术刀切开,一直切到颅骨。注意皮肤动脉出血的控制。

(4)颅骨应清除骨膜,并放置一个小的牵引器。

(5)钻一个垂直于头骨的孔,钻孔时注意进行止血。如有需要,使用骨蜡。如有必要,可使用钩子和咬骨钳清洗孔。

(6)使用电刀或手术刀切开硬脑膜。应小心电凝蛛网膜和皮质,并进行一个小面积的皮质切除术。

(7)金属导丝应指向同侧矢状面上内眦的位置和冠状面上耳屏前方 0～1 cm 处,朝着室间孔方向穿刺。

(8)导管应置入硬脑膜以下 5 cm,即颅骨表面以下 6～7 cm。这将使导管尖端刚好在同侧室间孔的上方。

(9)通常,置入 3～4 cm 可以感觉到"穿破感"或"落空感",表明导管进入了脑室。在没有轴心的情况下推进导管,使其在颅骨处保持 6 cm 的深度,这样能保证 EVD 导管进入了脑室内。

(10)立即清除可以看到的脑脊液或出血(取决于患者的具体情况),此时必须注意不要引流出过多的脑脊液,突然的大幅度减压可能带来严重的损害。

(11) 导管应通过头皮下的隧道固定在外部,以防止感染(>5 cm)。然后用 2.0 尼龙缝线将导管绕一圈并固定,并使用三个缝合点将其缝合到位,确保导管连接牢固,不容易松脱。

(12) 关闭伤口,最好分为两层关闭。

(13) 放置无菌敷料,并将 EVD 导管连接到外部收集系统和 ICP 测量传感器。

(14) 检查 EVD 装置是否能正常工作。在耳屏水平校准 EVD,即耳屏水平血压是 ICP 的零点。导管可以在一固定的 ICP 水平保持关闭或打开(间歇引流),也可以在一定高度打开导管(连续引流)。注意,开放的 EVD 导管并不能提供有效的 ICP 信息。

EVD 撤机:一旦 ICP 达到正常水平,就有必要确定患者自身的脑脊液循环是否达到了产生与吸收相等的平衡状态。在下列情况下,制订 EVD 撤机方案。

(1) EVD 的引流水平逐渐增高,比如在 24 h 内从 5~10 mmHg 上升到 20 mmHg。

(2) 如果患者的神经功能和 ICP 恢复正常,则夹闭 EVD 导管,让患者自身承担脑脊液循环的任务。

(3) 如果在夹闭 EVD 导管 24 h 后,患者神经功能、ICP 和头颅 CT 扫描显示脑室大小均正常,则可以实施 EVD 撤机处理并留置针管。

(二)脑微透析导管

置入脑微透析导管,如果希望同时监测 ICP、进行微透析和监测脑组织氧分压($PbtO_2$),多腔螺栓是更理想的选择。使用螺栓时,务必确保硬脑膜、蛛网膜和皮质是开放的,以使敏感的微透析膜通过。同样重要的是,在处理过程中膜(探头 10 mm 处的白色尖端)没有损坏,这通常是灌注液无法到达微透析导管("空微透析导管")进行分析的原因。在安装微透析泵时,还需要确保灌注液中无气泡。可以在没有螺栓的情况下安装微透析探针,例如在清除血肿后。在这种情况下,导管应该在皮肤下穿隧道,并用缝线固定。

(三)脑实质 $PbtO_2$ 导管

$PbtO_2$ 置管的适应证与常规 ICP 置管的适应证相同。为了测得可靠的氧含量,导管应当放置在白质非损伤区。$PbtO_2$ 导管比常规的 ICP 监测导管贵得多、更容易损坏,但能提供有价值的脑氧合信息。大多数 $PbtO_2$ 导管还能提供大脑温度信息。

置入 $PbtO_2$ 导管的适应证可参照微透析导管的适应证。一般建议使用多腔螺栓。注意,$PbtO_2$ 的测量数值可能一开始不太准确(在导管探头周围有血凝块的情况下),但是在血凝块被吸收后应当是准确的数值。使用呼吸机测量 $PbtO_2$ 时,若氧气含量达 $80\%~100\%$,监测时应该等待几分钟,以确保有足够的时间进行读数。

当机器显示值与临床表现不相符时,患者的临床表现更有诊断意义,因为机器会有技术性故障,不能单纯依赖机器测量结果。两台机器报告同样的状况比一台机器的报告更加可信。当有 ICP 监测指标时,还可以考虑同时进行脑实质 $PbtO_2$ 测定和脑微透析。

三、儿童患者相关的建议

EVD 置管可以用于治疗性引流,但是对于儿童来说脑实质内 ICP 置管同样也是一种精确可靠的替代方案。但值得注意的是,儿童颅腔内几乎没有额外的空间代偿颅脑损伤后的出血和脑组织肿胀,因此对降 ICP 药物反应差的患儿 ICP 可以迅速升高到一个危险的水平。若选择 EVD 置管而不是常规 ICP 置管,则应当在脑室被水肿压迫关闭之前置管。置入 $PbtO_2$ 导管和微透析导管是备选方案,最好与 ICP 监测相结合应用。

参 考 文 献

[1] Adelson P D,Bratton S L,Carney N A,et al. Guidelines for the acute medical management of severe traumatic brain injury in infants,children,and adolescents. Chapter 7. Intracranial pressure monitoring technology[J]. Pediatr Crit Care Med,2003,4(3 Suppl):S28-S30.

[2] AlAzri A,Mok K,Chankowsky J,et al. Placement accuracy of external ventricular drain when comparing freehand insertion to neuronavigation guidance in severe traumatic brain injury[J]. Acta Neurochir(Wien),2017,159(8):1399-1411.

[3] Badri S,Chen J,Barber J,et al. Mortality and long-term functional outcome associated with intracranial pressure after traumatic brain injury[J]. Intensive Care Med,2012,38(11):1800-1809.

[4] Carney N,Totten A M,O'Reilly C,et al. Guidelines for the management of severe traumatic brain injury,fourth edition[J]. Neurosurgery,2017,80(1):6-15.

[5] Chesnut R M,Temkin N,Carney N,et al. A trial of intracranial-pressure monitoring in traumatic brain injury[J]. N Engl J Med,2012,367(26):2471-2481.

[6] Green J A,Pellegrini D C,Vanderkolk W E,et al. Goal directed brain tissue oxygen monitoring versus conventional management in traumatic brain injury:an analysis of in hospital recovery[J]. Neurocrit Care,2013,18(1):20-25.

[7] Güiza F,Meyfroidt G,Piper I,et al. Cerebral perfusion pressure insults and associations with outcome in adult traumatic brain injury[J]. J Neurotrauma,2017,34(16):2425-2431.

[8] Hagel S,Bruns T,Pletz M W,et al. External ventricular drain infections:risk factors and outcome[J]. Interdiscip Perspect Infect Dis,2014,2014:708531.

[9] Hutchinson P J,Jalloh I,Helmy A,et al. Consensus statement from the 2014 International Microdialysis Forum[J]. Intensive Care Med,2015,41(9):1517-1528.

[10] Koskinen L O,Grayson D,Olivecrona M,et al. The complications and the position of the Codman MicroSensor™ ICP device:an analysis of 549 patients and 650 sensors[J]. Acta Neurochir(Wien),2013,155(11):2141-2148.

[11] Maas A I R,Stocchetti N,Bullock R. Moderate and severe traumatic brain injury in adults[J]. Lancet Neurol,2008,7(8):728-741.

[12] Martini R P,Deem S,Yanez N D,et al. Management guided by brain tissue oxygen monitoring and outcome following severe traumatic brain injury[J]. J Neurosurg,2009,111(4):644-649.

[13] McCarthy M C,Moncrief H,Sands J M,et al. Neurologic outcomes with cerebral oxygen monitoring in traumatic brain injury[J]. Surgery,2009,146(4):585-590.

[14] Narotam P K,Morrison J F,Nathoo N. Brain tissue oxygen monitoring in traumatic brain injury and major trauma:outcome analysis of a brain tissue oxygen-directed therapy[J]. J Neurosurg,2009,111(4):672-682.

[15] Okonkwo D O,Shutter L A,Moore C,et al. Brain oxygen optimization in severe traumatic brain injury phase-Ⅱ:a phase Ⅱ randomized trial[J]. Crit Care Med,2017,45(11):1907-1914.

[16] Spiotta A M,Stiefel M F,Gracias V H,et al. Brain tissue oxygen-directed management and outcome in patients with severe traumatic brain injury[J]. J Neurosurg,2010,113(3):571-580.

[17] Stiefel M F,Spiotta A,Gracias V H,et al. Reduced mortality rate in patients with severe traumatic brain injury treated with brain tissue oxygen monitoring[J]. J Neurosurg,2005,103(5):805-811.

[18] Thomas E,NACCS,Czosnyka M,et al. Calculation of cerebral perfusion pressure in the management of traumatic brain injury:joint position statement by the councils of the Neuroanaesthesia and Critical Care Society of Great Britain and Ireland(NACCS) and the Society of British Neurological Surgeons(SBNS)[J]. Br J Anaesth,2015,115(4):487-488.

（邱炳辉）

第八节　视神经损伤的外科治疗

视神经损伤(optic neuropathy,ON)主要指眼眶外上方额、颞部突然遭受钝性外力作用后发生的视神经病变,导致部分或全部视力缺失。视神经损伤分为直接损伤和间接损伤。直接损伤相比间接损伤更容易造成严重损伤,且难以恢复视力。直接损伤是指锐器、异物、弹片等引起的视神经挫伤或破裂;间接损伤是间接性视神经损伤,是指眼眶外侧(一般指眉弓颞上部)受到撞击,外力通过颅骨传递至视神经管,引起视神经管变形或骨折、出血。间接损伤常发生在视神经管部与眶部结合处,软脑膜血供受损,损伤视神经血供,进而造成轻、中度视野缺损。

一、流行病学

文献报道,视神经损伤的发病率为0.7%～2.5%,见于0.5%～5%的闭合性颅脑损伤患者和2.5%的面中部骨折患者。间接损伤相比直接损伤发病率更高。视神经管内部是最常见的损伤部位(71.4%),其次是眶尖部(16.7%)、管内部合并眶尖部(11.9%)。邻近镰状韧带的视神经颅内段是另一个易伤部位。好发于年轻男性,摔倒、交通事故和打击是较常见的原因。

二、发病机制

具体发病机制尚未完全了解,目前可概括为原发性和继发性两大类。原发性机制为视神经本身的挫伤或破裂、骨或视神经管碎片的压迫和出血;继发性机制为营养血管的循环障碍导致视神经的神经元坏死及邻近组织水肿引起的局部缺血,而大多数患者为两种机制共同所致。另外,惯性力可以造成轴突弥漫性损伤,脑白质迅速变形,轴突骨架损坏,轴浆传输受损。

一项颅骨全息干涉视频图像研究显示,撞击额部区域时同侧眶顶变形,损伤视神经和其血供,尤其是进入视神经管的区域。头部外伤虚拟实验证实,即使用很小的力量撞击额部,传导到视神经孔,都会造成视神经损伤,并且面部相比颅骨受到撞击时,更容易出现视神经损伤。

三、临床表现与体征

绝大多数视神经损伤因额、颞部受钝性物体撞击所致,视力有不同程度的下降,严重者可丧失光感。合并闭合性颅脑损伤者常伴随昏迷、嗜睡、意识淡漠、言语不清、呼吸异常、肢体活动障碍等颅脑损伤症状。对此类患者应该在检查生命体征的同时,注意瞳孔反射情况。

视神经损伤的症状和体征多样。除视力下降外,单眼受累或双眼受累程度不一致时,受伤较重侧眼出现相对性传入性瞳孔传导阻滞(relative afferent pupillary dysfunction,RAPD),多表现为伤侧眼瞳孔散大;双侧眼受累程度相似时可能无RAPD,而仅表现为瞳孔对光反射异常。对伴有意识障碍者,瞳孔直接对光反射异常是判断视神经损伤最有价值的体征。绝大多数未累及视网膜及视神经前段的视神经损伤患者,早期眼底检查无异常改变,后期常出现视神经盘苍白、萎缩。部分表现出视神经盘水肿、视网膜出血等。少部分患者会因眼底大量出血而无法进行检查。

对颅面部损伤患者,除尽快完善上述眼部常规检查外,有条件的可根据患者情况,完善各项视觉功能检查,包括色觉、视野、闪光视觉诱发电位(flash visual evoked potential,F-VEP)和光学相干断层扫描(optical coherence tomography,OCT)。视神经损伤患者伤侧眼多表现为F-VEP的P100波潜伏期延长、波幅降低或波形消失,色觉异常以及各种类型的视野缺损。

除上述眼科检查外,还须进行头部、眼眶(包括视神经管在内)的高分辨率CT(high resolution computer tomography,HRCT)检查,必要时进行MRI检查,以判断视神经受损部位和严重程度,为视神经管减压手术提供解剖学依据。

眼眶HRCT检查可显示视神经管、蝶(筛)骨及前床突骨折,但对视神经管内及周围软组织损伤显示欠佳。钝性外伤后预示有视神经损伤的 HRCT 征象如下：①后组筛窦或蝶窦腔内积血；②视神经管骨折；③视神经显著增粗、扭曲扩张；④球后肌锥内，尤其是眶尖部血肿或气肿。MRI 检查可以显示视神经水肿、出血、撕裂及周围软组织病变，脂肪抑制序列可以避免脂肪信号干扰，增强扫描可以更清晰地显示视神经的损伤情况。

四、辅助检查

1. CT 检查　眼眶 CT 薄层扫描是首选检查方式，可明确视神经管骨折、眶壁骨折、眶内出血和鼻旁窦出血、气化情况等，鉴别视神经直接损伤和间接损伤，指导手术方案设计。CT 检查显示后眶壁骨折患者的预后明显差于前眶壁骨折患者。

2. 头颅 CTA 和 DSA 检查　有颅面骨折，特别是蝶窦外侧壁骨折严重者，需行 CTA 或 DSA 来评估颈内动脉、眼动脉，有助于术前评估血管损伤情况，排除创伤性动脉瘤及颈内动脉海绵窦瘘，可有效降低手术风险。建议对有条件者，将 CTA 和 DSA 检查列为常规检查。

3. MRI 检查　MRI 对骨性结构显示不清，但 MRI 检查可以了解视神经完整性和神经鞘内血肿。研究显示，DWI 上表现为高信号有助于诊断视神经间接损伤。另一项研究显示，视神经损伤时，DTI 上第一周无明显异常，第二周开始各向异性分数(fractional anisotropy,FA)降低，至 1 个月后恢复正常。这些研究表明 MRI 检查在视神经损伤晚期比早期显示效果明显。

4. 视觉诱发电位检查　该检查并非诊断视神经损伤的必要检查，主要用于鉴别可疑病例，尤其适用于忘记准确受伤时间、瞳孔反射差以及双侧视神经损伤的患者。有研究证明，视力障碍严重者 P100 波消失。相比波幅完全消失的患者，波幅下降 50% 的患者视觉恢复更好。当 P100 波消失时，患者视力恢复的可能性较小，因而视觉诱发电位检查有助于预后的判断。但视觉诱发电位检查有其局限性，它无法放置在多发伤患者的床旁进行检测。

5. 光学相干断层扫描　研究显示，视神经损伤患者进行光学相干断层扫描提示，视神经纤维层变薄。但这项检查难以早期进行，且患者必须坐着配合检查。光学相干断层扫描更适用于视神经损伤患者的长期随访。

6. 多普勒超声　此项检查可用于评估视网膜中央动脉的血流动力学情况。多项研究证实，视神经损伤后，收缩期峰值血流速度、舒张末期血流速度和平均血流速度均会减慢。

五、诊断

视神经损伤一般可被明确诊断，必要条件如下：①存在颅、眶、颌面部，尤其额、颞部直接暴力外伤史；②伤后急性视功能受损，如视力减退或失明、视野缺损、色觉障碍等，排除既往疾病所致。支持条件如下：①RAPD 阳性，而眼内无导致 RAPD 阳性的异常改变；②视觉诱发电位检查显示视觉波形消失或 P100 波潜伏期延长、波幅降低，眼底未见视网膜严重病变。单眼受累或双眼受累程度不一致时，具备支持条件①，而双眼受累程度相似时，具备支持条件②，再具备两条必要条件，即可确诊为视神经损伤。

眼眶 HRCT（水平位和冠状位）、MRI 检查亦可提供参考依据。值得注意的是，HRCT 发现视神经管骨折则多存在视神经损伤。即使没有明确的视神经管骨折影像，只要具备上述诊断标准，亦可确诊为视神经损伤。

六、治疗

治疗的目的在于尽可能保护视神经元和轴突，挽救视功能。治疗方法主要包括药物治疗、手术治疗、神经保护以及改善视神经微循环等。但是，目前尚无有力的循证医学证据证实任何单一或联合治疗方法对视神经损伤有确切疗效。

（一）药物治疗

对视神经损伤，首先应进行药物治疗，包括大剂量皮质类激素、高渗脱水剂、神经营养药物以及血管扩张药物等。药物种类和剂量应根据患者个体情况而定。激素常规用法用量：甲泼尼龙 1000 mg/d,冲击治疗 3 天。需小心并发症,如消化道出血、急性精神障碍发作、急性胰腺炎或暂时性低血压等。临床上,药物治疗的实际效果并不理想。

(二)手术治疗

如果有明确的影像学证据显示患者视神经管骨折或者压迫血肿,应尽早进行手术治疗,为视神经损伤恢复提供条件;临床报道提示,外伤后手术时间越早,患者视功能预后越好。即便是外伤后完全丧失光感者,伤后早期行手术治疗,恢复光感及有效视力的概率也明显提高。但一项研究显示,7 天后手术的患者视力改善程度和 3 天内相似;亦有伤后 3～6 个月手术的患者视力改善的报道;这说明只要存在手术适应证,晚期手术干预比不干预要好。随着颅底外科技术、内镜技术、神经导航技术和影像学技术的发展,原则上在条件与技术成熟的医疗机构,在排除全身禁忌证的情况下,对确诊为视神经损伤的患者伤后即可积极手术。

1. 手术指征 ①外伤后视力严重下降,甚至无光感,一般认为伤后尽早手术为佳;②外伤后视力严重下降,甚至无光感,眼眶 HRCT 检查显示有明确的视神经管骨折和视神经压迫。

2. 手术禁忌证 ①生命体征不稳定;②眼眶 HRCT 和(或)MRI 检查显示有明显视神经断裂;③存在颈内动脉破裂可能或颈内动脉假性动脉瘤,手术入路可使神经邻近部位严重感染,或因其他全身原因不能耐受手术;④存在颅底骨折致脑脊液鼻漏,须在准备好术中补救措施、保证安全的情况下实施手术。

3. 手术入路选择 视神经管减压手术入路包括传统经眶入路、经颅入路以及内镜下经鼻入路。相比传统经眶入路和经颅入路,内镜下经鼻入路具有手术时间短、不影响面容的优点,但会面临术野暴露狭窄、解剖结构辨识不清、操作难度较高的缺点。有条件者,术前进行手术设计和术中进行影像导航辅助,术中影像导航的主要目的是帮助术者定位后移筛房,辅助辨认视神经、颈内动脉和颅底。需要强调的是,为了防止导航术中漂移导致不准确,应以解剖结构和术者经验为主、影像导航为辅。

(1)内镜下经鼻入路:全身麻醉经口腔插管成功后,双侧鼻腔用碘伏棉签消毒,用肾上腺素棉片(1 mg 1‰肾上腺素＋20 mL 2%利多卡因)填塞鼻腔,收敛鼻腔黏膜 10～20 min,以减少出血。患者采用仰卧位,床头右斜 20°～30°,患者上半身抬高 20°～30°、头后仰 10°～20°、右偏 5°～10°。神经内镜系统放在患者头端 40～60 cm 处,术者站在患者右侧肩旁,一般应用 0°、直径 4 mm、长 17 cm 的鼻内镜。取患侧鼻腔入路,在中鼻甲根部黏膜下注射适量肾上腺素盐水(1 mg 1‰肾上腺素＋100 mL 生理盐水),用电刀切开中鼻甲根部,将中鼻甲向下推向后鼻道,切除部分钩突,进入筛泡,清除筛窦内分隔及黏膜,打开 Onodi 气房,去除部分上鼻甲,向内扩大蝶窦开口,切除部分蝶窦前壁,暴露蝶窦顶壁、外侧壁、筛顶及眶纸板,找到视神经-颈内动脉隐窝(OCR),辨认视神经和颈内动脉隆起,沿视神经隆起向后外寻找眶尖,用高速磨钻先从眶尖部磨开视神经管,暴露总腱环,再向 OCR 方向逐渐磨开视神经管。开放视神经管径至 1/2 以上,向前外至总腱环,向内上至鞍结节,充分暴露管段视神经,无须常规打开视神经鞘膜。有脑脊液漏者,可在大腿外侧做一直切口,取带脂肪的阔筋膜覆盖在漏口表面,必要时取鼻中隔黏膜瓣,进行鞍底重建;取合适长度的膨胀海绵伸入筛窦内,压迫阔筋膜,术后 7～10 天取出;无脑脊液漏者,用生物蛋白胶喷洒术区;膨胀海绵填塞患侧鼻腔直至后鼻道,术后 24～48 h 取出。

(2)开颅经额底入路:可以取眉弓锁孔入路或者常规额外侧入路,麻醉完成后,取平卧位,患者上半身抬高 20°～30°,头后仰 5°～10°,向健侧偏 15°～20°。常规筋膜间开颅,平前额底形成游离骨瓣后,在显微镜、外视镜、神经内镜等照明设备下,在硬脑膜外分离,注意保护硬脑膜完整性,磨除前额底突起骨棘,弧形剪开硬脑膜,牵开额底,找到视神经,剪开周围蛛网膜袖套,释放脑脊液后,在硬脑膜外继续分离,沿蝶骨嵴向下,找到视神经管和前床突根部,先用 3 mm 金刚砂磨头磨开视神经管远端,直至暴露总腱环,再向近端逐步打开视神经管,直至打开视神经管内口,磨至视神经管边缘时,可更换为 2 mm 金刚砂磨头,其间不断冲水降温,最终全程开放视神经管,管径开放 1/2 以上。视神经管减压的策略:先将视神经管骨质磨薄,直至"蛋壳化"后,再用剥离子剥离,降低高速磨钻损伤视神经的风险,无须切开视神经鞘膜。有脑脊液漏或者筛窦开放者,取带蒂颞肌条封堵漏口;常规关颅。

（3）改良翼点入路视神经硬脑膜内外减压联合原位嗅束带蒂贴敷术：常规额颞部入路开颅，视神经管减压术同上，在硬脑膜外完成患侧视神经管段全程减压后，牵开硬脑膜，在硬脑膜下操作。释放脑脊液后，牵开额底，用小钩刀打开同侧嗅束周围蛛网膜袖套，将嗅束游离，嗅束额底面垫小块明胶海绵，将游离的嗅束和患侧视神经颅内段贴敷在一起，常规关颅。对创伤性视神经损伤3个月后无光感的患者行视神经硬脑膜内外减压联合原位嗅束带蒂贴敷术，亦有改善视力的效果。

4. 内镜下经鼻视神经管减压术（ETOCD）操作的基本原则　鉴于视神经本身及其邻近结构复杂的解剖特点、视神经损伤致病机制的复杂性与不确定性、鼻腔鼻窦手术径路的特殊性以及鼻内镜鼻窦外科手术操作特点，ETOCD被确定为高难度、高风险、精细的手术。秉着规范、安全、高效的宗旨，该手术操作需注意以下基本原则。

（1）全程充分解除压迫因素：建议从前往后去除骨质的范围为自视神经入眶口（外口）至入颅处（内口）。视神经骨管管壁应去除周长的 $1/2 \sim 2/3$，即内侧、内上与内下方骨质。如果存在明显压迫性视神经管骨折，应彻底清除压迫的骨折片；当眶尖部存在出血、视神经鞘下出血、组织水肿等时，应充分切开眶尖部眶筋膜、视神经鞘膜以缓解神经受压；除此之外，无须常规切开视神经鞘膜。

（2）尽可能避免对视神经造成医源性创伤：去除骨质时应细致、轻柔操作，手术时尽可能避免对视神经造成压迫、钳夹及剪切等损伤；切开视神经鞘膜时需注意尽可能避开眼动脉、视神经鞘膜下粗大血管以及 Zinn-Haller 动脉环血管网等。

（3）尽可能避免并发症：因为视神经管及周围邻近组织解剖结构复杂，变异程度极大，加之可能合并复杂性颅底骨折、术中出血等，极易引起严重并发症，如脑脊液鼻漏、海绵窦损伤、颈内动脉损伤等，甚至危及生命。因此，应由具有丰富鼻内镜鼻窦外科手术与眼眶手术操作经验、具有高级卫生专业技术职称的医生，在具备手术设备、器械和麻醉条件等的三级医院施行 ETOCD，有条件者手术过程中经由神经导航辅助定位。

5. ETOCD 疗效的客观评价及影响因素　ETOCD 手术前后中心视力（矫正视力）和（或）视野改善程度为评价 ETOCD 疗效的主要指标。视力评价标准分为5个级别，即无光感、光感、眼前手动、眼前指数和 logMAR 视力表 0.02 及以上。术后视力较术前提高1个级别及以上，或较术前 logMAR 视力表提高2行及以上定义为有效。对视力高于 0.06 者，采用大光标测量中心视野，术后视野缺损范围减少≥15%或平均阈值增加≥10%，亦定义为有效。有条件的机构亦可在此基础上，采用色觉、对比敏感觉、OCT 测量视神经盘神经纤维厚度、视觉诱发电位等指标，进行综合分析和判断。

因缺少大样本、随机、双盲、对照研究资料，迄今为止影响视神经损伤疗效的因素尚无定论。少数患者伤后视力存在一定的自我修复能力。根据现有文献结果和临床实践经验，影响视神经损伤患者 ETOCD 疗效的因素众多：①术前视力水平：伤后无光感者预后差，伤后有残存视力者疗效相对较好。②年龄因素：年龄越大者预后越差，儿童恢复相对较好。③视功能受损性质：伤后即刻视力完全丧失者效果差，伤后视力逐渐丧失者相对较好。④意识情况：合并严重颅脑损伤，伤后意识丧失者疗效差。⑤糖皮质激素治疗：糖皮质激素冲击治疗有效者术后视力恢复相对较好。⑥MRI 或 CT 检查提示有明显视神经管骨折者较无骨折者疗效差。⑦伤后时间：伤后7天内接受手术治疗者的疗效相对更好。

6. ETOCD 后视功能康复治疗　ETOCD 的作用主要是防止继发性视神经损伤，仅为受损的视神经提供了功能恢复的基本解剖条件。同时，手术本身亦为一种创伤，术中手术器械损伤、术后缺血再灌注损伤以及炎症反应等，均有可能导致受损的视神经进一步损伤。因此，术后全身应用一定剂量的糖皮质激素、神经营养药物等药物，早期行高压氧等康复治疗，对提高疗效有积极的作用。

七、典型病例

1. 典型病例一

患者，男，22岁。骑电瓶车摔伤头部后诉右眼视物不清，伴头晕头痛4天。

入院体格检查：右侧瞳孔直径约 4 mm，直接对光反射消失，间接对光反射存在。左侧瞳孔直径 2.5

mm,直接对光反射灵敏,间接对光反射消失。双侧眼球运动正常,粗测右眼视力下降,无光感,左眼视力正常。

术前CT检查结果见图5-5。

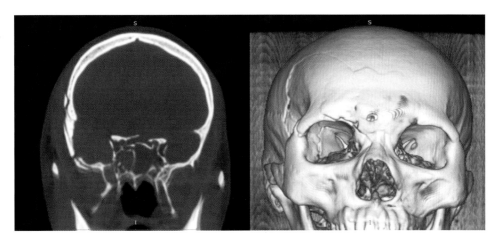

图5-5 术前CT检查结果

手术方式:右侧经鼻入路内镜下视神经管减压术(术中录像截图见图5-6)。

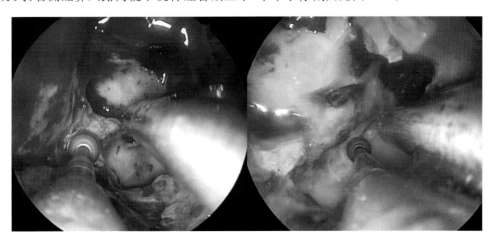

图5-6 术中所见

术后CT检查结果见图5-7。

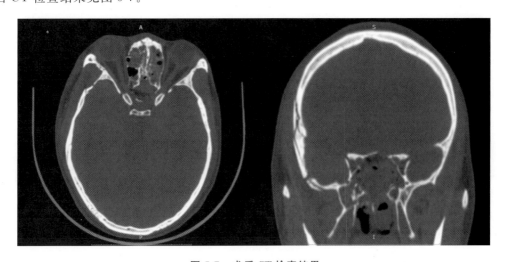

图5-7 术后CT检查结果

术前与术后视力及视野对比见表 5-2。

表 5-2　术前与术后视力及视野对比

指标		术前	术后 1 周
视力	左	0.4	0.7
	右	指数 30 cm	0.05
视野	左		
	右		

2. 典型病例二

患者,女,31 岁,因车祸致左侧眼球活动障碍伴视力下降 3 个月余入院。

入院体格检查:左眼上睑下垂,左侧瞳孔直径 4 mm,直接和间接对光反射均消失,左眼外展固定;右侧瞳孔直径 3.5 mm,直接对光反射灵敏,间接对光反射减弱,右眼运动正常。

视力:右眼 0.8,左眼(矫正)0.15。

手术方式:改良翼点入路视神经硬脑膜内外减压联合原位嗅束带蒂移植(图 5-8)。

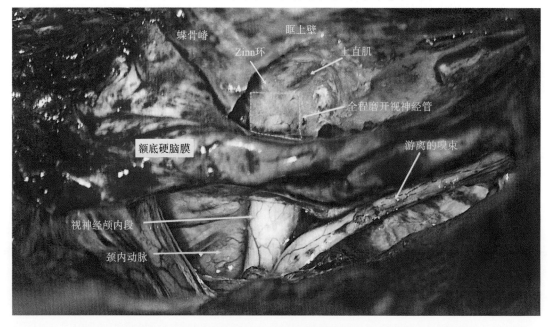

图 5-8　改良翼点入路视神经硬脑膜内外减压联合原位嗅束带蒂移植手术效果图

术前与术后视力对比见表 5-3。

表 5-3　术前与术后视力对比

指标	术前	术后 1 周
左眼视力	矫正 0.15	裸眼 0.3

参 考 文 献

[1]　中华医学会眼科学分会眼外伤学组.中国眼外伤急诊救治规范专家共识(2019 年)[J].中华眼科杂志,2019,55(9):647-651.

[2]　中华医学会眼科学分会神经眼科学组.我国外伤性视神经病变内镜下经鼻视神经管减压术专家共识(2016 年)[J].中华眼科杂志,2016,52(12):889-893.

[3]　解利平,林涛,束坤,等.内镜下经鼻蝶入路视神经管减压术治疗外伤性视神经病手术时机的 Meta 分析[J].中国临床神经外科杂志,2017,22(11):761-764.

[4]　金海,潘承光,侯立军.三种不同入路视神经减压术治疗创伤性视神经损伤回顾分析(近五年文献复习)[J].临床军医杂志,2008,36(6):984-986.

[5]　Martinez-Perez R, Albonette-Felicio T, Hardesty D A, et al. Outcome of the surgical decompression for traumatic optic neuropathy: a systematic review and meta-analysis [J]. Neurosurg Rev,2021,44(2):633-641.

[6]　Lin J, Hu W, Wu Q, et al. An evolving perspective of endoscopic transnasal optic canal decompression for traumatic optic neuropathy in clinic[J]. Neurosurg Rev,2021,44(1):19-27.

[7]　Chen H H,Lee M C,Tsai C H,et al. Surgical decompression or corticosteroid treatment of indirect traumatic optic neuropathy:a randomized controlled trial[J]. Ann Plast Surg,2020,84(1S Suppl 1):S80-S83.

[8]　Cabrilo I,Dorward N L. Endoscopic endonasal intracanalicular optic nerve decompression:how I do it[J]. Acta Neurochir(Wien),2020,162(9):2129-2134.

[9]　Zhao S F, Yong L, Zhang J L, et al. Role of delayed wider endoscopic optic decompression for traumatic optic neuropathy:a single-center surgical experience[J]. Ann Transl Med,2021,9(2):136.

[10]　Talwar A A,Ricci J A. A meta-analysis of traumatic orbital apex syndrome and the effectiveness of surgical and clinical treatments[J]. J Craniofac Surg,2021,32(6):2176-2179.

[11]　Karimi S,Arabi A,Ansari I,et al. A systematic literature review on traumatic optic neuropathy [J]. J Ophthalmol,2021,2021:5553885.

(侯立军　李一明　韩　硕)

第九节　创伤性眶上裂综合征的外科治疗

随着颅底外科技术、内镜技术、神经导航技术和影像学技术的发展以及社会的进步,患者对伤后生活质量的要求也日益提高,对神经外科医生提出了新的要求和挑战。创伤性眶上裂综合征(traumatic superior orbital fissure syndrome,TSOFS)是颅脑损伤后致残性损伤之一,主要表现为伤侧眼肌瘫痪、上睑下垂、瞳孔散大固定、眼球突出以及前额和上睑区的感觉异常。如得不到及时有效的治疗,TSOFS 造成的后遗症常严重影响人们的工作和生活。

一、历史回顾与流行病学

1958 年 Hirschfield 首次描述了一组以脑外伤后眼外肌麻痹、眼睑下垂、三叉神经第一支(眼神经)支配区感觉障碍和瞳孔散大固定为特征的临床综合征。1962 年 Lakke 完整定义了眶上裂综合征,其主要临床表现包括复视、眼球运动障碍、瞳孔散大固定、眼球突出、角膜反射消失、对光反射减弱或消失、上睑下垂、三叉神经眼支分布区感觉障碍等。1974 年,Nakagawa 提出了 TSOFS 的概念,指出 TSOFS 是由外伤后眶上裂骨折压迫眶上裂内第Ⅲ、Ⅳ、Ⅵ、Ⅴ 对颅神经和血管所导致的一组临床症状。有文献报道,TSOFS 的发生率占脑外伤患者的 0.33%～0.8%。

二、解剖学基础与病理机制

眶上裂(superior orbital fissure,SOF)位于眼眶侧壁和顶壁之间,其外形类似于梨形,其长轴从基底部中点以 45°角向上延伸至眶尖部(图 5-9)。

Bergin 等根据解剖学结构将 SOF 分为两个部分:上半部分包括眼上静脉、泪道、额神经以及滑车神经;下半部分包括鼻睫神经、睫状神经节的感觉和交感神经根、动眼神经的上下支以及外展神经。Natori 和 Rhoton 则把 SOF 分为三个部分:侧部、中部和下部。侧部由眶上裂最窄的部分组成,包括眼上静脉、额神经、滑车神经及泪腺神经;中部紧挨着侧部并且与总腱环侧面对齐,包括动眼神经的上支和下支、鼻睫神经、外展神经和睫状神经节的感觉和交感神经根,这些结构从中部穿过并且穿过总腱环;下部位于总腱环下方和下直肌的起点,眼下静脉从下部穿过并被球后脂肪组织所包围。Govsa 等认为尽管对于眶上裂的区域划分不同,但穿行于眶上裂内的神经及血管的位置基本固定:动眼神经的上支最靠近眶上裂的内缘,滑车神经最靠近上缘,外展神经最靠近下缘。TSOFS 的致病机制可分为直接损伤和间接损伤两种,直接损伤为穿过 SOF 的颅神经被切断、破碎骨片或移位变形的骨质直接压迫引起;间接损伤为眼眶内水肿和出血导致眼眶内压力增高,此种情况下,颅神经损伤程度主要取决于眼眶内压力,恢复程度取决于眼眶内水肿和血肿情况。

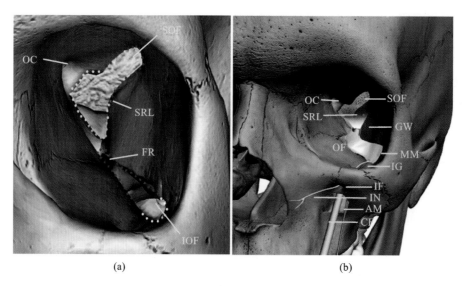

(a)　　　　　　　　　　(b)

图 5-9　眶上裂的解剖学结构

(a)眶上裂的解剖;(b)内镜经口腔-上颌窦-Müller's 肌入路解剖

注:FR 为圆孔;IOF 为眶下裂;OC 为视神经管;SOF 为眶上裂;SRL 为外直肌;MM 为 Müller's 肌;IN 为眶下神经;

AM 为上颌前切口;CF 为尖牙窝;GW 为蝶骨大翼;IF 为眶下孔;IG 为眶下沟;OF 为眶底。

三、临床表现

TSOFS 的临床表现通常出现在外伤后 48 h 内,但也有迟发性 TSOFS 发生的报道。主要临床表现可分为以下三组。

1. 颅神经损伤表现　主要为第Ⅲ、Ⅳ、Ⅵ、Ⅴ 对颅神经的眼支受损,临床表现如下。

(1)眼球运动障碍(眼肌瘫痪):外展神经麻痹,直视前方时,由于外直肌麻痹,患眼内收,不能外展而致内斜视;滑车神经麻痹,导致上斜肌麻痹,患侧眼球向上和稍向内,向健侧眼球方向偏斜,当患侧眼球向下、向内、向健侧方向注视时,则注视障碍特别明显;动眼神经麻痹,向外下方注视时眼球位置固定。

(2)因提上睑肌瘫痪,面神经支配的眼轮匝肌占优势,造成上睑下垂;副交感神经支配的瞳孔括约肌瘫痪,导致瞳孔散大,对光反射、调节反射消失(睫状肌瘫痪)。

(3)三叉神经眼支损伤可造成前额和上睑区感觉异常以及角膜反射减弱或消失。

2. 炎性表现　眶区疼痛,转动眼球时感觉球后疼痛。

3. 眼底表现　眼底检查视神经盘可见正常或充血,视网膜静脉充血。

四、损伤分级

根据动眼神经损伤程度,可将 TSOFS 分为轻、中、重三型。

(1)轻型损伤:外力冲击造成 SOF 对其中通过的神经、血管产生一过性冲击,使神经暂时性麻痹,可表现为 TSOFS 的临床症状或仅发生单根动眼神经损伤症状。

(2)中型损伤:外力冲击使 SOF 骨折,造成 SOF 狭窄压迫动眼神经,或者骨折破碎骨片压迫神经,其临床症状表现为典型的 TSOFS 临床症状。

(3)重型损伤:损伤程度严重,通常造成一根或者多根动眼神经损伤,甚至神经离断。常伴有严重的颅脑损伤症状,早期诊断及鉴别困难。

五、影像学表现

SOF 位置深在、结构复杂,传统影像学技术既不能在同一层面上观察到各主要结构全长的连续形态,也不能观察到垂直于结构长轴的横断面,其在横断层上多呈短条状的斜断面,连续层面间差异较大。三维重建技术可以重建颅底结构及颅神经走行。

(1)眼眶 X 线检查:明确 SOF 有无狭窄、硬化或破坏,Bun 等报道在头部后仰 20°～25°时可以获得 SOF 最佳 X 线平片图像,但在临床实际操作中很难推广应用。

(2)CT 检查:头颅及眼眶 CT 检查有助于发现 SOF 的骨折及移位。CT 薄层扫描以及 CT 三维重建有助于对临床上提示为 TSOFS 的患者进行更为精准的诊断,这对决定是否行外科手术治疗至关重要。

(3)CTA 或 DSA 检查:CTA 和 DSA 检查可显示 SOF 内神经周围血供状况及潜在血管损伤情况,为明确诊断创伤性颈内动脉海绵窦瘘或者颈内动脉瘤等提供了更多的影像学依据。因此,无论是否需要行 SOF 手术,建议对 TSOFS 患者进行 CTA 或 DSA 检查。

(4)MRI 检查:MRI 检查对骨性结构显示不清,但 MRI 检查可以了解脑组织有无受损及水肿,可作为明确诊断和鉴别诊断的必要补充,有助于制订整体治疗方案。

六、诊断与鉴别诊断

(一)诊断

(1)病史:颅脑损伤病史,伴或不伴有意识丧失,伤后出现眼球运动的障碍或视物重影。

(2)症状:出现动眼神经受损的症状,如眼睑下垂、斜视、复视以及眼眶周围的感觉缺失或疼痛。伴有严重颅脑损伤的患者还有昏迷等症状。

(3)体征:动眼神经受损主要表现为眼睑下垂,眼球斜向外下,瞳孔散大,直接和间接对光反射均消失。滑车神经、外展神经受损主要表现为其支配的肌肉无力而造成眼球运动障碍,例如,外展神经损伤造成患侧眼球处于内收位置。眼神经受损则引起眼球的感觉缺失,造成角膜反射的迟钝或消失。

(4)影像学检查:头颅 CT 薄层扫描及三维重建,能够清晰地显示 SOF 的骨性结构。头颅 CTA 或 DSA 检查可排除创伤性动脉血管损伤、创伤性动脉瘤、创伤性颈内动脉海绵窦瘘。

（二）鉴别诊断

1. 相关综合征的鉴别诊断

（1）TSOFS 与眶尖综合征的鉴别诊断。

眶尖综合征除了可以表现为 TSOFS 的症状外，还表现出视神经损伤症状。TSOFS 和眶尖综合征最重要的区别是 TSOFS 无视神经损伤，不伴有视力下降等视神经损伤的症状。头颅 CT 薄层扫描及三维重建、MRI 薄层扫描可以显示颅底 SOF 或视神经管骨质是否变形、移位、骨折、出血和水肿，有助于鉴别诊断。

（2）TSOFS 与海绵窦综合征的鉴别诊断。

海绵窦综合征是由肿瘤、外伤及血管性疾病等引起的以多发性颅神经麻痹为特征的疾病，病变可累及第Ⅲ、Ⅳ、Ⅴ、Ⅵ对颅神经，可引起头痛或眼眶深部疼痛、双眼复视、眼肌麻痹、上睑下垂和颅神经受累，进而导致面部感觉丧失，鉴别主要靠头颅 MRI、CTA、DSA 等检查。

2. 瞳孔放大的鉴别诊断

（1）动眼神经损伤：特点为患侧瞳孔散大，直接对光反射和间接对光反射消失，上睑下垂，但视力存在或正常。

（2）脑疝压迫动眼神经：脑疝患者常昏迷，同时伴有病理征阳性，影像学上有脑干受压的表现。伴有严重颅脑损伤的 TSOFS 患者，在昏迷的同时伴有一侧瞳孔散大，多无病理征，影像学上无脑干受压或脑干损伤表现。

（3）脑干动眼神经核团损伤：脑干损伤患者多在伤后即出现中等程度以上的昏迷，可伴有生命体征不稳定，瞳孔形态不规则或多变，病理征阳性；头颅 CT 或 MRI 检查提示脑干区域挫伤或血肿。

（4）视神经损伤：特点为患侧瞳孔散大且视力下降乃至失明，患侧瞳孔的直接对光反射和对侧瞳孔的间接对光反射消失，患侧瞳孔的间接对光反射存在。

3. 眼球运动障碍的鉴别诊断

（1）动眼神经麻痹：上睑弛缓性下垂，眼球处于外下斜位，瞳孔散大，对光反射及调节反射消失，眼球不能向上、向下、向内运动，健侧上睑可有代偿性过度上提，头转向患眼对侧。临床上部分性动眼神经麻痹多见，症状轻微，并且以内直肌瘫痪多见。

（2）滑车神经麻痹：引起上斜肌瘫痪，常合并动眼神经麻痹，单纯的滑车神经麻痹少见。临床表现为除向外上方向注视时不出现复视之外，向其余各方向注视皆有复视，以高处向下注视时（如下楼时）出现复视为常见的主诉。

（3）外展神经麻痹：内斜视，眼球外展受限，有复视。外展神经麻痹在单发性颅神经麻痹中最常见，双侧外展神经麻痹常见于颅内高压时。动眼神经、滑车神经及外展神经合并麻痹多见，表现为眼球固定向前直视，不能向各方向转动，瞳孔散大，对光反射及调节反射消失。

4. 其他少见的神经内科疾病

（1）痛性眼肌麻痹：急性或亚急性起病，一侧球后或眶部持续性剧烈疼痛，第Ⅲ、Ⅳ、Ⅴ、Ⅵ对颅神经中一个以上麻痹，伴有或无瞳孔改变，偶尔累及视神经、眼交感神经，表现为视力下降、瞳孔缩小，但对光反射存在。

（2）米勒-费希尔（Miller-Fisher）综合征：此为吉兰-巴雷综合征的颅神经型，即颅神经脱髓鞘疾病。患者病前多有上呼吸道或胃肠道感染，表现为急性支配眼球运动的颅神经，如动眼神经（Ⅲ）、滑车神经（Ⅳ）及外展神经（Ⅵ）同时或不同程度受累，严重者出现眼球固定。除眼部症状外，患者尚有四肢腱反射降低、共济失调等神经系统表现。

（3）重症肌无力：眼肌型重症肌无力患者可以出现任何类型的眼外肌麻痹，包括多条肌肉神经受累的表现。注意瞳孔不受累以及无明显疼痛为重要的鉴别诊断要点。诊断中注意是否存在疲劳性与波动性。既往史中不治而愈或一过性复视、眼睑下垂对诊断有重要帮助。新斯的明试验及电生理检查可以帮助明确诊断。

七、治疗

对于中型、重型 TSOFS 的治疗,一般以手术治疗为主、药物治疗为辅,轻型 TSOFS 可以行单纯药物治疗。

(一)手术治疗

以往很多学者提倡对 TSOFS 的患者进行保守治疗。随着影像学技术的发展,神经外科医生能够更加精确地评价外伤后 SOF 与颅神经的关系。对 SOF 进行 CT 三维重建可以明确有无 SOF 变形、移位、骨折及游离骨片;头颅 MRI 检查可以了解有无神经受损及水肿。与此同时,显微外科技术的进步和微创手术入路的改进以及神经内镜等设备的发展提高了手术的成功率。头颅 CTA 或 DSA 检查能够排除同时存在的创伤性动脉损伤和(或)动脉瘤,能够降低手术风险和并发症发生率,建议常规使用。

1. 手术指征　急性期患者:头部外伤后出现上睑下垂、瞳孔散大、眼球运动障碍等符合 TSOFS 的临床表现,影像学检查明确患者存在蝶骨骨折、SOF 狭窄或游离骨片,并且排除了其他原因引起的动眼神经损伤,CTA 或 DSA 检查排除了严重的创伤性动脉损伤,无全身麻醉手术禁忌证时,优先推荐行手术治疗。慢性期或康复期患者:诊断为 TSOFS,经药物、康复治疗无明显好转,可考虑行手术治疗。

2. 手术禁忌证　生命体征不稳定、伴有严重基础疾病且不能耐受全身麻醉的患者,不能行手术治疗。对 CTA 或 DSA 检查提示伴有创伤性动脉损伤的患者,需先处理创伤性动脉损伤后再考虑 TSOFS 的治疗。

3. 手术入路选择　TSOFS 减压手术入路经过近 20 年的发展,已不断衍化,从早期的显微外科手术(包括扩大颧弓入路和翼点入路)向全内镜手术转化(包括经 MacCarty 孔锁孔入路、颞下锁孔入路、经口腔-上颌窦-Müller's 肌入路和经眼外眦入路),由显微外科向内镜颅底外科转化;照明方式由显微镜向神经内镜、3D 外视镜过渡。

(1) 全内镜经 MacCarty 孔锁孔入路和经翼点锁孔入路:优点是手术入路成熟、距离近、操作方便,对照明设备没有要求;缺点是需要开颅,创伤相对较大。

(2) 全内镜经口腔-上颌窦-Müller's 肌入路:优点是经过口腔上牙龈切口,不需要牵拉脑组织及无可见的外部切口,满足皮肤切口审美要求,有利于功能恢复;缺点是路径远、结构复杂、操作难度较大,只能在神经内镜下操作。

TSOFS 患者在排除神经完全断裂的情况下,应尽可能及时行减压术。即使受伤时间较长,在影像学上存在 SOF 结构变形、移位或骨折的表现时,仍能通过手术减压改善动眼神经功能。

手术入路选择的原则:①无合并颅内其他部位损伤的患者,推荐微创锁孔手术入路;②合并需要同时处理的严重颅内损伤时,有条件的单位可在处理其他严重颅内损伤的同时进行 SOF 减压术;③有条件的单位可开展神经内镜下 SOF 减压术。

(二)药物治疗

对轻型、高龄、存在手术禁忌证无法手术的患者,建议选择药物治疗,患者的眼动功能以及感觉异常可能有部分可以恢复;治疗 TSOFS 的药物与治疗其他周围神经损伤的药物类似,此外不做赘述。具体药物选择应根据患者病情、药品适应证和用药禁忌等确定。

激素对非手术治疗患者可能有效。一项有关激素治疗 TSOFS 的回顾性研究表明,激素治疗比单纯的保守观察治疗能使患者获得更好的神经功能康复效果。对于无激素使用禁忌而又行药物治疗的患者,可以根据患者身体情况适当给予一定量的激素进行冲击治疗;对无明显骨折移位、压迫的患者,推荐先用甲泼尼龙 30 mg/kg 冲击治疗,随后每隔 6 h 以 15 mg/kg 静注,3 天后逐渐减量,同时应用预防应激性溃疡的药物以预防消化道出血,如有激素引起的并发症,需立即停药。对伴有严重颅脑损伤、高龄患者,建议不要应用激素进行冲击治疗,以避免激素治疗带来的严重并发症。

(三)预后

临床实践中发现,相较视神经损伤后行视神经管减压的患者,行手术治疗的 TSOFS 患者的神经功能恢复得更快、效果更好。TSOFS 患者多在手术治疗后 1 周即出现临床症状的好转,在术后 2 周至 1 年逐步缓解,甚至完全恢复正常。

八、典型病例

1. 典型病例一

患者,男,59 岁,因车祸伤致左上睑下垂伴视物重影 2 个月余入院。

入院体格检查:意识清楚,言语确切,左上睑下垂,左侧瞳孔 3.5 mm,直接和间接对光反射迟钝,左侧眼球外展固定,向上、向下及内收活动受限。双眼视力正常。

头颅 CT 检查显示蛛网膜下腔出血局限于左侧视交叉池;双侧颞叶挫裂伤,左侧颞叶硬脑膜下血肿,量约 3 mL;左侧颞顶骨线性骨折。

术前 CTA 检查结果见图 5-10。

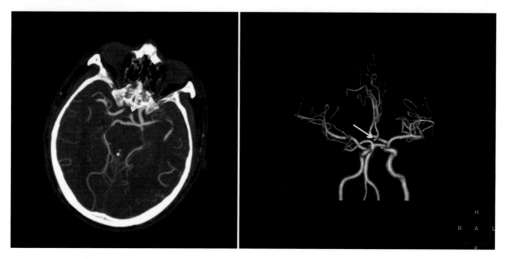

图 5-10　术前 CTA 检查示前交通动脉创伤性动脉瘤

术前三维重建结果见图 5-11。

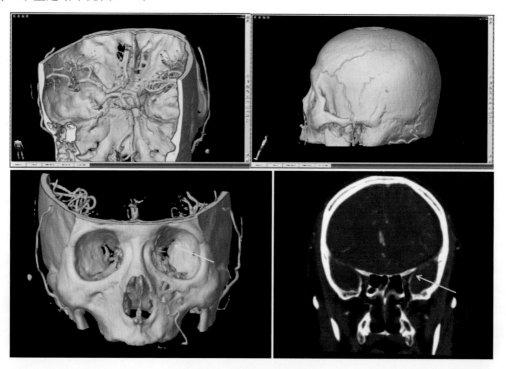

图 5-11　术前三维重建结果

术前脑血管 DSA 检查结果见图 5-12。

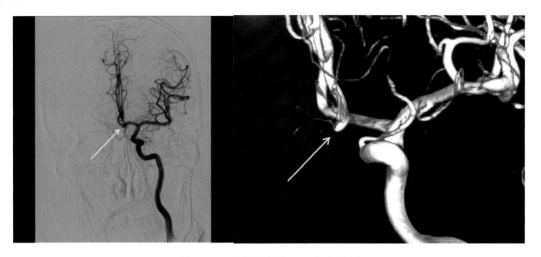

图 5-12 术前脑血管 DSA 检查结果

术前体格检查：左侧眼睑下垂，左侧眼球处于外展位，活动受限；左侧瞳孔散大（图 5-13）。

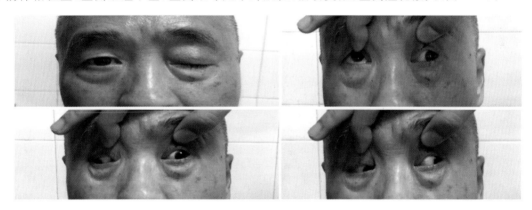

图 5-13 术前体格检查

术中照片及术后检查结果见图 5-14 至图 5-17。

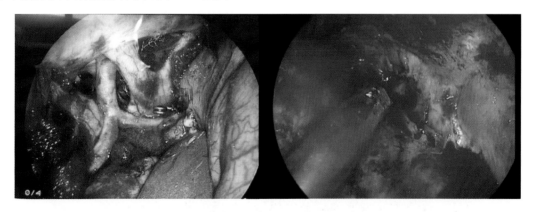

图 5-14 术中照片（伤后 2 个月）

2. 典型病例二

患者，女，52 岁，车祸外伤后右眼视物模糊，眼球活动障碍伴头晕 1 年余，2 个月前曾行左侧后交通动脉瘤支架辅助弹簧圈栓塞术。

入院体格检查：双侧视野同向偏盲，复视、头晕。入院时视野检查结果见图 5-18。

患者的术前、术中及术后检查结果见图 5-19 至图 5-22。

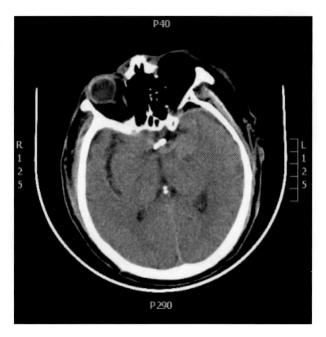

图 5-15　术后 2 天复查头颅 CT 结果

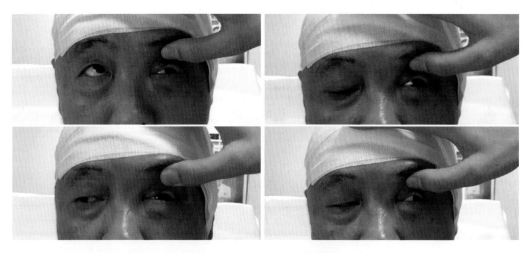

图 5-16　术后 9 天体格检查

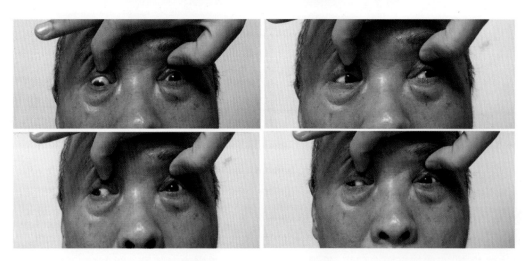

图 5-17　术后 1 个月体格检查

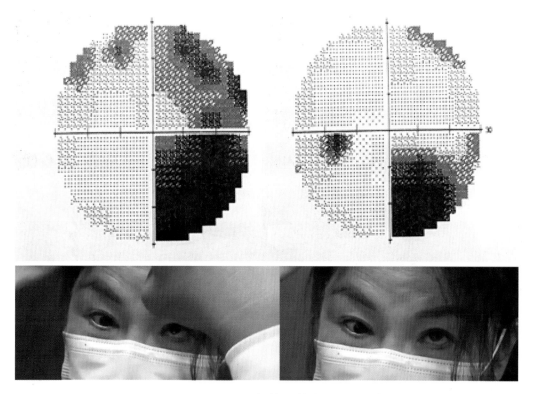

图 5-18　入院时视野检查结果

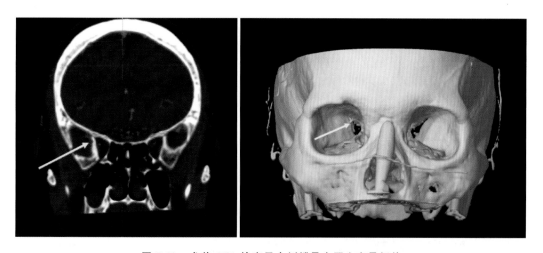

图 5-19　术前 CTA 检查见右侧蝶骨大翼上有骨折片

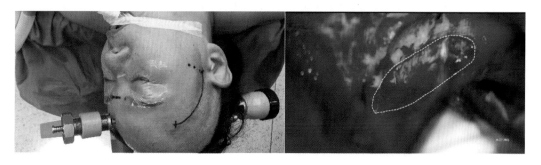

图 5-20　术中照片（受伤 1 年余）

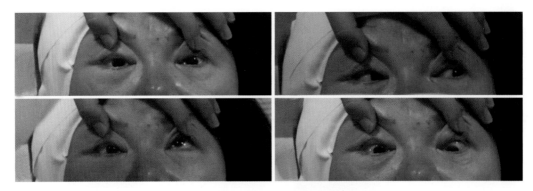

图 5-21　术后 1 天体格检查见复视好转

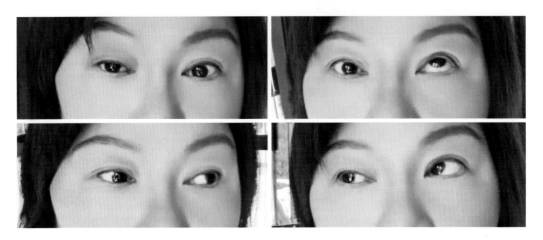

图 5-22　术后 10 个月随访见复视明显好转

参 考 文 献

［1］　Chen C T,Chen Y R. Traumatic superior orbital fissure syndrome：current management［J］. Craniomaxillofac Trauma Reconstr,2010,3(1)：9-16.

［2］　Fujiwara T,Matsuda K,Kubo T,et al. Superior orbital fissure syndrome after repair of maxillary and naso-orbito-ethmoid fractures：a case study［J］. J Plast Reconstr Aesthet Surg,2009,62(12)：e565-e569.

［3］　Kim Y J,Choi W K. Delayed superior orbital fissure syndrome after reconstruction of blowout fracture［J］. J Craniofac Surg,2016,27(1)：e8-e10.

［4］　潘承光,侯立军,金海,等. 颅脑创伤合并创伤性眶上裂综合征的手术治疗［J］. 中华创伤杂志,2009,25(3)：202-205.

［5］　McAvoy C E,Lacey B,Page A B. Traumatic superior orbital fissure syndrome［J］. Eye(Lond),2004,18(8)：844-845.

［6］　Exadaktylos A K,Sclabas G M,Smolka K,et al. The value of computed tomographic scanning in the diagnosis and management of orbital fractures associated with head trauma：a prospective, consecutive study at a level Ⅰ trauma center［J］. J Trauma,2005,58(2)：336-341.

［7］　Schuknecht B,Sturm V,Huisman T,et al. Tolosa-Hunt syndrome：MR imaging features in 15 patients with 20 episodes of painful ophthalmoplegia［J］. Eur J Radiol,2009,69(3)：445-453.

［8］　Paza A O,Farah G J,Passeri L A. Traumatic carotid cavernous fistula associated with a mandibular fracture［J］. Int J Oral Maxillofac Surg,2008,37(1)：86-89.

［9］　Rai S,Rattan V. Traumatic superior orbital fissure syndrome：review of literature and report of three cases[J]. Natl J Maxillofac Surg,2012,3(2):222-225.

[10]　Haldar R,Gyanesh P,Srivastava A,et al. Trigeminocardiac reflex preceding development of postoperative superior orbital fissure syndrome[J]. Asian J Neurosurg,2017,12(1):116-119.

[11]　Caldarelli C,Benech R,Iaquinta C. Superior orbital fissure syndrome in lateral orbital wall fracture:management and classification update[J]. Craniomaxillofac Trauma Reconstr,2016,9(4):277-283.

[12]　丛也彤,亓波,王新云. 64 层螺旋 CT 薄层断层扫描对眶上裂的应用研究[J]. 中国实验诊断学,2010,14(6):920-921.

[13]　Jin H,Gong S,Han K,et al. Clinical management of traumatic superior orbital fissure and orbital apex syndromes[J]. Clini Neurol Neurosurg,2018,165:50-54.

[14]　Goyal P,Lee S,Gupta N,et al. Orbital apex disorders:imaging findings and management[J]. Neuroradiol J,2018,31(2):104-125.

[15]　潘承光,金海,侯立军. 手术治疗创伤性眶上裂综合征 1 例报告[J]. 第二军医大学学报,2009,30(9):1100-1101.

[16]　陈吉钢,张丹枫,魏嘉良,等. 创伤性眶上裂综合征的治疗[J]. 中国临床神经外科杂志,2016,21(4):200-202.

[17]　Wang X,Li Y M,Huang C G,et al. Endoscopic transmaxillary transMüller's muscle approach for decompression of superior orbital fissure:a cadaveric study with illustrative case[J]. J Craniomaxillofac Surg,2014,42(2):132-140.

[18]　Girodon M,Levasseur J,Wajszczak B L. [Traumatic superior orbital fissure syndrome:update][J]. Rev Stomatol Chir Maxillofac Chir Orale,2016,117(5):340-350.

（侯立军　李一明　王君玉）

第十节　脑脊液漏的外科治疗

一、概述

脑脊液漏可分为外伤性和非外伤性,其中外伤性脑脊液漏是指开放性颅脑损伤引起颅骨骨折的同时撕破了硬脑膜和蛛网膜,脑脊液经由鼻腔、耳道或开放的伤口流出,是颅脑损伤的严重合并症,可导致颅内感染。其发生率为 $2\%\sim9\%$。脑脊液漏使颅腔与外界交通,形成通道,同时,空气亦可能逆行进入颅腔造成气颅。颅底脑脊液漏可分为脑脊液鼻漏、脑脊液耳漏、脑脊液眼漏三种,前二者多见。

二、病因

脑脊液漏的主要病因有外伤和颅底鼻窦手术。颅底硬脑膜与颅底紧密粘连,骨折常伴硬脑膜及蛛网膜撕裂,易导致脑脊液漏,故脑脊液漏多由颅底骨折引起。脑脊液经由鼻腔、耳道或开放伤口流出,并且由于感染可从耳或鼻传染到脑膜,所以有并发脑膜炎的风险。

三、脑脊液漏的部位和类型

脑脊液漏好发于颅底骨折(图 5-23),颅前窝骨折可致脑脊液鼻漏,颅中窝骨折多致脑脊液耳漏。颅底骨质菲薄并与硬脑膜紧密粘连,特别是在老年人中。相反,儿童颅骨较软且弹性较大,鼻副窦发育不完全,因此,外伤性脑脊液鼻漏在儿童中较少见。但是,由于儿童的鼓室、乳突气房发育较早,故脑脊液耳漏在儿童中较多见。此外,因颅脑穿通伤所引起的脑脊液伤口漏(皮漏)的主要原因为早期处理不彻底,未能妥善修补硬脑膜,在脑室穿通伤患者中较常见。

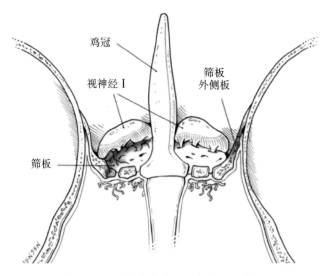

图 5-23   常见脑脊液漏好发部位示意图

鸡冠

视神经 I

筛板外侧板

筛板

四、临床表现

脑脊液鼻漏多见于颅前窝骨折。患者外伤后自鼻腔溢出血性液体、眶周淤血（俗称"熊猫眼"征（图5-24）），偶伴嗅觉障碍或减退，偶见视神经或动眼神经损伤。延迟性脑脊液鼻漏则往往由于突然用力（咳嗽、便秘等）时颅内压骤然升高使伤口裂开，导致脑脊液漏出。一般直立时漏液较多，平卧后漏液症状缓解。

脑脊液耳漏常为颅中窝骨折累及鼓室所致。耳膜有破损时脑脊液经外耳道流出，耳膜完整时脑脊液可经耳咽管流向咽部，甚至由鼻后孔反流到鼻腔再自鼻孔溢出，应注意防止误诊。岩骨骨折后可发生面神经及听神经损伤，偶见外展神经或三叉神经损伤。此外，耳后乳突区皮下淤斑（Battle征（图5-25））亦为颞岩部骨折常见的体征。

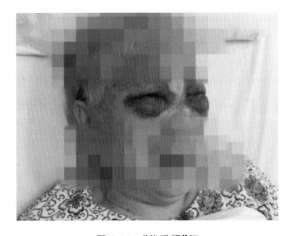

图 5-24   "熊猫眼"征

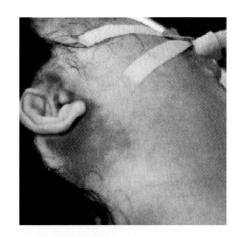

图 5-25   Battle 征

脑脊液伤口漏（皮漏）主要由开放性颅脑损伤初期未能及时正确行清创处理，伤口修补不当或感染所致的愈合不良引起。若脑脊液漏直接与脑室穿通，可引起大量脑脊液流失，并导致严重颅内感染。

五、诊断

由于脑脊液含糖量较高，溢液的性质可用"尿糖试纸"测定，但由于鼻涕中也含有葡萄糖，故该诊断方法不够可靠。当漏液中混有血液时，会对生化测定造成干扰，可采用红细胞计数法，通过比较漏液与血液的红细胞来判定。若分泌物中存在 β_2-转铁蛋白或 β-痕量蛋白，也可以诊断脑脊液，并具有较高的诊断效能。

脑脊液漏明确漏口位置的方法以影像学检查为主：高分辨率 CT 检查（图 5-26）有助于发现有无气颅，在颅腔积气的情况下，颅前窝中测量到超过 3 mm 的骨折高度提示脑脊液漏，即使脑脊液漏在临床上不明显，通过颅底三维重建也可以观察颅底骨折以及漏口位置。MR 脑池造影、CT 脑池造影（需要鞘内不透射线造影剂）和术中可视化鞘内荧光素是脑脊液漏定位的可靠辅助手段。

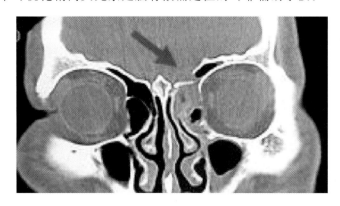

图 5-26　脑脊液漏的 CT 表现

六、治疗选择

（一）保守治疗

患者一般采取头高 30°患侧卧位，同时应保持鼻腔或耳道清洁，避免打喷嚏、咳嗽及用力屏气等升高颅内压的动作，限制液体入量，适当应用减少脑脊液分泌的药物，如乙酰唑胺，或采用甘露醇利尿脱水。通常 2～3 天的保守治疗后有 68% 的患者有效，7 天后约 85% 的患者有效，但并发脑膜炎的概率也会上升。对于保守治疗失败的患者，可以应用脑室穿刺引流和腰椎穿刺引流的方法治疗，引流量控制在 5～10 mL/h，引流时间不超过 7 天，但该方法有并发颅内低压和脑膜炎的风险。

（二）手术治疗

脑脊液漏最明确的治疗方法是手术闭合。这是唯一已被证明可成功降低脑膜炎发生率的干预措施，脑膜炎发生率从 30.6% 降低到 4%，10 年随访可见脑膜炎发生率从 85% 降低到 7% 以下。以下为推荐的手术适应证。

（1）合并颅内损伤，如异物或凹陷性颅骨骨折，需要手术治疗并同时修复损伤的硬脑膜。

（2）合并脑膨出或脑膜膨出，可能阻碍骨折闭合，需要手术复位。

（3）脑脊液漏伴尺寸超过 1 cm 或靠近中线的缺损骨折，采用保守治疗不太可能愈合。

（4）脑脊液漏持续 13 天仍不能治愈或有复发的脑脊液漏，应进行手术修补。

（5）患有脑膜炎的患者已完成脑膜炎治疗，并且临床状况良好。

（三）手术方式

1. 经颅手术修补脑脊液漏　术前必须认真做好漏孔的定位，方法已如上述。确定漏口位置之后，可根据情况行颅内硬脑膜外或颅内硬脑膜下手术。一般而言，如果渗漏部位累及颅前窝，则通过双冠状切口进行颅前窝开颅；若为颅中窝脑脊液漏，则考虑进行颞下开颅。颅内入路的优点是术野暴露广泛，便于修补脑脊液漏的多发缺损；即使因严重颅脑损伤导致 ICP 较高，也有可能修复渗漏部位。缺点包括嗅觉丧失、相关其他颅脑损伤和住院时间较长。经颅手术在修补过程中应考虑以下要点：保留引流静脉和嗅神经；知道第一个硬脑膜内瘘管位置，即脑和蛛网膜与瘘管部位粘连的区域；如果未发现瘘管部位，应仔细探查，然后，必须进行全面的放射学检查，以寻找其他可能的渗漏部位（如中耳、颅后窝等）；在存在骨缺损的情况下，需要使用内颅盖骨进行骨移植；在存在硬脑膜撕裂的情况下，颞肌筋膜或阔筋膜被放置在颅内；如果没有其他部位的脑脊液漏或只有较小的脑脊液漏，则需要行腰椎引流分流术。

2. 经鼻神经内镜修补术(图 5-27)　颅前窝脑脊液漏通常通过内镜入路进行修复,该术式不仅美观而且疗效良好。使用内镜技术可以对鼻窦黏膜进行广泛清创,并发症发生率为 1%～2.5%。然而,可能发生罕见并发症,包括癫痫发作、头痛(0.3%)、脑膜炎(0.3%)、脑脓肿(0.9%)、海绵窦血栓形成、嗅觉障碍(0.6%)、硬脑膜下血肿(0.3%)、颅内脓肿、暂时性视觉缺陷、鼻窦炎、颅内高压和死亡。内镜手术缺乏立体感,需术者自己感知深度,并受限于血液遮蔽和难以处理血管并发症。也有研究表明,直径大于 1.5 cm 的缺损更有可能在内镜手术中修补失败。

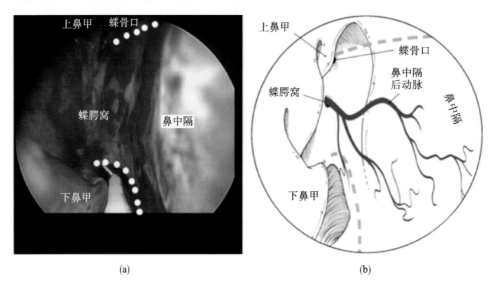

图 5-27　内镜下鼻腔视图(a)和鼻腔示意图(b)

注:虚线表示鼻中隔瓣的切口位置。

3. 脑脊液伤口漏　首先应控制感染,同时在距伤口漏 6 cm 以上的头皮完好处行脑室穿刺或腰大池置管引流脑脊液,使漏口停止漏液,但不宜引流过量。伤口炎症控制后,可修剪皮缘后进行全层缝合。若有伤口感染,应清除脓液和坏死组织,并进行间断换药,促进肉芽组织生长。待炎症控制后再择期行清创缝合漏口。

参 考 文 献

[1] Illing E,Woodworth B A. Management of frontal sinus cerebrospinal fluid leaks and encephaloceles[J]. Otolaryngol Clin North Am,2016,49(4):1035-1050.

[2] Oh J W,Kim S H,Whang K. Traumatic cerebrospinal fluid leak:diagnosis and management[J]. Korean J Neurotrauma,2017,13(2):63-67.

[3] Phang S Y,Whitehouse K,Lee L,et al. Management of CSF leak in base of skull fractures in adults[J]. Br J Neurosurg,2016,30(6):596-604.

[4] Prosser J D,Vender J R,Solares C A. Traumatic cerebrospinal fluid leaks[J]. Otolaryngol Clin North Am,2011,44(4):857-873.

[5] Rao N,Redleaf M. Spontaneous middle cranial fossa cerebrospinal fluid otorrhea in adults[J]. Laryngoscope,2016,126(2):464-468.

[6] Ratial B O,Costa J,Sampaio C,et al. Antibiotic prophylaxis for preventing meningitis in patients with basilar skull fractures[J]. Cochrane Database Syst Rev,2011(8):CD004884.

[7] Schlosser R J,Bolger W E. Nasal cerebrospinal fluid leaks:critical review and surgical considerations[J]. Laryngoscope,2004,114(2):255-265.

[8] Senior B A,Jafri K,Benninger M. Safety and efficacy of endoscopic repair of CSF leaks and encephaloceles:a survey of the members of the American Rhinologic Society[J]. Am J Rhinol,

2001,15(1):21-25.

[9] Warnecke A, Averbeck T, Wurster U, et al. Diagnostic relevance of beta2-transferrin for the detection of cerebrospinal fluid fistulas[J]. Arch Otolaryngol Head Neck Surg,2004,130(10): 1178-1184.

（胡　荣）

第十一节　颌面部骨折的外科治疗

一、鼻骨骨折

（一）概述

鼻骨骨折（fracture of nasal bone）是一种常见病，可单独发生，多由跌打或暴力损伤所致，也可以和其他颌面部骨折同时发生。鼻骨由于上部窄厚、下部宽薄，下方为鼻中隔和鼻腔，支撑薄弱，易遭受外伤而发生骨折。骨折多累及鼻骨下部，并向下方塌陷，表现为鼻部疼痛、鼻外形变化、鼻出血、鼻塞，可导致视力障碍、颅内感染等并发症。鼻骨骨折主要通过手术治疗，一般预后较好。

（二）病因

鼻骨骨折的主要病因为遭受外力撞击，导致骨折发生的常见原因有鼻部遭受拳击、运动外伤、个人意外撞击、交通事故。好发于运动员、工人、儿童等人群。鼻骨骨折一般无其他诱因。

（三）解剖特点

鼻骨是位于鼻背的成对小骨，呈长方形，上厚下薄，支撑着鼻背。鼻骨上接额骨，下接鼻软骨，外侧接上颌骨，内侧接对侧鼻骨。鼻骨成对，位于额骨的下方中线的两侧，组成鼻背。鼻中隔由筛骨垂直板、犁骨及鼻中隔软骨构成。

（四）临床表现

（1）移位和畸形：鼻骨骨折的类型取决于打击力的性质、方向和大小（图5-28），侧方打击力可使一侧鼻骨骨折，造成侧弯畸形；如打击力较大，可使双侧鼻骨连同鼻中隔同时骨折，整个鼻骨向对侧移位，鼻弯

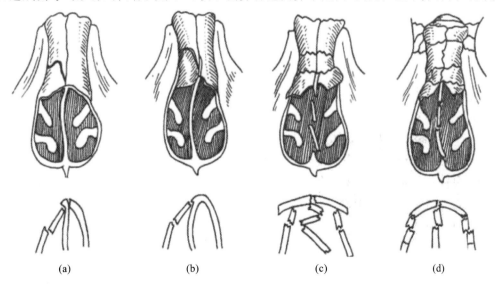

图 5-28　鼻骨骨折的类型

（a）单侧塌陷性骨折；（b）单侧塌陷性对侧移位性骨折；（c）双侧塌陷性粉碎性骨折；（d）鼻根部横断性骨折

曲畸形更为明显；如外力击中鼻根部，则可导致横断性骨折，骨折片向鼻腔内移位，并伴有鼻中隔和筛骨损伤；如外力来自正前方，可导致粉碎性骨折及塌陷。

（2）鼻出血：鼻骨骨折可导致鼻腔黏膜破损而发生出血。

（3）鼻通气障碍：鼻骨骨折后可致骨片移位、黏膜水肿、鼻中隔偏曲及血凝块存积等，使鼻腔阻塞而出现鼻通气障碍。

（4）视力下降：眶壁及视神经受损可导致视力受损。

（5）脑脊液鼻漏：鼻骨骨折伴有筛骨损伤或颅前窝骨折时，可发生脑脊液鼻漏。漏液混有血液，之后逐渐清亮。

（五）诊断

鼻骨骨折的诊断主要根据损伤史、临床特点和局部检查来确定。鼻骨骨折后早期仅可见鼻部畸形，触诊可发现骨折部位。已有明显肿胀时，骨折移位畸形可被掩盖，需要经鼻内外仔细检查和鼻骨 X 线正、侧位摄片才能明确诊断，但其对治疗方案的决定价值有限。一些研究指出，为了正确评估鼻骨骨折，可行鼻内镜检查。硬性鼻内镜用于评估整个鼻中隔（尤其是后骨性中隔和犁骨区域），并检查鼻损伤后的其他鼻内病变。

（六）治疗

要保证最佳治疗，需要考虑的主要有 3 个方面，即治疗时机、选择合适的麻醉药（局部或全身麻醉药）、复位方法（闭合或切开复位）。

1. 治疗时机 应根据不同情况进行选择。有些损伤需要立即处理，另一些则要延迟处理。对于鼻中隔血肿需要立即排空和引流，因为如果不及时治疗，可能导致鼻中隔软骨坏死和穿孔，或者可能机化，进而导致软骨膜下纤维化和增厚伴部分鼻气道阻塞。如果患者在前 3～6 h 就诊（在明显扭曲的水肿形成之前），应立即复位鼻骨骨折。软组织水肿通常会掩盖轻中度鼻骨骨折，并阻碍手术的进行，因此必须在 3 天后对患者进行重新评估。受伤后 2 周内应完成鼻骨骨折的复位治疗，延迟处理将会出现永久性的畸形。也有人建议成人在创伤后 10 天内进行复位，儿童在 7 天内进行复位（儿童的骨愈合可能更快）。更严重的损伤，如开放性骨折和伴有严重外部畸形的损伤，需要立即手术。

2. 选择合适的麻醉药 闭合性鼻骨骨折复位可在局部或全身麻醉下完成，取决于术者的偏好。普遍的共识是，在功能和美观方面，局部麻醉与全身麻醉相比同样有效。局部麻醉下手法复位比全身麻醉下复位更经济、耐受性更好。

3. 复位方法 复位方法分为闭合复位和切开复位。成人患者闭合复位的适应证如下：①单侧或双侧鼻骨骨折；②鼻中隔复合体骨折伴鼻偏斜小于鼻梁宽度的一半。切开复位的适应证如下：①鼻骨及鼻中隔广泛骨折、脱位；②鼻锥体偏斜超过鼻梁宽度的一半；③尾侧鼻中隔骨折脱位；④开放性鼻中隔骨折；⑤闭合复位后持续畸形。

闭合复位又分为手法复位和鼻骨钳复位，复位后壁内放置纱条，具有保护和成形作用。对于有脑脊液漏的患者，不能行鼻腔填塞，可单用鼻外夹板固定（图 5-29）。鼻外夹板或纱布卷可在 7 天后去除。嘱患者 1 个月内不要挤压鼻部或用力擤鼻涕等。

在切开复位中，手术技术的选择取决于患者的骨折或脱位类型。一般通过脱位侧半横穿切口进入间隔。通过外侧软骨间切口进一步进入骨折线。将鼻背部皮肤抬离上外侧软骨，将骨膜拉离鼻骨。如发现严重的鼻中隔骨折则行鼻中隔成形术或黏膜下切除术。黏膜下切除术涉及软骨和骨的广泛切除，包括部分犁骨和部分筛骨垂直板，而鼻中隔成形术是一种保留组

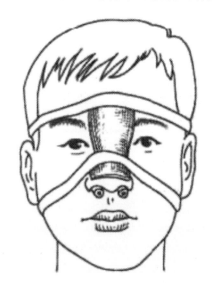

图 5-29 鼻骨骨折复位后鼻外夹板固定

织的手术。移位的上颌嵴通常必须完全去除。避免根治性软骨或骨切除,以保留支撑并限制纤维化和挛缩。在鼻骨骨折的初始治疗中,可能有必要采用早期全鼻中隔成形术,以控制首次手术后的畸形/阻塞率。

二、眼眶骨折

(一)概述

眼眶骨折(orbital fracture)是累及眶缘和眶腔骨壁的骨折。眼眶位于颅面中部且略向前突起,遭到外力打击时,容易发生眶骨的连续性中断和骨皮质断裂,即形成眼眶骨折。眼眶骨折可分为爆裂性骨折和非爆裂性骨折,以眶底骨折或眶底、眶内、外壁联合骨折多见,主要表现为眼球运动受限、复视、视力下降、眼睑皮下淤血、气肿、眼球凹陷等。如治疗不及时,常遗留明显畸形。

(二)病因

眼眶骨折多由外界作用于眼眶或头部所致。患者多可在以下场景发生眼眶骨折,如车祸、坠落、拳击、脚踢、棍棒打击、体育运动及爆炸。

(三)解剖学特点

眼眶呈四边锥体状,尖向后,有视神经管通颅腔;底向前,形成四边形眶缘,开口对向面部,在眶上缘可见眶上切迹或眶上孔;眶下缘下方有眶下孔。眶的四壁厚薄不等,额骨构成眶上缘和眶顶,与颅前窝相邻,在上壁的前外侧有泪腺窝,前内侧有滑车窝(或棘);内侧壁最薄,筛骨参与构成眶腔内壁,泪骨和腭骨也有部分参与组成,壁的前方有泪囊窝向下经鼻泪管通鼻腔,内侧壁的上缘有筛前孔和筛后孔;上颌骨参与构成眶下缘和眶底,下壁上面可见眶下沟,向后延续达眶下裂,向前经眶下管出眶下孔;外侧壁较厚,颧骨构成眶外缘和部分外侧壁,蝶骨参与构成眶腔外壁,其后部与眶下壁之间有眶下裂通颞下窝和翼腭窝、与眶上壁之间有眶上裂通颅中窝(图5-30)。

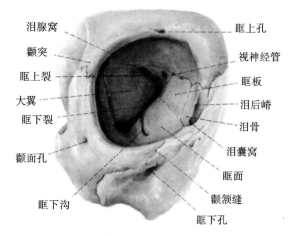

图 5-30　眼眶解剖

(四)分类

根据对面部骨骼不同部位的影响,创伤可导致眼眶三种骨折模式:眶颧骨折、鼻眶筛骨折和眶内骨折(爆裂性骨折)。

(五)临床表现

(1)骨折急性期表现:可有眶内出血、眶周水肿、眶周淤斑、结膜下出血以及皮下气肿等。

(2)眼球内陷:眶底骨折和鼻眶筛骨折的重要体征。骨折常造成眶腔扩大或眼球疝入鼻旁窦,出现眼球向下和向后移位。早期可能不明显或眼球突出,等5~7天肿胀消退,眼球内陷即可显露出来。

(3)复视:眶底爆裂性骨折时,可由眼外肌移位牵拉或嵌顿而导致运动受限,进而产生复视。动眼神经受伤也可以引起复视。

(4)视力障碍:早期多因角膜外伤、眼球穿透伤、视神经管骨折、视神经挫伤或视网膜病变等引起。后期可由青光眼、角膜白斑、白内障及视神经萎缩引起。

(5)眶下区麻木:眶底和眶下缘的骨折常挫伤或挤压眶下神经,引起该神经支配区域的麻木。

(六)诊断

根据病史,了解病因和部位。当颅面中部多发骨折时,应对颌面部结构进行仔细检查。该区域的全面检查应包括对眼球、软组织和骨结构等进行检查。注意有无眼眶骨折的上述体征。

（1）X线平片：在不能立即获得CT扫描仪的较小医院，X线平片可以在眶底和颧骨骨折的诊断中发挥作用。X线平片上可观察到的影像包括眶底可视化和经典的"陷阱门"征、眶内容物脱垂和上颌窦内气液平面。

（2）CT检查：CT检查是眼眶骨折诊断的金标准，因为它可以提供关于眼眶骨折大小、位置和受累软组织的详细信息，以及评估其他面部骨骼是否有额外的损伤。

（3）MRI检查：MRI检查是一种无辐射方法，可用于评估眼眶创伤中的软组织结构。它提供了诊断疝和软组织卡压的高敏感性方法。

（七）治疗

眼眶骨折以手术治疗为主，其目的是使嵌顿的眼球肌组织和脂肪复位，恢复眶腔体积和眼球活动，改善眼球凹陷和复视症状。手术指征：眼球运动功能障碍是一个重要的考虑因素。运动功能障碍可以在0～4分的量表上进行分级，其中0分表示无限制（正常），4分表示凝视区域无运动。每个有限的视野代表运动减少25%。运动功能障碍最常见的原因是眼外肌（下直肌）或其筋膜陷入眶底的骨折间隙。眼球内陷通常是眶壁巨大缺损的征象。眼球内陷的根本原因是骨性眶腔增大。眼球内陷大于2.0mm通常表明需要手术。对于有视力障碍的患者，应考虑有无视神经管卡压，必要时可行视神经管减压手术。

三、颌骨骨折

（一）概述

颌骨骨折（fracture of jaw）包括上颌骨骨折和下颌骨骨折。按照骨折创伤是否暴露，可分为开放性骨折和闭合性骨折。临床表现为出血、肿胀、疼痛、骨折段移位、感觉和运动功能障碍等。由于其结构和生理特点，处理时应注意上、下颌骨应形成咬合关系，避免影响其咬合功能。

（二）病因

外伤是颌骨骨折最常见的原因，通常包括打击伤、交通事故伤、坠落伤、火器伤，以及少部分医源性损伤。颌骨骨折由外力直接或间接作用于颌面部所致。随着机动车的普及，交通事故引起的颌骨骨折占比逐年升高，成为颌骨骨折的主要原因。

（三）解剖学因素

上颌骨是面中部最大的骨骼，成对，左右各一，在中线相连，上颌骨由1个骨体和4个突起组成。骨体的上面构成眼窝的下壁，里侧面通连鼻道，内部有开口于里侧面的上颌窦。在4个突起中，额突、颧突与腭突各自与同名的骨块相连接，牙槽突有齿槽，其中有上颌齿。人的上颌骨是由狭义的上颌骨和前上颌骨结合组成，两骨之间有连接鼻腔与口腔的切牙管的开口。上颌骨参与构成鼻腔外侧壁、眼眶下壁、口腔的顶壁。其骨折时常常影响眼、鼻、咬合与容貌，严重时可并发颅脑损伤与颅底骨折。

下颌骨由体部和升支部构成，两侧体部在正中联合。下颌骨升支部上方有两个骨性突起，在后方者称为髁状突，在前方者称为喙突（肌突），两者之间的凹缘称为乙状切迹。升支部后缘与下颌骨下缘相交处称为下颌角，升支部内侧面中部有一个孔，称下颌孔，此孔为下颌管的开口。下颌管在第一、第二前磨牙牙根之间向外穿出一孔，称颏孔。下牙槽神经、血管从下颌孔进入下颌管向前走行，在颏孔处分出颏神经及血管。下颌骨位置突出，易遭受损伤。下颌骨有较多肌群附着，发生骨折时，由于肌肉牵引作用和打击力的综合作用，骨折块发生移位，导致咬合功能错乱。上、下颌骨形成咬合关节，行使咬合功能。

（四）临床表现

1. 上颌骨骨折

1）骨折线　上颌骨与鼻骨、颧骨和其他颅面骨相连，骨折线易发生在骨缝和薄弱的骨壁处，临床上较常见的是横断性骨折、分离性骨折。勒福（Le Fort）按骨折线的高低位置，将其分为三型（图5-31）。

（1）勒福Ⅰ型骨折：又称上颌骨低位骨折或水平骨折。骨折线经梨状孔下缘、牙槽突基部，绕颧牙槽

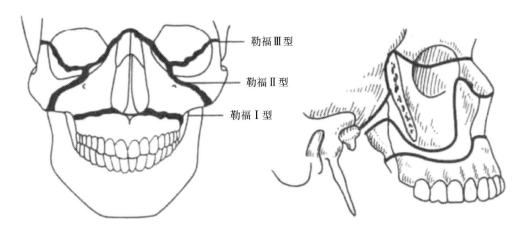

图 5-31　上颌骨三种类型勒福骨折的骨折线示意图

峰和上颌结节向后至翼突。

（2）勒福Ⅱ型骨折：又称上颌骨中位骨折或锥形骨折。骨折线从鼻根部向两侧，经泪骨、眶下缘、颧上颌缝，绕上颌骨外侧壁向后至翼突。有时可波及筛窦达颅前窝，出现脑脊液鼻漏。

（3）勒福Ⅲ型骨折：又称上颌骨高位骨折或颅面分离骨折。骨折线经鼻额缝，横跨眼眶，再经颧额缝向后下至翼突，形成颅面分离。此型骨折多伴有颅底骨折或颅脑损伤，出现耳、鼻出血或脑脊液漏。

2）骨折段移位　上颌骨骨折尤其是上颌骨整体骨折，一般向后下方移位，导致上颌骨下坠。矢状骨折两侧骨折段向外移位，牙弓增宽，如果骨折段移位不明显，腭部黏膜通常是完整的；如果骨折段移位明显，腭部黏膜裂开，即可形成创伤性腭裂。

患者做咀嚼运动时，可发现上颌骨整体异常活动。检查上颌骨是否存在骨折时，可将其头部固定，用一只手持上颌前部牙槽突前后晃动，感觉上颌骨骨折段有无明显动度。方法：一只手的手指置于鼻梁部位，另一只手持上颌骨前后晃动，如果鼻额缝处有动度，提示存在勒福Ⅱ型或Ⅲ型骨折。

3）咬合关系错乱　上颌骨骨折后咬合关系错乱的典型表现是后牙早接触，前牙开𬌗或反𬌗；如果上颌骨向侧方整体移位，则出现偏颌畸形；如果上颌骨矢状骨折，一侧骨折段下垂，则出现患侧牙早接触，健侧牙呈开合状态。

4）功能障碍：上颌骨骨折后可出现言语障碍、吞咽困难以及咀嚼障碍，咀嚼障碍主要表现为咬合无力。当上颌骨整体骨折后下坠移位阻塞呼吸道时，可造成呼吸困难甚至窒息。

5）眶内及眶周变化：上颌骨骨折时眶内及眶周常伴有组织内出血、水肿，形成特有的"眼镜症状"，表现为眶周长斑，上、下睑及球结膜下出血，或有眼球移位而出现复视。

6）颅脑损伤：上颌骨骨折时常伴发颅脑损伤或颅底骨折，出现脑脊液漏等。

2. 下颌骨骨折

（1）骨折段移位：影响下颌骨骨折段移位的因素有骨折部位、作用力方向及大小、骨折线方向及倾斜度、骨折段是否有附着肌肉的牵拉作用等，其中附着肌肉的牵拉作用的影响最大。不同部位骨折、不同方向的牵拉作用可出现不同骨折段移位，发生率如下：下颌角（30%）、髁突（23%）、联合部（22%）、体部（18%）、升支（2%）和冠状突（1%）。

（2）骨折部位出现疼痛、肿胀、皮下淤斑。

（3）咬合关系错乱：骨折后牙齿随骨折段移位可导致咬合关系错乱。咬合关系错乱是下颌骨骨折最常见的体征，对下颌骨骨折的诊断与治疗有重要意义。

（4）面部畸形：骨折段移位后，可造成面部畸形，其中以下颌偏斜畸形较为常见。

（5）下唇麻木：下颌骨骨折时，突然的撕裂或牵拉常会损伤下牙槽神经，出现下唇麻木。

（6）功能障碍：由于疼痛引起的功能性防护，患者多表现为张口受限，影响进食和言语功能。

（五）诊断

在首诊颌骨骨折患者时,应了解患者受伤的原因、部位及伤后的临床表现,重点了解外伤作用力的方向和作用的部位,详细的病史有助于明确骨折的部位和类型。通过手法检查伤区局部后,诊断一般不难做出。

视诊的重点是观察面部有无畸形,如面中部有无"盘形面""马面",有无内眦间距增宽、鼻根塌陷等畸形,眼球有无运动受限,有无张口受限等情况。眼镜症状常提示有眶、上颌骨的损伤或骨折。在专科检查中,咬合关系错乱是最重要的骨折体征。通过触摸检查,可以明确骨折部位,如怀疑上颌骨骨折,可重点触摸该部位,感觉有无异常活动或凹陷分离;以手指或器械捏住上颌前牙,感觉上颌骨有无异常活动。检查下颌骨时,可用手指放于可疑骨折两侧,双手做相反方向的移动,了解有无异常动度和骨摩擦音。双手放于耳屏前进行按压,观察有无压痛;双手小指伸入外耳道,嘱患者做开闭口运动,感觉双侧髁突的动度是否一致,如动度不一致,则提示可能有髁突的间接损伤或骨折。此外,正中联合部闭合性骨折时,常在与打击力相反的方向伴有髁突颈部和下颌角的间接性骨折。

常规 X 线检查操作简单,成像时间短,是颌骨骨折快速筛查的首选方法,一般通过 X 线检查即可了解骨折的部位、数目、方向、类型,骨折段移位和牙与骨折线的关系等情况。尤其在下颌骨体部无周围骨质的干扰时,可即刻明确诊断。当解剖结构复杂、相邻骨块和牙齿的重叠影像干扰时,X 线平片对骨折线的走行显示较差。X 线平片对上颌骨矢状骨折和上颌窦后壁的骨折显示不清,对多发性骨折和粉碎性骨折的显示也不清楚。单纯 X 线平片很容易出现漏诊,对于常规 X 线检查显示可疑骨折者,应进一步行 CT 检查。

CT 检查可以提供详细和全面的面部骨骼视图,允许对轴位、冠状位、矢状位甚至重建的三维图像进行重建。当上、下颌骨甚至颅骨发生复杂的全面部骨折时,CT 检查是全面了解骨折信息的常用辅助诊断工具,尤其是三维重建,可清晰显示骨折的细节,不仅对诊断有重要作用,而且对骨折的治疗有辅助作用。

（六）治疗

1. 颌骨骨折治疗原则

（1）治疗时机:对颌骨骨折患者应及早进行治疗。但如合并颅脑、重要脏器或肢体严重损伤,全身情况不佳时,应首先抢救患者的生命,待全身情况稳定或好转后,再行颌骨骨折的处理。应注意,在救治其他部位损伤的同时,不能忽视与颌面外科的衔接,以免延误治疗。即使由于各种原因延误了早期治疗,也应争取时间做延期处理,防止骨折错位愈合,使后期处理复杂化。

（2）骨折治疗原则:骨折治疗的原则为避免骨折错位愈合,应尽早进行骨折的精确复位,即行骨折的解剖复位、功能稳定性固定、无创外科治疗,并进行早期功能性运动。其中解剖复位有两个方面的含义,即兼顾美观的同时保持功能,恢复患者原有咀嚼功能。骨折固定的方法分为内固定和手术开放复位两种。

2. 颌骨骨折的复位方法

（1）手法复位:主要用于早期骨折且移位不大的线性骨折,骨折段可活动。在局部麻醉下,可用手法将移位的骨折段回复到正常位置。复位后应辅助颌间固定,属于非手术治疗。

（2）牵引复位:颌骨骨折后,经过较长时间（上颌骨 3 周以上,下颌骨 4 周以上）,骨折处已有部分纤维组织愈合,手法复位不成功时,可采用牵引复位（包括颌间牵引及口外牵引两种）。

（3）手术切开复位:手术切开复位的适应证较宽。骨折段移位较久,已有纤维组织愈合或骨性错位愈合,手法复位和牵引复位都不能复位时,则应施行手术切开复位。

四、颧骨骨折

（一）概述

颧骨骨折是常见的面部损伤,发生率仅次于鼻部骨折。其高发生率可能与颧骨在面部骨骼中的突出位置有关,颧骨的解剖位置使颧骨经常暴露于外伤作用力中。颧骨与上颌骨、额骨、蝶骨和颞骨相连接,其中与上颌骨的连接面最大。颧骨骨折常与上述结构脱离有关,并常与上颌骨同时骨折。颧骨的颞突与颞骨的颧突连接构成颧弓,较细窄,可单独发生颧弓骨折(zygomatic arch fracture),也可以与颧骨骨折同时发生。

（二）病因

颧骨骨折主要由外部暴力作用引起,其无特殊的年龄分布,无论男女、老幼,在受到外力作用时均可发生。颧骨骨折的诱发因素有跌倒、车祸、打架斗殴等。

（三）分类

Zingg 在 1992 年将颧骨骨折分为 3 型(图 5-32)。A 型:不完全性颧骨骨折,常由较轻撞击引起,颧骨复合体不移位。A 型包括 3 个亚型:A1 型,单纯颧弓骨折;A2 型,单纯颧额缝骨折;A3 型,单纯眶下缘骨折。B 型:完全性单发颧骨骨折,颧骨与周围骨分离并发生移位。C 型:颧骨粉碎性骨折,与 B 型颧骨骨折相同,但存在碎片,也称复杂性骨折。

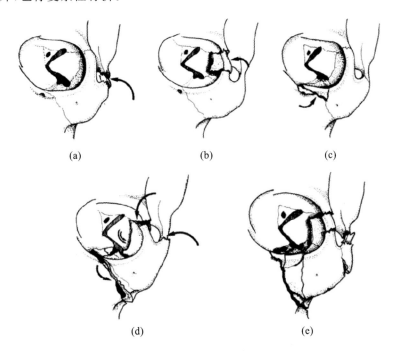

(a)　　　　　　　　(b)　　　　　　　　(c)

(d)　　　　　　　　(e)

图 5-32　颧骨骨折分型

(a)单纯颧弓骨折;(b)单纯颧额缝骨折;(c)单纯眶下缘骨折;(d)完全性单发颧骨骨折;(e)颧骨粉碎性骨折

（四）临床表现

(1)颧面部塌陷:颧骨、颧弓骨折后骨折块可发生内陷移位。在伤后早期,可见颧面部塌陷,但由于局部组织肿胀可能会掩盖骨折畸形,因此容易被误认为软组织损伤。待肿胀消退后,则可观察到塌陷畸形。

(2)张口受限:骨折块发生内陷移位,压迫了周围肌肉,阻碍了喙突运动,造成张口疼痛和张口受限。

(3)复视:颧骨参与构成眶外侧壁和眶下缘。颧骨骨折移位可导致眼球移位、外展肌渗血和局部水肿及骨折缝卡压眼下斜肌,导致眼球运动障碍而发生复视。

(4)神经症状:眶下神经走行于颧骨和上颌骨的连接处,因此,颧骨骨折可造成眶下神经的损伤而出现眶下区麻木感,如同时损伤面神经颧支,可发生眼睑闭合不全。

(5)淤斑:颧骨眶壁骨折时,眶周皮下、眼睑和结膜下出现出血性淤斑。

（五）诊断

根据外伤史、临床表现结合面部体格检查、影像学检查等可做出诊断。

患者外伤后可出现上述临床表现。面部体格检查中,触诊面部可有局部疼痛、塌陷移位,颧额缝、颧上颌缝骨连接处以及眶下缘部位可能出现局部突起。自口内沿前庭沟向后上方触诊,检查颧骨与上颌骨、喙突之间有无间隙。

影像学检查:X线摄片是本病的可靠依据,如在鼻颏位X线平片中可见到颧骨和颧弓的骨折情况。颧弓位可清楚地显示颧弓骨折及移位情况,呈"M"形或"V"形。CT扫描(包括三维重建)被视为颧骨骨折诊断和治疗计划的金标准。颧额骨折和颧上颌骨折,尤其是眶底骨折,最好在冠状位进行评估,而轴位最适合评估颧蝶缝,这是评估骨折段移位程度的良好指标。颧弓骨折在轴位的评估效果最好。

(六) 治疗

1. 手术指征及时机　颧骨、颧弓骨折后,如仅有轻度移位,畸形不明显,无功能障碍以及神经卡压等,可行保守治疗。凡有面部塌陷畸形、张口受限、复视均应视为手术适应证。虽无功能障碍但有明显畸形者也可考虑行手术复位内固定。如有手术指征应在2周内进行手术治疗。骨折整合在2周后开始,可能需要使用截骨术进行后期修复。内侧颧弓骨折常导致张口受限(冠状突或颞肌运动障碍引起的牙关紧闭),不进行手术可能不能完全解决问题。紧急手术的指征是眼外肌卡压,尤其是儿童青枝骨折中的下直肌卡压。

2. 手术方式

(1) 口内切开复位法:严密消毒和局部麻醉后,在患侧上颌磨牙区前庭沟做一小切口,用扁平骨膜剥离器从切口伸向折断的颧骨或颧弓深面,根据移位情况,撬动复位。将一只手放在面部,通过手指的感觉控制复位程度。

(2) 颞部切开复位法:在患侧颞部发际做2 cm长的切口,用骨膜剥离器沿颞筋膜与颞肌之间伸向颧骨和颧弓下方,用力将骨折片推动复位,另一只手在面部协助复位。

(3) 口外牵拉复位法:利用消毒巾钳的锐利钳尖,在骨折部位刺入组织内,夹住塌陷的颧弓骨折段,向外牵拉复位。此法适用于单纯颧弓骨折。

(4) 切开复位固定法:此法是在骨折部位附近做小切口或经发际内做弧形或拐杖形切口,暴露骨折断端,牵拉复位并做骨间固定。此法适用于不易复位的颧骨骨折。

参 考 文 献

[1] 安金刚,张益,张智勇,等.计算机辅助制作个性化钛网治疗眼眶骨折继发眼球内陷[J].北京大学学报(医学版),2008,40(1):88-91.

[2] Cruz A A,Eichenberger G C. Epidemiology and management of orbital fractures[J]. Curr Opin Ophthalmol,2004,15(5):416-421.

[3] Delpachitra S N,Rahmel B B. Orbital fractures in the emergency department:a review of early assessment and management[J]. Emerg Med J,2016,33(10):727-731.

[4] Fernandes S V. Nasal fractures: the taming of the shrewd[J]. Laryngoscope,2004,114(3): 587-592.

[5] Hwang K,Ki S J,Ko S H. Etiology of nasal bone fractures[J]. J Craniofac Surg,2017,28(3):785-788.

[6] Kelley P,Hopper R,Gruss J. Evaluation and treatment of zygomatic fractures[J]. Plast Reconstr Surg,2007,120(7 Suppl 2):5S-15S.

[7] Marinho R O,Freire-Maia B. Management of fractures of the zygomaticomaxillary complex[J]. Oral Maxillofac Surg Clin North Am,2013,25(4):617-636.

[8] Meslemani D,Kellman R M. Zygomaticomaxillary complex fractures[J]. Arch Facial Plast Surg, 2012,14(1):62-66.

[9] Mondin V,Rinaldo A,Ferlito A. Management of nasal bone fractures[J]. Am J Otolaryngol,2005, 26(3):181-185.

[10] Shere J L，Boole J R，Holtel M R，et al. An analysis of 3599 midfacial and 1141 orbital blowout fractures among 4426 United States Army Soldiers，1980-2000[J]. Otolaryngol Head Neck Surg，2004，130(2)：164-170.

（胡　荣）

第十二节　软组织损伤的外科治疗

一、头皮损伤

（一）概述

头皮损伤是原发性颅脑损伤中最常见的一种，包括擦伤、挫伤、血肿、裂伤和撕脱伤。头皮损伤往往合并有不同程度的颅骨及脑组织损伤，从而引起继发性颅脑损伤。头皮富含血管，遭受钝性打击或碰撞后，可以使血管破裂，而头皮仍保持完整，形成血肿。头皮部位的手术可对其下覆盖的颅脑组织提供保护，并满足对美观的要求。

（二）病因

头皮损伤均由直接外伤造成，比如打击与冲撞、切割与穿刺、摩擦与牵扯、挤压等，损伤类型与致伤物种类密切相关。

（三）头皮的解剖

头皮是覆盖在颅骨之外的软组织，可分为5层（图 5-33）：皮层、皮下脂肪层、帽状腱膜层、帽状腱膜下层及骨膜层。皮层较其他部位的组织厚而致密，含有大量的汗腺、皮脂腺和毛囊。皮下脂肪层由脂肪和粗大而垂直的纤维束构成，与皮层和帽状腱膜层均由短纤维紧密相连，是形成头皮的关键，并富含血管神经。帽状腱膜层是头皮解剖的最重要结构，前连于额肌，后连于枕肌，且坚韧有张力。在颞肌部位，帽状腱膜层则延伸为颞肌筋膜浅层。帽状腱膜下层是疏松结缔组织，此间隙范围较广，前置眶上缘，后达上项线。头皮借此层与颅骨外膜疏松连接，故移动性大，头皮撕裂多沿此层。帽状腱膜下间隙出血或化脓时，血液可沿此间隙蔓延。骨膜层紧贴颅骨外板，可自颅骨表面剥离。头皮血供丰富，来自颈内动脉和颈外动脉。动脉在皮下组织中形成侧支循环。头皮血液由5对动脉供应：眶上动脉和滑车上动脉供应前方，颞浅动脉和耳后动脉供应两侧，枕动脉供应后方。这种丰富的血供可能导致头皮损伤后出现失血性休

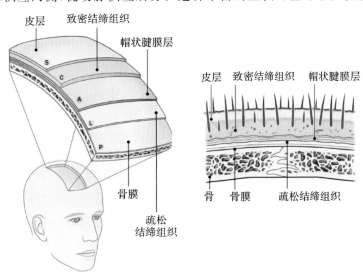

图 5-33　头皮分层

克。即使头皮损伤后的愈合及抗感染能力较强,但伤时出血凶猛,加之头皮血管收缩能力差,所以容易发生休克,年幼患者更应注意。

（四）损伤类型及治疗原则

1.头皮擦伤　这是皮层的损伤。

2.头皮挫伤　损伤延及皮下脂肪层,可有头皮淤血及肿胀,24 h内可给予冰敷,防止肿胀。24 h后可给予热敷,促进血肿吸收。

3.头皮裂伤　头皮裂伤(图5-34)由外伤造成,体格检查可见伤口。这类损伤常合并颅骨骨折等其他颅脑损伤,故应做全面的神经系统检查和CT扫描,以明确是否有其他颅脑损伤。原则为尽早行清创缝合术,常规应用破伤风抗毒素。清创缝合术原则:将伤口内的异物全部清除,并将坏死的创缘切除,以确保伤口的愈合。致密的帽状腱膜和下面松散的结缔组织容易发生组织的大撕脱或脱套,撕脱皮瓣中保持血供。无组织损失的头皮撕裂伤应使用3-0或4-0不可吸收缝线间断闭合,或在帽状腱膜内使用可吸收缝线和在皮肤内使用吻合钉进行分层闭合。除非毛发干扰伤口闭合,否则不需要去除毛发。使用吻合钉相比使用缝线更快,成本效益更高。吻合钉在头皮上造成的脱发少于其他形式。出于该原因,应谨慎使用烧灼术。由于头皮抗感染能力强,在合理应用抗生素的前提下,一期缝合时限可适当延长至伤后48 h甚至72 h。

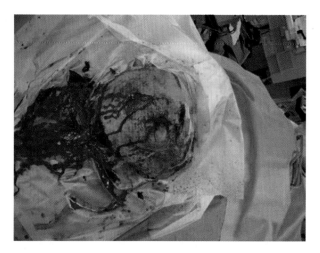

图5-34　头皮裂伤

4.头皮撕脱伤　头皮撕脱伤是头皮损伤中最严重的一种。大片甚至整个头皮自帽状腱膜下撕脱,可引起出血性休克。可在进行压迫止血的同时,纠正失血性休克,并根据情况采用不同的修复方法,如直接缝合、减张后缝合、转移皮瓣修复、血管重建头皮再植或颅骨外板钻孔,待肉芽组织形成后做二期皮瓣移植等。术后使用抗生素并积极对症处理。

5.头皮血肿　头皮血肿通常位于皮下组织、帽状腱膜下或骨膜下,不同部位和范围的血肿有助于区分损伤机制,并有助于对颅脑损伤做一初步的估计。

（1）皮下血肿:血肿体积小、张力高、压痛明显。

（2）帽状腱膜下血肿:血肿弥散、出血量多,可波及全头颅,张力低,疼痛轻。

（3）骨膜下血肿:多来源于板障出血或骨膜剥离。范围限于骨缝,质地较硬。

头皮血肿一般只需加压包扎待其自行吸收,在24 h内进行冰敷,防止肿胀,24 h后进行热敷,促进血肿吸收。如果血肿过大且长时间不吸收,可在严格消毒下穿刺,抽取积血后加压包扎。

二、面部软组织损伤

（一）概述

软组织损伤是急诊室较常治疗的问题之一,面部是美学敏感区域,组织种类复杂,约1/3表现为面部损伤的患者有持续的软组织损伤。口腔颌面部软组织在受到创伤冲击时,会吸收大量能量。这可能导致各种损伤,如挫伤、擦伤、撕裂伤和组织撕脱,常在组织内发现异物。牙齿常穿透软组织,在撕裂伤中可发现部分牙齿为异物。正确的急救治疗是顺利愈合的先决条件。未能取出异物可能导致永久性文身和不美观的瘢痕形成以及延迟愈合和感染。

（二）损伤类型

软组织损伤可分为以下类型:擦伤、挫伤、撕裂伤、撕脱伤。

（1）擦伤:擦伤是皮肤或黏膜的表面创伤,是由于皮肤或黏膜的摩擦和刮擦而产生的,常导致出血和疼痛(图 5-35)。

（2）挫伤:挫伤是皮肤或黏膜没有破损的损伤,可见组织皮下或黏膜下出血,导致血肿和组织肿胀(图 5-36)。挫伤可以是孤立的软组织损伤,但往往提示较深的损伤,如潜在的骨折。

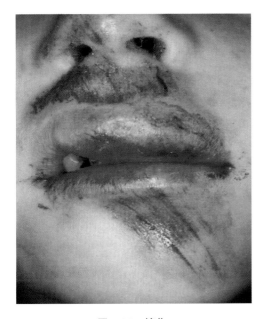

图 5-35 擦伤

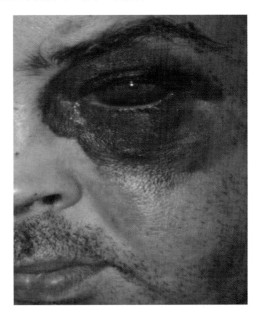

图 5-36 挫伤

（3）撕裂伤:撕裂伤是皮肤或黏膜伤口穿透软组织造成的损伤(图 5-37)。撕裂伤可能破坏血管、神经、肌肉,并累及唾液腺。颌面部较常发生的撕裂伤见于唇、口腔黏膜和牙龈。舌很少受累。

（4）撕脱伤:撕脱伤(图 5-38)罕见,可见于咬伤或头发卷入机器导致的头皮损伤,可导致耳廓、眉毛及上眼睑的同时撕脱。

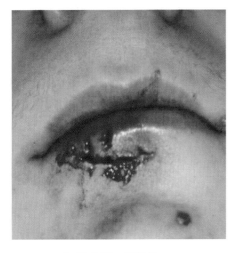

图 5-37 撕裂伤

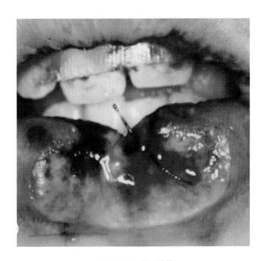

图 5-38 撕脱伤

(三)临床表现

(1)擦伤:主要是表皮破损,并有少量渗血和疼痛,创面常富有砂粒或其他异物。

(2)挫伤:挫伤是皮下及深部组织遭受损伤,无开放伤口,常有组织内溢血,形成淤斑,甚至发生血肿。主要特点是局部皮肤变色、肿胀和疼痛。

(3)撕裂伤或撕脱伤:较大的机械力量可使组织撕裂或撕脱,如长发被卷入机器中,可将大块头皮撕脱,严重者甚至可将整个头皮连同耳廓、眉毛及上眼睑同时撕脱。撕脱伤伤情重,出血多,疼痛剧烈,易发生休克。其创缘多不整齐,皮下组织及肌肉均有挫伤,常有骨面裸露。

(四)口腔颌面部各类软组织损伤的治疗原则

了解患者的外伤史和用药史,确定损伤机制和发生时间,以提供可能影响愈合的任何潜在异物的信息。而且,了解患者的破伤风免疫状况很重要。

1. 擦伤　擦伤需要彻底灌洗和冲洗,同时仔细检查并清除任何固体残留物和坏死上皮。如果不去除,剩余刺激物可能引起炎症、感染和变色。擦伤通常比撕裂伤或穿刺伤更痛,应考虑更积极的疼痛管理形式。清除所有污物、毛发和其他异物。擦伤应尽快治疗,否则,可能导致日后出现永久性文身和皮肤瘢痕。局部麻醉后用生理盐水冲洗磨损部位,使用刷子刷出污物。污染严重时,可使用温和的皂液,然后用抗生素软膏涂抹伤口,必要时用无菌纱布覆盖,以保持伤口水分,直至上皮再生完成。口内擦伤无需治疗。

2. 挫伤　当损伤仅限于软组织时,挫伤无需治疗。如果肿胀位于口底或舌头,且有阻塞气道的风险,应确保没有持续的深层出血,应对此类患者进行密切观察。挫伤通常提示潜在的骨折,因此进行影像学检查以检测骨折非常重要,这可能需要单独治疗。

3. 撕裂伤　在局部麻醉下,检查撕裂伤伤口是否有牙齿碎片等异物。对伤口较深者,辅以X线检查。在急诊阶段清除所有异物,以防止皮肤感染和形成瘢痕。可使用高压下装有生理盐水的注射器、擦洗刷、生理盐水浸泡的纱布拭子、手术刀片或小勺子挖掘清除异物。尽管已经有许多不同的伤口闭合方法,如缝合、黏合、胶带固定和使用吻合钉,但是在口腔颌面部进行缝合仍然是最常用的伤口闭合方法。一般使用4-0至5-0可吸收缝线进行口腔内缝合。对于皮肤缝合,在美观敏感区域首选较细的5-0、6-0缝线。深层撕裂伤缝合应对合好解剖层次。美观敏感区域皮肤闭合可首选皮内(表皮下)缝合技术。瘢痕会随时间而发生收缩,因此保持轻微的伤口边缘外翻是一个重要原则。略微抬高皮肤平面上方伤口边缘的技术可使修复后更美观。可使用胶带缓解张力。面部撕裂伤愈合发生迅速,极少形成瘢痕。一般认为,对面部无并发症的清洁撕裂伤可在伤后24 h内行一期闭合。延迟一期闭合是一种管理污染或感染的创伤性伤口或延迟修复伤口的方法。严重污染的伤口通过清创和去除组织边缘可转化为新鲜伤口,如果无明显感染,可以后期进行缝合。当伤口保持开放时,会使愈合时间更长,即二期愈合。这将导致瘢痕收缩,瘢痕收缩出现在口腔黏膜中时尚可接受,但由于瘢痕收缩会使美观效果受损,二期愈合应避免在面部使用。

4. 撕脱伤　在局部麻醉下清洁伤口。小缺损可留待自然愈合,尤其是年轻个体,其再生能力强于年长个体。对于组织损失较大的伤口,可能需要切除和使用皮瓣或皮肤移植物进行一期闭合以覆盖伤口。动物咬伤(通常为犬)时,应始终给予抗生素,不考虑持续时间。应根据犬的状态考虑接种狂犬病疫苗。

5. 预防性使用抗生素　细菌感染是最常见的并发症,其发生率与发生创伤至伤口闭合的时间高度相关。清洁伤口无须使用抗生素。一些研究发现,与未经治疗的患者相比,接受系统性抗生素治疗的患者感染发生率并没有显著降低。抗生素可用于严重污染伤口、开放性骨折、口腔分泌物污染伤口、延迟闭合伤口及免疫功能低下患者。咬伤可能与多种微生物感染有关,最常见的细菌是多杀巴斯德菌。

对于以下患者,应加强接种破伤风疫苗:①接种过3剂次,且距离末次注射长于10年或短于10年但伤口较深;②接种过4剂次,且距离末次注射长于20年。接种少于3剂次疫苗的患者应完成纯破伤风疫苗和白喉疫苗接种。

参 考 文 献

[1]　Abubaker A O. Use of prophylactic antibiotics in preventing infection of traumatic injuries[J].

Dent Clin North Am,2009,53(4):707-715.

[2] Desai S C,Sand J P,Sharon J D,et al. Scalp reconstruction:an algorithmic approach and systematic review[J]. JAMA Facial Plast Surg,2015,17(1):56-66.

[3] Jaindl M,Oberleitner G,Endler G,et al. Management of bite wounds in children and adults—an analysis of over 5000 cases at a level Ⅰ trauma centre[J]. Wien Klin Wochenschr,2016,128(9-10):367-375.

[4] Tang K,Yeh J S,Sgouros S. The influence of hair shave on the infection rate in neurosurgery. A prospective study[J]. Pediatr Neurosurg,2001,35(1):13-17.

（胡　荣）

第十三节　多发伤患者颅内/外损伤的手术计划

颅脑损伤的外科治疗应尽快进行。然而,管理必须始终个体化并结合具体环境。颅内血肿外科治疗指南主要根据血肿特征(如类型、体积)、占位效应和临床症状制定,但年龄、合并症、临床症状恶化和伴随损伤是必须考虑的其他重要因素。与严重脑萎缩的老年患者相比,年轻人颅内血肿可能导致更严重的临床症状。老年患者存在严重合并症可能是手术治疗的禁忌证,而年轻患者应该考虑手术治疗。提示血肿扩大的临床症状恶化相比占位效应需要更迅速的评估和管理。在多发伤患者中,不仅要考虑头部损伤,而且要考虑其他合并的严重损伤是否需要同时急诊处理或在其他适当时机进行处置。

严重颅脑损伤是多发伤患者总体预后的最强预测因子,且有颅脑损伤的多发伤患者的死亡率是无颅脑损伤患者的3倍。同时,其他部位的创伤也会增加救治的复杂性,并影响患者整体预后。从《2019年国家医疗服务与质量安全报告》中可以看到,颅脑损伤住院患者合并的其他损伤中,头皮面部损伤占55.80%、胸部骨折占12.63%、胸壁及胸部脏器损伤占11.93%、腰骶部及骨盆骨折占5.32%、上肢骨折占5.09%、眼部损伤占4.21%。特别是交通伤中,创伤能量很大,损伤机制复杂,可能造成多器官、多系统的损伤。

对多发伤合并颅脑损伤患者,临床评估决策和神经外科手术干预时机的选择具有挑战性。因此在多发伤的救治过程中,要掌握好救治原则,从整体把握救治方案。

一、创伤急救的"ABCDE"原则

迅速准确的诊断和评估是决定整个治疗过程的起始和关键步骤,并有可能在后面的检查治疗过程中不断修正改善。对创伤患者,医院接诊时应第一时间根据其生命体征、损伤情况和损伤机制,快速、有效地评估,保障机体的重要功能。初步检查评估的内容参见第四章第一节。

坚持"ABCDE"原则至关重要,因为不同的损伤造成死亡的时间窗不同。气道丧失比呼吸功能衰竭致死更快,而呼吸能力衰竭又比循环血容量耗尽致死更快。要考虑的致命问题是颅内血肿增大。对所有创伤患者,首要目标是让患者存活,次要目标是防止任何继发性损伤。

再次评估尽量在患者血流动力学稳定时进行,包括从上到下的完整检查:头部、面部、颈部、上肢、腋窝、胸部、腹部、骨盆、生殖器和下肢。之后进行CT扫描和超声检查,以显示损伤严重程度和任何持续的出血。

二、多发伤患者治疗的优先次序

对于多发患者,创伤救治团队可能需要快速确定各种所需手术的时间和顺序。开放的气道、充分的气体交换和循环稳定是保持大脑活力的先决条件,在行神经外科手术前应尽量稳定。

无论颅脑损伤有多严重,或明确有立即行神经外科手术的指征,患者都需要首先在"ABC"(气道、呼吸和循环)方面保持稳定。这样的优先顺序将确保足够的氧气和血液流向大脑,从而减少或避免继发性颅脑损伤。即使颅脑损伤可以通过快速准确的手术来治疗,但如果因"ABC"受损导致氧合/灌注不足而使获救的颅脑受损,则手术干预对预后帮助不大。受损的"ABC"对创伤患者的生命威胁比任何并存的头部损伤都要大。

只要不影响患者的血流动力学状态,在身体其他部位的小手术(如用胸管缓解气胸)可选择在神经外科手术前立即进行,神经外科手术干预计划不会改变。当神经外科手术结束时,伴随的其他损伤可以在同一时间进行手术处理,或者在另一个更合适的地方进行下一次手术治疗。有时,患者需要行CT扫描以明确出血源(脾脏或肝脏破裂,心脏或主动脉受损等),其后进行手术控制损伤,控制出血,稳定生命体征。在这种情况下,即使存在颅内血肿,甚至出现脑疝迹象(临床和放射学),患者也需要先进行稳定手术,这是非常有必要的。神经外科医生必须尽可能优化保守治疗策略,直到有条件进行神经外科减压手术。一些不影响生命体征的小型神经外科手术,如插入ICP探头或脑室外引流管,可与胸部、腹部损伤控制手术同时进行。

总之,创伤救治团队需要明确职责和治疗原则,并在救治过程中实时沟通,把握好救治的各个节点,改善治疗效果。

参 考 文 献

Neugebauer E A M,Waydhas C,Lendemans S,et al. The treatment of patients with severe and multiple traumatic injuries[J]. Dtsch Arztebl Int,2012,109(6):102-108.

(刘伟明)

第六章　围手术期麻醉

第一节　麻醉、药物和其他治疗手段的选择

围手术期是颅脑损伤救治的关键时期,与患者死亡率、神经功能预后密切相关。颅脑损伤围手术期的救治包括颅脑损伤的诊断、治疗方式的选择、术后护理等。围手术期麻醉既是手术安全的辅助手段,也是围手术期快速、有效的治疗手段。

一、围手术期麻醉前管理

重型颅脑损伤往往需要尽早手术干预以挽救患者生命,完善的术前管理是救治成功的重要前提。

(一)麻醉前高渗脱水疗法

颅脑损伤患者常伴有颅骨骨折、外伤性脑出血、脑挫裂伤、弥漫性轴索损伤等各种原因导致的颅内压升高。颅内高压是早期脑二次损伤的主要因素,也是早期脑疝形成导致患者死亡的重要原因。在手术开颅减压之前,围手术期高渗脱水疗法是降低颅内高压患者死亡率的重要方法。尽管甘露醇、高渗盐水等能有效降低颅内压,在一定程度上降低脑疝的发生率,但是其脱水作用对于低血压以及失血性休克患者是极为不利的。目前尚没有严格的循证医学证据支持高渗脱水疗法对颅脑损伤患者神经功能预后的积极效果。

(二)麻醉前机械通气治疗

颅脑损伤患者由于各种原因导致的脑水肿、原发性脑干损伤会不同程度地使颅内压升高,抑制呼吸运动。此外,既往研究表明在颅脑损伤早期,脑血流量较正常人明显减少,携氧量亦显著降低,这也是导致脑水肿加重继发性颅脑损伤的重要原因。因此,围手术期麻醉前机械通气是紧急救治颅脑损伤患者的重要手段,但并不主张以降低颅内压为目的的过度通气治疗。一方面过度通气治疗既不能显著、持续地降低颅内压,也非降低颅内压的常规治疗方法;另一方面,持续过度通气可能引起脑缺血、加重颅脑损伤后脑梗死的危险,也可能使脑血管自动调节功能紊乱。颅脑损伤患者早期通气治疗的目的主要是维持脑循环血容量,稳定血压,保证脑血氧含量。

(三)围手术期麻醉药物以及镇痛、镇静药物的使用

麻醉药物和镇痛、镇静药物在术前使用的主要目的是防止轻、中型颅脑损伤患者不必要的活动和持续亢奋状态,减轻疼痛,稳定紧张、恐惧情绪,预防癫痫等。有研究表明,麻醉药物和镇痛、镇静药物能降低脑新陈代谢和耗氧量,这被认为具有神经保护作用。但该类药物也有降低血压等作用,在一定程度上减少了脑灌注,其综合疗效尚不能表明对患者有益。与此同时,丙泊酚等麻醉药物与电解质紊乱、酸碱失衡、心力衰竭等有一定的相关性。由于麻醉药物和镇痛、镇静药物的独特作用以及相关不良反应,所以对围手术期患者用药需要进行严密的监测。

二、围手术期麻醉

(一)麻醉前评估

1. 神经系统评估(GCS 评分)

(1)睁眼反应:自发睁眼,4 分;呼唤睁眼,3 分;刺痛睁眼,2 分;不能睁眼,1 分。

（2）言语反应：回答正确，5分；回答错误，4分；答非所问，3分；只能发声，2分；无反应，1分。

（3）运动反应：遵嘱运动，6分；刺痛定位，5分；刺痛躲避，4分；刺痛时肢体屈曲，3分；刺痛时肢体伸直，2分；无反应，1分。

昏迷程度以上述三项得分之和即GCS评分加以评估，昏迷程度越重者GCS评分越低。最高15分，表示意识清醒；8～14分，表示存在意识障碍；3～8分，表示昏迷；低于3分：因气管插管而无法发声的重度昏迷者会有2T（因气管插管或切开而无法正常发声，以"T"（tube）表示）的评分。选评估时的最好反应评分。注意运动反应评分时左侧与右侧可能不同，用较高的分数进行评分。进行改良的GCS评分时应记录最好反应/最差反应和左侧/右侧运动反应评分。

2. 心肺功能评估　心率、心律、血压、呼吸、氧合等。

（二）麻醉药物选择

1. 吸入麻醉药

（1）高浓度卤代吸入麻醉药具有降低脑氧代谢率（$CMRO_2$）、扩张脑血管、增加脑血流量（CBF）和颅内压、削弱 CO_2 反应的作用。建议卤代吸入麻醉药的使用浓度低于1MAC。

（2）N_2O 可增加 $CMRO_2$ 和CBF，且枪弹伤或颅骨多发骨折的患者吸入 N_2O 可增加颅内积气的风险，因此不推荐使用。

2. 静脉麻醉药

（1）丙泊酚具有降低 $CMRO_2$、CBF和颅内压，保留脑血管自动调节功能的作用，可用于控制颅内压。丙泊酚的使用不能降低颅脑损伤患者的死亡率和改善6个月后的神经功能。全凭静脉麻醉（TIVA）（丙泊酚＋瑞芬太尼）有利于颅脑损伤患者术后的快速神经功能评价。

（2）当出现手术和其他药物无法控制的难治性颅内高压时，可在血流动力学稳定的情况下使用大剂量的巴比妥类药物来控制颅内压。不推荐预防性给予巴比妥类药物诱导EEG的暴发抑制。

（3）氯胺酮可扩张脑血管，升高颅内压。不推荐使用。

3. 肌肉松弛药　足量的肌肉松弛药可辅助气管插管、机械通气和降低颅内压。

（1）琥珀胆碱可引起肌肉抽搐和颅内压升高，预注少量非去极化肌肉松弛药可减少上述不良反应的发生。对于存在困难气道的颅脑损伤患者，琥珀胆碱仍是最佳选择。

（2）罗库溴铵（0.6～1.0 mg/kg）起效迅速，方便麻醉医生快速建立气道，对血流动力学影响小。

（3）泮库溴铵可阻滞迷走神经，引起高血压和心动过速。

（4）对于准备术后拔除气管导管的患者，应该常规给予肌松监测和必要的药物拮抗。

（三）术中麻醉

1. 机械通气　气道机械通气的管理目标为维持 $PaCO_2$ 33.5～37.5 mmHg（4.5～5 kPa），PaO_2＞95 mmHg（12.7 kPa）。其中，氧合最低限度为 PaO_2＞60 mmHg（8.0 kPa）。过度通气可能引起脑缺血，加重颅脑损伤后脑梗死，导致脑血管自动调节功能紊乱，故一般情况下不主张过度通气，仅考虑对脑疝患者进行短暂的过度通气治疗。

2. 术中生命体征监测

（1）常规监测：心律、心率、呼吸、有创动脉压、二氧化碳分压、氧饱和度、中心静脉压、尿量、动脉血血气分析、血细胞比容、电解质、血糖、渗透压等监测。

（2）神经系统监测：颅内压监测、CBF监测、脑氧监测、电生理监测。

3. 维持循环稳定　由于颅脑损伤以及术中失血等各种原因造成的血压过高或者过低均能导致神经功能预后不良，因此，麻醉医生应当尽可能维持循环稳定。

三、围手术期术后管理及其他治疗

（一）围手术期术后管理

围手术期术后是并发症的高发期，也是神经功能恢复的黄金时期，因此术后管理对于预防并发症、促进神经功能恢复至关重要。围手术期术后管理主要包括术后心电监护,密切监测生命体征及意识状况变化,维持血压、血糖稳定,预防感染等。去骨瓣减压术是常用手术方式,术后需注意骨窗压力状况。根据患者个体评估,给予必要的补液治疗、营养支持治疗,对意识障碍患者注意预防误吸、肺炎、深静脉血栓形成等常见并发症。

(二)围手术期其他治疗

1. 预防性亚低温治疗　有研究认为亚低温能在机体内环境及代谢紊乱的情况下保护细胞和组织。亚低温治疗除了有对神经元的保护作用外,还具有降低颅内压的作用。但是亚低温治疗也具有明显的不良反应,包括免疫功能抑制以及凝血功能障碍。因此,除了难治性颅内高压,一般不推荐预防性亚低温治疗。

2. 激素治疗　激素多用于治疗脑水肿,但有研究表明糖皮质激素治疗并不能使重型颅脑损伤患者明确获益,而且大剂量甲泼尼龙被认为与重型颅脑损伤患者死亡率增高有关,因此对重型颅脑损伤患者暂不推荐激素治疗。

3. 脑脊液引流　颅脑损伤患者脑脊液引流治疗尚存在很大争议,脑脊液引流包括间断性脑脊液引流、持续性脑脊液引流,不同引流方式对神经功能预后的影响目前还没有统一的定论。因此,目前脑积液引流在颅脑损伤患者的治疗中暂不作为Ⅰ或Ⅱ级推荐。《重型颅脑损伤救治指南》(第 4 版)认为,对于中脑水平调零的脑室外引流系统可考虑进行持续的脑脊液外引流。对于重型颅脑损伤患者,可考虑在受伤后 12 h 之内进行脑脊液引流以降低颅内压。

4. 预防性抗癫痫治疗　颅脑损伤可能引起急性症状性癫痫发作,创伤后癫痫发作是颅脑损伤患者常见的并发症。因此,对颅脑损伤患者应常规推荐预防性抗癫痫治疗。预防性抗癫痫治疗不仅能降低创伤后癫痫发作率,亦能改善脑代谢紊乱、预防脑疝和猝死,但目前尚无循证医学证据支持创伤后癫痫与神经功能预后不良有关,也不能认为预防性抗癫痫治疗能改善颅脑损伤患者的神经功能预后。

参 考 文 献

[1]　Haddad S H,Arabi Y M. Critical care management of severe traumatic brain injury in adults[J]. Scand J Trauma Resusc Emerg Med,2012,20:12.

[2]　中华医学会麻醉学分会.2014 版中国麻醉学指南与专家共识[M].北京:人民卫生出版社,2014.

（王新军）

第二节　血压、二氧化碳和氧饱和度

颅脑损伤是临床上常见的外伤类型,约占全身损伤的 20%,发病率仅次于四肢骨折。由于伤及神经系统,其死亡率和致残率均较高。目前颅脑损伤主要源于交通事故和自然灾害,而且随着交通行业的不断发展及近年来自然灾害的增多,颅脑损伤的发病率也在不断升高,给患者家庭以及社会带来沉重的负担。因此对于临床医生而言,颅脑损伤的救治是一项非常重要的工作。对于有手术指征的颅脑损伤患者,积极的手术治疗是最有效的救治方法,可以快速解除出血对脑组织的急性压迫,从而挽救患者生命。影响手术效果的因素有很多,围手术期麻醉的管理就是其中一个重要因素。在围手术期麻醉的管理中,血压、二氧化碳和氧饱和度的管理是其重要组成部分。

一、血压的管理

血压是生命体征的重要内容,颅脑损伤后,血压异常时,可能会造成严重后果(血压较高时有出血风险,血压较低时有脑梗死风险),围手术期麻醉过程中血压的监测是重中之重。

(一)血压监测

临床上利用心电监护持续监测血压,可以实时动态显示血压水平,当其出现异常时,临床医生可以在第一时间做出处理。

(二)血压水平

根据世界卫生组织治疗指南,高血压的诊断标准是收缩压>140 mmHg、舒张压>90 mmHg。美国神经外科医师协会指出,对于50～69岁的患者,维持收缩压在100 mmHg以上;对于15～49岁或者超过70岁的患者,维持收缩压在110 mmHg以上;对于糖尿病和慢性肾病患者,血压控制目标为140/90 mmHg以下。术中维持血压波动幅度不超过基础血压的30%,可以降低死亡率、改善预后。

(三)药物控制

对于颅脑损伤患者,需控制血压,一般选择使用微量泵持续泵入硝普钠。术前继续服用β受体阻滞剂和钙拮抗剂,停用血管紧张素转换酶抑制剂及血管紧张素受体拮抗剂。

(四)自发性脑出血血压管理目标

我国参考美国心脏协会(AHA)/美国卒中协会(ASA)2015版指南,并结合中国实际情况提出以下建议:①收缩压在150～220 mmHg和无急性降压治疗禁忌证的脑出血患者,急性期收缩压降至140 mmHg是安全的(Ⅰ类,A级证据),且能有效改善功能结局(Ⅱa类,B级证据)。②收缩压>220 mmHg的脑出血患者,连续静脉用药强化降低血压和频繁血压监测是合理的(Ⅱb类,C级证据)。但在临床实践中应根据患者高血压病史的长短、基础血压、颅内压情况及入院时的血压情况个体化决定降压目标。③为了防止过度降压导致脑灌注压不足,可在入院时高血压基础上每日降压15%～20%,这种阶梯式的降压方法可供参考。脑出血急性期推荐静脉给予快速降压药物,可选择乌拉地尔、拉贝洛尔、盐酸艾司洛尔、依那普利等。

(五)《重症动脉瘤性蛛网膜下腔出血管理专家共识(2015)》建议

(1)目前尚不明确能够降低动脉瘤再出血风险的最佳血压水平,动脉瘤处理前可将收缩压控制在140～160 mmHg(中等质量证据,强推荐)。

(2)处理动脉瘤后,应参考患者的基础血压,合理调整目标值,避免低血压造成的脑缺血(低质量证据,弱推荐)。

(3)降低血压的同时应保证脑灌注压≥60 mmHg。

(4)一切有利于降低颅内压的措施,如限制液体入量、利尿、巴比妥类镇静、过度通气等均有助于降低血压。对机械通气的患者,应维持$PaCO_2$为30～35 mmHg,以利于降低颅内压。

(5)避免应用可能增高颅内压的降压药物,优先选用乌拉地尔。

(六)延期手术的高血压阈值

原则上轻、中度高血压(<180/110 mmHg)不影响手术进行;抢救生命的急诊手术,不论血压多高,都应进行;对严重高血压合并威胁生命的靶器官损害,应在短时间内采取措施改善生命脏器功能,如高血压合并左心衰、高血压合并不稳定型心绞痛或变异型心绞痛、高血压合并少尿型肾功能衰竭、高血压合并严重低钾血症(<2.9 mmol/L)。对进入手术室后血压仍高于180/110 mmHg的择期手术患者,建议推迟手术,或者患者有选期手术需要(如肿瘤患者伴有少量出血)时可在征得亲属同意的情况下延期手术。

二、二氧化碳(CO_2)的管理

血二氧化碳分压(partial pressure of carbon dioxide,PCO_2)是指溶解在血液中的CO_2产生的压力,是反映呼吸性酸碱平衡的重要指标。当过度通气时,CO_2排出过多而低于正常值,表现为呼吸性碱中毒;当通气不足时,CO_2排出不足造成潴留而高于正常值,表现为呼吸性酸中毒。PCO_2的监测可及时发现患者病情变化并指导临床决策,被认为是除体温、呼吸、脉搏、血压和疼痛之外的第6个基本生命体征,已被广泛应用于临床麻醉和重症监护中。

关于PCO_2的监测,主要监测指标包括动脉血CO_2分压和静脉血CO_2分压以及呼气末CO_2分压,分别记为$PaCO_2$、$PvCO_2$及$PetCO_2$。由于CO_2分子具有较强的弥散能力,故血液PCO_2基本上反映了肺泡

PCO_2 的平均值。$PetCO_2$ 是 PCO_2 在呼气末的最大峰值,可间接反映 CO_2 的生成量、肺换气功能和肺的通气功能,由于其监测具有实时性、无创性等优点,已被广泛应用于术中 PCO_2 的监测。

(一) PCO_2 的正常范围

$PaCO_2$ 的正常范围为 $35 \sim 45$ mmHg,$PvCO_2$ 为 $8 \sim 10$ mmHg,$PetCO_2$ 为 $30 \sim 45$ mmHg。低碳酸血症:$PaCO_2 < 35$ mmHg。高碳酸血症:$PaCO_2 > 45$ mmHg。

(二) PCO_2 监测

围手术期麻醉监测的是 $PetCO_2$,是通过将呼气装置连接到监测装置上,在心电监护上显示的。在日常的神经外科麻醉工作中,单纯监测 $PetCO_2$ 并不能很好地反映脑灌注状态,因为脑血管对 CO_2 的反应性因人而异,不能单纯依据 $PetCO_2$ 指导患者在手术中的通气情况和为术者提供松弛的术野。保持一定的 PCO_2,对缺血脑组织和神经元代谢具有保护作用:$PaCO_2$ 升高可增加局部脑血流量,从而减少缺血期神经损伤,但是当脑血管丧失自主调节能力即脑血管反应性丧失时,则产生盗血现象。$PetCO_2$ 结合近红外光谱分析技术能够监测局部脑氧饱和度和局部脑血流动力学的特征,为患者提供更加安全的麻醉过程和脑保护方法,降低手术后认知损害的发生率。术后拔除气管导管后,无法动态监测 $PetCO_2$,通常是抽取动脉血,用血气分析仪测定 $PaCO_2$。血气分析为判断患者有无缺氧及 CO_2 潴留的金标准,但其是有创操作,易造成血管损伤,且无法进行动态监测。因而在麻醉苏醒室仍推荐监测 $PetCO_2$。研究表明,在麻醉苏醒室动态监测 $PetCO_2$ 有助于患者术后安全管理。

三、氧饱和度的管理

(一)血氧饱和度

血氧饱和度(oxygen saturation,SO_2)是血液中被氧结合的氧合血红蛋白的容量占全部可结合的血红蛋白容量的百分比,即血氧浓度。它可以衡量血液携带、输送氧气的能力,监测 SO_2 可以对肺的氧合和血红蛋白携氧能力进行估计。

1. SO_2 正常值 正常人体动脉血氧饱和度(SaO_2)为 98%,静脉血为 75%。一般人 SaO_2 不低于 94%,在 94% 以下为供氧不足。有学者将 $SaO_2 < 90\%$ 定为低氧血症的标准,并认为 SaO_2 高于 70% 时准确性较高(误差不超过 $\pm 2\%$),低于 70% 时则误差较大。

2. SO_2 监测 临床上使用指套式光电传感器实时监测 SO_2。这避免了反复采血,也减少了护理人员工作量。

(二)脑氧饱和度

脑氧饱和度反映了脑氧供需间的平衡,脑氧供需失衡会导致脑缺血、缺氧,增高并发症的发生率及影响患者预后,因此维持患者适宜的脑氧供需平衡、保证脑组织新陈代谢是围手术期麻醉管理的核心任务之一。脑氧饱和度监测可及时发现患者有无脑缺氧,指导预防及减少脑组织缺血/缺氧损伤。

常用脑氧饱和度监测方法有颈静脉球部氧饱和度(jugular venous oxygen saturation,$SvjO_2$)监测、脑组织氧分压(brain tissue oxygen tension,$PtiO_2$)监测和近红外光谱(near-infrared spectroscopy,NIRS)监测。

1. $SvjO_2$ 监测 $SvjO_2$ 用于监测颅脑损伤、蛛网膜下腔出血后脑灌注受损情况,指导维持脑灌注压及过度通气的治疗。正常范围:$55\% \sim 75\%$。$SvjO_2$ 降低可能因为二次灌注不足使脑灌注压下降、发生低碳酸血症或脑氧耗增加使氧供需失衡,增高则可能表示相对充血或有动静脉瘘,还可能与病理性动静脉分流、脑死亡有关。

2. $PtiO_2$ 监测 $PtiO_2$ 可用于指导制定个体化脑灌注压、$PaCO_2$、PaO_2、血红蛋白浓度目标等,用于指导合并颅内压监测时颅内高压的管理。正常范围:$20 \sim 35$ mmHg。$PtiO_2$ 低于 10 mmHg 是严重脑缺氧的指征,然而,至今仍未界定低 $PtiO_2$ 的治疗临界值,建议当 $PtiO_2$ 低于 20 mmHg 或 15 mmHg 时开始治疗。影响因素:系统性因素主要有 PaO_2、$PaCO_2$、吸入气氧分压、心肺功能、血红蛋白水平;特异性因素主要有脑灌注压和颅内压、脑血流量、脑血管自动调节水平、脑组织氧分压扩散梯度、探针周围微血管的组成等。

3. NIRS 监测　NIRS 监测系统通过监测细胞色素小氧化酶的浓度反映细胞代谢状态,可以提示氧合变量,也有助于缺血后阈值的测定。局部脑组织氧饱和度(regional cerebral oxygen saturation,rScO₂)代表测定 3 个隔室加权后的组织氧饱和度。rScO₂ 正常范围是 60%~75%,但是个体间差异大,因此基于 NIRS 监测的脑血氧定量法被认为是监测趋势。临床研究和管理流程常以绝对 rScO₂ 值不低于 50%或从基线下降 20%及以上作为启动改善脑氧合的触发点。影响因素:生理变量包括 PaO₂、PaCO₂、血压、血细胞比容、脑血流量、脑血容量、脑氧代谢率等;病理变量包括颅内血肿、脑水肿或蛛网膜下腔出血等。

参 考 文 献

[1]　刘强,韩如泉.脑氧饱和度监测方法及其应用进展[J].国际麻醉学与复苏杂志,2018,39(3):234-238.

[2]　金双燕,祁海鸥,周大春.呼气末二氧化碳分压监测在麻醉复苏室中的应用[J].中华护理杂志,2015,50(4):498-499.

[3]　马丙送,孙佃军,高子波,等.新生儿自主呼吸时鼻前庭内呼气末二氧化碳分压与动脉血二氧化碳分压的相关性[J].中国医药导报,2016,13(3):106-109.

[4]　Hiller J,Silvers A,McIllroy D R,et al. A retrospective observational study examining the admission arterial to end-tidal carbon dioxide gradient in intubated major trauma patients[J]. Anaesth Intensive Care,2010,38(2):302-306.

(王新军)

第三节　颅内压控制

颅脑损伤是临床上一种较常见的损伤性疾病,其死亡率和致残率均位居首位,尤其是重型颅脑损伤。患者往往伴有颅内出血、灌注压降低、颅内压增高、缺血、缺氧等表现,临床上如不能及时发现和解除颅内压增高,常导致严重的脑代谢改变、脑血流量下降,进而导致脑疝形成,严重威胁患者的生命健康,所以早期发现颅内压增高并及时处理对降低死亡率和改善预后具有非常重要的意义。围手术期颅内压监测可早期发现再出血、指导颅内高压的控制、调节脑灌注压,目前已经在颅脑损伤患者中被广泛接受和使用。

一、颅内压的形成与正常值

颅腔容纳着脑组织、脑脊液和血液三种内容物,儿童颅缝闭合后或成人的颅内容积是固定不变的,为1400~1500 mL。颅腔内的上述三种内容物使颅内保持一定的压力,称为颅内压。由于颅内的脑脊液介于颅腔壁与脑组织之间,一般以脑脊液的静水压代表颅内压,通过侧卧位腰椎穿刺或直接脑室穿刺测量来获得该压力数值,成人的正常颅内压为 0.7~2.0 kPa(70~200 mmH₂O),儿童的正常颅内压为 0.5~1.0 kPa(50~100 mmH₂O)。临床上还可以采用颅内压监测装置动态观察颅内压。

二、颅内压的调节与代偿

颅内压可有小范围的波动,它与血压和呼吸关系密切,收缩期颅内压略有增高,舒张期颅内压稍下降;呼气时颅内压略增,吸气时颅内压稍降。颅内压的调节除部分依靠颅内的静脉血被排挤到颅外血液循环外,主要是通过脑脊液量的增减来调节。当颅内压低于 0.7 kPa(70 mmH₂O)时,脑脊液的分泌增加,而吸收减少,使颅内脑脊液量增多,以维持正常颅内压。颅内压增高时,脑脊液的分泌较前减少而吸收增多,使颅内脑脊液量保持在正常范围,以代偿增加的颅内压。脑脊液的总量占颅内容积的 10%,血液则依据血流量的不同占颅内容积的 2%~11%,一般而言允许颅内增加的临界容积约为 5%,超过此范围,颅内压开始增高。当颅腔内容物体积增大或颅腔容量缩减超过颅内容积的8%时,则会产生严重的颅内高压。

三、病理生理

（1）在原发性颅脑损伤的局灶性区域,脑血流量和脑氧代谢率降低。随着颅内压升高,颅内更多的组织出现低灌注和低代谢。

（2）当颅内压持续升高时,脑血流量的自动调节能力被削弱,同时合并的低血压将进一步加重脑组织缺血。

（3）血脑屏障破坏导致的血管源性脑水肿和缺血导致的细胞毒性脑水肿将进一步增高颅内压,从而加重脑组织缺血和缺氧,甚至引起致命性的脑疝。

四、临床表现

头痛是常见的症状之一,程度随着颅内压的增高而进行性加重,在用力、咳嗽、弯腰或低头活动时常加重。头痛剧烈时可伴有恶心和呕吐。呕吐呈喷射性,有时可导致水、电解质紊乱和体重减轻。视神经盘水肿是颅内压增高的重要客观指标之一,表现为视神经盘充血,边缘模糊不清,中央凹陷消失,视神经盘隆起,静脉怒张。疾病初期出现的意识障碍可为嗜睡、反应迟钝。严重病例可出现昏睡、昏迷,伴有瞳孔散大、脑疝。

五、术前评估

颅脑损伤尤其是重型颅脑损伤,由于其具有发病机制复杂、进展快、死亡率高等特点,如果仅用CT检查和GCS评分评估患者,可能会延迟对病情的正确评估,并且可能会失去开颅术的最佳治疗窗口。术前颅内压监测可以提供相对准确的颅内压评分,结合患者临床表现和影像学分析,有利于选择最合适的治疗方案(开颅术或保守治疗)。

六、术中监测

术中颅内压监测可以确认术中病情变化的原因,尤其是在急性脑肿胀、迟发性颅内血肿或急性脑膨出的情况下,其还有助于麻醉医生管理血压、脑灌注压和动脉二氧化碳水平。

七、术后管理

术后常规颅内压、血流动力学、脑组织氧合和CT监测对指导患者治疗和判断预后具有重要意义。越来越多的研究表明,大多数颅脑损伤患者在围手术期表现出易怒,这可能导致更高的颅内压。因此,镇静和镇痛对颅脑损伤患者控制颅内压非常重要。

八、颅内压监测指征

（1）重型颅脑损伤:根据美国脑外伤基金会(BTF)的建议,颅内压监测的指征如下:复苏后GCS评分为3～8分并有头颅CT扫描异常。头颅CT扫描异常是指提示有血肿、挫裂伤、脑肿胀、脑疝或基底池受压。重型颅脑损伤患者CT检查正常但在入院时满足以下3个条件中的2个也应行颅内压监测:①年龄大于40岁;②单侧或双侧的去脑或去皮质状态;③收缩压低于90 mmHg。

（2）中型颅脑损伤:GCS评分9～12分,具备下列情况,建议行颅内压监测。①双额脑挫裂伤;②颅内血肿,年龄≥40岁,合并有高血压、糖尿病,存在血管硬化;③剧烈躁动需要镇静治疗;④颅内多发血肿或多发脑挫裂伤;⑤合并多发伤。

（3）自发性脑出血需要行开颅血肿清除术,包括高血压性脑出血和脑叶的血管畸形自发性脑出血。

（4）自发性脑出血破入脑室影响脑脊液循环通路时需要行脑室外引流,包括脑干出血致第四脑室闭塞时,动脉瘤和烟雾病(moyamoya disease)所致脑室出血时。

(5) 脑瘤术后患者意识障碍的重症监测。

(6) 隐球菌性脑膜炎、结核性脑膜炎合并颅内高压,需要行颅内压监测并脑室外引流辅助控制颅内压。

九、治疗原则

1. 一般治疗　休息,高蛋白质饮食,加强营养。密切监测患者的神志、瞳孔、血压、呼吸、脉搏及体温的变化,在确保血流动力学平稳的情况下,平卧位头部抬高 30°可改善静脉回流,降低颅内压。

2. 过度通气　在一定范围内颅内压与 $PaCO_2$ 呈正相关,高 $PaCO_2$ 可使脑血管扩张,脑血流量增加,加重脑水肿。过度通气排出血管内滞留的 CO_2,可收缩颅内血管,降低颅内压。既往研究报道 $PaCO_2$ 降低 1 mmHg,脑血流量可下降 2%～5%,而颅内压也相应降低。但进行长时间的过度通气($PaCO_2$ 28～33.5 mmHg)时,应同时进行脑氧监测,以警惕脑缺血的发生。

3. 高渗液体治疗

(1) 甘露醇:负荷剂量为 0.25～1 g/kg,酌情重复给药,但不推荐持续输注。其副作用包括利尿、急性肾损伤、电解质紊乱和颅内压反跳性升高。为了避免肾毒性,当血浆渗透压超过 320 mOsm/L 时应该停止使用甘露醇。目前临床上多将高渗性脱水药甘露醇与呋塞米联合应用,可提高降颅内压效果,延长降压时间,减少不良反应。

(2) 高张盐水:具有降低颅内压和液体复苏的治疗作用,适用于合并低血容量的颅脑损伤患者。建议:3%高张盐水负荷量 250～300 mL 或者 7.5%高张盐水 100～250 mL 持续输注,并定期监测血钠。若血钠浓度高于 155 mEq/L,应停止使用高张盐水。

4. 亚低温冬眠疗法　该法在重症高血压脑出血患者中能够有效降低患者脑内耗氧量,减少患者脑内乳酸堆积,促进患者神经元的恢复。另外,亚低温治疗方式的应用能够对患者脑屏障起到保护作用,提高治疗效果以及术后恢复质量。

5. 激素　泼尼松 5～10 mg 口服,每日 1～3 次,可减轻脑水肿,但激素使用可增高中、重型颅脑损伤患者的死亡率,故不推荐使用。

6. 麻醉药物　目前临床上常用的三种麻醉药物异氟醚、安氟醚、氟烷均能增高颅内压,给手术操作带来风险。既往临床研究发现,将挥发性的麻醉药物改为阿片类药物或巴比妥类药物能减少 50%左右的脑血流量,使脑氧代谢率($CMRO_2$)降低 35%,降低颅内压。

7. 其他　使用上述措施后颅内压仍持续升高的患者,应及时或尽量创造条件复查头颅 CT 以排除需手术治疗的颅内血肿及挫裂伤。对无手术禁忌证的颅内占位性病变,首先应考虑行病变切除术,不能根治的病变可行大部分切除、部分切除或减压术。对合并脑积水者,可行侧脑室钻孔引流术、脑脊液分流术及腰椎穿刺术,但应维持颅内压稳定,预防低颅内压性头痛和颅内感染。

参 考 文 献

[1] 吴雪海,胡锦,高亮,等.重症神经外科患者的颅内压监测指征与规范化治疗[J].中华急诊医学杂志,2013,22(12):1321-1323.

[2] Chen J H,Xu Y N,Ji M,et al. Multimodal monitoring combined with hypothermia for the management of severe traumatic brain injury:a case report[J]. Exp Ther Med,2018,15(5):4253-4258.

[3] He J Q,Chen J H,Wu T,et al. The value of managing severe traumatic brain injury during the perioperative period using intracranial pressure monitoring[J]. J Craniofac Surg,2019,30(7):2217-2223.

(王新军)

第七章 神经重症监护室的监护

第一节 二级临床评估和重症监护管理原则

一、概述

在神经重症监护室中,应反复进行神经系统检查,据此结果调整患者的药物治疗方案。患者病情如有变化,应考虑与哪些生理监测指标的变化相关,这些观察结果应共同指导临床决策。

二、背景

严重颅脑损伤患者由于各种镇痛剂、镇静剂和(或)肌肉松弛药的影响,经常需要在神经重症监护室接受治疗,其中许多患者进行了气管插管和机械通气,因此限制了用于评估神经功能的临床检查的实施。尽管如此,仍应推荐基本临床监测与更具技术性的生理监测合并使用,在患者进入神经重症监护后就开始进行评估,并把重复的观察结果应用于指导临床决策。

三、意识量度

网状结构神经元,尤其是上行网状激活系统的神经元,在维持行为唤醒和意识方面起着至关重要的作用。应反复评估意识水平以了解临床改善或恶化情况,同时要考虑镇痛和镇静水平。GCS 最初设计时是用于评估颅脑损伤患者在创伤后早期脑功能障碍的严重程度的工具,而不是作为监测工具使用。尽管如此,GCS 的三个组成部分对于监测意识障碍的深度和持续时间很有用,但应始终使用三个单独的分数报告,以了解患者在哪些组成部分存在缺陷。在气管插管患者中,言语反应评分是不可测试的,并且总的 GCS 评分不直接适用。部分模型被设计为根据睁眼反应评分和运动反应评分来估计言语反应评分。一项研究建议多维使用 GCS 的三个组成部分,描述各个部分的地板和天花板效应。在 3~7 分范围内,总分主要由运动成分决定。在 8~12 分范围内,运动成分的影响减弱,总分主要受言语和睁眼成分的影响。运动、睁眼和言语成分的分数分别在总分 13 分、14 分和 15 分时达到天花板效应。三个组成部分的预后评估价值始终高于单独的总分。

四、涉及眼睛和脑干的症状和体征

对脑干功能应进行更全面的评估,一般而言,脑干可以被认为是由中脑、脑桥和延髓组成的三层结构。应重复对瞳孔和眼睛进行详细检查,瞳孔对光反射或直径的变化应被视为中脑或动眼神经附近或内部病理学的警告信号。注意不规则/椭圆形瞳孔可能是动眼神经麻痹的第一个迹象,提示即将发生小脑幕疝。应识别中脑(扩张的固定瞳孔)和脑桥(针尖瞳孔)或附近病变所见的明显瞳孔异常,也应识别额皮质(向病变方向凝视)、中脑(向病变方向偏移)、脑桥(远离病灶)凝视中心的病变中不同的水平眼偏移模式。内侧纵束的病变会导致核间性眼肌麻痹,对昏迷患者只能通过测试头眼反射来评估。在中脑病变和更明显的脑干病变中可以看到垂直凝视麻痹(向下),这也可能导致偏斜。垂直凝视麻痹也可被视为颅内压增高或顶盖前区病变的迹象。在失去知觉的患者中,如果上脑干和中脑干完好无损,可能会出现自发的眼球运动,因为眼球运动依赖于动眼神经核的正常功能以及与这些神经核的完好连接。在小脑和脑干的病变中可以看到不同形式的眼球震颤。

头眼反射和眼前庭反射在解剖学上很复杂,主要由半规管通过位于脑桥和延髓之间的前庭核发出信号驱动。从这里信号扩展到脑桥和中脑中的外展神经和动眼神经核,并从这些部位扩展到眼睛的外直肌和内直肌。在保留头眼反射的无意识患者中,眼睛会在眼眶内向与头部运动相反的方向移动,显然是"看着"周围环境中的同一点("娃娃眼现象"),而在没有反射的情况下,当头部转动时,眼睛不会移动,只是被动地跟随。神经功能正常的有意识成人的头眼反射会受到抑制。上、中脑干病变患者反射消失。用冰水对眼前庭反射进行热量测试,会出现患者眼球向被冲洗的耳朵一侧进行共轭运动的现象。冰水试验通常仅用作脑死亡诊断的一部分指标——没有眼球运动则表明该反射回路中缺乏神经活动,这与脑死亡的指征是一致的。

脑干中部即脑桥损伤可以通过检查睫状反射和角膜反射来进一步测试,它们在三叉神经中有一个传入支,在面神经中有一个传出支,在中间脑干有一个中继。这些反射会在深度昏迷和脑桥病变时消失。

下脑干功能障碍可以通过检查舌咽神经传入支和迷走神经传出支的呕吐反射和迷走神经传入支和传出支的咳嗽反射来测试。对昏迷患者下脑干功能障碍的正式评估通常只用于怀疑脑死亡的患者。

呼吸功能的评估也是脑干功能的测试之一,因为呼吸调节中心在解剖学上位于网状结构。然而,在有控制的机械通气中,自发呼吸模式是难以识别的。

五、运动和感觉功能

在 GCS 评估期间评估最佳运动反应时,应对所有四肢的运动功能进行简要评估并记录。异常屈曲意味着病变位于大脑半球或内囊,异常伸展则意味着中脑至上脑桥功能障碍。肌张力、深肌腱反射和足底反射的存在在昏迷患者中的重要性较低,但评估结果可作为以后比较的基线。特别是偏侧差异很重要,因为它们可提示局灶性病变。反射亢进和交感神经风暴(如高血压、心动过速等)可能由阵发性交感神经亢进引起,应予以解决。此外,这些形式的重复测试可能会揭示在患者的初始评估中没有发现的脊髓或周围神经病变,或者揭示此类病变的改善或恶化情况。

在严重颅脑损伤患者的神经强化治疗中,对感觉方式的全面检查通常是不可能或不必要的,但对于同时存在脊髓或周围神经病变的患者,只要患者能够合作,就应该进行感觉检查。此外,感觉刺激作为超早期康复的手段,对患者的恢复也有应用价值。

神经重症监护室护士应接受使用 GCS 评分和评估瞳孔和运动反应的培训。应提供有关在观察到病情恶化时应采取的措施的说明。应多久进行一次检查取决于患者的临床状况、受伤后的时间以及患者当前的治疗。

六、特定的儿科问题

尚不能流利对答的儿童不适用于标准 GCS 评分。在评估儿童当前神经系统状态时,应考虑该年龄段儿童中枢神经系统的正常发育情况。

参 考 文 献

[1] Matis G,Birbilis T. The Glasgow Coma Scale—a brief review. Past,present,future[J]. Acta Neurol Belg,2008,108(3):75-89.

[2] Padilla R,Domina A. Effectiveness of sensory stimulation to improve arousal and alertness of people in coma or persistent vegetative state after traumatic brain injury:a systematic review[J]. Am J Occup Ther,2016,70(3):7003180030p1-8.

[3] Reith F C M,Lingsma H F,Gabbe B J,et al. Differential effects of the Glasgow Coma Scale score and its components:an analysis of 54,069 patients with traumatic brain injury[J]. Injury,2017,48 (9):1932-1943.

（高国一　朱　俊）

第二节　唤醒试验在颅脑损伤神经重症监护治疗中的应用

一、概述

颅脑损伤(TBI)可能具有动态且不可预测的临床过程。在 20 世纪 70 年代,大量入院时清醒并能说话的 TBI 患者随后死亡。由此提出了"talk-and-die"概念,它描述了 TBI 患者的初始、原发损伤相对较轻,后来由于次要的、可能是"可避免的"因素而导致最终致命的结果。这些发现促进了 TBI 治疗方案的改进以及 GCS 评分的引入。轻、中型 TBI 患者神经功能恶化的风险因素已在许多出版物和指南中得到解释,在所有形式和不同严重程度的 TBI 患者中都可以观察到神经系统功能的迅速恶化。在重型 TBI 患者中,持续出血或持续脑肿胀增加,可能会导致临床恶化,但这在气管插管和镇静患者中可能会被忽视。在事故现场进行院前镇静、肌松治疗和气管插管会使神经系统评估变得困难,一般建议根据患者复苏后的 GCS 评分来获得 TBI 严重程度分级。大多数重型 TBI 患者需要在神经重症监护(NCC)室继续治疗,包括控制性通气、持续镇静以减轻焦虑、进行神经影像学检查和多模式监测。持续镇静是 NCC 管理的一个组成部分,它可以预防疼痛和焦虑,控制躁动,并使气管导管耐受成为可能。此外,持续镇静可降低脑能量代谢和耗氧量,降低癫痫发作的风险,并方便控制颅内压(ICP)和温度。然而,持续镇静可能掩盖患者神经系统的重要变化。由于在 NCC 期间,多达 40% 的 TBI 患者可能会在受伤后的前 48 h 内发生神经系统功能的恶化(通常定义为 GCS 的运动反应部分评分下降 2 分及以上),所以临床监测也是必要的。然而,在 NCC 期间的临床监测是有争议的,因为这需要中断患者的镇静治疗,通常会引起异常的应激反应。

因此,在多模式 NCC 监测中,进行神经系统检查(此处特指神经唤醒试验(NWT))需要中断镇静,该试验是否有额外的好处?此外,NWT 是否会导致重型 TBI 患者的管理发生变化?其相关风险是什么?

倡导对 TBI 患者使用 NWT 的研究者认为,NWT 是唯一可靠的检测临床上重要的神经系统功能改善或恶化情况的监测工具,并且获得的信息可为临床决策提供参考。

迄今为止,评估 NCC 中 NWT 的报道很少,并且没有关于使用或避免使用 NWT 的临床指南。对 NWT 在 TBI 患者中获得的信息的系统分析以及基于这些信息所做出的临床决策很少。NCC 中 NWT 的使用可能主要基于个人偏好或经验,以及当地所采用的准则和传统。

重型 TBI 管理的目标之一是降低重型 TBI 患者的脑能量代谢需求,因此必须持续镇静。而 NWT 需要中断镇静,但目前没有可靠的数据表明 NWT 引起的应激反应会导致严重的继发性颅脑损伤。此外,NWT 的临床益处没有强有力的论据,尽管当它由有经验的试验人员使用时通常会获得有用的临床信息,如神经功能改善等。但不使用 NWT 也有充分的理由,包括担心 NWT 引起的应激反应,以及考虑到多模态监测和现代神经成像的使用可能性,使用 NWT 的附加意义具有不确定性。

二、背景

镇静和全身以及颅内监测是 TBI 患者 NCC 管理的重要组成部分。TBI 患者本身通过释放皮质醇、儿茶酚胺、去甲肾上腺素和肾上腺素引起明显的全身生化应激反应。持续镇静可减弱 TBI 引起的应激反应,有助于实现 ICP 和脑灌注压(CPP)的控制并降低脑能量代谢需求。

镇静有助于机械通气。但是,重度镇静可能会增加呼吸机相关性肺炎的发生风险,延长机械通气时间,并导致更高的死亡率。因此,使用每日镇静中断试验和自主呼吸试验的评估手段来减少机械通气时间非常重要。重要的是,这些方法没有发现明显的不良反应。尽管这些方法可以与 NWT 结合使用,但这不是这些方法的使用目的。在 NCC 中较常用的镇静剂是丙泊酚和咪达唑仑,但也可使用其他镇静剂,例如选择性 α2 受体激动剂右美托咪定或 N-甲基-D-天冬氨酸受体拮抗剂氯胺酮受到越来越多的关注。镇静剂会明显影响在 NCC 中 NWT 的使用。

　　一项针对 TBI 中每日镇静中断方案的随机对照试验,将 21 例行每日镇静中断的 TBI 患者与 17 例连续镇静的 TBI 患者(对照组)进行了比较。镇静中断导致的机械通气时间和 NCC 室停留时间与对照组相比均无显著差异(每日镇静中断组分别为 7.7 天和 14 天,对照组分别为 11.6 天和 17 天)。

　　现代 NCC 室中有许多神经监测手段,如 ICP 监测、CPP 监测、脑微透析、脑组织氧分压($PbtO_2$)和颈静脉氧饱和度($SjvO_2$)监测等。ICP 监测的一个重要限制是尽管 ICP 升高与脑疝通常是相关的,但它们可以独立发生。例如,在颞叶挫伤或去骨瓣减压术后,颅内情况可能会恶化而 ICP 不会明显增高,且这种变化会被 NWT 检测到。因此,即使在存在高级神经监测的情况下,NWT 仍然是检测神经功能恶化的金标准。

　　行 NWT 前,患者应维持稳定的 ICP、CPP 和 $PbtO_2$,并且对有明显高热、处于癫痫持续状态或正在行巴比妥类药物治疗的患者不应行 NWT。当计划进行 NWT 时,应中断镇静剂的连续输注,或维持低剂量的镇痛剂输注。患者应置于仰卧位,并从镇静状态充分唤醒,以进行进一步评估。要求患者服从简单的命令,如果患者不服从,则在下颌角处传递疼痛刺激,并记录最佳 GCS-M 反应。此外,每次行 NWT 时必须评估局灶性神经功能缺损情况,如瞳孔直径、直接和间接对光反射情况等。

　　仅有少数研究报道了与 NWT 相关的潜在益处或风险。有研究对 12 例 TBI 患者和 9 例蛛网膜下腔出血(SAH)患者的 127 次 NWT 进行了评估。在所有 NWT 中,都观察到应激反应,包括脉搏率的短暂增高和平均动脉压(MAP)的增高。TBI 患者的 ICP 平均增高了 69%,而 CPP 只增高了 5%。9 例 TBI 患者 ICP 高于 30 mmHg,4 例 CPP 降至 50 mmHg 以下。随后一项研究对 17 例重型 TBI 患者的 $PbtO_2$、$SjvO_2$ 和通过脑微透析测量的间质神经化学指标变化进行了评估。在 51 次 NWT 期间 $PbtO_2$ 保持不变,并且 $SjvO_2$ 没有恶化。此外,NWT 没有改变通过微透析测量的间质葡萄糖、乳酸、甘油、谷氨酸或乳酸/丙酮酸值。这些数据表明,尽管 NWT 引起了应激反应,但没有观察到额外颅脑损伤的证据。严重的 TBI 本身伴随着全身生化应激反应,包括释放应激相关激素,如皮质醇、去甲肾上腺素和肾上腺素。有研究评估了 NWT 诱导的血浆促肾上腺皮质激素(ACTH)、血清去甲肾上腺素和肾上腺素,以及唾液皮质醇水平的变化,并与连续镇静期间和 NWT 之前抽取的基线样本进行了比较。在 8 例 TBI 患者中,NWT 诱导的肾上腺素和去甲肾上腺素水平分别增高了 87.5% 和 40.4%,ACTH 和皮质醇水平分别增高了 72.5% 和 30.7%。尽管 NWT 增高了这些压力激素的水平,但它们的绝对数量的增加很小。这项研究为 NWT 诱导的是相当温和的应激反应提供了证据。相比之下,在只有 4 例重型 TBI 患者的混合队列研究中,由于 ICP 升高、血流动力学不稳定和镇静需求,47% 的患者没有中断镇静。研究者随后进行了 54 次镇静中断试验,其中 1/3 因 ICP 危象、躁动、饱和度下降等而无法完成。此外,研究中通常可以观察到 $PbtO_2$ 的降低,但仅在一项试验中观察到临床恶化。虽然研究例数很少,但这些结果表明,在开始 NWT 之前,需要进行仔细的风险分层和个体化评估。

　　NWT 对临床治疗的帮助效益尚不确定。在前面提到的研究中,仅在 1 例 SAH 患者中发现了新的局灶性神经功能缺损的证据,而在 TBI 患者中没有发现。如果 NWT 不能提供临床决策所需要的重要信息,那它的使用是不合理的。然而,如果 NWT 可以促进更积极的管理,有助于检测神经恶化和(或)改善的相关原因,并指导临床决策,那么,监测患者的应激反应时使用 NWT 是可以容忍的。此类研究对于解释 NWT 在 TBI 中的作用可能至关重要。

　　另一个重要问题是 NWT 引起的应激反应对受伤大脑的危害有多大。虽然镇静本身从未被证明对结果有积极影响,但它促进了对 ICP 和 CPP 的控制,缓解了应激反应,并减弱了脑能量代谢。可以说,NWT 诱导的应激反应可能会增加脑代谢和耗氧量,这些改变在易受伤害的 TBI 患者中是不利的。只有当 ICP、CPP 和(或)$PbtO_2$ 在基线可接受的范围内时,才可以考虑 NWT。此外,还有一个争论焦点,即是否应排除监测指标不稳定的患者,因为这些患者可能恰恰是可以受益于 NWT 提供的信息的患者。

　　这些担忧可以解释 NWT 应用的差异性。例如,有研究发现在斯堪的纳维亚半岛,约 50% 的神经外科中心从未使用过 NWT,而其他 50% 的神经外科中心 NWT 的使用频率也存在显著差异。造成这种差异的原因可能是许多神经外科部门会使用咪达唑仑,因而担心诱发 NWT 引起的应激反应。此外,NWT 在现代多模式 NCC 中的附加价值受到质疑,这也可能是原因之一。使用 NWT 可以获得患者临床状况的重要信息,因此需要更多的研究来确定这种方法的益处或风险。

三、总结

从科学的角度来看,现有证据既不反对使用 NWT,也不支持使用 NWT。NWT 与应激反应有关,其后果尚未确定。当地的管理传统、医护人员的经验或镇静剂的选择似乎决定了 NWT 的使用。建议根据神经监测和神经影像参数进行个体化评估。系统评估 NWT 的研究似乎是可行的,可以定义 NWT 在现代 NCC 中的作用,并帮助确定其在重型 TBI 患者管理中的作用。

参 考 文 献

[1] Anifantaki S,Prinianakis G,Vitsaksaki E,et al. Daily interruption of sedative infusions in an adult medical-surgical intensive care unit:randomized controlled trial[J]. J Adv Nurs,2009,65(5):1054-1060.

[2] Babl F E,Borland M L,Phillips N,et al. Accuracy of PECARN,CATCH,and CHALICE head injury decision rules in children:a prospective cohort study[J]. Lancet,2017,389(10087):2393-2402.

[3] Beretta L,De Vitis A,Grandi E. Sedation in neurocritical patients:is it useful? [J]. Minerva Anestesiol,2011,77(8):828-834.

[4] Garvin R,Venkatasubramanian C,Lumba-Brown A,et al. Emergency neurological life support:traumatic brain injury[J]. Neurocrit Care,2015,23(Suppl 2):S143-S154.

[5] Helbok R,Badjatia N. Is daily awakening always safe in severely brain injured patients?[J]. Neurocrit Care,2009,11(2):133-134.

[6] Humble S S,Wilson L D,Leath T C,et al. ICU sedation with dexmedetomidine after severe traumatic brain injury[J]. Brain Inj,2016,30(10):1266-1270.

[7] Jackson D L,Proudfoot C W,Cann K F,et al. A systematic review of the impact of sedation practice in the ICU on resource use,costs and patient safety[J]. Crit Care,2010,14(2):R59.

[8] Maas A I,Stocchetti N,Bullock R. Moderate and severe traumatic brain injury in adults[J]. Lancet Neurol,2008,7(8):728-741.

[9] Pajoumand M,Kufera J A,Bonds B W,et al. Dexmedetomidine as an adjunct for sedation in patients with traumatic brain injury[J]. J Trauma Acute Care Surg,2016,81(2):345-351.

[10] Patel S B,Kress J P. Sedation and analgesia in the mechanically ventilated patient[J]. Am J Respir Crit Care Med,2012,185(5):486-497.

[11] Prisco L,Citerio G. To wake-up,or not to wake-up:that is the Hamletic neurocritical care question! [J]. Crit Care,2012,16(6):190.

[12] Schweickert W D,Gehlbach B K,Pohlman A S,et al. Daily interruption of sedative infusions and complications of critical illness in mechanically ventilated patients[J]. Crit Care Med,2004,32(6):1272-1276.

[13] Skoglund K,Hillered L,Purins K,et al. The neurological wake-up test does not alter cerebral energy metabolism and oxygenation in patients with severe traumatic brain injury[J]. Neurocrit Care,2014,20(3):413-426.

[14] Stocchetti N,Carbonara M,Citerio G,et al. Severe traumatic brain injury:targeted management in the intensive care unit[J]. Lancet Neurol,2017,16(6):452-464.

[15] Undén J, Ingebrigtsen T, Romner B, et al. Scandinavian guidelines for initial management of minimal, mild and moderate head injuries in adults: an evidence and consensus-based update[J]. BMC Med, 2013, 11: 50.

（高国一　朱　俊）

第三节　颅内压：理论和实践方面

一、概述

很难监测昏迷患者的脑功能。连续颅内压（ICP）监测在严重头部外伤的情况下很有价值，因为头部受伤患者的治疗旨在预防因 ICP 升高和（或）低脑灌注压（CPP）导致的低脑血流量（CBF）引起的继发性损伤，并且已有研究发现 ICP 监测可以改善患者结局。然而，必须指出的是，一项评估重型 TBI 患者使用和不使用 ICP 监测装置的结局的随机对照研究发现，ICP 监测组的结局没有得到改善。此外，另外一项研究发现，放置 ICP 监测装置会使结局恶化。尽管如此，如果在颅内手术后插入 ICP 监测装置时已经考虑到可能出现的并发症，并且为了引流脑脊液，以及区分正常和低压状态，还是应考虑行 ICP 监测。在蛛网膜下腔出血的情况下，建议插入脑室导管，这不仅是 ICP 测量的一种手段，而且可用于引流脑脊液。在正常情况下，当以相似的水平测量，即患者处于仰卧位时，整个鞘内流体系统是等压的。幕上和幕下实质之间，甚至同一隔室的不同部位之间，可能存在局部变化。

隆德大学创立了一种连续测量 ICP 的方法，即将脑室导管连接到放置在头部最高点的外部压力传感器，并增加 6 mmHg 的压力，以便在所有临床情况下在大脑幕上原点获得参考点。另一种选择是实质压力监测装置，其参考零点位于导管尖端。然而，后者的读数可能会偏离真实的 ICP 值，事实上，即使 ICP 的微小变化也会对患者产生巨大影响，如果用于指导治疗，这些偏差可能会对结局产生显著的影响。

二、背景

Magendie 在 1842 年观察到脊柱裂婴儿脑膜囊中的压力会传递到囟门，过高的压力会导致意识丧失。Key 和 Retzius（1875）首次测量了动物的 ICP，而 Knoll（1886）首次记录了动物的 ICP。Quincke 于 1891 年将腰椎穿刺引入临床工作中，为 ICP 研究开辟了道路。目前人们对脑生理学和病理生理学的了解在很大程度上是基于对 ICP 的连续测量进行的。正常情况下，脑脊液（CSF）系统中的鞘内液在相似水平下测量时是等压的。然而，实质中可能存在局部变化，幕下和幕上隔室之间存在 ICP 差异，并且这种差异随时间而变化。ICP 与组织水肿（细胞内和（或）间质）的变化以及液量和（或）脑血容量（CBV）的变化在一定程度上相关。

（一）脑室 ICP 监测

Hodgson 在 1928 年首次测量了人类的脑室压力。Guillaume 和 Janny（1951）报道了第一次对脑室系统进行插管以测量 ICP。Lundberg 在 20 世纪 50 年代后期开发了连续测量脑室 ICP 的技术，该技术目前仍然用于脑室压力的测量和引流。这被认为是 ICP 测量的金标准，使用从脑室系统到颅外压传感器的导管，必须将其定位在头部的固定解剖参考点。尽管该压力装置的参考零点在各中心之间有所不同，但 Lundberg 最初描述的技术将头部最高点作为参考零点。在这种设置下，幕上原点或脑中心的真实 ICP 值需要通过增加 5.9 mmHg 进行校正，从而使所有临床头部位置与理想脑中心的最大偏差不高于 1.8 mmHg。如果需要将门罗（Monro）参考点作为参考点，则增加 6.3 mmHg，在所有临床头部位置的门罗参考点 ICP 值偏差不高于 0.9 mmHg。不同中心处理 ICP 测量结果的方法通常是使用室间孔或外耳孔作为参考点。然而，门罗参考点并不是一个外部可识别的解剖参考点，它的位置在不同的中心确实有不同的描述。外耳孔的参考价值尚未确定。尽管这种方法对于严格仰卧或侧卧的患者来说似乎是理想的,但它在临床实践中显示出与大脑中心的偏差约有 6 mmHg。实质装置的零点都位于导管尖端。因此,根据导管尖端的位置和头部的位置,实质 ICP 读数可能在 0～10 mmHg 范围内变化。

（二）ICP 监测设备引发的并发症

使用脑室内 ICP 导管的每日感染风险约为 1%。有人提出是由于液体排出本身导致了脑室炎。引流在脑室系统有积血的患者中最为常见。血液本身可以作为细菌生长的基质,加之导管的插入过程也可能引起并发症,如实质内出血和脑脊液漏。因此,理想情况下应在插入导管之前进行正常的凝血筛查试验。

为了解决与脑室 ICP 测量相关的问题,目前已经开发了各种脑室外测压装置,包括基于充满盐水的换能器的硬脑膜下装置,如 Richmond 螺栓或 Leeds 螺栓,以及基于电阻抗的硬脑膜外装置。这些设备都受到大脑肿胀导致的管腔堵塞以及基线随着时间的推移而漂移问题的困扰。

（三）脑实质 ICP 监测

20 世纪 90 年代早期,微型传感器的研发开辟了将导管放置在脑实质内以测量 ICP 的方法。该方法基于光纤或电阻抗进行,微创且具有最小的基线漂移,但这种漂移仍会随着时间的推移而增加,并且在极少数情况下可以达到 10 mmHg。因此,为了解决这个问题,Raumedic 制造了一种导管,其尖端带有空气导管,但到目前为止,即使使用这种导管,ICP 测量值也会随着时间的推移而发生漂移。尽管存在上述缺点,微导管仍成为全球许多神经外科中心测量 ICP 的标准方法。当然,值得注意的是,许多神经外科中心已经报道了这一方法会给出错误值的案例。

（四）腰椎与幕上 ICP 监测

患者处于仰卧位时的平均腰椎压和脑室压之间存在良好的相关性,平均差异为 10 mmH$_2$O(0.74 mmHg)。然而,在腰椎记录中发现的 ICP 波幅比颅内监测的小 2 mmHg,可能是由椎管的惯性或导管孔径较小导致。

（五）幕下与幕上 ICP 监测

迄今为止,幕下至枕骨孔的体积尚未被彻底阐明。Slavin 和 Misra(2003)在侧脑室放置脑室外引流管,并使用嵌入小脑的实质内传感器测量幕下 ICP。该研究发现在患有各种幕下病变的患者中,幕下与幕上隔室之间的 ICP 存在差异,这种差异也随时间而变化。

颅后窝手术后,在小脑中放置一个实质压力传感器,在额区放置了一个 Richmond 螺栓。在最初的 12 h 内,所有患者的颅后窝 ICP 比幕上室高 50%。在接下来的 12 h 内,幕上 ICP 比在颅后窝测量的 ICP 高 10%～15%,但在监测 48 h 后,压力已经平衡。

（六）无创评估 ICP 的方法

ICP 不能通过非侵入性方法精确测量,但可以做出粗略的估计,以给临床医生提示。此类评估基于患者病史、临床症状(头痛、呕吐、恶心)和影像学检查。必须强调的是,CT 甚至 MRI 扫描显示大脑形态正常时,并不能排除 ICP 升高;因此,医生不能仅仅依靠影像学特征来解释 ICP。此外,MRI 衍生的弹性指数在很宽的 ICP 值范围内与 ICP 相关。但这种方法由于敏感性低而受到阻碍,尽管它执行起来很复杂,但它只能区分正常的和升高的 ICP。

目前已经存在用于评估 ICP 的床旁技术,可以提示 ICP 是否正常。所有的技术都需要对操作者进行训练,而且可能有观察者内部和观察者之间的差异,人们必须意识到影响测量的共存障碍。在颅骨切除术期间或当存在可靠的 ICP 监测设备作为校准工具时进行无创 ICP 评估是一个好主意,并使用这些技术检测 ICP 变化而不是测量 ICP 绝对值,将其作为患者颅内情况整体评估的一部分。以下简要介绍常用的几种无创评估 ICP 的指标或方法。

1. 鼓膜位移（TMD） CSF 通过外淋巴管连通时,ICP 的增加会直接传递到镫骨的足板,从而改变其初始位置并影响响应声音的鼓膜听觉或镫骨位移的方向和大小。这种 TMD 在某种程度上与 ICP 相关,但此方法仅限用于年轻人。

2. 视神经鞘直径（ONSD）　在 ICP 增加期间 ONSD 会增大,因为神经周围的蛛网膜下腔与颅内蛛网膜下腔相通。ONSD 可以通过经眼超声、CT 或 MRI 进行可视化。外部 ONSD 的测量在视球或巩膜后方 3 mm 处进行,ONSD 增加与高 ICP 相关。有研究发现 ICP>20 mmHg 时 ONSD 为 4.8～5.9 mm 不等,表明该指标在临床中用于 ICP 评估时具有不确定性。

3. 经颅多普勒超声（TCD）　TCD 可用于评估 ICP,利用动脉压和脑血流速度建立的数学模型可以较准确地预测 ICP。TCD 还可利用搏动指数（PI）来评估 ICP,即 $ICP=10.9×PI-1.3$ 或 $ICP=10×PI$。ICP 为 0～120 mmHg 时,TCD 与 ICP 密切相关,但 ICP 在 20 mmHg 左右时,TCD 的临床价值并不确切。TCD 可用于跟踪 ICP 的变化。

（七）ICP 监测时机

对昏迷患者很难监测脑功能。颅脑损伤患者治疗的目的之一是防止颅内高压和（或）低 CPP 造成的继发性颅脑损伤,连续记录 ICP 已被发现在严重颅脑损伤病例中有价值。在入院 CT 显示有颅内占位性病变的颅脑损伤患者中,60% 可观察到持续的高 ICP,而其在 CT 检查正常的患者中则为 13%。

如果在 ICP 升高的情况下,估计有可能出现并发症,则在颅内手术后应考虑置入 ICP 监测装置。颅内高压的治疗也最好通过持续 ICP 监测来指导。在蛛网膜下腔出血的情况下,建议插入脑室导管,这不仅可作为 ICP 测量的一种手段,而且可用于引流脑脊液。

（八）ICP 波形分析

平均 ICP 一直是人们从 ICP 监测设备中获得的唯一感兴趣的信息,但 ICP 监测也包含额外的信息。ICP 可以是一个稳定的参数,但由于主要反映脑血管变化,它可能经常随着时间的推移而波动。ICP 曲线具有叠加在动脉脉压曲线上的变化,其中之一是具有呼吸同步性,被称为 Lundberg C 或 Traube-Hering-Mayer 波。在呼吸期间,主要是在机械通气和血容量不足期间,心脏充盈压随通气而变化,从而产生动脉压（ABP）变化,也称为脉压变化（PPV）或收缩压变化（SPV）。由于脑血管反应性,正常情况下 CBF 可以保持恒定,并且应该能够应对这些 ABP 变化并形成恒定的 ICP 曲线。如果脑血管反应性出现故障,ABP 变化也可能导致 ICP 的协变。ICP 与平均 ABP 变化之间的协变被描述为脑血管压力反应性指数（PRx）。PRx 阴性表明脑血管反应性完整,而 PRx 阳性则提示反应受损。PRx 可能反映了大脑的自我调节能力。PRx 可作为估计最佳 CPP（CPPopt）的工具,即 CPPopt 是 PRx 显示血管反应性最佳时的 CPP。在颅脑损伤中,CMR-CBF 耦合失准可以解释为什么 CPPopt 不等于脑组织的最佳 CPP。与 PRx 相类似的参数包括脉搏幅度指数（PAx,反映 ICP 波幅与平均 ABP 变化之间的相关性）和压力波幅相关性指数（RAC,反映 ICP 波幅与 CPP 的相关性）。

除了这些随 ABP 的 ICP 变化之外,还有其他变异波形,其频率较低,为 0.5～2 次/分。Lundberg 将其描述为 B 波,在镇静或睡眠期间可见,可能代表一种睡眠模式,但具体机制不明。研究者一致认为 B 波指示颅内顺应性降低,是一个标示自动调节的指标。

此外,一些 TBI 患者会出现 Lundberg 所描述的平台波或 A 波,即使人们怀疑可能是由动脉脑血容量（CBV）的快速变化导致,但仍然无法确定其起源。平台波被认为是一种恶性征兆,但如果持续时间合理,则不会导致更糟的结果。

在 ICP 上升期间,ICP 曲线的动脉脉压波振幅增加,这可作为中枢神经系统顺应性下降的标志,而相反,颅骨切除术后 ICP 曲线波动将会变得很小。

ICP 曲线通常是四峰型的,单个波分别称为 P1～P4。ICP 正常时,P1 波的振幅最大,而在 ICP 升高时,P2 波通常（并非总是）最高。使用颅底下方的相差 MRI,可以测量进出大脑动脉和静脉的血流,即动脉和静脉侧的心动周期 CBF（ccCBF）,以及通过高时间分辨率采样测量 CSF 在枕骨大孔中的流动性。伴随 ICP 曲线的配准,可以阐明心动周期 ICP 曲线的来源。动脉流入与静脉流出之间的差异等于 CBV 的心动周期变化（ccCBV）。即使在不同的曲线构型下,ccCBV 也与 ICP 曲线下区域的 P2、P3、P4 部分相关。因此,未来可以利用 ICP 波形来指导治疗,以优化脑循环。当计算 ICP 曲线下面积时,该曲线由动脉 ccCBF 的搏动部分解释。因此,在不久的将来,有可能将 ICP 波形转换为 CBF_{ICP}。

（九）CPP 监测

Lassen 提出的 CPP 是指 ABP 换能器与 ICP 换能器处于同一水平时平均动脉压（MAP）与 ICP 之间的差值。CPP 被用作实时 CBF 的替代指标。极低的 CPP 会导致低灌注，而高 CPP 会导致高灌注，导致正常以及 TBI 情况下脑水肿。将 CPP 保持在一定限度内应该可以确保获得足够的 CBF。科学界很早以前就可以确定最佳 CPP 参数，但由于 CPP 参数被错误地使用，如今有关最佳 CPP 有很多令人困惑的地方。最佳 CPP 随大脑病理和年龄、血管状态和脑代谢的不同而不同，在评估最佳 CPP 时必须考虑到这一点。然而，这不是主要问题，主要问题是不同中心之间换能器放置的位置不一致。如果将眉间用作 ICP 参考点，则在临床实践中该值可能会与正确的大脑中心 ICP 偏差约 6 mmHg。在 TBI 研究中心中，只有 36% 的 ABP 换能器与 ICP 换能器处于同一水平。在许多研究中心，ABP 换能器位于病床上，导致计算出的 CPP 误差存在巨大差异，而文献中并未考虑到这些差异。例如，隆德概念中的方法是将头顶最高点的 ICP 换能器与床上心房水平的 ABP 换能器对齐。隆德概念旨在将 CPP 降低至 50 mmHg，如果对换能器放置位置进行校正，则 CPP 约为 35 mmHg。该 CPP 值已经在 TBI 患者的半影区用微透析进行了广泛的评估，并且已经发现在深度镇静的患者中是足够的。各研究中心都熟悉各自的 CPP 参数处理方式，但在介绍 CPP 概念的文章中，确定 ICP 换能器和 ABP 换能器的位置以及患者的位置，以获得实际使用 CPP 的意见是具有挑战性的。目前发现基于测量 ICP-ABP-CPP 的不同方式的 ICP 监测可能会影响到患者的管理及预后。

（十）核磁共振兼容性

如果脑室 ICP 监测装置不使用金属，则可以毫无风险地执行 MRI 扫描。许多中心的扫描室有专门的 ABP 监测设备，这些系统也可用于 ICP 监测，前提是压力传感器远离扫描部位。

通常，所有实质 ICP 监测设备都应断开连接，如果通过螺栓放置，则监测设备必须是非磁性的。Raumedic 导管已获准用于 MRI 环境中。

三、特定的儿科问题

在婴儿中，可以通过测量头围和触诊囟门来评估 ICP，这种方法在颅缝闭合后不再可用。目前，眼底镜检查是仅剩的床旁非侵入性方法。此外，要注意，没有视神经盘水肿并不能排除没有 ICP 升高。

与成人的 ICP（0～15 mmHg）相比，新生儿的 ICP 略低，为 0～10 mmHg。此外，正常婴儿的压力-容积曲线显示其缓冲容积增量的能力较差，导致容积 ICP 斜率更陡，这是总体顺应性较低的标志。对成人来说，持续时间非常长的颅内高压通常是致命的；但儿童可以耐受更高的颅内压。

参 考 文 献

[1] Alali A S,Fowler R A,Mainprize T G,et al. Intracranial pressure monitoring in severe traumatic brain injury: results from the American College of Surgeons Trauma Quality Improvement Program[J]. J Neurotrauma,2013,30(20):1737-1746.

[2] Bellner J,Romner B,Reinstrup P,et al. Transcranial Doppler sonography pulsatility index(PI) reflects intracranial pressure(ICP)[J]. Surg Neurol,2004,62(1):45-51.

[3] Czosnyka M,Czosnyka Z,Smielewski P. Pressure reactivity index:journey through the past[J]. Acta Neurochir(Wien),2017,159(11):2063-2065.

[4] Fan J Y,Kirkness C,Vicini P,et al. Intracranial pressure waveform morphology and intracranial adaptive capacity[J]. Am J Crit Care,2008,17(6):545-554.

[5] Nordström C H,Reinstrup P,Xu W,et al. Assessment of the lower limit for cerebral perfusion pressure in severe head injuries by bedside monitoring of regional energy metabolism[J]. Anesthesiology,2003,98(4):809-814.

[6] Rajajee V, Vanaman M, Fletcher J J, et al. Optic nerve ultrasound for the detection of raised intracranial pressure[J]. Neurocrit Care, 2011, 15(3):506-515.

[7] Robba C, Santori G, Czosnyka M, et al. Optic nerve sheath diameter measured sonographically as non-invasive estimator of intracranial pressure: a systematic review and meta-analysis[J]. Intensive Care Med, 2018, 44(8):1284-1294.

[8] Sahu S, Swain A. Optic nerve sheath diameter: a novel way to monitor the brain [J]. J Neuroanaesthesiol Crit Care, 2017, 4(Suppl S1):S13-S18.

[9] Spiegelberg A, Preuss M, Kurtcuoglu V. B-waves revisited[J]. Interdicip Neurosurg, 2016, 6:13-17.

[10] Unnerbäck M, Ottesen J T, Reinstrup P. ICP curve morphology and intracranial flow-volume changes: a simultaneous ICP and cine phase contrast MRI study in humans [J]. Acta Neurochirurgica(Wien), 2018, 160(2):219-224.

（高国一　朱　俊）

第四节　头部损伤的多模态监测

一、脑组织氧监测

(一) 概述

脑组织氧监测代表了一系列局部脑监测方式，包括用于测量局部代谢的微透析、用于测量脑血流量(CBF)的热扩散探头和可以用于测量脑组织氧合的近红外光谱。它们都是对常规使用的 ICP 监测手段的补充。这些局部监测手段为制定治疗策略开辟了可能途径，不仅可以优化 ICP 监测值，还可以优化脑血流量、氧合和代谢监测值，已引起人们越来越多的兴趣。

在过去，直接测量脑组织氧分压($PbtO_2$)已成为监测脑氧合最常用的技术，因为它易于使用和可以连续测量。它与 ICP 监测同时进行，通常放置在受影响最小的额叶皮质下白质中，以较好地反映全脑氧合，并提供有关干预措施的信息，如呼吸机调整、液体平衡、定位和最终的手术干预等。

尽管该技术分布广泛，但对于脑组织氧监测仪测量的确切内容存在一些争论。$PbtO_2$ 受 FiO_2、PaO_2、$PaCO_2$ 和 MAP 等变化的影响。$PbtO_2$ 反映了氧气通过血脑屏障和输送的扩散，而不是脑氧代谢。

不少研究试图确定 $PbtO_2$ 的正常值和缺血值。正常值范围一般为 $23\sim48$ mmHg，但在未受伤的人脑中观察到的值可低至 9 mmHg。在不同的研究中，缺血值从 10 mmHg 至 25 mmHg 不等。正常值和缺血值的范围很广，因此很难建立缺血阈值，但当前专家意见支持 20 mmHg 的干预阈值。

已有研究评估 $PbtO_2$ 与重型 TBI 后死亡率之间的关系以及 $PbtO_2$ 引导疗法对结局的影响。观察性研究支持缺氧发作与死亡率增高有关；最近的一项随机对照研究支持 $PbtO_2$ 指导治疗对重型 TBI 后的结果有积极影响，尽管疗效水平尚未确定。

(二) 背景

大量临床研究表明，$PbtO_2$ 与 TBI 后死亡率之间存在关系。在一项针对 22 例重型 TBI 患者的前瞻性研究中，van Santbrink 等证明 $PbtO_2<5$ mmHg 持续至少 0.5 h 与死亡率显著增高相关。Bardt 等通过一项包括 34 例患者的前瞻性研究发现，$PbtO_2<10$ mmHg 超过 30 min 的患者 TBI 后死亡率较高。1998 年，Valadka 等在一项前瞻性观察研究中报道，$PbtO_2<15$ mmHg 时 TBI 后死亡率增高。同样，van den Brink 等在一项针对 101 例 TBI 患者的前瞻性观察研究中发现，当 $PbtO_2<15$ mmHg 时，TBI 后死亡率会增高，随着持续时间延长，死亡率会进一步增高。因此，有Ⅲ级证据表明 $PbtO_2<15$ mmHg 与死亡

率增高有关。

人们对重型 TBI 后 $PbtO_2$ 水平与结局之间的关联提出了一个问题,即专注于优化 $PbtO_2$ 的治疗($PbtO_2$ 指导的治疗)是否可以改善结局。2004 年,Tolias 等报道了 52 例 FiO_2 为 1.0 的重型 TBI 患者的治疗效果,并将结果与 112 例匹配的历史对照队列进行了比较。所有患者均使用 $PbtO_2$ 探针和微透析进行监测,以研究脑代谢。尽管他们发现治疗组的脑乳酸和乳酸/丙酮酸值降低,但无法证明该组的结局有改善。Stiefel、Narotam 和 Spiotta 等均研究了根据 $PbtO_2$ 优化方案管理的重型 TBI 患者的死亡率,并与仅使用 ICP/CPP 指导治疗的对照组进行了比较。这三项研究报道的结果非常相似,死亡率从对照组的约 44% 降低到治疗组的约 25%。此外,Narotam 等发现治疗组的 GOS 评分显著高于对照组。2017 年,一项包含 119 例患者的多中心 Ⅱ 期 RCT 得出结论,基于 $PbtO_2$ 的分层干预方案可以缩短缺氧时间,并且可降低死亡率,相比单独 ICP 管理结局更好。这项研究的有效性还没有得到验证。与这些发现相反,Martini 等在一项回顾性研究中,比较了 506 例接受 ICP/CPP 指导治疗的患者与 123 例接受 $PbtO_2$ 指导治疗的患者的死亡率,在纠正了 TBI 严重程度的基线差异情况下,$PbtO_2$ 组的死亡率更高。在 Green 等进行的一项类似但规模较小的回顾性研究中,额外的 $PbtO_2$ 指导疗法并没有显著改善患者结局。值得注意的是,$PbtO_2$ 指导的治疗可能与并发症发生率增高有关:在一项针对 41 例患者的回顾性研究中,$PbtO_2$ 指导的治疗与累积液体平衡增加、血管升压药的使用以及难治性颅内高压和肺水肿的发生率增高有关。

总之,对于 $PbtO_2$ 指导的治疗还不能给出高水平的循证建议。

(三)特定的儿科问题

有关儿童 TBI 脑氧张力的研究表明,低 $PbtO_2$ 和低 $PbtO_2$ 的持续时间与重型 TBI 儿童的不良预后有关。阈值似乎与成年人群中的阈值相同。此外,在正常生理指标(即 ICP、CPP、SaO_2、PaO_2 等)没有显著变化的情况下,也可以看到 $PbtO_2$ 的降低。目前儿科研究中纳入的患者数量很少。

二、脑微透析监测

(一)概述

脑微透析是一种侵入性技术,其基础是将一根小导管插入脑实质,其中导管的远端是透析膜。腔内灌注与正常脑脊液相似的由电解质组成的液体,通过周围组织的渗透作用,分子通过透析膜被吸收到灌注液中并收集在微瓶中。然后可以在床旁(最常见)或稍后在某个方便的时间在线分析冲洗液。通过目前所使用的技术,约 70% 的较常分析的实质物质可在灌注液中回收。

常规分析的物质包括葡萄糖、乳酸、丙酮酸、甘油和谷氨酸。乳酸、丙酮酸是检测氧化代谢受损(例如在缺血期间)的敏感标志物,而甘油则被认为可反映细胞膜的降解。通过将导管定位在感兴趣的区域,例如挫伤区域周围的半暗带,该方法可以在早期提示组织损伤。

建议使用脑微透析作为 ICP 和 CPP 监测的补充。

(二)背景

微透析主要是一种从组织中提取物质以分析细胞外液的化学成分的技术,该技术也可用于将化学物质(例如药物)输送到组织。脑微透析可用于监测动物大脑中的化学事件,长期以来被认为是一种可靠的科学技术。20 世纪 80 年代末,人们探索了使用微透析监测人脑的技术。1995 年,CMA Microdialysis 推出了一种无菌的微透析导管、一个强大的微透析泵和一台适用于临床的床旁生化分析仪。该仪器最初于皮下和肌内使用,对微透析导管进行轻微修改后,可作为常规多模式脑内监测的组成部分。由于微透析是一种允许对穿过透析膜的稳定生化化合物进行采样的技术,因此被广泛用于临床研究。

脑微透析中使用的灌注液是一种与脑间质液的成分等渗的林格液。以提供 0.3 μL/min 连续流量的小型泵作为标准。从泵中,流体通过细管被引导到导管末端的 10 mm 长的微透析膜。微透析探针的直径约为 0.6 mm。在探头的尖端,植入了一条小金线,以便在 CT 或 MRI 扫描中识别,但又小到不会遮挡图像。通过微透析膜后,灌注液继续进入位于微透析导管尖端内的细内管。最后,将微透析灌注液收集到微瓶中,每隔 30 min 或 60 min 换一次微瓶,然后利用酶学技术在床旁进行分析。在常规神经重症监护期间监测的化学变量通常是葡萄糖、丙酮酸、乳酸、谷氨酸和甘油。这四个生化变量的分析通常需要 6～10 min。当该技术常规用于临床时(一般灌注速度为 0.3 μL/min,膜长度为 10 mm,膜通透性截止值设置为 20 kDa),可获得真实间质浓度的 70% 水平。

(三)常规临床微透析期间监测的化学变量

在正常情况下,葡萄糖是脑能量代谢的唯一底物。在细胞质中,它被降解为丙酮酸并进入线粒体,在柠檬酸循环和氧气存在下完全代谢为 CO_2 和 H_2O。在柠檬酸循环中,葡萄糖分子中的大部分能量被回收并使 ADP 转化为 ATP。约 5% 的丙酮酸在细胞质中转化为乳酸。这是一个可逆的平衡反应,其中 NADH 被重新氧化为 NAD^+。计算出的乳酸/丙酮酸值反映了与组织能量需求相关的脑氧化能量代谢(即氧气利用率和线粒体功能)的功效。

在常规微透析中,也可以分析谷氨酸。谷氨酸是大脑中主要的兴奋性神经递质。在其释放后,间质谷氨酸水平在正常情况下是由星形胶质细胞通过能量需求机制再摄取控制的。因此,间质谷氨酸水平的增加可能表明能量供应不足。当脑细胞膜的甘油磷脂分解时,释放出游离脂肪酸和甘油,间质甘油浓度的增加通常被认为是大脑细胞膜降解的标志。

通过上述技术,可在正常人脑组织中获得以下参考值:葡萄糖 1.7 mmol/L±0.9 mmol/L,乳酸 2.9 mmol/L±0.9 mmol/L,丙酮酸 166 mmol/L±47 μmol/L,乳酸/丙酮酸值 23±4,谷氨酸 16 mmol/L ±16 μmol/L,甘油 80 mmol/L±40 μmol/L。

(四)脑缺血和线粒体功能障碍的床旁诊断

由于大脑完全依赖氧化代谢,乳酸/丙酮酸值是许多病理情况下能量代谢受损的敏感指标。

严重缺血时,血液供应受损会导致氧气和葡萄糖的输送不足。由于乳酸浓度的增高和丙酮酸浓度的降低,乳酸/丙酮酸值可瞬时增大。线粒体摄取丙酮酸受损(例如细菌性脑膜炎)或柠檬酸循环中一个或多个步骤阻滞,可能导致线粒体发生功能障碍。这可能发生在短暂脑缺血后的再循环期间或是由各种毒素的影响导致。

从临床的角度来看,将脑缺血和线粒体功能障碍分开是很重要的,因为这两种情况需要不同的治疗。

当能量利用率超过氧化代谢能力时(例如在全身性癫痫发作期间),获得的生化模式也表现出线粒体功能障碍的特征。对缺血和线粒体功能障碍进行床旁诊断时,有必要将获得的生化变量的水平与它们的正常参考值联系起来。

(五)临床微透析:可能性和局限性

脑微透析导管记录半透膜周围非常狭窄的间隙区的化学成分。因此,有必要记录脑微透析导管相对于脑病灶的位置(例如通过 CT 或 MRI 扫描)。

从半暗带获得的信息可以对病情恶化提供早期预警。当脑微透析导管以这种方式定位时,可以提供帮助改进治疗的信息。这一技术的局限性在于获得的生化模式往往不能代表整个大脑半球。

目前,临床常规使用脑微透析的主要限制是灌注液在转移到分析仪之前需要被收集到微瓶中。在常规重症监护期间,此过程有时被认为过于费力。此外,生化模式的获取间隔时间相对较长(通常为 60 min)。有研究者提出了基于微传感器的技术,用于葡萄糖、乳酸和丙酮酸的床旁在线分析,并预计将很快成为临床常规工具。因此,在不久的将来,我们有可能连续在线分析反映脑氧化能量代谢的关键变量(葡萄糖、丙酮酸、乳酸、乳酸/丙酮酸值),并在床旁监视器上看到这些关键信息。

(六)特定的儿科问题

儿童耐受的 CPP 通常比成人低。然而,儿童正常大脑功能的最低可接受限度尚未确定,而且可能会因年龄和个体而异。因此,在利用降低 CPP 的抗脑水肿治疗中(例如隆德概念),使用脑微透析的结果来指导治疗是有价值的。尽管很少有专门针对 TBI 儿童脑微透析的研究。但是,我们有理由相信,在脑能量代谢方面,儿童和成人的基本原理是类似的。

三、脑血流量(CBF)与脑代谢率(CMR)

(一)概述

来自中枢神经系统损伤和病理学研究领域的证据告诉我们,CBF 不足可导致大脑区域缺血,临床预后差。目前的挑战是找到一种无创的经济实用的方法,在床旁连续测量 CBF,以有望改善 TBI 患者的预后。目前许多方法仍停留在研究领域,床旁氙-CT 是少有的可以在神经重症监护室每天使用的方法。希望未来会出现更多 CBF 测量的新方法,填补这一空白,为连续床旁 CBF 测量提供方法。

(二)背景

1. 正常大脑 大脑的质量仅占体重的 2%,但却接收了 20% 的心输出量。其原因是 CMR 高,需要持续输送 O_2 和营养物质以及去除 CO_2 等废物。CMR 随活动、深度睡眠和镇静而变化;麻醉可以将耗氧量由正常值(100 g 脑组织每分钟消耗 3.3 mL O_2 或 100 g 脑组织每分钟消耗 29 mmol 葡萄糖)减少50%。在正常运动及思考中,神经元活动增加的区域代谢也会增加。在病理情况下,如癫痫者,氧代谢增加可高达 200%。在这些代谢增加的局部区域,局部 CBF 也会增加。在正常情况下,这种耦合维持 CMR 与 CBF 之间的恒定关系,通过大脑的整体 CBF(CBF_{global})由 CPP 和脑血管阻力(CVR)决定,其中 CBF = CPP/CVR。在平均动脉压(MAP)的正常范围(60~150 mmHg)内,由于大脑的自动调节功能,CPP 不会影响 CBF。

CVR 受神经元和化学控制。代谢增加过程中 CBF 增加的原因主要是 CO_2 产量的增加降低了血管周围的 pH。由于神经元膜去极化导致细胞外钾的少量增加,脑动脉发生舒张。脑动脉也会对 CO_2 的整体变化做出反应。降低 CO_2,如低碳酸血症患者过度通气,会导致血管收缩,CBF 降低。如果 CMR 和因此产生的 CO_2 是恒定的,那么 CBF 的降低会导致血管周围 CO_2 的逐渐增加。因此,血管周围 pH 的降低可能会抵消动脉低碳酸血症的影响,随着时间的推移,血管收缩作用会减弱。

神经元的代谢中心位于大脑灰质的细胞体中。由于 CMR 和 CBF 之间的严格耦合,CMR 的局部差异可造成 CBF 分布不均匀但在位置上相关。

2. 颅脑损伤大脑 颅脑损伤会影响脑循环。颅脑损伤的代谢反应促进了多种生化物质的产生和释放,包括血管活性物质。这可能是 CBF_{global} 随时间变化的原因。一般在颅脑损伤后,整体 CMR(CMR_{global})降低高达 50%;CMR 的降低似乎与颅脑损伤的严重程度相关。在受伤后的超急性期,CMR_{global} 较低,与 CBF_{global} 的降低相似。约 12 h 后,充血阶段开始,CBF_{global} 增高到正常清醒值。如果 CMR 较低,则可能会引起相对充血。创伤后 3 天,CBF_{global} 恢复到与创伤后即刻相同的低水平,但此阶段许多患者可能出现血管痉挛的迹象。除此之外,大脑的自动调节和 CO_2 反应能力可能会受损,从而导致充血。由于代谢和血管活性物质的局部改变,CMR 的 3D 图片,甚至更明显的 3D CBF 图片,经常显示出不规则的模式。在颅脑损伤患者中,3D 检查显示缺血发生在局部水平,并且这种缺血的存在与不良的神经功能结局有关。

3. CBF 测量 对于许多神经系统或神经外科患者来说,理想的脑部监测应该是对 CBF 和新陈代谢进行无创、连续的 3D 实时测量,但目前的监测能力远未达到这种水平。在 Kety-Schmidt 方法之前,获取 CBF 信息的尝试是基于在颈静脉中放置探头。多年来,已使用多种技术来测量颈部动脉中的血流量。脑静脉流出量的测量技术包括血管和脑组织中的热弥散技术、血管造影、超声检查、基于弥散和非弥散示踪剂的 CBF 测量、激光多普勒、正电子发射体层成像(PET)、MRI 和 CT。人们必须认识到不同技术的准确性不同。灌注加权 MRI、CT 灌注和稳定氙-CT 对 CBF 的测量原则上基于相同的技术,可能会低估或高估 CBF 值。

4. 测量 CBF_{global}(Kety-Schmidt) 菲克原理可用于计算通过不同器官的血流量,其中血流量等于及时去除或添加的物质的量除以该物质的动脉和静脉浓度之差。这种测量器官血流量的方法于 1944 年由 Kety 和 Schmidt 首次应用于大脑。

他们使用高度可扩散的惰性气体(N_2O)吸入并频繁测量动脉血中的 N_2O。为了表示大脑的血液输出，测量颈静脉球血中的 N_2O 含量。单位时间内大脑中 N_2O 的摄取量等于动脉血带入大脑的 N_2O 量减去脑静脉血带走的 N_2O 量。因此，当大脑及脑静脉血的 N_2O 含量在 $10\sim15$ min 达到平衡时，可以估计脑组织中 N_2O 含量和 CBF。Kety 和 Schmidt(1946)发现年轻健康男性的 CBF_{global} 为 100 g 脑组织中 54 mL/min。

5. 测量 CMR_{global} 将 CBF 测量值与动脉和颈静脉氧测量值相结合，可以通过以下公式计算 CMRO：$CMRO=CBF\times(CaO_2-CjvO_2)$，式中，$CaO_2$ 是动脉血中 O_2 的含量，$CjvO_2$ 是离开大脑的颈静脉球血中 O_2 的含量。$O_2(C_xO_2)$ 的动脉或静脉含量取决于溶解在血浆中的 O_2 量和与血红蛋白结合的 O_2 量。由于 PaO_2 仅反映溶解在血浆中的游离氧分子，而不反映与血红蛋白结合的氧分子，因此仅凭 PaO_2 不能推测出血液中的 C_xO_2 含量；为此，还需要知道有多少 O_2 与血红蛋白结合。SaO_2 和血红蛋白含量可给出提示。许多因素会影响这些数值，但总的来说，可通过如下公式计算。

$$[C_xO_2]/100 \text{ mL}=[O_{2\text{-血浆}}]+[O_{2\text{-血红蛋白}}]=K_{\text{血浆}}\times PO_2+[\text{血红蛋白}]\times K_{\text{血红蛋白}}\times SO_2$$

(1) 如果 PO_2 的单位为 mmHg，则 $K_{\text{血浆}}=0.003$。

(2) 如果 PO_2 的单位为 kPa，则 $K_{\text{血浆}}=0.023$。

(3) 如果血红蛋白含量的单位为 g/100 mL，则 $K_{\text{血红蛋白}}=1.36$。

(4) 如果血红蛋白含量的单位为 mmol/L，则 $K_{\text{血红蛋白}}=2.18$。

6. 测量 CBF_{global} 的替代方法 经颅双指标稀释技术是一种较新的测量 CBF_{global} 的方法。它基于快速注射冰冷的吲哚菁绿染料，同时使用组合光纤热敏电阻导管记录主动脉和颈静脉球中的热指示剂和染料稀释曲线，由染料和热指示剂通过大脑的平均传输时间计算 CBF。然而，到目前为止，这种方法的准确性和分辨率还不够高，无法检测生理变量微小变化的影响。与氙-CT 相比，该方法显示出更高的失败率和持续的高估灌注。

7. 超声波 这是一种对颈部颅外动脉进行多普勒超声检查的简单技术。检查时使患者处于仰卧位，头部稍微偏向一侧。在收缩期测量血管腔直径，并计算每条血管的横截面积。使用脉冲多普勒测量经角度校正的血流速度，样本体积扩大至包含整个血管直径。理论上这是一种简单的技术，但实际上并非如此，因为尚未根据之前描述的经典标准技术对该技术进行评估。

8. 局部-区域 CBF Kety 研究并开发了通过吸入可扩散的放射性气体(三氟碘甲烷)在动物体内呈现局部 CBF 的技术。Kety 通过死后大脑切片，显示不同大脑区域的相对 CBF，这实际上是后来 3D CMR-CBF 可视化的开端。

1961 年，Lassen 和 Ingvar 引入了颈动脉内使用[85]氪的方法，将放射性同位素引入体内 CBF 的测量中。将[85]氪快速注入放射性 β 发射器和多个直接放置在大脑表面的 Geiger-Müller 电离探测器，能够观察到动物的局部 CBF。在不同探测器上记录的[85]氪的冲洗曲线主要受离探测器最近的组织中 CBF 的影响。为了穿透颅骨，Harper 等(1964)用[85]氪代替[133]氙并开始使用准直器以获得更高的分辨率。Mallett 和 Veall(1963)开始引入吸入性[133]氙，从而使该方法的侵入性更小。Obrist 应用 Kety-Schmidt 方程，使静脉注射[133]氙成为研究 CBF 和 CMR 的临床方法。这些方法提供了良好的皮质结构信息，但没有更深层结构的信息来支持 3D 系统。

9. 热弥散流探头 这是一种侵入性程序，通过估计大脑表面两个板之间的温度梯度来测量 CBF。它仅能测量其下方皮质一个区域的血流量。该技术已在术中使用。微探针能够敏感、连续和实时地对实质内区域脑血流绝对流量值进行评估。然而，如果微探针稍微偏移，就会产生错误的估计。

10. 3D 脑检查项目 在 PET 中，放射性同位素衰变产生正电子发射，导致产生沿相反方向移动的伽马光子。这一事实使得确定放射性同位素衰变的确切位置成为可能。在单光子发射计算机断层成像(SPECT)中，示踪剂会发射伽马射线，难以确定其确切来源，而 PET 的空间分辨率则要好得多。涉及的基本技术是需要注射放射性同位素(放射性核素)，其中结合位点和附件的个体差异使得研究不同的大脑结构和大脑功能成为可能。这些技术的基础是基于 CT 对发射的放射性同位素的检测。

(1) 稳定氙-CT:稳定氙-CT 是在 20 世纪 70 年代中期 CT 引入后不久发展起来的。氙原子序数高，可以衰减 X 射线，因此在 CT 扫描中，可以直接测量其在大脑中的浓度。因此，在使用菲克原理时不需要确定流出液或静脉血氙的浓度。动脉血氙的浓度可以通过热导分析仪测量的呼气末氙气值来确定。目前，通过测量血液和大脑中氙浓度以及氙的给药时间，结合氙的血脑分配系数，就可以使用氙的修正 Kety-Schmidt 公式计算 CBF。

高浓度氙气是一种麻醉剂，在一开始，吸入高浓度的氙气是必要的，但随着 CT 扫描技术的进步，以及计算机技术的发展，稳定氙-CT 测量 CBF 的过程越来越友好。使用氙-CT 产生副作用的风险非常低，并且没有发现永久性的后遗症。稳定氙-CT 测量 CBF 可以在间隔 20 min 后重复进行，这对于研究自动调节能力和 CO_2 响应也很有用。稳定氙-CT 速度快，可进行 CBF 的定量测量。其最大的优点是通过使用移动 CT 扫描仪，可以在床旁测量 CBF，而不需要将患者转移到不同的环境。其还可提供与解剖位置耦合的 CBF 图。目前，床旁氙-CT 已成为一种经济且简便的成像技术，其副作用很少，可常规用于 NICU 测量 TBI 后的 CBF。然而，与 PET 相比，它的图片分辨率较低。氙-CT 联合脑微透析显示 CO_2 反应性的丧失与 ICP 增高，乳酸、谷氨酸和甘油增多和致命的结局有关。Valadka 等结合脑组织 PO_2 发现脑组织氧分压($PtiO_2$)与 CBF 呈线性关系。与 PET CBF 相比，氙-CT CBF 显示高流量与低流量区域之间的差异更大，在受试者的感兴趣区中发现了相关性，但无法证明这些方法之间的一致性或相关性。

(2) CT 灌注:Axel 首次描述了 CT 灌注，目前这项技术已广泛应用于临床。为了通过 CT 获取有关 CBF 的信息，需要注射一定量的静脉造影剂。CT 扫描和造影剂注射同时开始。当造影剂通过大脑时，CT 扫描仪重复扫描同一层面。静脉注射造影剂后，血管和大脑的 X 射线密度暂时增加。基本来说，该方法是基于血液通过大脑的速度，即平均通过时间(MTT)和大脑血容量(CBV)的测定方法。关于这些参数的结论是根据造影剂随时间推移而引起的密度随时间增加的程度和过程得出的。这些估计需要使用复杂的反卷积算法。MTT 与 CBF 的关系可以表示为 CBF＝CBV/MTT。关于定量结果的准确性及可重复性目前还存在一些争议。尽管如此，许多中心仍使用 CT 灌注来评估神经系统疾病患者，因为它是最方便的方法，并且已经发现其与 PET 有一定的相关性。

(3) 磁共振(MR)灌注:MR 测量 CBF 的方法与 CT 灌注法基本相同。使用动态磁化率对比磁共振成像(DSC-MRI)评估灌注相关参数具有一定的应用前景，但这一概念受到一些方法上的阻碍。通过标准 DSC-MRI 实现灌注参数绝对量化的尝试通常以高估 CBV 和 CBF 值为特征，这是由于相应地低估了动脉浓度时间积分。因此，大多数现有的 DSC-MRI 仅提供相对灌注值，用来反映由于 CO_2 变化引起的绝对变化。

1992 年，Williams 等发现了一种使用对比剂的替代方法，称为动脉自旋标记法。动脉自旋标记法使用磁性标记的水质子作为内源性示踪剂，总体目标是生成一个流动敏感图像或"标记"图像和"控制"图像，其中静态组织信号是相同的。与此同时，我们必须看到流入血液的磁化强度是不同的。尽管动脉自旋标记法取得了显著进步，但其仍然没有取代传统的侵入性方法。

(4) 相差 MRI 和 CBF_{global}:颈动脉和椎动脉均为大脑供血。这些血管流量的总和代表了 CBF_{global}。相差 MRI 技术的最大误差小于 10％。到目前为止，还没有将其与传统 CBF 测量方法进行比较的相关性研究，但使用该技术获得的 CBF_{global} 范围与将 MR 获得的 CBF_{global} 结果除以近似脑质量时的正常 CBF 范围(100 g 脑组织中 50～60 mL/min)一致。

(5) 来自 ICP 曲线的 CBF(CBF_{ICP}):Mosso(1881)发现在大脑刺激期间更强的脑搏动是 CBF 增加的标志。1953 年，Ryder 提出了体积变化与 ICP 之间的相关性，为压力-体积关系研究开辟了路径。为了找到 ICP 与 CBF 的相关性，人们做了大量的工作。Hu 等通过观察 ICP 曲线形态第一个发现了其相关性，其中不同的 ICP 曲线形态与低 CBF 相关，这是用传统的[133]氙法测量的。原因之一是 ICP 曲线脉动部分下的面积仅代表 CBF 的脉动部分，而传统的 CBF 测量提供了以 mL/min(每 100 g 脑组织)为单位的总 CBF 值。Unnerbäck 等使用顺应性-弹性测量将 ICP 曲线转换为体积曲线，该转换曲线与搏动性 CBF 的相关性为 68％(R^2＝0.68)。通过创建数学模型转换 ICP 曲线形态可以改善这种相关性，甚至包括非脉动部分。

(三)特定的儿科问题

婴儿出生时,皮质区域脑血流量(rCBF)低于成人,之后CBF增加并在第5年达到最大值,比成人高;此后下降,15年后达到成人正常水平。每个皮质区域CBF达到成人正常水平所需的时间不同。初级皮质的时间最短,联合皮质的时间最长。儿童的认知发展似乎与相应大脑区域的血流变化有关。目前只有一篇报道使用氙-CT测量重型TBI儿童的CBF,少数报道使用高级动脉自旋标记MRI测量轻型TBI儿童的CBF。

四、经颅多普勒超声

(一)概述

通过使用1~2 MHz脉冲经颅多普勒超声(TCD),可以在特殊部位的窗口穿透颅骨,并在明确定义的深度记录声波动脉中的流速(flow velocity,FV)。通过这种方式,可以在中央动脉以及一些静脉中记录FV。通常,动脉内的正常FV表明其供应的区域有足够的循环。高FV和低FV不一定与CBF相关,因为被测血管的直径是未知的。如果FV高,可以通过Lindegaard指数(LI)来区分充血和血管痉挛,LI反映的是大脑中动脉FV与颈内动脉FV之间的相关性。此外,FV曲线的形状可以指示颅内压升高。

(二)背景

超声波是频率大于人类听觉上限,即高于20 kHz的声波。在医学领域,超声波在过去一直被用来穿透人体,测量反射,从而用于人体软组织的成像。人体表面结构在7~18 MHz的频率范围内可以可视化,但为了渗透到更深的结构,如肝脏或肾脏,频率必须降低到1~6 MHz。使用的频率越低,获得的图像分辨率就越低。而且,组织的密度越高,声波的穿透力就越小,成熟的颅骨阻碍了超声波自由穿透大脑。在1岁之后,已经不可能用这种技术识别大脑内的单个结构。然而,在接受颅骨切除术的TBI患者中,形成了一个人工窗口,可以通过它来检查大脑,从而替代CT扫描。对于儿童,通过囟门可以类似的方式提高分辨率。

使用TCD有许多优点,如非侵入性和廉价,可以在床旁进行、容易重复、可用于连续监测。Aaslid等于1982年引入了TCD。由压电晶体产生的2 MHz多普勒超声波束由单个动脉中的红细胞反射回来。TCD探头放置在不同的"声窗"上,即骨层薄的颅骨特定区域,或穿过枕骨大孔。为了帮助研究者对动脉声波进行检查,信号也可以声音的形式通过扬声器呈现出来。反射信号由换能器接收并在减去原始发射信号后转换为电信号。信号是脉冲的,因此可以从探头的不同距离或深度进行记录。计算机将产生的信号转换成图表,提供有关被检查的血管中血流速度和方向的信息。

1. 颞窗 找到颞骨的薄骨层"颞窗"可能很困难;它的大小和位置因个体而异,也可能因身体的一侧和另一侧而异。此外,在多达10%的成人中不存在这样的跨颞骨窗口,并且在老年人和女性中很难找到。在颞窗处通常有两个可以被超声波穿透的部位:一个位于眼角后约1 cm处,另一个在耳道前方1 cm处。换能器应指向稍微向上的方向,即这两个部位之间。传感器应倾斜并在皮肤上缓慢移动,以精确定位最佳信号和最高流速。颞窗可用于在分叉之前对大脑中动脉(MCA)、大脑前动脉(ACA)、大脑后动脉(PCA)和颈内动脉(ICA)的末端部分进行声波检查。

2. 眶窗 通过眶窗可在虹吸段水平进入眼动脉(OA)和颈内动脉。将换能器轻轻放在闭合的眼睑上,换能器应略微指向内侧。目前尚未有相关眼睛损伤的报道,但并非所有设备都被批准使用这种方法,因此在低功率设置下开始检查很重要。

3. 枕下窗 通过枕骨或椎间孔窗口允许对椎动脉(VA)远端和基底动脉(BA)进行声波检测。在评估椎基底动脉系统时,最好的结果是在患者侧卧、头部向前伸展以打开寰椎与颅骨之间的间隙时获得。换能器放置在颈部脊柱处,方向应朝向患者的鼻梁。BA位于中线,VA位于两侧。枕下软组织的厚度、解剖结构的深度因患者而异。

（三）经颅多普勒超声流速（TCD FV）与脑血流量（CBF）的相关性

在大脑的基底动脉中测量 TCD FV。如果这些大动脉的 CBF 发生改变而音调不变，即仅改变外周软膜阻力动脉的音调，则基底动脉的 FV 与 CBF 之间应该呈直接正相关。然而，如果基底动脉和外周阻力动脉同时发生类似的变化，这种直接相关性就会改变。如果 CBF 调节动脉张力的变化仅发生在基底动脉，则 CBF 与 TCD FV 之间呈直接负相关。但是，在 CBF 与 FV 绝对值之间并没有发现普遍的相关性。尽管上述假设存在局限性，但 TCD 技术的简单性和无创性值得进一步评估，以确定它是否可以取代相当复杂的 CBF 测量来评估脑循环。

1. CO_2 反应　在健康个体中，颅内大动脉中的血流速度与 $PaCO_2$ 直接相关，反映了由于 $PaCO_2$ 的变化而引起的全脑的血管收缩和松弛。尽管如此，在 CO_2 激发过程中没有发现 CBF 与 FV 的绝对值之间存在相关性。此外，这种相关性在各种脑部病变的患者中也不存在，如蛛网膜下腔出血后或 TBI 后。

2. 脑血管自动调节　脑血管自动调节是指在平均动脉压（MAP）变化期间，脑血管树为了维持足够的 CBF 而进行的自我调节。TCD 可用于确定 CBF 自动调节的下限，并且可以通过 TCD 在正常受试者脑灌注压变化期间评估 CBF 的变化。在 MAP 以及因此而发生的脑血管自动调节的药理学或机械操作之前和期间，FV 和搏动指数（PI）的 TCD 测量值可用于监测颅内血管系统树的反应性。最简单且现在广泛使用的方法是 Giller 于 1991 年首次描述的瞬时充血反应（THR）测试。它包括连续记录 MCA FV，在此期间对同侧颈总动脉进行 3～10 s 的压迫。这导致 MCA FV 突然降低，如果自动调节功能完好，则可引起 MCA 远端血管床的血管扩张。因此，在释放压迫之后，由于自动调节补偿性扩张，可以看到远高于先前基准水平的 MCA FV 瞬时增加，稍后该反应将恢复正常。

（四）高 FV 和 Lindegaard 指数（LI）

在动脉的痉挛部分可发现 FV 增高。血管痉挛可以是非常局部的，只影响 1 mm 长的动脉段；因此，尽可能多地检查动脉是很重要的。高 FV 也可能由充血引起，在曲线形式中没有任何内容可用于区分高 FV 的这两种来源。颈内动脉（ICA）可为 MCA、ACA 和 PCA 提供数据。如果 MCA、ACA 和 PCA 中的血管发生痉挛，导致通过其中的一些或全部血流量减少，则在颈部测量到的 ICA 的血流量减少。与此相反，在充血期间通过 ICA 的血流量增加。在不同的颅内病变期间，ICA 管腔通常没有变化，导致 FV 和血流量之间存在直接关系。Lindegaard 通过 MCA 与 ICA 的 FV 来区分充血和血管痉挛，并评估了血管痉挛的严重程度。两者的 FV 值通常在 2 左右，但存在年龄和性别上的差异。通常，高于 120 cm/s 的 FV 表示血管痉挛。然而，如果 FV 在几天内缓慢升高到这个水平，它很少会引起临床症状。如果 MCA FV 升至 120～150 cm/s 且 LI 为 3～5，则认为血管痉挛为中度。如果 MCA FV 为 150～220 cm/s 且 LI>6，则血管痉挛一般较严重，如果 MCA FV 增加到 220 cm/s 以上且 LI>6，则血管痉挛通常很严重。充血会增大 MCA 和 ICA 的 FV，使 LI 保持不变（LI<3），而在血管痉挛升级的情况下，颅内动脉 FV 增大，ICA 中 FV 降低，表现为 LI 升高。为了评估基底动脉（BA）中的血流，应查看后循环中颅内/颅外 FV 值，即 BA FV 与在颈部颅外测量的椎动脉（VA）FV 之间的比值，类似于 MCA FV/ICA FV 值。80 cm/s 的 FV 阈值表明 BA 血管痉挛。BA FV/颅外 VA（EVA）FV 值的规范值为 1.7。BA FV/EVA FV 值在所有 BA 血管痉挛患者中大于 2，在没有 BA 血管痉挛的患者中通常小于 2。此外，BA FV/EVA FV 值与 BA 的直径密切相关，并且在所有严重血管痉挛患者中均大于 3。对 EVA 应在 45～55 mm 的深度范围内进行声波处理。

（五）TCD、ICP 和脉搏指数（PI）

PI＝（收缩期 FV－舒张期 FV）/$FV_{平均}$，PI 最初被用来描述脑血管阻力，但事实可能并非如此，因为过度通气伴随血管收缩并不会增大 PI。然而，通过增加硬脑膜外腔的压力而引起的人工增加的 ICP 导致的舒张期 FV 的降低比收缩期更明显，即增加了收缩期和舒张期之间的脉冲峰值。此外，$FV_{平均}$ 有所降低。由 PI 公式来看，它应该对 ICP 的增加很敏感，这种相关性可出现在脑积水儿童中，在患有各种脑部病变并配备脑室 ICP 监测装置且前额水平参考值为零的成人中，发现 ICP 与 PI 之间存在很强的相关性：

$ICP=10.93×PI-1.28$ 或 $ICP≈10×PI$。然而,必须强调的是,PI不能用作ICP监测的替代品,而只可以用作评估疑似脑部病变患者的一种额外工具,指导患者是否可以从ICP监测中获益。

（六）脑损伤

1. FV绝对值 在昏迷的TBI患者中,脑代谢率（CMR）降低高达50％,与CMR和CBF之间的正常耦合相比,这些患者具有正常至超正常的CBF。大多数患者的CBF随时间而变化,从创伤后不久的低CBF开始,CBF恢复至正常需要约3周的时间。预计这种发展将显示为TCD FV的变化,但FV最初以正常值开始,LI正常,因此不能反映低CBF。FV通常在接下来的3天内上升至100 cm/s,并继续在接下来的14天内保持升高。LI仍然很低,因此FV的第一次增大是由于充血。LI随时间缓慢增大,表明高FV的原因是从充血转到血管痉挛。

脑损伤区域的动脉反应性会受损,用CBF测量的CO_2反应性降低与组织受损的程度相关,因而与脑损伤的严重程度和结局相关。在健康受试者中,颅内基底动脉的FV与$PaCO_2$直接相关。这种相关性在蛛网膜下腔出血患者中不存在。TBI后,随着$PaCO_2$的变化,TCD FV的变化比CBF的变化更明显。关于CO_2反应性的两个参数之间的个体反应性指标的关系尚未建立,因此CBF和$FV_{平均}$在重型TBI患者中是不可交换的。

2. 自动调节 已经在健康志愿者中建立了CBF（通过动静脉血氧含量差（$C_{a-v}O_2$）的变化间接测量）与自动调节功能激发期间的TCD之间的相关性。然而,迄今为止尚未针对TBI患者研究CBF和TCD自动调节之间的相关性。在ICP上升和CPP下降的情况下,通过TCD FV在BA和通过激光多普勒血流仪在软脑膜动脉中同时测量自动调节功能,发现其在皮质中比在MCA中受损更严重。然而,如果CPP保持在60 mmHg以上,皮质的自动调节功能水平与在MCA中的水平相同。有研究者在一项TBI患者TCD测量的自动调节功能的研究中,发现了自动调节功能受损与预后之间的相关性。在头部轻微损伤的患者中,28％的患者自动调节功能受损。

3. 脑死亡（脑循环骤停） TCD FV测量虽不是一种法定的确定脑循环停止的方法,但它可以提供一些有用的循环状况信息。在这种情况下,必须同时检查幕上和幕下区域。如上所述,ICP的增加主要导致舒张期的FV降低,最终仅在大脑基底动脉的收缩期峰值处有血流。ICP的进一步升高会导致FV产生回响,或者在零附近振荡,最终在收缩期出现一个短暂的峰值,称为收缩期尖峰,并且通过大脑的净流量接近于零。颅内高压的最后阶段无血流情况。

（七）特定的儿科问题

2～10岁儿童的平均FV为95 cm/s,PI为0.95。10岁之后,平均FV逐年下降,最终达到85 cm/s,PI在20岁时降至0.80。女孩的平均FV通常高于男孩。

五、临床神经生理学:诱发电位

（一）概述

诱发电位（EP）是客观的、无创的测试,可以用于评估脑干损伤并检测昏迷患者的认知功能;因此,EP对TBI患者具有预测价值。

EP是大脑对不同感官刺激（如听觉或体感刺激）所产生的电信号。这些反应以短于25 ms的延迟出现,因此也被称为短延迟EP。事件相关电位（ERP）是具有更长延迟（最多300 ms）的EP,并且这些EP反映了更高的皮质功能。除了临床检查和通过成像技术评估结构性病变之外,EP还可用于评估TBI的功能方面。不同模式的EP对TBI患者具有不同的预后判断价值,某些模式可预测良好预后,而其他模式可预测不良预后。短潜伏期EP的缺失预示着不良的结果,而良好预后的最强预测因子是ERP的存在。

（二）背景

不同模式的EP很容易执行,对昏迷患者通常在15 min内完成。EP的显著异常包括没有反应、延迟增加或峰间延迟增加。没有反应或存在正常反应是可靠的预测因素,但延迟增加、峰间延迟增加或幅度变化也可能是有价值的。

1. 脑干听觉诱发电位(BAEP) BAEP 是在脑干中产生并由头皮电极记录的刺激信号。来自耳朵和脑桥神经通路的反应以短于 10 ms 的延迟被记录下来。约 50% 的 TBI 患者存在 BAEP。关于 BAEP 的预测能力存在一些争议,其中一些争议可能是由检查时间的差异和 BAEP 异常标准的差异引起的。然而,对于 BAEP 缺失是不良预后的迹象这一事实有相当一致的共识。例如,在一项针对 64 例 TBI 患者的研究中,Tsubokawa 等发现所有 23 例没有后期 BAEP 波的患者均死亡或进入永久性植物状态。此外,TBI 患者中 BAEP 的存在并不是一个绝对的预测指标,因为脑干外大脑区域的损伤不会影响 BAEP。

2. 躯体感觉诱发电位(SSEP) SSEP 是在电刺激四肢周围神经的皮肤后被记录的信号。当用作昏迷患者的预后评估工具时,其最常用的方法是刺激腕部的正中神经,同时记录肘部或 Erb 点周围神经、颈椎 C7 节段和初级感觉皮质上方的反应。一项对 41 篇关于 SSEP 作为 TBI 患者从昏迷中苏醒的预后标志物的系统综述显示,双侧无 SSEP 时仅有 5% 的患者苏醒,存在 SSEP 但是异常时有 70% 的患者苏醒,SSEP 正常时有 89% 的患者苏醒。Amantini 等发现 SSEP 对良好的和不良的预后都有很好的预测价值。头部外伤后第 3 天的分级 SSEP 被发现与认知功能相关。

3. 视觉诱发电位(VEP) VEP 是在视觉光刺激后被记录的信号。VEP 很少被用作昏迷患者的预后评估工具。

4. 事件相关电位(ERP) ERP 也称为认知诱发电位,反映皮质的高级功能。ERP 是由重复标准刺激中偶尔不同的刺激引起的,即所谓的古怪范式。P300 是具有约 300 ms 潜伏期的积极响应,可为不频繁、随机呈现的刺激的响应,例如,频繁呈现的音调序列中的不同音调。为了获得 P300 反应,需要一定的注意力或警惕,并且它不能在所有正常受试者中引起,这限制了它预测昏迷结果的敏感性。另一种 ERP 是失匹配负波(MMN),是大脑对听觉刺激变化的自动反应,它具有不依赖于患者注意力的巨大优势,因为它可以对昏迷患者进行记录。刺激改变 100 ms 后,MMN 反应呈负峰。Kane 等报道,在针对 TBI 患者的一系列研究中,MMN 反应的存在对苏醒的特异性为 100%、敏感性为 89.7%。在一项 meta 分析中,发现存在 P300(89%)和 MMN(93%)时,预后良好的阳性预测值非常高,然而,敏感性不是很高(P300 为 76%,MMN 为 34%)。该 meta 分析显示 P300 和 MMN 具有相同的预测能力,推荐使用这两种技术。ERP 的缺失对不良预后没有预测价值,因为这些成分并不总是存在于正常受试者中,并且它们也对其他因素(例如镇静剂)敏感。

5. EP 的组合模式 研究者组合不同 EP 模式在整体皮质功能和脑干传导指标方面进行了研究,结果发现这对预后判断是有价值的。Kane 等建议当短延迟 EP 正常时,可以执行 ERP 以直接检查与认知过程相关的大脑功能。

6. 药物的影响 干扰脑电图的药物也会干扰 EP,药物可能对 EP 有很大影响,尤其是对 ERP。由于干扰皮质下传导,卤化气体、丙泊酚和硫喷妥钠(膜干扰)可能导致潜伏期增加。相比之下,短延迟 EP 具有很强的抵抗力。

7. 检查的时间 如果发生继发性 TBI,创伤后过早进行 EP 可能会给出错误的积极结果,一些作者建议进行系列检查。Facco 等提出在受伤后 3～6 天进行 EP 具有最大预测价值。

(三)特定的儿科问题

关于在儿童中使用 EP 的研究很少。Robinson 等发现与成人相比,SSEP 缺失的儿童觉醒的机会更高,残疾更少。Carter 和 Butt 发现,在 40 例颅脑损伤患儿中,双侧缺失 SSEP 对不良预后的特异性为 92%。

六、临床神经生理学:连续脑电图监测

(一)概述

当临床怀疑癫痫发作时,脑电图(EEG)是标准诊断工具,尤其是非惊厥性癫痫发作(NCS),大多数情况下只能通过 EEG 进行诊断。通过使用持续 1 天到几天的 EEG 监测,可发现 11%～18% 的 TBI 患者

患有 NCS,8%的患者患有非惊厥性癫痫持续状态(NCSE)。长时间的癫痫发作可能会造成继发性 TBI。EEG 的目的是诊断这些亚临床癫痫发作,并指导临床医生进行抗癫痫治疗。根据 42 项研究的专家意见,建议对不明原因和持续性意识改变的颅脑损伤患者进行 EEG 检查。

（二）背景

1. EEG 诊断 EEG 用于颅脑损伤患者的 NCS 诊断,区分癫痫和非癫痫运动,识别昏迷的其他毒性或代谢并发因素,以及诊断闭锁状态。EEG 通常是诊断 NCS 和 NCSE 的唯一方法。不同神经重症组患者的 EEG 监测表明,很大一部分患者患有 NCS 或 NCSE,只能通过 EEG 进行诊断。

2. 癫痫发作的发生率 在 13 例 TBI 患者中,5 例(38%)存在 NCE,其中 2 例存在 NCSE。据估计,4%~14%的未经治疗的患者会在 TBI 后的第一周内发生惊厥发作,如果同时考虑 NCS,癫痫发作的发生率更高。Claassen 等在 51 例颅脑损伤患者中发现 18%存在 NCS,其中 8%为 NCSE。Vespa 等发现 22%的患者有癫痫发作,其中一半是 NCS。这些结果可能受到预防性抗惊厥治疗的影响。在 Aquino 等的一项研究中,只有 3.8%的患者出现亚临床癫痫发作,这可能是因为进行了预防性抗惊厥治疗。Sutter 等研究表明 EEG 监测增高了 ICU 患者 NCSE 的诊出率。使用咪达唑仑等持续镇静可能对癫痫发作的发生率产生进一步影响。

3. NCS 有害吗? 来自人类和动物研究的数据表明,长时间的癫痫活动可能会对大脑造成损害。已经发现癫痫持续状态的持续时间与不良预后之间存在关联,如果立即进行治疗,成功治愈的机会更高,死亡率更低。Wang 等发现 TBI 患者早期癫痫发作是预后不良的独立危险因素。其他研究表明,颅脑损伤患者的癫痫发作会导致颅内压升高和微透析乳酸/丙酮酸值增大。此外,EEG 上的 NCS 和周期性放电已被证明与继发性 TBI 的发展有关。积极的抗癫痫治疗并非没有风险,如在危重老年患者群体中,强调正确诊断是很重要的。然而,关于 EEG 和后续抗癫痫治疗对 NCS 和 NCSE 的影响的对照研究尚未进行。

4. 技术方面 镇静剂如丙泊酚会引起 EEG 变化,包括渐进性减慢、暴发抑制和抑制。应由专业的神经生理学技术人员行 EEG 监测。床旁护士和神经重症监护医生应接受检测可疑 EEG 模式和识别常见伪影的培训,并能够通过固定电极等措施防止部分伪影的出现。临床神经生理学家可以通过远程医疗进行进一步分析。从数天监测产生的大量数据中分析原始 EEG 是不可能的,需要在时域或频域中采用压缩数据的数据分析方法。这些方法应该允许临床神经生理学家检测可疑区域并随后分析该区域的原始 EEG。

（三）特定的儿科问题

NCS 和 NCSE 在颅脑损伤儿童中也有所描述。最近的一项研究通过 EEG 发现,144 例颅脑损伤儿童中有 30%存在癫痫发作,其中一半以上患有 NCSE。

参 考 文 献

[1] Figaji A A, Adelson P D. Does ICP monitoring in children with severe head injuries make a difference?[J]. Am Surg,2009,75(5):441-442.

[2] Figaji A A,Zwane E,Thompson C,et al. Brain tissue oxygen tension monitoring in pediatric severe traumatic brain injury. Part 2:relationship with clinical,physiological,and treatment factors [J]. Childs Nerv Syst,2009,25(10):1335-1343.

[3] Martini R P,Deem S,Yanez N D,et al. Management guided by brain tissue oxygen monitoring and outcome following severe traumatic brain injury[J]. J Neurosurg,2009,111(4):644-649.

[4] Meixensberger J,Renner C,Simanowski R,et al. Influence of cerebral oxygenation following severe head injury on neuropsychological testing[J]. Neurol Res,2004,26(4):414-417.

[5] Pennings F A,Schuurman P R,van den Munckhof P,et al. Brain tissue oxygen pressure monitoring in awake patients during functional neurosurgery:the assessment of normal values[J]. J Neurotrauma,2008,25(10):1173-1177.

[6] Charalambides C,Sgouros S,Sakas D. Intracerebral microdialysis in children[J]. Childs Nerv Syst,2010,26(2):215-220.

[7] Hutchinson P J,Jalloh I,Helmy A,et al. Consensus statement from the 2014 international microdialysis forum[J]. Intensive Care Med,2015,41(9):1517-1528.

[8] Poca M A,Sahuquillo J,Vilalta A,et al. Percutaneous implantation of cerebral microdialysis catheters by twist-drill craniostomy in neurocritical patients:description of the technique and results of a feasibility study in 97 patients[J]. J Neurotrauma,2006,23(10):1510-1517.

[9] Abate M G,Trivedi M,Fryer T D,et al. Early derangements in oxygen and glucose metabolism following head injury:the ischemic penumbra and pathophysiological heterogeneity[J]. Neurocrit Care,2008,9(3):319-325.

[10] Hoeffner E G,Case I,Jain R,et al. Cerebral perfusion CT:technique and clinical applications[J]. Radiology,2004,231(3):632-644.

[11] Inoue Y,Shiozaki T,Tasaki O,et al. Changes in cerebral blood flow from the acute to the chronic phase of severe head injury[J]. J Neurotrauma,2005,22(12):1411-1418.

[12] Kaneko K,Kuwabara Y,Mihara F,et al. Validation of the CBF,CBV,and MTT values by perfusion MRI in chronic occlusive cerebrovascular disease:a comparison with ^{15}O-PET[J]. Acad Radiol,2004,11(5):489-497.

[13] Schütt S,Horn P,Roth H,et al. Bedside monitoring of cerebral blood flow by transcranial thermo-dye-dilution technique in patients suffering from severe traumatic brain injury or subarachnoid hemorrhage[J]. J Neurotrauma,2001,18(6):595-605.

[14] Unnerbäck M,Ottesen J,Reinstrup P. Validation of a mathematical model for understanding the intracranial pressure curve morphology[J]. J Clin Monit Comput,2020,34(3):469-481.

[15] von Oettingen G,Bergholt B,Gyldensted C,et al. Blood flow and ischemia within traumatic cerebral contusions[J]. Neurosurgery,2002,50(4):781-788.

[16] Poon W S,Ng S C P,Chan M T V,et al. Cerebral blood flow(CBF)-directed management of ventilated head-injured patients[J]. Acta Neurochir Suppl,2005,95:9-11.

[17] Sorrentino E,Budohoski K P,Kasprowicz M,et al. Critical thresholds for transcranial Doppler indices of cerebral autoregulation in traumatic brain injury[J]. Neurocrit Care,2011,14(2):188-193.

[18] Amantini A,Grippo A,Fossi S,et al. Prediction of 'awakening' and outcome in prolonged acute coma from severe traumatic brain injury:evidence for validity of short latency SEPs[J]. Clin Neurophysiol,2005,116(1):229-235.

[19] Claassen J,Mayer S A,Kowalski R G,et al. Detection of electrographic seizures with continuous EEG monitoring in critically ill patients[J]. Neurology,2004,62(10):1743-1748.

[20] Krsek P,Mikulecká A,Druga R,et al. Long-term behavioral and morphological consequences of nonconvulsive status epilepticus in rats[J]. Epilepsy Behav,2004,5(2):180-191.

[21] O'Neill B R,Handler M H,Tong S,et al. Incidence of seizures on continuous EEG monitoring following traumatic brain injury in children[J]. J Neurosurg Pediatr,2015,16(2):167-176.

[22] Vespa P M,McArthur D L,Xu Y,et al. Nonconvulsive seizures after traumatic brain injury are associated with hippocampal atrophy[J]. Neurology,2010,75(9):792-798.

(高国一 朱 俊)

第五节　严重颅脑损伤的影像学检查

一、概述

颅脑损伤(TBI)被定义为由外力引起的大脑结构与功能改变,包括原发性和继发性损伤。原发性损伤是指在外力作用下直接造成的组织破坏,如颅骨骨折、颅内血肿、脑挫裂伤等;继发性损伤是在原发性损伤后几分钟、几小时或几天内由原发性损伤引起的损伤,如脑水肿、脑积水、缺血缺氧性病变、继发性出血、感染或脑脊液漏等。通过对原发性损伤的治疗和干预,可以预防或减少继发性损伤。需要明确的是,TBI 是一个动态发展的过程,需要临床连续监护,包括影像学检查。

在严重 TBI 中,影像学检查作为可视化辅助检查手段对评估颅脑损伤部位、范围、性质以及程度具有绝对的优势。影像学评估无论是对急性期诊断、治疗,还是对急性期后的随访和长期预后的评估都非常重要。目前,临床常用的影像学检查手段主要包括 X 线、计算机断层扫描(computer tomography, CT)、磁共振成像(magnetic resonance imaging, MRI)、CT 血管成像(computer tomography angiography, CTA),以及数字减影血管造影(digital subtraction angiography, DSA)。

临床医生应根据 TBI 患者的严重程度,以及外伤临床表现和进展,选择适当的影像学检查方法。

二、临床常用的影像学检查

(一) X 线

X 线检查是临床应用时间最长的影像学检查方法,通过正位、侧位,以及特殊的投照位,能够对颅骨线性骨折、颅骨凹陷性骨折和颅底骨折进行明确诊断,并能为外力大小、颅内发生血肿的部位等提供诊断线索。但由于传统的 X 线片不能提供颅内损伤的准确信息,在 CT 广泛应用于临床后,大多数创伤中心不再使用颅骨 X 线检查作为主要的影像学检查方法。即使在儿科轻型 TBI 的初步评估中,也已经不再将颅骨 X 线检查作为首选检查方法。然而,作为颅骨检查的一种方法,X 线检查仍在一些疑似非意外伤害中使用。

(二) CT

CT 由于其设备的普及性、扫描快速、对外伤的直观性等特点,目前是 TBI 的首选影像学检查方法。CT 除了可以准确识别原发性损伤外,还可以识别继发性损伤的早期表现。但 CT 对弥漫性轴索损伤(diffuse axonal injury, DAI)、脑干病变、非出血性挫伤、轴外小血肿和邻近颅骨的病变敏感性和特异性较低。

CT 具有良好的密度分辨率,对 TBI 造成的原发性损伤和继发性损伤具有较高的特异性和敏感性。现代 CT 设备的扫描时间极短,大多数医院可以全天候使用,是进行神经外科干预的主要方式之一,在急性期中、重型 TBI 患者中,CT 是首选的影像学检查方法。如果临床评估或初始扫描提示有缺血事件或外伤性脑血管损伤,则应立即进行 CTA 检查来明确诊断。CT 检查也对预测临床结局有帮助。TBI 后常见的 CT 影像学表现有下列几种。

1. 脑挫裂伤　脑挫裂伤,包括脑组织挫伤和裂伤,但临床很难见到单纯的挫伤或者裂伤,通常称为挫裂伤。其是指由急性机械形变引起的脑实质破裂。这通常是由脑实质对颅骨内板的冲击造成,并且这些损伤大部分位于脑表面。有研究显示,多达 35% 的重型 TBI 患者存在脑挫裂伤。当损伤位于直接撞击部位时,形成直接损伤;当损伤位于撞击的对侧表面时,称为"对冲"损伤(图 7-1(a))。"对冲"损伤通常比直接损伤更严重。脑挫裂伤可以是出血性的,也可以是非出血性的,并且通常分散在正常组织之间,在脑组织 CT 影像上,表现为点片状、形态不规则的高密度影,其间由于夹杂正常脑组织,在高密度影中会有低密度小灶(图 7-1(b))。脑挫裂伤常见于双额叶、额叶前下叶和颞叶以及靠近侧裂的脑回。最初的 CT 检查可能看不到脑挫裂伤,如果患者病情恶化或压力释放后,脑挫裂伤可能会明显增大,或者形成血肿,因此进行 CT 复查很有必要。

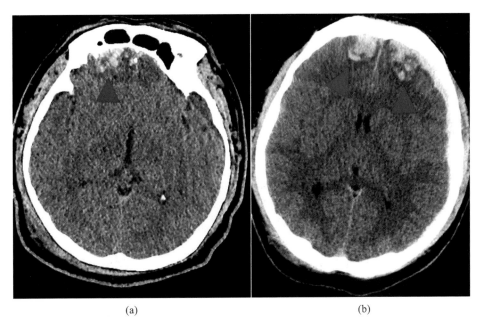

(a)　　　　　　　　　　　　　　　　(b)

图 7-1　脑挫裂伤的 CT 影像学表现

(a)受伤部位位于后枕部,由于机械加速运动,额部脑组织与颅底碰撞出现损伤,为"对冲"损伤;

(b)脑挫伤,可见高低混杂信号

注:图中红色三角表示脑挫伤病灶。

2. 脑实质内出血或脑内血肿　TBI 后在脑实质内形成血肿,大多数是由于脑实质的挫裂伤逐渐进展,局部出血增多形成血肿。CT 影像学表现为位于脑实质内,密度相对均匀、边界较为清晰、类圆形的高密度影。

3. 创伤性蛛网膜下腔出血(traumatic subarachnoid hemorrhage,tSAH)　60%~80%的严重 TBI 存在 tSAH,CT 表现为位于脑挫裂伤附近的皮质脑沟内可见高密度影(图 7-2),严重者也可见于外侧裂、纵裂、基底池。临床外伤史不明确时,需要与 aSAH 相鉴别。aSAH 的 CT 表现主要为鞍上池、基底池的高

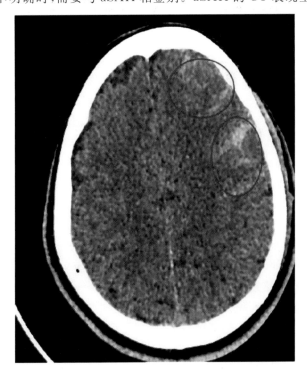

图 7-2　脑沟内见高密度影(红色圆圈表示)

密度影,在临床难以鉴别时,可通过脑 CTA 来确定 SAH 是继发于动脉瘤破裂还是 tSAH。tSAH 后的潜在并发症与动脉瘤破裂后 SAH 的并发症相似,如血管痉挛和脑积水等。

4. 硬脑膜下血肿(subdural hematomas,SDH)   SDH 是位于硬脑膜和蛛网膜之间的血肿,最常见于桥静脉破裂后。据报道,12%～29%的严重 TBI 患者有 SDH。SDH 通常呈"新月形",不能穿过中线,在急性期相对于大脑皮质呈高密度影(图 7-3)。几天后,SDH 与大脑皮质密度越来越趋于一致,呈现等密度(等信号),在几周到几个月内,密度变低,呈现低密度(低信号),最终达到接近脑脊液的 CT 值。临床上要警惕等密度 SDH,容易漏诊。可以通过对比对侧脑沟回的边界、中线移位情况以及脑室是否变形受压,来诊断等密度 SDH。

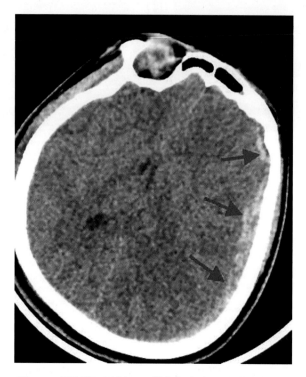

图 7-3   硬脑膜下见"新月形"高密度影(红色箭头表示)

5. 硬脑膜外血肿(epidural hematomas,EDH)   EDH 是位于颅骨内板和硬脑膜之间的血肿,最常见于撕裂的脑膜动脉。据报道,多达 22%的重型 TBI 患者会出现 EDH,临床表现可伴有"中间清醒期"。EDH 几乎总是与颅骨骨折有关,最常见于额颞部,通常呈"凸透镜"表现(图 7-4(a)),不穿过颅缝,但可以穿过中线。在急性期,EDH 的 CT 表现是高信号的,但是如果在超急性期持续出血,中间的新鲜血液会呈现低信号,被称为"漩涡征"(图 7-4(b))。EDH 可以在短时间内发展到威胁生命的程度,密切观察是必要的,并应在短时间内随访复查。

需要注意的是,并非所有的急性 EDH 的 CT 表现都呈高信号,在严重贫血患者和弥散性血管内凝血患者中,SDH 或 EDH 相对于大脑可以呈等信号或低信号。

6. TBI 后的其他 CT 表现   脑 CT 检查可以直接显示脑挫裂伤以及各型颅内血肿,同时,这些直接的病变,随着其体积的扩大,还会导致在 CT 影像上表现出以下占位特征。

(1)中线移位:两侧大脑半球是对称的,大脑镰居中,脑室对称,如一侧有血肿、水肿肿胀,形成占位效应,就会导致中线移位。病变越大,偏移越严重。

(2)脑室受压变形:两侧脑室通常对称,形态固定,在有血肿压迫或弥漫性脑肿胀时,脑室会受压变形,或缩小、移位。极严重颅内高压时,脑室结构不清,甚至消失。

(3)基底池、侧裂池、脑沟回消失:在弥漫性脑肿胀、颅内高压时,CT 检查可见正常的脑沟回消失,基底池、侧裂池变窄或消失,脑干呈扁椭圆形,是脑疝的表现。

7. 脑 CT 的复查   在许多创伤中心,TBI 后复查头部 CT 是临床常规检查,但是到目前为止,文献中

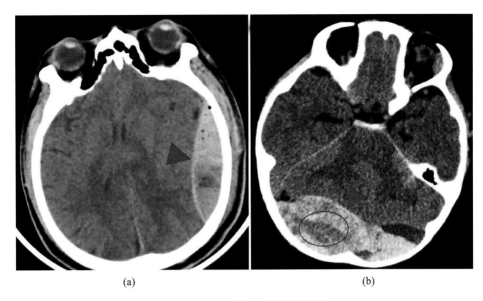

(a)　　　　　　　　　　　　　　　(b)

图 7-4　EDH 的 CT 影像学表现

(a)颅骨与脑组织之间呈"凸透镜"样高信号；(b)EDH 高信号中间可见低信号"漩涡征"。

注：红色三角表示 EDH 病灶，红色圆圈表示新鲜出血呈低信号。

对于复查适应证以及复查时间点仍缺乏共识。一项基于损伤严重程度的亚组分析的系统综述也得出结论，连续的、常规的 CT 复查可能不像以前认为的那么重要。应避免无明确指征的 CT 复查，因为从重症监护室转运至 CT 室将使危重症患者面临重大风险，如血流动力学变化、氧饱和度变化和颅内压升高等。

TBI 后急性期，颅内损伤是动态发展的过程，尽管没有大宗的临床对照研究确定伤后第二次 CT 扫描时间，但临床医生应根据症状和体征的进展情况、初始的 CT 影像学表现，确定在数小时内或 24 h 内进行第二次 CT 扫描或连续的 CT 扫描来确定原发性损伤，如挫裂伤、血肿是否扩大，或者继发性损伤，如水肿肿胀、脑积水等病变等是否进展，只要 TBI 患者的临床状况恶化，就必须进行 CT 复查，以减少因血肿扩大导致颅内压升高、脑水肿增加、脑积水发展或其他可能需要紧急神经外科干预的情况发生。

在有条件的大型 TBI 救治中心，已经装备了监护室床旁 CT，这对重型 TBI 患者的监护具有优势。但因受设备价格和场地条件限制，目前国内并不普及。

（三）CT 灌注成像

CT 灌注成像（computer tomography perfusion，CTP）是一种团注追踪技术，由于其可以区分自动调节功能保留和受损的区域，所以可以在评估组织存活能力时提供有价值的信息。CTP 是一项成熟的影像学技术，这种技术可以预测严重 TBI 的长期结果、描述创伤性缺血的特征，或者用于缺血原因的鉴别诊断，也可以用于临床脑卒中的辅助治疗。CTP 可以直观显示局灶性和弥漫性 TBI，并有助于预测进展性脑挫伤。由于在 TBI 后的急性期，威胁患者生命的主要是颅内血肿、水肿肿胀造成的占位效应，颅内压增高、脑疝等，CTP 检查在危重期不是常规检查。

（四）MRI

早在 1986 年，詹金斯等的研究就表明，即使是低场 MRI 也能显示 TBI 后近两倍于 CT 的异常。由于具有更高的空间分辨率和对比度分辨率，MRI 远比 CT 更敏感，尤其是在检测 DAI、脑干病变、非出血性挫伤、小的轴外血肿和邻近颅骨内板的病变方面。由于 CT 的局限性，有些损伤在脑 CT 影像上有时是正常的，或者仅显示病变的"冰山一角"，而 MRI 通常能更好地显示大脑中几乎所有的实质性损伤。

1. MRI 扫描序列　TBI 的临床 MRI 方案至少应包括 T1 加权（T1W）、T2 加权（T2W）、液体衰减反转恢复序列（FLAIR）、弥散加权成像（DWI）、T2 * 梯度回波脉冲（T2 * GRE）、磁敏感加权成像（SWI）序列。

T2 * GRE 和 SWI 对顺磁性和抗磁性物质都很敏感，如脱氧血红蛋白、血红蛋白和其他血液制品。但 SWI 更为敏感，对微出血灶的显示相比 T2 * GRE 敏感 4～6 倍，这主要是因为 SWI 包含阶段信息。

FLAIR 是一种自旋回波序列,是描述非出血性病变的敏感序列。其中来自脑脊液(CSF)的高信号由于长反转时间被抑制,使得邻近 CSF 的病变将更容易被检测到。TBI 后 FLAIR 中描述的脑白质高信号或非出血性病变,提示急性阶段的水肿和慢性阶段由瘢痕引起的脑软化或胶质增生。

DWI 也是描述非出血性病变的敏感序列,其基于大脑中水分子布朗运动的变化,通过应用不同量的弥散加权来量化,从而显示大脑中弥散受限或增加的区域。这种方法首先用于脑卒中诊断,但其对 TBI 的预测也很重要。

如上所述,临床上 MRI 在实质病变的检测方面优于 CT,并且由于具有较高的敏感性,临床上 MRI 已被推荐为 TBI 亚急性和慢性阶段的主要成像方式。

2. MRI 的应用   一项系统综述表明,在中、重型 TBI 中,用 MRI 早期显示深部脑结构对预后的评估很重要。由于影响预后的重要损伤可能在损伤后的几周内消失,因此早期成像是必要的。研究表明,如果临床实际允许,所有中、重型 TBI 患者应在创伤后 2～4 周常规进行 MRI 检查。早期 MRI 除了有重要的预测作用外,还有其他重要优势。

(1)大多数 TBI 患者是年轻患者,良好的神经功能恢复有助于患者回归社会,因此需要用最佳影像学检查方式进行彻底和完整的损伤评价。

(2)早期 MRI 有助于给出更精确的诊断,可以有针对性地制订治疗和康复计划。

(3)早期 MRI 可能会更好地解释不能用 CT 阐明的症状和体征。

(4)MRI 没有电离辐射,更有利于青年和儿童患者。

尽管 MRI 有如此多的优势,但其应用也存在一些限制。MRI 设备是大型影像学检查设备,需要转运患者至专门的检查室检查;MRI 比 CT 更费时,CT 检查通常可以在不到 1 min 内完成,而具有所有相关序列的 MRI 检查通常需要 30～45 min。这种较长的成像时间可能是重症监护室患者的一个重大安全问题。重症监护室患者早期行 MRI 检查对临床医生来说是极大的挑战,这些患者通常需要使用监测生命体征的设备和治疗设备,在强磁场环境下,这些设备都需要与 MRI 设备兼容。如有其他金属异物(如弹片)、装置或植入物(如动脉瘤夹或起搏器),MRI 可能是禁忌的。这些因素限制了临床上重型 TBI 患者急性期的 MRI 需求。

3. 先进的 MRI 技术和人工智能   目前,更先进的 MRI 技术,如磁共振波谱、扩散张量成像、扩散峰度成像和功能 MRI,很少在 TBI 后的急性期或重症监护室应用。然而,这些技术可以在 TBI 后的亚急性或慢性阶段应用。

未来,在 TBI 的图像评估中,人工智能可能会非常重要。人工智能方法目前没有常规使用,但研究 TBI 中的微出血和脑白质高信号的相关方法正在开发中。

(五)创伤性脑血管损伤和血管内治疗

创伤性脑血管损伤分为钝性脑血管损伤(blunt cerebrovascular injury,BCVI)和穿透性脑血管损伤。以下将着重介绍 BCVI。BCVI 传统上被认为是罕见的,但在严重的 TBI 中,其发病率超过 9%。CTA 耗时短且易于实施,可用于 BCVI 的诊断。扫描范围应包括主动脉弓,颈动脉和椎动脉颅外段、颅内段(包括 Willis 环)。如果 CTA 检查显示 BCVI,应在第 7 天再次进行 CTA 检查以确认或排除诊断,并应在第 3 个月时进行 CTA 复查。

DSA 仍然被认为是 BCVI 诊断的金标准,但由于 DSA 具有有创性、耗时长、有一定的并发症风险等缺点,不能将其作为筛查工具。但对于临床高度怀疑创伤性脑血管损伤的患者,可以进行 DSA 检查。

磁共振血管成像(MRA)技术在过去的几十年里,也有了很大的发展,其敏感性和特异性与 CTA 相当。但是 MRA 检查耗时较长,作为这一类患者的初始筛查工具显然是不合适的。

动脉夹层是头颈部创伤后最常见的脑血管损伤,其次是血管横断、动静脉瘘、假性动脉瘤形成等。夹层是指与内膜撕裂相关的壁内血肿,动脉血液在内膜下通过并向远端扩散,导致狭窄、血管腔不规则,在某些情况下可导致动脉扩张。在 CTA 和 DSA 中,典型的夹层表现为狭窄,随后是狭窄的血管腔逐渐变细。有时内膜瓣可以帮助分辨真腔和假腔。创伤性动脉夹层会改善或自行消退的比例仅为 55%,远低于自发性夹层;而完全闭塞的风险高达 20%。

　　创伤性动脉瘤仅占所有颅内动脉瘤的 1%(在儿科病例中占 20%)(图 7-5),其中颈内动脉海绵窦段的动脉瘤是最常见的类型,约占 50%,通常与颅底骨折有关。动脉瘤可导致海绵窦内的颅神经受压,最常受影响的是外展神经。如果动脉瘤破裂,会导致颈内动脉海绵窦瘘,这是由于海绵窦内颈内动脉与静脉之间存在直接联系。这可在伤后立即发生,也可以在几天到几周内发生。临床症状可以表现为静脉压力增大、搏动性突眼、血管杂音、眼球运动障碍、青光眼、静脉扩张等。DSA 可以明确诊断,显示海绵窦的早期静脉显影(图 7-6)。如果动脉瘤破裂进入蝶窦,可能导致危及生命的鼻出血。血管内治疗(EVT)是治疗创伤性动脉瘤的首选方法,可以使用弹簧圈或支架/球囊来辅助栓塞动脉瘤,在做好充分评估、准备时甚至可以闭塞载瘤动脉。

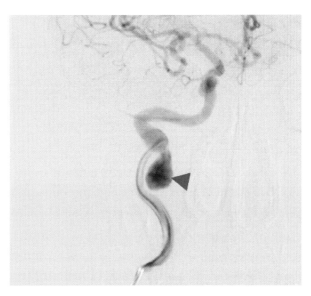

图 7-5　创伤导致的颈内动脉瘤(红色三角表示)

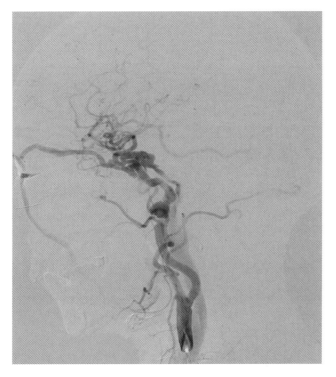

图 7-6　创伤导致的颈内动脉海绵窦瘘的海绵窦及眼静脉早期显影

（六）儿童重型 TBI

上述影像学建议也适用于儿童重型 TBI。在急性期,CT 检查仍然被认为是首选的方式。对儿童
TBI 进行急诊 MRI 检查,目前没有明确的建议。CT 检查的缺点是辐射暴露,对于儿童患者更加突出。
因此,当需要重复扫描时,在重症监护室也应考虑 MRI 检查。早期 MRI 检查对儿童 TBI 预后具有重要
的预测价值,对儿童重型 TBI 建议在受伤后的第一周进行早期 MRI 检查。由于 BCVI 在创伤儿童中的
发生率与成人相同,因此对儿童也建议将 CTA 列为主要的筛查方式。

参 考 文 献

[1] Astrand R,Rosenlund C,Undén J,et al. Scandinavian guidelines for initial management of minor and moderate head trauma in children[J]. BMC Med,2016,14:33.

[2] Brommeland T,Helseth E,Aarhus M,et al. Best practice guidelines for blunt cerebrovascular injury(BCVI)[J]. Scand J Trauma Resusc Emerg Med,2018,26(1):90.

[3] Cicuendez M,Castaño-León A,Ramos A,et al. The added prognostic value of magnetic resonance imaging in traumatic brain injury:the importance of traumatic axonal injury when performing ordinal logistic regression[J]. J Neuroradiol,2018,46(5):299-306.

[4] Esnault P,Cardinale M,Boret H,et al. Blunt cerebrovascular injuries in severe traumatic brain injury:incidence,risk factors,and evolution[J]. J Neurosurg,2017,127(1):16-22.

[5] Haghbayan H,Boutin A,Laflamme M,et al. The prognostic value of MRI in moderate and severe traumatic brain injury:a systematic review and meta-analysis[J]. Crit Care Med,2017,45(12):e1280-e1288.

[6] Maas A I R,Menon D K,Adelson P D,et al. Traumatic brain injury:integrated approaches to improve prevention,clinical care,and research[J]. Lancet Neurol,2017,16(12):987-1048.

[7] Mutch C A,Talbott J F,Gean A. Imaging evaluation of acute traumatic brain injury[J]. Neurosurg Clin N Am,2016,27(4):409-439.

[8] Shakir A,Aksoy D,Mlynash M,et al. Prognostic value of quantitative diffusion-weighted MRI in patients with traumatic brain injury[J]. J Neuroimaging,2016,26(1):103-108.

[9] Smitherman E,Hernandez A,Stavinoha P L,et al. Predicting outcome after pediatric traumatic brain injury by early magnetic resonance imaging lesion location and volume[J]. J Neurotrauma,2016,33(1):35-48.

（王　宁　杨　坤）

第六节　血清蛋白质生物标志物在重型颅脑损伤治疗中的应用

一、概述

颅脑损伤(TBI)早期诊断和对损伤严重程度进行检查和评估,对正确选择治疗方案,进而改善预后
有重大的价值。这种临床检查与评估,可以从不同临床症状和体征、影像学、脑血流及灌注、脑电生理、体
液中的损伤标志物等多个维度来进行。

从 TBI 后的病变解剖学部位和类型评估,需要进行影像学检查。重型 TBI 患者到达医院后,除神经
系统体格检查外,初始的检查方法是 CT 检查。CT 检查可以评估 TBI 形成的颅骨骨折、颅底骨折、挫裂
伤、血肿、水肿等病变的性质、解剖部位、形态大小、损伤范围以及对未损脑组织的影响。神经系统体格

检查结果和 CT 影像学信息,不仅是确定保守或者手术治疗决策的主要依据,也是制订外科手术入路、手术方式最为重要的依据。

为了评估 TBI 对大脑正常生理学的影响,需要监测脑组织血流、代谢状态、脑电生理、颅内压等的变化。临床最常使用颅内压监测。脑电生理、脑血流量、脑氧分压等,都能反映脑组织损伤后的病理状态,已成为临床干预措施选择以及疗效评价的指标。

然而,TBI 后发生的病理生理学改变是非常复杂的,继发性损伤非常普遍,不同的评价方式或监测方法都有其局限性,上述检查很难反映整体脑组织细胞水平的损伤情况。TBI 造成的脑组织损伤可导致细胞破坏,释放特异性的蛋白质(生物标志物)到脑脊液(CSF)和血清中,通过测量 CSF 或者血清中脑组织富含并在其他组织中不含或含量很少的蛋白质,可以评估 TBI 后脑组织损伤严重程度,通过连续检查来监测病情进展,并评估治疗效果。

二、神经系统相关蛋白质生物标志物的分布与特征

理想的 TBI 相关蛋白质生物标志物最好同时具备以下条件:从受损的中枢神经系统被动释放到血液中,不受限制地通过血脑屏障,具有对中枢神经系统损伤较为敏感和特异的能力,以及可迅速出现在可获取的体液或血液中。目前在已知的蛋白质生物标志物中,没有一种满足所有的条件。然而,随着检测技术的提高,对这些蛋白质生物标志物病理生理作用理解的加深,它们的临床实用性也大大增强。虽然部分蛋白质生物标志物在脑脊液中也可以检测出,但本节将主要介绍其血清水平的检测意义(表7-1)。

表 7-1　部分蛋白质生物标志物及其特性

蛋白质生物标志物	中枢神经系统的主要细胞来源	其他组织来源(据人类蛋白质图谱)	TBI 患者估计有效血清半衰期	作为中、重型 TBI 生物标志物的特性
S100B	血管周围星形胶质细胞	结肠(神经节)、乳房(肌上皮细胞)、脂肪组织、周围神经、皮肤	约 24 h	TBI 中研究最多的蛋白质生物标志物;损伤后早期即在血清中表达;可用于快速临床检测
神经元特异性烯醇化酶(NSE)	神经元	胰腺(胰岛)、红细胞、结肠(神经节)、周围神经	约 48 h	研究较多的蛋白质生物标志物;结果受样本溶血以及合并 TBI 的影响;可用于快速临床检测
胶质纤维酸性蛋白(GFAP)	星形胶质细胞	未发现	约 48 h	中枢神经系统富含的蛋白质生物标志物;目前无法进行快速临床分析
泛素羧基末端水解酶 L1(UCH-L1)	神经元	胰腺(胰岛)、结肠(神经节)、肾脏、睾丸、周围神经	约 10 h	很少研究;目前无法进行快速临床分析
神经丝蛋白 L(NF-L)	神经元和轴突	未发现	>2 周	很少研究;目前无法进行快速临床分析

S100B 和 NSE 具有检测时间短、检测成本低等优点,目前在国内广泛应用于快速临床检测,本节也将着重介绍这两种蛋白质生物标志物。

三、临床常用的蛋白质生物标志物

(一) S100B

S100B 是一种分子质量为 13~21 kDa 的蛋白质,主要存在于中枢神经系统的血管周围星形胶质细

胞中。它属于细胞内钙结合蛋白家族,具有一系列细胞内和细胞外特性。S100B最早被用于恶性黑色素瘤治疗效果的评估,后来用于轻型TBI的筛查。S100B目前是TBI中研究最多的蛋白质生物标志物。

1. 颅外表达　S100B在非中枢神经系统组织中也广泛表达,如软骨细胞、施万细胞、黑色素细胞和肌细胞等。因此,没有TBI的创伤患者也会出现血清S100B水平增高。但S100B的脑外组织表达相对较低,并且可能主要在损伤后的前12 h影响S100B的总水平。

2. 预测预后　临床上常通过检测血清S100B水平来预测重型TBI患者的预后。有研究表明S100B与TBI的预后相关,但很难确定准确的临界阈值来预测死亡与生存。有研究显示S100B预测的准确性在TBI后随着时间的推移而发生显著变化。创伤后12~36 h S100B的检测结果更有预测价值。这可能是与其受创伤后早期颅外因素的影响较小有关。在创伤24 h后,患者继发性TBI、各种并发症的发生会更加明确。

3. 连续血清采样检测S100B水平　S100B的有效血清半衰期相对较短,在对TBI患者的研究中,需要进行S100B的连续采样检测,以监测TBI病变的进展。研究表明,S100B的连续采样检测有助于监测重型TBI患者的继发性病变进展。一项纳入了250例TBI患者的队列研究发现,如果每隔12 h采样检测一次S100B,即使0.05 μg/L的少量增加对TBI病变进展也有89%的特异性和80%的敏感性,而使用常规非连续检测无法监测到TBI病变的进展。Raabe等针对重型TBI和SAH患者的研究发现,在21%的病例中,S100B的二次增加是出现神经系统并发症的第一个迹象,这提示临床医生要对患者进行进一步的检查。

4. S100B水平与损伤的关系　不同TBI引起的血清中S100B的表达水平不同。S100B的高水平表达见于较大的实质性TBI,以及不断进展的脑挫裂伤。相比之下,硬脑膜外血肿和弥漫性轴索损伤,或者有限的实质受累时,S100B表达水平通常较低。S100B也被证明与功能磁共振成像(functional magnetic resonance imaging,fMRI)提示的更高程度的损伤相关。此外,研究表明,CT影像显示评分较高的损伤也与S100B高水平表达有关。这均说明了S100B作为TBI蛋白质生物标志物的作用。

（二）NSE

NSE是一种磷酸丙酮酸水合酶,存在于神经元中。除了用于评估TBI的严重程度外,它还是神经内分泌肿瘤的标志物,也是评估心搏骤停后脑损伤程度的指标。它是继S100B之后在TBI中研究较多的蛋白质生物标志物。

1. 颅外表达　NSE不仅在神经元中表达,在其他组织中也有表达,如内分泌系统和胃肠道。非神经系统损伤后48 h内,也会影响血清NSE的水平。NSE的另一个来源是红细胞,溶血可能导致血清中NSE水平升高,干扰临床诊断。

2. 预测预后　有研究表明,血清NSE水平与TBI的预后和死亡率相关;但尚无法确定具体的阈值。此外,与S100B相比,TBI后48 h内NSE检测结果的预测敏感性低。如果将NSE添加到包括S100B的多变量结果预测模型中,它提供的额外信息也是有限的,表明S100B和NSE尽管细胞来源不同,但它们代表了相似的病理生理学过程。

3. 连续血清采样检测NSE水平　NSE的有效血清半衰期比S100B长,接近48 h。血清中NSE的变化与继发性TBI有一定相关性,可以用来监测继发性TBI的进展,但仍然没有足够的数据确定其与继发性TBI发生相关的具体阈值。

4. NSE水平与损伤的关系　随着TBI严重程度的升高,NSE水平显著增高,但不如S100B表现明显。

四、临床使用较少的蛋白质生物标志物

（一）胶质纤维酸性蛋白(GFAP)

GFAP是一种中间丝蛋白,几乎只存在于成人中枢神经系统的星形胶质细胞中,是脑组织中表达丰富的蛋白质之一。有研究表明,轻型TBI和严重单纯颅外损伤也可以导致GFAP水平升高。但与

S100B 和 NSE 相比，GFAP 的颅外表达似乎有限。对 7 项研究的系统回顾表明，GFAP 水平与 TBI 损伤程度呈正相关。有文献报道，当 GFAP 在受伤后 8～24 h 达到 4.0～6.0 ng/mL 时，可能就需要神经外科的干预。相比硬脑膜外血肿、弥漫性轴索损伤，GFAP 在大脑实质受损伤时的表达水平更高，并且与 CT 表现呈正相关。

（二）泛素羧基末端水解酶 L1（UCH-L1）

UCH-L1 是一种在大脑中大量表达的蛋白质，同时在肾脏、结肠和睾丸中也有表达。对 172 例 TBI 患者的研究发现，S100B 和 UCH-L1 的初始水平可能与颅外多发性创伤显著相关。重型 TBI 时，UCH-L1 的有效血清半衰期约 10 h，这是本节所描述的蛋白质生物标志物中半衰期最短的一个。只有少数研究关注 TBI 中 UCH-L1 的血清水平与患者预后的关系，UCH-L1 似乎在所有类型的 TBI 中水平均升高，高于 5.5 ng/mL 时可能需要神经外科干预。

（三）神经丝蛋白 L（NF-L）

NF-L 是存在于神经元的细胞质中的中间丝，形成细胞骨架的一部分。NF-L 多用来评估 TBI 严重程度和潜在的脑震荡后遗症的风险。研究发现，在大多数 TBI 患者中，血清 NF-L 水平在前 2 周持续升高，其表达水平与功能预后相关。各种类型的 TBI 中均可见 NF-L 的表达，其表达水平与 CT 表现的损伤严重程度显著相关。

五、儿童 TBI 中的应用

目前，血清蛋白质生物标志物在儿童 TBI 中的研究较少。有研究表明，血清 S100B 和 NSE 是儿童重型 TBI 的有效预测因子，其动态变化曲线有助于判断功能预后和继发性损伤的发生。在成人重型 TBI 中使用蛋白质生物标志物的类似方法也可以用于儿童，但需要更多的研究以确定其不同的基线和参考水平。

六、几种蛋白质生物标志物的组合

尽管目前临床常用的蛋白质生物标志物只有 S100B 和 NSE，但已经有研究尝试组合不同的蛋白质生物标志物进行检测以提高对损伤严重程度、进展以及预后判断的准确性。由于缺乏大型试验，目前很难说哪些蛋白质生物标志物在预测结果和损伤严重程度等方面"最好"，但这将是未来研究和临床应用的方向。

七、结束语

随着近些年对 TBI 后血清蛋白质生物标志物研究的进展，人们对其理解也进一步加深，蛋白质生物标志物已成为诊断重型 TBI 患者的工具之一。临床工作中，蛋白质生物标志物的检测在及时发现损伤、判断损伤严重程度、监测损伤进展、评价治疗有效性、预测预后等方面提供了帮助，但尚无法准确确定相关的阈值，特别是在进行临床干预时，比如手术适应证的阈值。因此，临床蛋白质生物标志物的检测结果需要与其他多模式监测指标相互印证，以提高特异性并防止不必要的误差。目前，由于快速检测技术水平的限制，只有 S100B 和 NSE 应用于临床常规，但更先进的床旁检测技术会不断进步，未来会有敏感性和特异性更高的蛋白质生物标志物应用于临床。

参 考 文 献

[1] Al Nimer F, Thelin E, Nyström H, et al. Comparative assessment of the prognostic value of biomarkers in traumatic brain injury reveals an independent role for serum levels of neurofilament light[J]. PLoS One, 2015, 10(7): e0132177.

[2] Carney N, Totten A M, O' Reilly C, et al. Guidelines for the management of severe traumatic brain injury, fourth edition[J]. Neurosurgery, 2017, 80(1): 6-15.

[3] Ljungqvist J, Zetterberg H, Mitsis M, et al. Serum neurofilament light protein as a marker for diffuse axonal injury:results from a case series study[J]. J Neurotrauma,2017,34(5):1124-1127.

[4] Olivecrona Z, Bobinski L, Koskinen L O. Association of ICP, CPP, CT findings and S-100B and NSE in severe traumatic head injury. Prognostic value of the biomarkers[J]. Brain Inj,2015,29 (4):446-454.

[5] Pfortmueller C A, Drexel C, Krähenmann-Müller S, et al. S-100 B concentrations are a predictor of decreased survival in patients with major trauma,independently of head injury[J]. PLoS One, 2016,11(3):e0152822.

[6] Shahim P, Gren M, Liman V, et al. Serum neurofilament light protein predicts clinical outcome in traumatic brain injury[J]. Sci Rep,2016,6:36791.

[7] Shahim P, Tegner Y, Marklund N, et al. Neurofilament light and tau as blood biomarkers for sports-related concussion[J]. Neurology,2018,90(20):e1780-e1788.

[8] Sjöstedt E, Fagerberg L, Hallström B M, et al. Defining the human brain proteome using transcriptomics and antibody-based profiling with a focus on the cerebral cortex[J]. PLoS One, 2015,10(6):e0130028.

[9] Thelin E P, Al Nimer F, Frostell A, et al. A serum protein biomarker panel improves outcome prediction in human traumatic brain injury[J]. J Neurotrauma,2019,36(20):2850-2862.

[10] Thompson W H, Thelin E P, Lilja A, et al. Functional resting-state fMRI connectivity correlates with serum levels of the S100B protein in the acute phase of traumatic brain injury[J]. Neuroimage Clin,2016,12:1004-1012.

（王　宁　杨　坤）

第七节　呼吸功能的监测与治疗

一、概述

呼吸功能障碍是颅脑损伤(TBI)患者最主要的神经系统外并发症,其特征是以低氧血症或 ARDS 为典型表现,并与不良预后直接相关。41%～60% 的 TBI 患者会发生肺部感染,20%～30% 发生 ARDS,而且死亡率高达 40%。原发性神经系统损伤、中枢性呼吸功能障碍、交感神经风暴导致的呼吸衰竭、神经源性肺水肿,昏迷、吞咽障碍造成的气道保护功能减弱,吸入性肺炎,细菌性肺炎,卧床及肢体瘫痪造成的肺栓塞,高龄,存在呼吸系统原发基础疾病等,均可导致呼吸系统并发症高发。低氧血症不仅会加重原发性 TBI 的程度,也是继发性 TBI 等的原因之一。在 TBI 治疗中,呼吸功能监测与治疗是非常重要的监测和治疗手段。

二、呼吸生理简介与 TBI 患者的呼吸功能评估

(一)基础肺生理与脑组织氧供需关系

1. 呼吸功能的生理基础　肺是进行气体交换的脏器。在呼吸过程中,氧气和二氧化碳以"简单扩散"的方式在血液和肺泡气之间流动,即从"气体分压"高的区域流动至"气体分压"低的区域。菲克(Fick)定律表明,气体扩散的总量与扩散面积成正比,与扩散厚度成反比。

人类肺的解剖结构和生理呼吸力学是有利于气体交换的。首先,肺拥有近 5 亿个直径约 $1/3$ μm 的肺泡,其总面积可达 $50～100$ m^2,而容积只有 $2～3$ L,这样大的面积造就了一个高效的气体交换环境,而且肺内的血-气屏障非常薄,适合气体交换。肺泡是气体交换的重要结构之一,肺泡的天然结构虽然是不

稳定的,但是肺内细胞分泌的肺泡表面活性物质可以大大减小肺泡气液表面的张力,从而加强其稳定性。其次,气体交换的另一重要结构毛细血管,也具有独特的利于气体交换的解剖特点。肺血管包括肺动脉及其各个分支、肺毛细血管、肺静脉。最初肺动、静脉与支气管是并行的,但当到达肺周边时,肺静脉就自行穿行于小叶间,而肺动脉和支气管则共同走行于小叶中心。毛细血管的直径为 $7 \sim 10 \ \mu m$,恰好够一个红细胞通过。长度很短的密集毛细血管网形成一薄层覆于几乎全部的肺泡壁,形成一个高效的气-血交换平台。每个红细胞大概需要 $0.75 \ s$ 穿过毛细血管网,横穿 $2 \sim 3$ 个肺泡,但即使这样短暂的时间也足够完成气体的交换。此外,生理状态下肺的弹性或者顺应性非常好,正常吸气潮气量 $500 \ mL$ 仅需要不到 $3 \ cmH_2O$ 的压力。气体在气道内流动所需的压力也很低,平静吸气时,$1 \ L/s$ 的流速仅需要 $2 \ cmH_2O$ 的压力。

病理状态下,肺内菲薄的血-气屏障也容易受损,如增加血管内的压力使毛细血管壁受损,或气道内压力大使得肺泡过度扩张,均可导致毛细血管壁张力(应力)增加,产生超微结构的改变,继而导致血浆甚至红细胞渗漏至肺泡腔,影响气体在肺内的交换。

肺对异物有较强的自我廓清能力。肺清除吸入颗粒的方式多种多样,大一些的颗粒可以被鼻腔过滤,小一些的颗粒则沉积在传导气道并被黏液裹挟着运送到会厌部,然后再被咳出或吞咽下去。小气道内的颗粒异物可由气管壁黏液腺和杯状细胞分泌的黏液经纤毛摆动逐级运送到大气道。肺泡没有纤毛存在,沉积的颗粒被游走的巨噬细胞所吞噬。异物则通过淋巴系统或血流被清除出肺。但在病理状态下,肺组织对自身产生的分泌物以及异物的廓清能力大大减弱,就会造成气道内、肺泡内分泌物沉积,在影响通气换气功能的同时,还会使炎性分泌物重力性坠积,造成感染。

人体的肺既强大又脆弱,气道及肺部相关并发症是重型 TBI 及神经重症患者发生率较高的并发症之一,理解呼吸的基本生理基础,做好重型 TBI 患者的气道和肺保护是神经外科医生应该具备的技能。

2. 低氧血症与脑组织缺氧　　TBI 患者由于呼吸功能障碍出现低氧血症的原因包括低通气、弥散障碍、通气血流比例失调。低通气的常见原因主要是昏迷后,气道保护性反射减弱或消失,气道分泌物过多,呼吸肌瘫痪,呼吸阻抗升高,也包括临床应用镇痛、镇静(如阿片类、巴比妥类等)药物对呼吸肌中枢的抑制等。弥散障碍常常出现在机体耗氧明显增加,吸入气体含氧量不足,或肺水肿、炎症、血-气屏障增厚时。通气血流比例失调,是临床中最常见也相对较复杂的一种病理状态;一种是肺局部有血流而通气明显减少,临床中常见的原因有急性误吸、短期坠积引起的肺不张或肺实变、严重的渗出性病变等,另一种是肺局部通气尚可但血流明显减少,比如局部性的肺栓塞等。若肺内不同区域的通气-血流不匹配,氧和二氧化碳的转运都会受到影响,常常会导致低氧血症及二氧化碳潴留。

TBI 后呼吸功能障碍所致低氧血症总会引起组织缺氧,但组织缺氧并不全由呼吸所引起。来自肺部的并发症多造成低张性缺氧,可以通过氧疗、建立人工气道及机械通气支持、调整呼吸参数来改善缺氧。临床出现组织缺氧征象时,还要与血液性缺氧、循环性缺氧、组织性缺氧相鉴别。比如,血液性缺氧多由红细胞、血红蛋白的缺乏,即氧的运输障碍引起;循环性缺氧多由心输出量不足引起;组织性缺氧多由组织的高代谢消耗引起。临床上可能导致脑组织缺氧的原因往往不止一个,而是多个因素混杂在一起的,准确鉴别与及时处理是治疗的关键。

3. 氧交换及氧供需平衡　　气体通过组织界面的弥散定律称为菲克定律,即气体通过薄层界面的速度与该界面的面积和界面两侧的气体分压差成正比,而与该界面的厚度成反比。此外,气体通过的速度还与弥散常数成正比,弥散常数则由该界面的特性和气体种类决定。具体来讲,这一常数与气体的溶解度成正比,与气体分子量的平方根成反比。由于 CO_2 的溶解度远远高于 O_2,而两者分子量差别不大,所以 CO_2 的弥散速度是 O_2 的 20 倍。

正常情况下,进入肺内毛细血管的红细胞 PO_2 值约为 $40 \ mmHg$($1 \ mmHg = 0.133 \ kPa$),肺泡内 PO_2 值为 $100 \ mmHg$。在压力梯度下氧气由肺泡内快速扩散至毛细血管内的红细胞,完成氧气的交换。当红细胞仅仅通过 $1/3$ 长度的肺泡毛细血管时,红细胞内的 PO_2 值就已经非常接近肺泡内水平。在正常情况下肺拥有强大的弥散储备,但在剧烈运动或者某些特殊病理状态下,机体的耗氧量增加,肺部血流量明显增加,这时红细胞通过肺毛细血管的时间就会缩短至正常值($0.75 \ s$)的 $1/3$ 左右,用于氧气交换的时间会大大缩短,如果在疾病状态下,比如弥散功能还存在一定障碍,这就可能导致机体的氧供需平衡被打破。

重型 TBI 患者在疾病的不同阶段,肺部情况接近正常,机体的氧供需平衡基本稳定,在给予呼吸支持治疗时,可选择一般的呼吸机支持参数,使血气氧合接近生理指标即可,越靠近生理指标,在撤除呼吸支持治疗时往往就越容易。如果在疾病的某些时期,由于原发或继发的损伤,机体的氧供需平衡被破坏(往往是需大于供),那么治疗策略应该是"开源节流",即一方面增加氧的供给,比如使用氧疗、人工气道、机械通气等,另一方面减少机体的氧耗,比如合理的镇痛镇静、温度管理等措施的施行。这样的治疗策略往往比单一治疗方案更加有效,且避免了治疗干预带来的有害作用。

(二)TBI 患者呼吸功能评估

1. 急诊的呼吸功能评估简介 大多数 TBI 是急危重症,可通过病史询问及辅助检查手段,完成一定程度的呼吸功能评估,以降低急诊手术术中及术后呼吸系统并发症的发生风险。这些评估可能包括如下几点。

(1)病史的询问:包括有无基础呼吸系统疾病病史或其他慢性病病史等。

(2)体格检查:包括体型,胸廓外观,呼吸频率,反常活动,胸部触诊、叩诊、听诊等。

(3)实验室检查:包括血常规、血液生化、胸部 DR 或 CT 等。对 TBI 患者在急诊检查的时候完善实验室检查项目,有助于术前的评估。

2. 识别高危患者 高证据级别的 TBI 患者出现呼吸系统并发症的危险因素如下。

(1)患者相关的风险:高龄、ASA 评分＞Ⅱ级、充血性心力衰竭、COPD、体重下降、意识障碍、吸烟、饮酒、胸部体格检查异常、糖尿病。

(2)与麻醉手术相关的风险:手术时间延长、急诊手术、全身麻醉、围手术期输血(4 个单位以上)。

(3)实验室检查:血浆白蛋白水平＜35 g/L、胸片异常、血尿素氮浓度＞21 mg/dL。

临床上对于降低肺部并发症发生风险的策略,应该贯穿整个术前、术中及术后。对于高危患者应该积极纠正可以校正的危险因素,术后应该有一系列控制呼吸系统并发症的措施,这部分内容将会在后面的章节中介绍。

(三)TBI 患者呼吸功能床旁监测方法

1. 呼吸功能监测概述

1)气体交换功能监测

(1)血气分析监测:这是 ICU 中最常用和最重要的呼吸功能监测内容。血气分析可为临床医生提供患者气体交换功能的基础数据,包括动脉血氧分压(PaO_2)、动脉血二氧化碳分压($PaCO_2$)和 pH,由这些数值又可推算出碳酸氢根浓度($[HCO_3^-]$)、动脉血氧饱和度(SaO_2)、碱剩余(BE)、肺泡-动脉血氧分压差($P_{A-a}O_2$)等。根据以上参数变化可以对气体交换、酸碱平衡及心肺的整体状况做出评估。此外,混合静脉血气分析中得到的混合静脉血氧饱和度(S_vO_2)对于判断机体氧利用情况也有重要的意义。

(2)经皮血氧饱和度(SpO_2)监测:SpO_2 是 ICU 中最常用的监测指标。目前较为先进的监护仪,在血氧监测中还增加了灌注指数(PI)指标的监测,可以连续显示在监护仪的面板上,此指标对于循环的评估有一定的价值。

多数情况下,SpO_2 读数是准确的,但在有些情况下可能出现误差:①严重低氧,如当血氧饱和度＜70%时,其测定数据可能不准确;②肢体活动导致传感器接触不良;③异常血红蛋白如碳氧血红蛋白出现时;④某些色素如洋红的影响;⑤严重贫血(Hb＜5 g/dL)及末梢灌注差(如低血压、体温降低)等。

(3)呼吸二氧化碳监测:床旁连续定量的呼吸二氧化碳监测技术,为重型 TBI 患者的呼吸功能监测提供了重要的指导线索。因为在 20～80 mmHg 范围内,二氧化碳分压与脑血流存在明显的线性关系,而维持重型 TBI 患者脑血流的稳定是神经保护治疗的重要指标。

(4)通气血流比例监测:正常人通气血流比例约为 0.8,病理状态下的通气血流比例改变会影响氧合,其监测的意义是有助于寻找低氧血症的原因。

2）呼吸力学监测　　主要包括压力监测、顺应性监测、阻力监测、流速监测、内源性 PEEP 监测等。

3）呼吸功监测　　包括总呼吸功、患者呼吸功、呼吸机呼吸功、生理功、附加功等的监测。

4）呼吸驱动监测　　呼吸驱动监测包括每分通气量监测、平均吸气流速监测、口腔闭合压监测、膈肌电活动监测等。

5）呼吸肌肌力及耐力监测　　呼吸肌肌力监测指标包括肺活量、最大吸气压、膈肌活动度、跨膈压；呼吸肌耐力监测指标包括每分通气量和每分最大通气量、膈肌张力-时间指数、呼吸肌肌电图、神经机械效能和神经通气效能、浅快呼吸指数等。

2. 床旁 X 线检查　　对于肺部的床旁 X 线检查，从传统的 CR、DR 进化到现在的移动 CT 技术，影像学检查一直为呼吸功能的评估及呼吸系统并发症的治疗提供重要的依据，尤其是在提供浸润性病变（肺炎等）、气胸、胸腔积液及导管位置等信息方面，有着无可比拟的优势。虽然床旁 CR、DR 检查方便快捷，但不推荐每日进行"常规"检查。

3. 床旁超声评估　　近年来随着超声设备和技术的进步、肺部超声影像研究的进展以及 ICU 中便携式超声仪器的普及，胸部超声检查已经成为无损、便携、快速的疾病诊断辅助检查方法。由于其动态实时及可重复的特点，其不仅可以用于疾病诊断，还可以进行动态监测，为治疗调整提供及时、准确的指导。

三、TBI 后人工气道及机械通气

（一）人工气道建立的原则

1. TBI 后气道管理概述　　保持气道通畅可能是 TBI 后抢救的首要目标。高质量的研究证据表明，重型 TBI（GCS 评分<9 分）患者应行院前气管插管以避免窒息和缺氧的发生。在出现明显意识障碍后，有超过 60% 的患者会出现不同程度的气道保护能力下降，而这种保护能力的下降会导致窒息，继而导致患者在短时间内死亡。在紧急情况下，建立确定性人工气道之前，可以通过开放气道、球囊面罩、口咽通气管、鼻咽通气管、食管气管联合通气管等快速的基础辅助呼吸手段增加氧供，为建立可行的有效人工气道创造条件。

2. 常见的人工气道选择　　紧急建立人工气道一般有经口、经鼻和经环甲膜三个路径可供选择。经口气管插管通常作为首选，也是建立人工气道的最可靠方式。根据患者的不同病情需要，也可选经鼻气管插管。在气管插管困难，或口鼻有严重损伤、大出血、颅底骨折 CSF 鼻漏时，也可采用经环甲膜穿刺或气管切开的方式。

3. 气管切开的指征　　TBI 患者行气管切开术的适应证如下。

（1）上气道梗阻，尤其是长期或永久性的梗阻。如后组颅神经损伤、双侧声带麻痹、高颈髓损伤等。

（2）临床预期需要较长时间机械通气治疗。对于临床预期需要较长时期机械通气治疗的患者可择期行气管切开术。一般可在伤后 7～10 天行气管切开术，也可以根据医疗单元气道管理的经验和水平，在更早时间甚至是 24 h 内即行气管切开术。

（3）因严重肺炎并发症，下气道分泌物多，临床预计昏迷时间长的患者。

（4）因咽喉部疾病致狭窄或阻塞无法行气管插管的患者。

由于处理困难气道的设备及技术在不断改进，ICU 中实施紧急气管切开术的情况越来越少，气管插管所致创伤越来越小。在 ICU 中，通过良好的气道管理和呼吸功能监测，普通气管插管可以安全使用数周，气管切开的最佳时机已不是临床问题，主要依据患者病情的轻重缓急，以及医疗单元对气道管理的经验和水平来确定。目前气管切开术的进步使气管切开在床旁进行变得安全可行。气管切开与气管插管相比，具有改善口腔清洁和口腔卫生、可经口进食、减轻患者不适、减少镇静镇痛剂用量、减少通气无效腔量、降低气道阻力、减少呼吸做功、缩短带机时间、提高脱机成功率等优势，因此在恰当时机进行气管切开术对很多 TBI 患者可能是有益的。

（二）机械通气

机械通气是指用呼吸机提供大气与肺泡-肺毛细血管膜间的氧和二氧化碳运输。机械通气的目的是

使患者 PO_2 和 PCO_2 维持在适当的水平。启动机械通气的时机根据临床具体情况而决定,当下列生理指标中任何一项出现异常时,均需考虑机械通气治疗(表7-2)。

表 7-2 机械通气的生理指标

指标	异常值(正常范围)
通气力学指标	
潮气量/(mL/kg)	$<3(5\sim7)$
呼吸频率/(次/分)	$>35(15\sim20)$
浅快呼吸指数/(f/Vt)	>105
每分通气量/(L/min)	<3 或 $>20(6\sim10)$
肺活量/(mL/kg)	$<10\sim15(65\sim75)$
第一秒用力呼气量/(mL/kg)	<10
最大吸气压/(cmH_2O)	$<-25\sim-20(-100\sim-75)$
生理无效腔量/潮气量	$>0.6(0.25\sim0.4)$
气体交换指标	
PaO_2(吸氧浓度>0.5)/kPa	$<6.7(>10.7)$
$P_{A-a}O_2$/kPa	$>46\sim60(3.3\sim8.6)$
$PaCO_2$/kPa	$>6.7\sim8.0(4.6\sim6.0)$
PaO_2/FiO_2	<300
Q_s/Q_t	$>15\%$
循环指标	
心脏指数/[L/(min·m²)]	<1.2

机械通气也有一些禁忌证或相对禁忌证是临床医生需要关注的,比如气胸、咯血、肺大疱(相对禁忌,可在严密监测下进行机械通气)、低血压及心力衰竭(相对禁忌)等。

（三）TBI 患者的呼吸模式选择

在 TBI 患者的治疗过程中,不同的治疗阶段可能需要不同的呼吸模式支持。较早有研究表明,在 TBI 治疗的早期,为了避免颅内压(ICP)增高,建议使用机控模式给予患者机械通气。但部分学者认为,对 TBI 患者在满足一定的治疗前提下,保留患者的自主呼吸可能对病情的恢复有益。保留自主呼吸的益处如下。

（1）对于 TBI 患者,自主呼吸及自主呼吸频率是神经系统损伤后重要的临床体征和监测指标,患者出现短时间内的自主呼吸频率波动较大或者自主呼吸消失,可能提示颅内有新发事件出现。

（2）保留自主呼吸,给具备一定自我调节能力的患者自我调节的空间,在临床呼吸功能监测和血气指标监测达标的前提下,患者机体的自我调节也许更有利于病情的恢复。

（3）保留自主呼吸,让患者的呼吸肌群充分参与到呼吸做功之中,对于后期撤除机械通气及撤除人工气道有一定的帮助。

（四）TBI 患者的气道和肺保护

建立人工气道后,气体进入肺部将绕过上气道,从而破坏了上气道对吸入气体的加温加湿功能。干冷的气体进入气道,将会导致纤毛黏液转运系统被破坏及肺泡表面活性物质丢失,从而更易出现分泌物潴留、黏液堵塞、肺不张、呼吸功增加、低氧血症、支气管痉挛等风险。所以无论是否进行机械通气,人工气道建立后选择合适的加温加湿设备来保持气道的温湿度是重要的肺保护措施之一。

对于机械通气时的肺保护,较新的研究主张避免过度的能量负荷,同时避免重复呼吸,因为这会导致肺组织过度紧张。限制驱动压力、流量、呼吸终末正压(PEEP)和频率被认为是必要的。通过俯卧位减少机械异质性、降低吸入氧分数(FiO_2)、减少对通气和心输出量的需求是目前被视为合理的肺保护方法。

(五)机械通气的撤离(评估与实施)

目前常用的机械通气撤离方法是在实施机械通气的原因被去除后尝试开始进行撤机筛查试验。筛查试验结果如下时可以进行机械通气的撤离。

(1)导致机械通气的病因好转或被去除。

(2)氧合指标:$PaO_2/FiO_2 \geqslant 150$ mmHg;PEEP$\leqslant 5$ cmH_2O;$FiO_2 \leqslant 0.40$;pH$\geqslant 7.25$;对于 COPD 患者,pH>7.30,$FiO_2<0.35$,$PaO_2>50$ mmHg。

(3)血流动力学稳定,无心肌缺血动态变化。

(4)患者呼吸中枢能维持自主呼吸节律。

(5)神经系统急性损伤达到稳定状态。

经过筛查后,符合筛查标准的患者不一定能够顺利撤机,需要对患者的自主呼吸能力做进一步评估,临床常用自主呼吸试验。首先尝试 3 min 自主呼吸,如果患者顺利通过后继续自主呼吸 30~120 min,如果患者能够耐受,可以预测撤机成功。

自主呼吸试验成功的客观标准为 $SpO_2 \geqslant 85\%$,$PaO_2 \geqslant 50$ mmHg,pH>7.32,$PaCO_2$ 增加小于 10 mmHg,HR<120 次/分或改变小于 20 次/分,90 mmHg$<$SBP<180 mmHg 或变化小于 20%,RR<35 次/分或改变小于 50%。主观标准为无明显呼吸困难,无辅助呼吸肌参与呼吸。如自主呼吸试验失败,则恢复机械通气,并维持原参数,第二天再进行筛查和自主呼吸试验直至成功。研究已证实每日两次自主呼吸试验并不优于一次。

(六)机械通气撤离后的序贯策略

机械通气撤离后,推荐使用具有良好加温加湿作用的设备进行气道的温湿化治疗,必要时可以辅助一些雾化吸入的药物治疗。

人工气道具有提供机械通气连接途径和清除气道分泌物两大功能。拔除人工气道前需要评估成功拔管的可能性。

(1)气囊漏气试验评估:机械通气时,将气管插管的气囊放气以检查有无气体泄漏来评估上气道的开放程度,漏气量大于 110 mL 时,拔管失败的可能性降低。气囊漏气试验失败也不能绝对预测拔管失败,漏气量变低可能是由分泌物在气管插管周围结痂形成外皮所致,而非上气道水肿狭窄所致。对漏气量低的患者进行拔管时,应当做好再紧急建立人工气道(包括气管切开)的准备。

(2)重型 TBI 患者拔管前的评估:满足以下四种情况,可考虑拔管。

①颅内情况相对稳定,无镇静的情况下 ICP<15 mmHg,刺激仅可引起短暂且快速可逆的 ICP 增高。

②吸痰时患者有明显的咳嗽反射,其力度足以将痰液从气道咳出至咽部;对于受伤前基础肺功能良好的患者,在呼吸参数 PS<10 cmH_2O、$FiO_2<40\%$、PEEP<5 cmH_2O 的条件下能达到 $PaO_2>10$ kPa、$PaCO_2<6.0$ kPa、pH>7.30,如果患者有其他的基础肺部疾病则需要酌情调整。

③在上述呼吸参数支持下,患者的潮气量>5 mL/kg,呼吸频率<30 次/分。

④患者不需要血管活性药物支持,或使用去甲肾上腺素的用量低于 0.05 $\mu g/(kg \cdot min)$;准备拔管前禁食 12 h。

(3)其他评估指标:有研究表明咳嗽时峰流速小于 60 L/min 的患者拔管失败的可能性是咳嗽时峰流速为 60 L/min 及以上患者的 5 倍;气道内分泌物过多,气管内吸痰的频率超过 2 h 一次也会增加拔管失败的风险。

(4)拔管后喉痉挛的预防:拔管后立即给予事先准备的糖皮质激素局部雾化,可能会减少拔管后上气道水肿的风险。

四、TBI 患者的肺部并发症治疗

(一)肺部感染

1. TBI 患者肺部感染的非抗生素治疗策略　有研究表明严重 TBI 患者肺部感染并发症的发生率为 19.9%～33.50%,已经成为影响患者预后的重要危险因素。越来越多的学者认为,在重症感染发生之前感控措施是预防,而在重症感染发生之后感控措施就是治疗的一部分。

(1)误吸防控:具体措施包括抬高床头 30°并保持患者上半身抬高,使用气囊压力表每 2～4 h 质控一次人工气道的气囊压力;推荐使用带声门下吸引的人工气道并采取连续或间断吸引的方式减少声门下气囊上的分泌物积存;行彻底而有效的口腔护理以降低口腔内菌负荷;每日定期行鼻腔内清洁;合理评估胃潴留以预防胃食管反流,必要时启动胃肠减压及空肠喂养措施;避免呼吸管路积水误吸等。

(2)减少肺部坠积及充分进行肺部引流:具体措施包括合理的体位引流策略,必要时启动俯卧位或 90°大侧卧位以便对肺部重力依赖区进行充分引流;合理使用纤维支气管镜帮助痰液引流,辅以有效的振动排痰、封闭式吸痰管理;合理使用改善气道顺应性的药物以促进痰液排出等。

(3)重建呼吸生理:前文已提示肺部加温加湿对纤毛黏液转运系统的作用,重建呼吸生理对于肺深部的分泌物廓清至关重要,对痰液黏稠度的评估及选择合理的加温加湿设备,辅以必要的雾化药物治疗更有利于整体肺深部的廓清及肺的保护。

(4)免疫功能调控:机体 70%以上的免疫因子产生于肠道,条件允许时早期启动肠内营养对提高机体的免疫力、预防感染至关重要,选择合理的肠内营养策略并适当辅以胃肠道药物治疗,是提高机体免疫力并预防各种感染的重要手段。

(5)保护性机械通气:合理安全使用呼吸机的支持参数,尽量减少呼吸机相关性肺损伤,保护正常的肺组织,避免医源性肺损伤。

2. TBI 患者肺部感染的抗生素治疗原则　疑似或诊断感染后才有指征使用抗生素。在使用抗生素前,要采集呼吸道分泌物,进行涂片和革兰染色、细菌培养及药物敏感试验。尽早查明病原体,根据病原体种类及药物敏感试验结果选用抗生素;在感染严重时,初始可采用经验性抗生素治疗,这种经验性抗生素治疗应综合考虑感染部位、感染途经、感染环境、当地细菌耐药数据以及既往史、基础疾病等因素后做出决策。按照药物的抗菌作用及其体内代谢特点选择用药。在治疗过程中,应综合患者病情变化、病原体种类、病原体对经验性抗生素的反应性,结合抗生素的 PK/PD 特点制订抗生素治疗方案。

3. TBI 患者肺部感染的环境致病因素　ICU 病房最初从设计开始,就应该注意符合感控的要求,比如有独立的正压、负压病房,有与无菌区分开的污物通道,有干湿分离的污物处理室,床单元面积与床间距满足要求,尽量避免卫生死角等。这些因素都有可能对整体病区的感控工作产生影响。

(二)神经源性肺水肿

1. 神经源性肺水肿的病因及分型　神经源性肺水肿是由急性神经系统损伤触发的急性呼吸窘迫综合征(ARDS),多发生于脑干和下丘脑,通常在 TBI 后早期(72 h 内)发生。

神经源性肺水肿确切的致病机制仍未阐明,可能的机制是在神经系统损伤后出现应激反应,导致交感风暴,大量儿茶酚胺类物质释放,导致肺泡上皮细胞或肺泡毛细血管内皮细胞受损、通透性增加而产生肺间质液体聚集,进而引起急性呼吸功能衰竭。由于 TBI 患者大多伴有多器官损伤,神经源性肺水肿的诊断要结合临床表现,胸部 X 线、CT 的特征性表现,以及排除其他心肺疾病做出诊断。

临床上根据氧合指数,可将 ARDS 分为三型。

(1)轻度:PaO_2/FiO_2 值为 201～300 mmHg。

(2)中度:PaO_2/FiO_2 值为 100～200 mmHg。

(3)重度:PaO_2/FiO_2 值<100 mmHg。

2. 神经源性肺水肿的治疗

(1)病因治疗:这对肺水肿的预后至关重要,针对产生肺水肿的原因治疗有助于尽快解决问题。

（2）体位：半坐位或坐位可明显减少约 400 mL 的回心血量，可有效减轻呼吸中枢淤血状态，但对于低血压、休克患者应选择平卧位以优先纠正休克。

（3）氧疗：氧疗可以使 PaO_2 提高到 $50\sim60$ mmHg 的安全水平，可考虑高浓度吸氧，比如面罩吸氧甚至机械通气。

（4）机械通气治疗：PEEP、持续气道内正压通气治疗（CPAP）对肺水肿效果良好。高频正压通气可有效改善供氧状态。

（5）消泡剂：肺水肿时大量浆液从肺毛细血管渗漏，在气道内经过呼吸气流冲击后形成泡沫，影响换气功能，消泡剂可以减少泡沫从而改善气体交换，但中止渗漏、针对病因治疗更为关键。

（6）利尿剂：使用利尿剂之前，需要确保患者有基本的循环容量，避免前负荷过低而发生休克。

（7）镇静镇痛剂：吗啡对心源性肺水肿效果较好，有颅内高压、休克的患者可选择哌替啶。

（8）血管扩张剂：主要包括 α 受体阻断剂、血管平滑肌直接扩张剂、抗胆碱药等。

（9）氨茶碱。

（10）β 受体激动剂。

（11）糖皮质激素：由于其使用存在分歧，不宜长期应用。

（12）减少肺循环血容量。

（13）抗生素治疗，控制感染。

参 考 文 献

Marini J J. Evolving concepts for safer ventilation[J]. Crit Care,2019,23(Suppl 1):114.

（赵 迪 王 宁）

第八节 循环功能的监测与治疗

一、颅脑损伤（TBI）对循环功能的影响机制

重型 TBI 患者，在创伤后心脏及循环系统有较大的变化，既包括以创伤性及失血性休克为主的循环功能障碍（以血压下降、组织灌注不足为临床特征），还包括急性应激损伤造成的心肌损伤（以心律失常、心功能不全为临床特征）。

（一）创伤与失血的判定

在急诊及 ICU 的急救治疗中，对 TBI 患者要进行仔细的创伤过程问诊和体格检查，以排除合并有其他系统的创伤，比如颈椎损伤，胸部、腹部闭合性脏器损伤，骨盆损伤，四肢骨折等，这些损伤会造成大量的失血而导致失血性休克。无论是否有多发伤的存在，都需要常规连续监测心率、血压和血常规中的血红蛋白（Hb）、红细胞（RBC）、血细胞比容（HCT）。

对有明确失血的 TBI 患者，需要连续检测 Hb 来了解实际的失血程度。这是由于急诊的 Hb 浓度和 HCT 检测值可能会受到休克状态下组织灌注重新分配的影响，导致静脉采血的 Hb 及 HCT 检测值存在一定的"假象"，出现类似血液浓缩的状态。要警惕这种检测值可能比实际值高的情况，其不能真实反映患者失血的程度，从而对临床诊疗产生误导。这种血液浓缩状态可以通过积极充分的晶体复苏治疗而缓解，复苏后的检测值可能会相对接近患者的真实状态。《严重创伤出血与凝血障碍管理欧洲指南（第 5 版）》中有如下推荐。

（1）建议将重复 Hb 测定作为出血评估的实验室检查项目，因为正常范围内的 Hb 初始值可能会掩盖出血表现。临床医生应结合患者生理、损伤解剖类别、损伤机制和反应，对其创伤性出血的程度进行临床评估，开展早期复苏。

(2) 建议使用休克指数(shock index,SI)来评估低血容量性休克的严重程度。

(3) 建议将血清乳酸和(或)碱缺失作为敏感性指标,指导患者出血和休克程度的评估和监测。

SI 是脉搏(次/分)与收缩压(mmHg)的比值,是反映血流动力学的临床指标之一,可用于失血量粗略评估及休克程度分级。SI 的正常值为 0.5~0.8。1.0≤SI<1.5,提示失血量可能达到 20%~30%;1.5≤SI<2.0,提示失血量可能达到 30%~50%;SI≥2.0,提示失血量可能达到 50%~70%。一项纳入 10234 例患者的回顾性研究结果也证实,成年创伤患者抵达或离开急诊中心时的 SI 可作为其预后的预测因素之一。

在急性创伤、失血患者的临床诊疗过程中,综合考虑 SI、血清乳酸和碱缺失、连续动态的 Hb 及 HCT 检测结果可能更有助于对急性失血程度进行判断。除了实验室检查以外,体格检查、生命体征的动态监测、影像学检查及有经验的医生对患者做出的失血程度预判都有可能是成功抢救的关键。

在临床诊疗过程中,需要特别关注患者 Hb 与 HCT 的基线水平,基线水平的临床意义在于可以通过后续检查与基线水平的对比,判断患者失血的严重程度。显而易见,Hb 基线水平为 160 g/L 的患者与基线水平为 110 g/L 的患者,虽然同样失血后 Hb 达到了 90 g/L 的水平,但后者失血量可能不足 20%,而前者失血量可能已经超过 40%,失血量对患者健康与病情的影响差别很大,临床中的处理方式也可能会因此而不同。《严重创伤出血与凝血障碍管理欧洲指南(第 5 版)》建议将目标 Hb 维持在 70~90 g/L。而具体到某个患者,临床治疗目标到底设定在 70 g/L 还是 90 g/L,参考患者的 Hb 基线水平也许有一定的提示作用。

(二)创伤应激与循环功能

1. TBI 与应激 创伤尤其是严重创伤时,机体受到强烈刺激后可出现应激反应,炎症介质和细胞因子大量合成与释放,而重型 TBI 后应激反应最为强烈。这种强烈的应激状态会引发机体一系列的病理性反应,导致机体内环境的稳态失衡。创伤后的病理生理效应包括三个环节,即刺激信息传入、中枢调节和效应器官的兴奋或抑制。创伤后的刺激信息传入主要到达下丘脑,激活交感及副交感系统,同时下丘脑合成一些释放因子参与创伤反应,如促肾上腺素释放因子、生长激素释放因子等。继而机体出现儿茶酚胺、肾上腺皮质激素、生长激素、胰高血糖素、前列腺素、内啡肽及脑啡肽等物质的大量释放。同时,在交感神经系统及肾上腺的共同作用下,机体通过增加心肌收缩力、心率及前负荷来增加心输出量,通过增加外周阻力来升高血压,还通过降低内脏和肌肉的血供来优先满足心、脑、肾等重要脏器的供血。

2. 应激下的心脏和循环功能改变 创伤对大循环的影响主要来自急性失血及血容量不足,前面的章节已经有所介绍。创伤应激后微循环的改变也对患者影响巨大,创伤、失血性休克等应激状态下,会产生应激性心肌病,以左心室局部心肌收缩功能障碍为特征,导致心电图异常、心力衰竭、肺水肿。当存在低血容量时,微血管出现代偿性收缩、组织的血流量减少,以维持中枢的需要,这种代偿机制是建立在牺牲性微循环血流的基础上的,若低灌流状态持续得不到改善,微循环将由代偿状态进入失代偿状态。此时微循环将失去对内源性儿茶酚胺的敏感性,由于介质和代谢产物对局部毛细血管的影响,微循环运动减弱和消失,导致更多的液体进入组织间隙,造成回心血量减少,进一步加重休克。休克状态下内源性扩血管物质释放明显增加,但机体在释放扩血管物质的同时也释放大量的缩血管物质,从而导致血管舒缩功能障碍。其结果是一方面短路血管大量开放并产生低阻,另一方面微循环闭塞而导致细胞营养障碍。同时血管通透性增强,进一步导致组织和器官水肿、单位体积血管床数量减少、氧弥散增加,从而诱发或加重细胞缺氧。

3. 手术、麻醉对循环功能的影响 多数重型 TBI 患者需要急诊手术治疗,创伤患者很有可能在接受手术前即已存在明显失血,而急诊手术往往面临更多的术中失血,在这种状态下,要避免麻醉诱导期间的恶性低血压事件,甚至在某些情况下可以考虑在手术与麻醉开始之前进行必要的输血治疗。

麻醉医生需要实时监测术中患者的循环情况,以避免术中休克的发生或原本的休克加重。TBI 患者开颅术术中的很多操作可能会在短时间内对颅内压产生巨大的影响,比如脑室钻孔引流释放脑脊液、打开颅骨骨瓣、打开硬脑膜等操作,会在短时间内导致平均动脉压(MAP)的巨大波动,这有可能造成对脑组织的灌注损伤,需要神经外科医生在术中及时与麻醉医生进行沟通,对上述情况有充分的应对预案,维持患者在手术、麻醉过程的循环与组织灌注的稳定,这是确保手术安全的重要因素。

二、TBI 患者循环功能的评估与监测方法

(一) 循环功能的床旁快速评估方法

通过"简易容量评估十项",可以对 TBI 患者的循环功能进行床旁快速评估:①有创血压或刚刚测得的无创血压;②有创 MAP 数值或刚刚测得的无创 MAP 数值;③心率,并估算 SI;④指脉氧饱和度及波形;⑤灌注指数(PI);⑥口唇及眼睑黏膜颜色;⑦最近 1 h 尿量;⑧尿色;⑨肢体末梢与核心温度差;⑩大隐静脉充盈程度。

严重 TBI 患者,可能在受伤后遭遇出血、手术中失血、麻醉、渗透治疗、强应激与毛细血管渗漏等,临床上常见患者血容量不足,这种不足如果不加以纠正可能快速发展为休克代偿期,甚至进一步进入休克失代偿期。"简易容量评估十项"简便易行,对于容量不足甚至休克有一定的预警作用,对进一步深入进行容量评估有参考价值,且对于补液扩容后的效果有一定的验证价值。但其也有明显的局限性,部分指标不能量化,不能评估容量负荷过大的情况,没有相关的系统研究可证实其特异性及敏感性。

(二) 循环功能的进阶评估方法

1. 床旁重症超声与血流动力学评估和治疗 重症超声在血流动力学评估方面有着巨大优势,可视化、无创、可重复动态监测是其重要的特点。超声检查可以帮助我们迅速判断休克的类型并在第一时间找到休克治疗的初始方向,这对于成功抢救休克至关重要。重症超声在血流动力学评估与治疗中的作用主要如下。

1) 休克类型的鉴别 超声具有可视化的特点,行重症超声诊断休克时,通过心脏超声可排除特殊原因引起心内外动力性梗阻的问题,如心包内突然出现的液性渗出,使得右心室、右心房出现舒张期塌陷;左心室流出道胸骨旁短轴平面出现收缩期或双期"D 字征";二尖瓣前移动态使得左心室流出道梗阻等。如果无典型征象出现,再进入流程,判断有无心功能因素及容量因素,如能排除上述两种因素,则可判断为外周血管张力问题。第一时间判断休克的类型,有助于后续休克的抢救治疗。

2) 心功能的评估 重症超声的床旁心功能评估中,右心功能是"核心",右心功能的评估应放在左心功能评估之前。充分重视左心舒张功能不全,理解舒张功能不全的发生往往早于收缩功能不全。左心收缩功能不全可分为弥漫性收缩功能不全和节段性收缩功能不全。基于操作者的水平与熟练程度,有时床旁心功能的定性评估可以对病情判断产生巨大的帮助。

如果能做到床旁心功能的定量评估,则对疾病的诊疗更具价值。常用的右心功能参数如下:①左右心室舒张期面积比值;②左心室偏心指数;③右心室面积变化分数;④三尖瓣环收缩期位移;⑤三尖瓣环收缩期运动速度等。

3) 指导液体管理

(1) 容量状态的评估方法:①腔静脉评估,多项研究提示在不同的病理状态下腔静脉内径与中心静脉压有密切的相关性。腔静脉增宽提示处于高容量状态或者输液有限制,一般定义为下腔静脉内径大于 2 cm。腔静脉细小多提示处于低容量状态,一般定义为自主呼吸时下腔静脉内径小于 1 cm,控制通气时内径小于 1.5 cm,后者提示低血容量的意义更明确。②左心室容积半定量评估,通过胸骨旁切面获得 M 型超声可以测量左心室舒张末期内径,如左心室舒张末期内径小于 25 mm,提示严重容量不足可能。③左心室充盈压评估。④使用 3D 技术进行左心室容量评估。

(2) 容量反应性的评估。

(3) 液体过负荷器官受损的评估:①超声评估肺动脉楔压(PAWP)升高和肺水肿迹象,当肺组织中的液体量增加时,肺部超声表现为垂直于胸膜的 B 线。肺部超声 B 线的数量取决于肺通气的损失程度,B 线的数量、B 线的密度及 B 线分布的区域与血管外肺水肿程度呈正相关。B 线间隔 7 mm 提示小叶间隔水肿,B 线间隔小于 3 mm 提示肺泡水肿。多项临床研究证明应用肺部超声 B 线评估诊断急性肺水肿

的敏感性达 94.1%,特异性达 92.49%。②肾脏、肝脏与胃肠道的一些超声评估指标,也有助于液体过负荷的评估。

4)评估器官与组织灌注

(1)肾脏灌注评估的手段包括肾阻力指数评估、能量多普勒半定量评估、肾脏超声造影评估等。

(2)随着经颅多普勒超声(TCD)与经颅彩色多普勒超声(TCCD)技术的逐步发展与完善,在血流动力学治疗中,通过经颅多普勒超声监测动态评估合适的容量状态和血压水平,实现脑灌注导向的血流动力学治疗可能是优化血流动力学治疗的重要方向之一。

5)其他 重症超声可用于指导感染性休克的复苏、急性肺栓塞的鉴别诊断以及心搏骤停复苏的评估与监测。

2. 床旁血气分析与循环功能评估 血气分析已经成为新生儿重症监护的常规检查手段。血气分析中的 Hb、HCT 及碱剩余指标有助于动态监测患者的失血情况,血气分析中的乳酸指标有助于指导休克复苏。

需要注意的是,重型 TBI 患者尤其是已经发生脑疝的患者,血气分析中的乳酸水平升高可能并非来自休克,临床医生需要鉴别这类乳酸水平升高的具体原因,判断其是来自脑干受损所产生的应激乳酸,还是来自细胞缺氧的代谢乳酸,或是二者兼有。这需要临床医生具备临床分析的整体思维能力,综合考量患者的病情。

(三)循环功能的专业监测方法

1. 中心静脉压监测 中心静脉压(CVP)是指腔静脉与右心房交界处的压力,是反映右心前负荷的指标。CVP 由 4 个部分组成:右心室充盈压;静脉内壁压,即静脉内容量产生的压力;静脉外壁压,即静脉收缩压和张力;静脉毛细血管压。因此,CVP 的大小与血容量、静脉压和右心功能有关。临床实践中,通常进行连续测定,动态观察 CVP 的变化趋势。CVP 监测需要注意的事项如下。

(1)中心静脉导管作为常用的输液途径,不测压时应该持续输液以保持管路通畅。

(2)只能通过液面下降测压,不可让静脉血回流进入测压管使液面上升来测压。

(3)测压时护士不要离开,因为当 CVP 为负值时有将空气吸入的风险。

(4)穿刺部位应每日消毒、更换敷料 1 次,测压管每日更换,有污染时随时更换。

(5)使用呼吸机正压通气、PEEP 治疗、吸气压大于 25 cmH$_2$O 都会影响 CVP。

(6)咳嗽、吸痰、呕吐、躁动、抽搐均影响 CVP,应在安静后 10~15 min 测量。

(7)疑有管腔堵塞时不能强行冲注,只能拔除,以防血凝块栓塞。

2. 肺动脉漂浮导管(Swan-Ganz 漂浮导管)与脉搏指示连续心输出量(PiCCO)监测 Swan-Ganz 漂浮导管监测和 PiCCO 监测都是血流动力学监测的进阶手段,留置导管对操作者有一定的技术要求,参数的解读也相对复杂,但其所获取的血流动力学参数较为齐全,适用于对血流动力学影响较大的疾病的持续监测。但这两种方式只是监测手段,本身并不能治疗疾病,监测所获取参数的解读及临床意义在很大程度上取决于临床医生对血流动力学相关理论的理解程度、对病情变化的把握程度和对治疗的反应能力。

(四)脑血流量监测手段

具体见本章第四节。

三、TBI 患者休克的治疗

1. 休克治疗原则 基本原则为减少进一步的细胞损伤,维持最佳的组织灌注,纠正缺氧。虽然治疗方法分为病因治疗和循环功能支持治疗,但病因治疗和循环功能支持治疗在治疗过程中密切相关、互相影响。其治疗的关键如下。

(1)早期紧急判断:当患者出现组织灌注不良表现时,无论血压是否正常,临床医生首先需要考虑 3 个方面的问题:心输出量是否降低,容量负荷是否足够,治疗的程度是否合适。

（2）早期复苏：目的是提高氧输送，尽快恢复组织灌注，减少组织缺氧带来的损伤。可能需要的治疗手段包括气道管理与机械通气，循环血容量的合理调整，正性肌力药物及血管活性药物的使用，制定明确的复苏目标。

（3）病因治疗：这是治疗休克的基础，如果病因无法去除，单纯的循环功能支持治疗则无法收到良好的治疗效果。

（4）延续性治疗：当早期复苏目标达成之后，机体组织灌注得以改善，继续维持良好的组织灌注，同时积极纠正机体内环境的紊乱及进行适时的营养支持治疗是延续性治疗的主要组成部分。

2. 低血容量性休克的治疗

（1）一般治疗：快速建立静脉通道，充分有效补液。吸氧，改善组织缺氧。纠正酸中毒，预防酸中毒可能引起的低血压、心律失常等风险，但并不常规推荐使用碳酸氢钠进行治疗，碳酸氢盐可用于紧急情况或 pH<7.15 的严重酸中毒。及时复温，严重的低血容量性休克常常伴有顽固性低体温，低体温是严重创伤患者死亡的独立危险因素，应该尽量让患者体温维持在 35 ℃以上。预防应激性溃疡。

（2）病因治疗：尽快纠正引起容量丢失的病因，这是基本措施。

（3）容量复苏：其根本目的在于补充丢失的液体量，复苏液的选择需要综合考虑适应证、治疗剂量、副作用与并发症。复苏液可分为晶体溶液、胶体溶液和高渗盐/高渗盐-胶体混合溶液三大类。

晶体溶液主要是小分子电解质溶液，输注后只有 25％用来扩张血浆容积，而剩余的 75％分布到细胞外组织间液，所以晶体溶液的主要作用是扩张细胞外间隙的容积而非血浆容积。0.9％氯化钠溶液渗透压为308 mOsm/L，而生理状态下血浆的渗透压约为 290 mOsm/L，所以所谓生理盐水其实是相对高渗的，大量输注后容易造成间质水肿及代谢性酸中毒。可供选择的晶体溶液还有乳酸/醋酸林格液，相对于生理盐水来说，林格液对 pH 的影响要小很多，但其缺点是钙含量较高，如果复苏时输注林格液的量超过了红细胞用量的 50％，那么就有血栓形成的风险。平衡盐溶液不含钙而含镁，有其优势但临床应用相对不够普遍。

高渗盐水对于失血性休克后的限制性液体复苏是有帮助的，仅需等渗复苏液用量的 1/5，就可以帮助恢复及维持正常的心输出量。

胶体溶液是大分子溶液，其不容易从血浆扩散到组织间隙，提高了血浆的胶体渗透压，还可以将组织间隙的液体拉进血管内，有助于保持血管内的有效循环血容量，但需要注意其肾损伤的相关风险。没有单一的复苏液能够应对所有的低血容量性休克复苏，对不同复苏液特性的理解，有助于选择并搭配使用更合理的复苏策略。

（4）输血治疗与凝血功能支持。

①浓缩红细胞治疗：一项纳入了 838 例重症患者的限制性输血与开放性输血相比较的前瞻性随机对照研究发现，限制性输血（输血指征为 Hb 水平小于 70 g/L，将 Hb 水平维持在 70～90 g/L）与开放性输血（输血指征为 Hb 水平小于 100 g/L，将 Hb 水平维持在 100～120 g/L）相比较，两组的死亡率、ICU 住院时间都没有显著差别。对其中 203 例创伤患者的亚组分析显示两组的预后没有差异。对于有活动性出血的患者、老年人以及有心肌梗死风险者，Hb 保持在较高水平更为合理。

②血小板治疗：血小板主要适用于血小板减少或功能异常伴有出血倾向的患者。

③血浆治疗：新鲜冰冻血浆可以补充凝血因子的不足，改善凝血功能障碍。冷沉淀含有凝血因子Ⅴ、Ⅷ、Ⅻ，纤维蛋白原等，适用于大出血纤维蛋白原明显减少者。

（5）血管活性药物与正性肌力药物：对低血容量性休克不作为常规使用药物，仅对足够的容量复苏后仍存在低血压的患者，才考虑使用。

3. 心源性休克的治疗

（1）基本治疗原则：增强心肌收缩力，改善全身氧输送，调节前负荷，降低后负荷，充分保护心功能。

（2）支持治疗：包括镇痛，呼吸支持，补充血容量，使用正性肌力药物、血管活性药物、其他药物（纳洛酮、1,6-二磷酸果糖、血管紧张素转换酶抑制剂）及循环辅助装置（主动脉内球囊反搏装置、体外膜肺、左心室辅助装置）。

（3）病因治疗：心源性休克能否逆转的关键。

4. 分布性休克的治疗

（1）6 h复苏集束化治疗。

（2）血管活性药物及正性肌力药物治疗。

（3）及时合适的抗生素治疗及感染灶清除治疗。

5. 梗阻性休克的治疗　主要原则是快速、安全地解除梗阻，治疗原发病因和提高氧输送能力。

参 考 文 献

[1] Bruns B,Lindsey M,Rowe K,et al. Hemoglobin drops within minutes of injuries and predicts need for an intervention to stop hemorrhage[J]. J Trauma,2007,63(2):312-315.

[2] Spahn D R,Bouillon B,Cerny V,et al. The European guideline on management of major bleeding and coagulopathy following trauma:fifth edition[J]. Crit Care,2019,23(1):98.

[3] Figueiredo S,Taconet C,Harrois A,et al. How useful are hemoglobin concentration and its variations to predict significant hemorrhage in the early phase of trauma? A multicentric cohort study[J]. Ann Intensive Care,2018,8(1):76.

（赵 迪 王 宁）

第九节　肾功能的监测与治疗

急性肾损伤（acute kidney injury，AKI）是影响颅脑损伤（TBI）预后的常见并发症，生理状态下肾是调节血容量、渗透压、电解质和酸碱平衡，排出组织代谢最终产物和药物的器官。正常的肾功能是重型TBI患者能够接受高强度治疗的保证，如果肾功能受损，则会加剧原发性神经损伤，并且是预后不良的独立危险因素。

一、TBI后的AKI的高危因素及机制

急性透析质量倡议组织（Acute Dialysis Quality Initiative，ADQI）于2002年针对急性肾功能衰竭的早期诊断与早期防治提出了AKI的概念，并同时提出了AKI的分层诊断标准——RIFLE标准。该标准涵盖了从存在AKI的危险因素开始到AKI的最严重阶段即急性肾功能衰竭的全过程，包括风险（risk）、损伤（injury）、衰竭（failure）、肾功能丧失（loss）和终末期肾病（end-stage kidney disease）五个分级。

TBI后导致AKI的危险因素主要如下：①肾前性因素，如严重创伤性休克、下丘脑损伤、心力衰竭、低血容量等引起的肾脏灌注不足；②肾性因素，包括急性呼吸窘迫综合征（ARDS），全身感染，脓毒血症，肾毒性药物、高渗性药物对肾脏的直接损伤；③肾后性因素，包括尿道梗阻、尿潴留等。对重型TBI患者，这些因素可单独出现，也可合并出现。

TBI后要注意渗透治疗与肾损伤的关系。EPO-TBI试验是一项比较促红细胞生成素与安慰剂在中、重型TBI重症监护患者中的作用的随机、对照、多中心试验，有研究者使用该试验的数据进行了事后分析，以评估使用渗透疗法与以AKI为主要终点和以死亡率作为次要终点的预后之间的关联，其研究结论如下：甘露醇的早期使用与AKI之间存在显著关联，且AKI发生风险随着重复剂量的增加而增大；未发现高渗盐水（HTS）的早期使用与AKI之间存在相关性。

二、TBI后的肾功能监测

1. 临床症状和体征　这是首要的肾功能监测指标，主要是每小时/24 h尿量监测。正常成人尿量为

800～2000 mL/24 h;尿量小于 400 mL/24 h(17 mL/h)称为少尿;尿量小于 100 mL/24 h 为无尿;尿量大于 2500 mL/24 h 为多尿。

2. 实验室检查 尿常规能够监测尿比重、尿酮体、尿糖、蛋白质及细菌性感染指标,是判断肾功能的基础性检查。实验室检查指标还包括血肌酐、血尿素氮及肌酐清除率和尿素清除率,这是判断肾滤过功能是否正常的金标准。在水及电解质紊乱、尿崩症等病理情况下,还需进行尿钠监测。

3. 影像学检查 如床旁肾脏超声动态评估、腹部 CT 检查、腹腔压力监测等。综合评估与高危患者的临床预警评估有助于早期发现、早期诊断、早期干预。

三、TBI 后的肾损伤预防与治疗

(一)TBI 后的肾损伤预防

对 AKI 的预防意义大于 AKI 发生后的治疗。对于不同类型 AKI,预防措施不同。

1. 缺血性 AKI 的预防 对于各种原因引起的血容量不足、肾低灌注,积极、快速、有效地恢复肾灌注是第一位的,在维护好大循环的基础上,除了关注常规肾功能监测指标以外,重症超声评估有助于细化评估肾灌注的恢复情况。

2. 药物性 AKI 的预防 对于年龄超过 60 岁,既往有高血压、糖尿病、严重感染、慢性肾功能不全等的患者,需要避免选择肾毒性药物,如氨基糖苷类抗生素。临床上确实需要应用时,应谨慎考虑剂量与用法,尽量不要多种肾毒性药物联合使用。谨慎使用造影剂、甘露醇等药物,关注可能造成肾血流动力学改变的药物的潜在风险等。

3. 感染所致 AKI 的预防 关键在于感控措施与感染状态下的组织灌注保护措施。

4. 围手术期肾脏保护 注意尽量避免术后低灌注相关风险、预防术后相关并发症及减少术后肾毒性药物的使用等。

(二)TBI 后的肾损伤治疗

1. AKI 的非替代治疗

(1)血流动力学管理:伴有循环不稳定的 AKI 患者需要谨慎补液和应用血管活性药物。当循环血容量不足时,血管收缩剂会减少组织血流量。AKI 患者也会面临容量超负荷的风险,不考虑增加血管容量而一味补液也会导致损伤。应在严密监测血流动力学指标的情况下补液和应用血管活性药物。

(2)维持内环境稳定:需要密切关注高钾血症、酸中毒所带来的相关风险。

2. AKI 的替代治疗

(1)肾脏替代治疗(RRT)的时机:Glassock 等提出 AKI 患者的 RRT 指征包括以下几种:①液体负荷过重,出现肺水肿表现。②高钾血症,血钾浓度高于 6.5 mmol/L。③代谢性酸中毒,血 pH<7.15。④伴有症状的严重低钠血症,血钠浓度低于 120 mmol/L。⑤肾性脑病(精神错乱、肌阵挛性反射、抽搐、昏迷)。⑥尿毒症症状。⑦高分解代谢(血尿素氮浓度每日升高 10.7 mmol/L 以上,血肌酐浓度高于 176.8 μmol/L)。⑧严重尿毒症导致出血。对 TBI 患者可以根据具体临床情况并参考上述指标综合考虑启动 RRT 的时机。

(2)RRT 可能带来的益处:调节液体平衡及心肺支持,维持内环境稳定,调节体温及控制能量平衡,保护中枢神经系统及骨髓,有助于行肝功能支持及解毒,其他如清除炎症因子等。

3. AKI 的营养治疗

(1)AKI 的营养治疗目标:首先,提供合理的营养底物,尽可能将机体组织的分解代谢降低到合理水平;其次,通过营养治疗纠正营养物质的异常代谢;再次,通过营养治疗调节机体的免疫反应,减少细菌和内毒素易位,预防肠源性感染。

(2)AKI 的营养治疗实施措施:进行 AKI 与 TBI 患者每日的营养需求评估,考虑到 TBI 患者的高分解代谢水平,蛋白质摄入量一般为 1.2～1.5 g/(kg·d),糖类为 3～5 g/(kg·d),但在总能量中不超过 50%;脂肪是 AKI 患者的重要供能物质,欧洲临床营养与代谢学会(ESPEN)指南推荐脂肪摄入量为0.8～

1.2 g/(kg·d)。注意合理补充电解质、微量元素及维生素,可以在临床营养科的指导下开展。

参 考 文 献

Skrifvars M B,Bailey M,Moore E,et al. A post hoc analysis of osmotherapy use in the erythropoietin in traumatic brain injury study-associations with acute kidney injury and mortality[J]. Crit Care Med,2021,49(4):e394-e403.

(赵　迪　王　宁)

第十节　颅脑损伤患者的内分泌功能紊乱简介

一、颅脑损伤后神经内分泌功能障碍

(一)颅脑损伤后神经内分泌功能障碍的流行病学

研究表明颅脑损伤(TBI)幸存者中垂体激素缺乏者并不罕见。Norwood 等对 32 例 8～21 岁的 TBI 患者进行了垂体生长激素分泌功能的评估,结果发现 16% 的患者存在生长激素缺乏(growth hormone deficiency,GHD);Personnier 等通过一项针对 87 例 TBI 儿童及青少年患者的为期 1 年的前瞻性纵向研究发现,15 例患者存在生长激素缺乏,其中 5 例诊断为重度生长激素缺乏;2 例患者中枢性甲状腺功能减退,1 例患者促肾上腺皮质激素(adrenocorticotropic hormone,ACTH)缺乏;8% 的患者存在垂体功能障碍。一项纳入了 1015 例 TBI 后幸存患者的 meta 分析报道,TBI 后垂体功能障碍的发生率为 27.5%,轻型、中型和重型 TBI 患者垂体功能障碍的发生率分别为 16.8%、10.9% 和 35.3%。然而另一项研究发现,随访 1 年和 5 年,TBI 患者垂体功能障碍的发生率仅有 0.4% 和 2%。

(二)TBI 后神经内分泌功能障碍的预测

辨别 TBI 后继发垂体功能障碍的潜在危险因素十分重要,然而目前尚没有足够的证据去确定准确的预测因素。Tanriverdi 等总结出以下可能的预测因素:①TBI 的严重程度;②头颅影像学改变(CT 或 MRI 示颅骨骨折、颅内血肿形成等);③年龄;④ICU 住院时间及昏迷持续时间;⑤颅内高压;⑥抗下丘脑抗体和抗垂体抗体出现。此外,Bharosay 等提出血清神经元特异性烯醇化酶(neuron specific enolase,NSE)对评估 TBI 严重程度及早期神经功能恢复具有很高的预测价值。

对于 TBI 后急性期(1～7 天)的患者,应该对皮质醇、尿渗透压以及血钠浓度进行筛查,以排除肾上腺危象和尿崩症;对于 TBI 后 3～6 个月的患者,应全面评估 ACTH、促甲状腺激素、黄体生成素/卵泡刺激素以及垂体后叶功能。对于 TBI 后 1 年及以上的患者,应该评估全垂体功能。综上所述,对 TBI 后神经康复期患者进行常规激素筛查的策略,需要综合考虑受伤时间、疾病严重程度等因素而定。

(三)TBI 后神经内分泌功能障碍的干预与思考

有前瞻性研究显示,激素替代治疗对认知功能和预后有改善作用。Estes 等建议根据病程给予激素替代治疗:①TBI 急性期(病程<3 个月),应该重点关注 ACTH 缺乏以及盐失衡,并给予糖皮质激素和去氨加压素替代治疗;②TBI 后恢复期(3 个月到 1 年),应重点关注全垂体功能,并先后给予糖皮质激素和甲状腺激素替代治疗;③TBI 后慢性期(病程>1 年),应重新评估全垂体功能,并开始给予生长激素和性激素替代治疗或维持其他激素轴替代治疗。

美国内分泌学会建议成人激素替代生理剂量如下:氢化可的松 15～20 mg/d 或醋酸泼尼松(强的松)2.5～5 mg/d;左甲状腺素 1.6 μg/(kg·d);性激素应根据患者的病情个体化选择用药,绝经后应停止替代治疗;生长激素起始剂量为<60 岁者 0.2～0.4 mg/d,≥60 岁者 0.1～0.2 mg/d;6 周后增加 0.1～0.2 mg/d。但激素替代治疗方案在国内尚无统一参考标准,究竟该如何行替代治疗、替代治疗程度、替

代治疗时机等均尚不能明确,临床医生对每一位患者的病情都需要进行综合评估,评估激素替代治疗的获益与风险。

二、TBI 后脑性盐耗综合征与抗利尿激素分泌失调综合征的诊断与治疗

(一) TBI 后脑性盐耗综合征与抗利尿激素分泌失调综合征的鉴别

TBI 后患者可能会出现顽固性的低血钠,其产生原因可能有两种,分别是脑性盐耗综合征(cerebral salt-wasting syndrome,CSWS)和抗利尿激素分泌失调综合征(syndrome of inappropriate ADH secretion,SIADHS),但二者在病因、临床表现和治疗上有本质区别。CSWS 是因颅内病变诱发的肾性盐耗而引起的低钠血症,其本质是细胞外液减少、血容量不足的情况下肾脏仍继续排钠;临床上以低钠、脱水和血容量不足为主要表现。SIADHS 为各种原因引起抗利尿激素异常分泌增多而出现的水钠代谢异常,其本质为稀释性低钠血症。CSWS 和 SIADHS 虽然均表现为血钠浓度、血清渗透压下降,尿渗透压、尿钠浓度升高,但二者在患者的体重、体液平衡、颈静脉充盈度、血细胞比容、血尿素氮、血肌酐、尿酸、中心静脉压和肺毛细血管楔压等方面均存在显著差异。

美国加利福尼亚州大学旧金山分校的 Arieff 等对 45 例 CSWS 患者的 24 h 尿量和尿钠(Na)排泄量进行了回顾性研究,并与 60 例正常对照者和 28 例 SIADHS 患者进行比较。结果显示,CSWS 患者尿钠排泄量为(394 ± 369) mmol/24 h,尿量为(2603 ± 996) mL/24 h,均显著高于正常对照组$(P < 0.01)$。相比之下,SIADHS 患者的尿钠排泄量仅为(51 ± 25) mmol/24 h,尿量为(745 ± 298) mL/24 h,明显低于 CSWS 患者$(P < 0.01)$。该研究提示,CSWS 的诊断标准为症状性低钠血症、尿钠排泄量高于正常对照组的 2 倍和尿量增加。SIADHS 患者也有症状性低钠血症,但尿钠排泄量和尿量均低于 CSWS 患者。这项研究的结果有助于临床对 CSWS 和 SIADHS 进行鉴别诊断。

(二) CSWS 与 SIADHS 的治疗

CSWS 的标准治疗为扩容。人工合成的肾上腺皮质类固醇氢化可的松可作用于肾脏远曲小管以增强钠的重吸收。CSWS 症状严重的患者应进入重症监护室并予以高渗盐水和氢化可的松治疗。对急性低钠血症和(或)症状严重的患者需要在 6 h 内将血钠浓度纠正 6 mmol/L 或纠正到可使严重的症状得到改善,如果在 6 h 内血钠浓度纠正量达 6 mmol/L,则此后的 18 h 内血钠浓度增高幅度不宜超过 2 mmol/L,即 24 h 内血钠浓度纠正量不宜超过 8 mmol/L。具体补钠量应以公式计算的缺钠量为依据。

SIADHS 的基础治疗为限制液体入量,对症状严重者可予以高渗盐水。此外,还可应用利尿剂、尿素和新型抗利尿激素受体阻断剂。一般而言,应根据症状严重程度指导 SIADHS 的治疗:对症状严重者或 SAH 合并 SIADHS 者应在限制液体入量的基础上予以高渗盐水治疗。对急性低钠血症和(或)症状严重者应在 6 h 内将血钠浓度纠正 6 mmol/L 或纠正到症状缓解,此后的 18 h 内血钠浓度增高的幅度不宜超过 2 mmol/L,即 24 h 内血钠浓度纠正量不宜超过 8 mmol/L。具体补钠量应以公式计算的缺钠量为依据。

参 考 文 献

[1] Arieff A I,Gabbai R,Goldfine I D. Cerebral salt-wasting syndrome:diagnosis by urine sodium excretion[J]. Am J Med Sci,2017,354(4):350-354.

[2] Skrifvars M B, Bailey M, Moore E, et al. A post hoc analysis of osmotherapy use in the erythropoietin in traumatic brain injury study-associations with acute kidney injury and mortality [J]. Crit Care Med,2021,49(4):e394-e403.

(赵　迪　王　宁)

第八章 神经重症监护室的治疗

第一节 重型颅脑损伤治疗指南

一、指南建议

Ⅰ级推荐:对于颅脑损伤患者的治疗原则或指导方针,目前尚无充足的数据支持其提供Ⅰ级推荐的建议。

Ⅱ级推荐:没有Ⅱ级证据支持特定的指南优于另一指南。

Ⅲ级推荐:有Ⅲ级证据支持应在专门的神经重症监护室对患者进行监护治疗。两项较小的随机研究支持隆德概念,一项研究支持美国重型颅脑损伤救治指南,均为Ⅲ级证据。

二、重型颅脑损伤治疗指南的发展背景

(一)重型颅脑损伤成人治疗指南的发展背景

针对成人重型颅脑损伤的治疗已经有各种指南。Rosner 协议和隆德概念均于 1992—1995 年间提出。美国重型颅脑损伤救治指南的第一个版本于 1996 年发布。其他指南包括 1997 年发布的欧洲指南和 1999 年于英国剑桥发布的阿登布鲁克指南。隆德概念的解读版分别在 2006 年、2017 年出版,美国重型颅脑损伤救治指南也进行了几次更新,最新版本在 2016 年发布。此外,丹麦等国家也发布了相关指南。除隆德概念外,其他所有指南都可以归为以脑灌注压(CPP)为治疗目标的指南,证据主要基于 meta 分析。而隆德概念基于脑容量和脑灌注调节的基础生理学原理。两项较小的随机研究将隆德概念的改良疗法与传统指南的治疗方法进行了比较,结果显示隆德概念的改良疗法效果更好。另一项研究也显示出美国重型颅脑损伤救治指南有良好的应用效果。但是到目前为止,还不能说特定的某个指南比另一个更好。

(二)重型颅脑损伤儿科人群治疗指南的发展背景

对 18 岁以下人群的研究仍然很少。因此,对儿童和青少年的治疗主要基于从成人指南中得出的结论。儿童和青少年与成人的重要区别在于前者血压较低和外周阻力较低。这意味着儿童和青少年各种器官和大脑的灌注压低于成人 CPP 的推荐值。美国重型颅脑损伤救治指南以及隆德概念提出了针对儿童和青少年的具体建议,而其他指南没有专门针对儿科人群的相关建议。与成人指南一样,美国儿科指南基于临床研究的 meta 分析结果,以 CPP 为治疗目标,而隆德概念基于脑容量和脑灌注调节的基础生理学原理,提出了以颅内压控制和灌注为目标的治疗建议。

三、儿科人群颅脑损伤治疗的美国指南和隆德概念的对比

根据美国重型颅脑损伤救治指南,美国脑外伤基金会、儿科指南组织以及 Bell 和 Kochanek 发布了婴儿、儿童和青少年颅脑损伤医疗管理指南。此外,隆德概念(Wahlström 等,2005;Grände,2006)也提出了针对儿童和青少年重型颅脑损伤治疗的具体建议。与成人指南一样,婴儿、儿童和青少年颅脑损伤医疗管理指南基于临床研究的 meta 分析结果,是以 CPP 为目标的治疗建议,而隆德概念基于脑容量和脑

灌注调节的生理学原理,是一种以 ICP 控制和灌注为目标的治疗建议。

（一）血压,CPP,氧合

婴儿、儿童和青少年颅脑损伤医疗管理指南:CPP 40~65 mmHg。1 岁以前,收缩压≥70 mmHg＋$(2×月份)^2$。1 岁以后,收缩压≥90 mmHg＋$(2×岁数)^2$。PaO_2>8 kPa。

隆德概念:CPP>38 mmHg,取决于年龄（新生儿到 18 岁）。条件为血容量正常。未讨论 SBP。PaO_2:12~13 kPa。

（二）颅内压(ICP)治疗的启动

婴儿、儿童和青少年颅脑损伤医疗管理指南:ICP>20 mmHg。

隆德概念:早期独立于 ICP,只用来抵消升高的 ICP。

（三）过度通气治疗

婴儿、儿童和青少年颅脑损伤医疗管理指南:无须预防性过度通气。ICP 升高 4.0~4.5 kPa 时,可轻度过度通气。对于难治性颅内高压,可以考虑更积极的过度通气($PaCO_2$<30 mmHg)。

隆德概念:正常通气,容量控制更好。

（四）脑脊液引流

婴儿、儿童和青少年颅脑损伤医疗管理指南:可作为难治性颅内高压的一种选择。

隆德概念:颅内高压时进行脑室外引流需要谨慎,将脑脊液间断地引流到一个相对高的位置,同时通过 CT 来监测和预防脑室塌陷。

（五）高渗治疗

婴儿、儿童和青少年颅脑损伤医疗管理指南:给予甘露醇 0.25~1 g/kg 至血清渗透压低于 320 mOsm/L,或给予高渗盐水至血清渗透压低于 360 mOsm/L。

隆德概念:不推荐。特殊情况下,如在现场转运过程中,或在进行手术操作时,可用于预防急性脑疝。

（六）液体平衡和红细胞治疗

婴儿、儿童和青少年颅脑损伤医疗管理指南:正常血容量。未指定液体类型以及如何验证正常血容量。

隆德概念:正常血容量。中等量晶体输注联合 20％白蛋白作为主要的血浆容量扩张剂,维持白蛋白浓度在 32~38 g/L。白蛋白输注应缓慢进行。输注红细胞时,维持血红蛋白浓度在 110 g/L 以上。

（七）血管升压药的治疗

婴儿、儿童和青少年颅脑损伤医疗管理指南:血管升压药可用于增加 CPP 和 SPB。

隆德概念:血管升压药应以尽可能低的剂量使用。

（八）镇静镇痛药物和肌肉松弛药

婴儿、儿童和青少年颅脑损伤医疗管理指南:除丙泊酚外,镇静镇痛剂和肌肉松弛药的使用由治疗医生决定。

隆德概念:不推荐神经肌肉阻滞剂和丙泊酚,建设单独使用咪达唑仑和芬太尼,剂量根据年龄调整。

（九）大剂量巴比妥类药物

婴儿、儿童和青少年颅脑损伤医疗管理指南:可用于难治性颅内高压的治疗。

隆德概念:不推荐使用,对于难治性颅内高压,可以使用低剂量(<2~3 mg/(kg·h)),不超过 2 天。

（十）皮质激素

婴儿、儿童和青少年颅脑损伤医疗管理指南:不建议使用。

隆德概念:不建议使用。可以接受中等剂量的甲泼尼龙,以减轻危及生命的高热。

（十一）体温控制

婴儿、儿童和青少年颅脑损伤医疗管理指南：亚低温可用于大脑保护。应避免高热。

隆德概念：不建议主动降温。高热时可使用药物治疗。

（十二）癫痫预防治疗

婴儿、儿童和青少年颅脑损伤医疗管理指南：可用于癫痫发作风险高的患者。

隆德概念：不建议使用。

（十三）手术治疗

婴儿、儿童和青少年颅脑损伤医疗管理指南：去骨瓣减压术可用来控制难治性颅内高压。未讨论血肿和脑挫裂伤的手术清除。

隆德概念：清除大血肿和可清除的脑挫裂伤病灶。去骨瓣减压术可作为对抗难治性颅内高压的最后措施。

四、总结

临床上，我们对重型颅脑损伤的所有治疗指南的建议都应该认真对待，并且进行个体化的选择。

参 考 文 献

［1］ Rosner M J,Rosner S D,Johnson A H. Cerebral perfusion pressure：management protocol and clinical results［J］. J Neurosurg,1995,83(6)：949-962.

［2］ Asgeirsson B,Grände P O,Nordström C H. A new therapy of post-trauma brain oedema based on haemodynamic principles for brain volume regulation［J］. Intensive Care Med,1994,20（4）：260-267.

［3］ Bullock R,Chesnut R M,Clifton G,et al. Guidelines for the management of severe head injury. Brain Trauma Foundation［J］. Eur J Emerg Med,1996,3(2)：109-127.

［4］ Maas A I,Dearden M,Teasdale G M,et al. EBIC-guidelines for management of severe head injury in adults. European Brain Injury Consortium［J］. Acta Neurochir(Wien),1997,139(4)：286-294.

［5］ Menon D K. Cerebral protection in severe brain injury：physiological determinants of outcome and their optimisation［J］. Br Med Bull,1999,55(1)：226-258.

［6］ Grände P O. The "Lund concept" for the treatment of severe head trauma—physiological principles and clinical application［J］. Intensive Care Med,2006,32(10)：1475-1484.

［7］ Grände P O. Critical evaluation of the Lund concept for treatment of severe traumatic head injury,25 years after its introduction［J］. Front Neurol,2017,8：315.

［8］ Liu C W,Zheng Y K,Lu J,et al.［Application of Lund concept in treating brain edema after severe head injury］［J］. Zhongguo Wei Zhong Bing Ji Jiu Yi Xue,2010,22(10)：610-613.

［9］ Dizdarevic K,Hamdan A,Omerhodzic I,et al. Modified Lund concept versus cerebral perfusion pressure-targeted therapy：a randomised controlled study in patients with secondary brain ischemia［J］. Clin Neurol Neurosurg,2012,114(2)：142-148.

［10］ Gerber L M,Chiu Y L,Carney N,et al. Marked reduction in mortality in patients with severe traumatic brain injury［J］. J Neurosurg,2013,119(6)：1583-1590.

［11］ Bell M J,Kochanek P M. Pediatric traumatic brain injury in 2012：the year with new guidelines and common data elements［J］. Crit Care Clin,2013,29(2)：223-238.

（魏俊吉　张　笑）

第二节　隆德概念——生理学方法

一、指南建议

Ⅰ级推荐:没有支持隆德概念可替代其他任何指南的Ⅰ级研究。

Ⅱ级推荐:没有支持任何特定 TBI 指南的Ⅱ级随机研究。

Ⅲ级推荐:有几项Ⅲ级研究,包括两项较小的随机研究,为隆德概念提供了一些支持。

二、隆德疗法概述

虽然包括美国指南在内的大多数重型 TBI 的治疗指南是基于 meta 分析的结果,但隆德概念主要基于脑容量和脑灌注调节的基础生理学原理。因此,本节将单独介绍隆德概念。隆德概念的生理学原理在后来的临床和基础研究中得到了支持,包括涉及成人和儿童的临床研究。最新版美国重型颅脑损伤救治指南也更接近隆德概念。隆德概念自引入以来几乎没有改变,只是由于药物本身潜在的副作用,将静脉血管收缩剂二氢麦角碱从概念中删除。

隆德概念结合了两个主要目标,即阻止血管源性脑水肿的发展("ICP 目标")和加强对半暗带灌注的支持("灌注目标")。其目的是通过预防脑干疝和减少半暗带区域的细胞死亡来改善结局。有研究表明,尽管使用了降压治疗,隆德概念疗法(以下简称隆德疗法)仍可实现以上目标。最有可能的解释是,它能改善半暗带的灌注和氧合。这种效果可能与通过输注白蛋白和红细胞避免低血容量、避免应用去甲肾上腺素、避免主动降温和避免进行唤醒试验有关。

隆德疗法致力于使基本的血流动力学和生化参数恢复正常。隆德疗法适用于所有年龄段患者。迄今为止,隆德疗法的预后研究显示其很有前景。虽然没有对传统指南版本或关于隆德概念的组成部分进行Ⅰ级和Ⅱ级研究,但有两项较小的随机研究将隆德疗法与传统指南的治疗方法进行了比较,结果显示隆德疗法的死亡率更低。

"ICP 目标"主要基于以下假设:如果血脑屏障(BBB)被动渗透小溶质,则毛细血管静水压与渗透压之间的失衡将导致血管源性脑水肿。这种情况可能存在于脑膜炎和头部外伤后。在头部外伤患者中,脑挫伤周围的血脑屏障可能会被破坏。根据这个假设,可以通过降低升高的毛细血管静水压(如采用降压治疗和避免使用血管升压药),以及降低血浆渗透压来抵消或预防脑水肿。由于颅腔的封闭性,血管源性脑水肿引起的 ICP 变化远大于引发水肿的毛细血管静水压的变化。通过计算,ICP 的变化最多比毛细血管静水压的变化大 6 倍。

"灌注目标"旨在维持半暗带更好的灌注和氧合。这可以通过降低儿茶酚胺的血浆浓度、预防低血容量(对抗压力感受器的反射性激活)、尽可能避免使用血管收缩剂、避免主动降温以及避免低血红蛋白浓度和过度通气(维持正常二氧化碳分压),并且不进行唤醒试验来实现。正常的血红蛋白浓度有助于为大脑受损部位提供更好的氧合并保持血容量正常。维持正常血容量对改善灌注至关重要,可通过减少压力感受器的反射性激活,抑制外周血管收缩并降低血浆中儿茶酚胺的浓度。此外,更好的灌注和氧合可减轻细胞毒性脑水肿。

ICP 正常值一般在 8～11 mmHg 范围内,高于硬脑膜外的静脉压(0～3 mmHg)。压力差随 ICP 的增加而增加。而硬脑膜下和硬脑膜外的静脉压差的下降(有时称为"瀑布现象")会造成硬脑膜下静脉塌陷。正因为大脑受到可变的硬脑膜下静脉塌陷机制的保护,硬脑膜外静脉压的变化(例如,PEEP 导致的静脉压增加或头部抬高导致的静脉压降低)不会从静脉侧转移到大脑中。所以 PEEP 不会增加 ICP,可以安全使用。因此,在隆德概念中,中等 PEEP(6～9 cmH$_2$O)是防止肺不张发展的重要组成部分。头部抬高导致 ICP 降低的机制是同时降低了动脉压,而不是因为静脉压降低。

与其他几项研究相比,SAFE-TBI 研究显示 TBI 患者使用白蛋白后的疗效更差。然而,SAFE-TBI

研究并没有改变隆德概念中可以使用等渗白蛋白的建议。隆德概念中白蛋白的使用方法与 SAFE-TBI 研究中的使用方法不同,由于遵循隆德概念的原则,维持血容量正常所需的白蛋白浓度相对较低,因此将白蛋白作为血浆容量扩张剂使用也是合理的。

血管升压药如去甲肾上腺素可能会损害半暗带的灌注,因此应避免使用或以尽可能低的剂量使用。研究还表明,去甲肾上腺素可能会引发 ARDS。低剂量前列环素可作为改善半暗带微循环和氧合的一种选择。

营养治疗方面首选肠内营养,同时应避免过度营养。NICE-SUGAR 研究表明,血糖浓度应保持在 $6 \sim 10$ mmol/L,避免血糖浓度低于 6 mmol/L,因为有研究显示半暗带的葡萄糖浓度通常比受伤较少的组织低得多(有时甚至接近于零),而这很可能无法通过低代谢水平进行完全代偿。

到达医院后应尽快进行 CT 检查。为了抵消颅内高压的影响,治疗应该尽早开始。手术应尽可能清除脑内血肿和可清除的挫伤脑组织。只要剂量和生理参数能匹配患者的年龄,隆德疗法适用于所有年龄段。隆德疗法不依赖于自动调节能力,因此评估自动调节能力的益处很小。

三、隆德疗法的原则

1. 血管源性脑水肿的控制 血管源性脑水肿是血脑屏障破坏后,Starling 液体平衡中静水压和胶体渗透压不平衡的结果。可以通过抵消升高的毛细血管静水压来控制血管源性脑水肿(如降压治疗);也可以通过避免低胶体渗透压来控制。在大多数情况下,成人的 CPP 应以 $60 \sim 65$ mmHg 为目标,也可能需要更低的 CPP 以降低显著升高的 ICP。到达重症监护室后应尽早开始降压治疗,同时应确保血容量正常而不用受当前 ICP 的影响。

2. 进行 ICP 监测 ICP 的基线应设置在耳朵水平(大脑的中间水平)。血容量正常时,可以通过应用降压药使升高的血压正常化来减轻脑水肿,可使用 β1 受体阻滞剂(例如美托洛尔 1 mg/mL、$1 \sim 2$ mL/h 静脉注射或每次 50 mg、每日 $1 \sim 2$ 次口服)和 α2 受体激动剂(可乐定 15 μg/mL、$0.5 \sim 1$ mL/h 静脉注射或每次 150 μg、每日 $1 \sim 2$ 次口服,或右美托咪定 $0.2 \sim 1.0$ μg/(kg·h)静脉注射)。如果血压仍然过高,还可以使用血管紧张素受体拮抗剂(例如,成人口服氯沙坦,每次 50 mg、每日 $1 \sim 2$ 次)。如有必要,可将患者头部抬高(最大 20°)来降低 CPP。对儿童和青少年,剂量应适当调整。导致 CPP 过低的动脉血压(成人 CPP 低于 55 mmHg,幼儿低于 40 mmHg)可能表明存在隐匿性低血容量,需要在降压治疗前进行额外补液治疗。额外补液治疗后如果 CPP 仍然过低,则应减轻降压治疗力度或减少降压治疗措施。如果需要血管收缩剂来维持足够的 CPP,请以尽可能低的剂量使用。这里,CPP 测量值的准确性非常重要,测量时需注意 ICP 与血压的基线水平必须相同。

3. 使用胶体使血浆渗透压正常化 其目的是通过改善毛细血管吸收和改善脑灌注来减轻脑水肿。最好使用 20% 的白蛋白溶液,维持血浆白蛋白浓度最高为 36 g/L。

4. 维持正常血容量 可通过将白蛋白(最好是 20% 的浓度)输注至正常白蛋白浓度($32 \sim 36$ g/L)并将血红蛋白浓度维持在 110 g/L 以上(始终去除白细胞的血液)来维持正常血容量,这是一种容量扩大疗法。可以给予晶体(成人每天 $1.0 \sim 1.5$ L 的生理盐水,儿童相应减少)以获得足够的液体平衡和尿量。还可以通过脉压变化(PPV)来检查血容量状态(PPV 大于 10% 可能表示血容量不足)。这种治疗方法对血管升压药的需求较小。如果仍需要使用才能获得足够的血压,则应以尽可能低的剂量使用。可以使用利尿剂(而不使用甘露醇)。

5. 抗应激治疗 可使用咪达唑仑 5 mg/mL(成人 $0 \sim 3$ mL/h)和芬太尼 0.05 mg/mL(成人 $0 \sim 3$ mL/h)。降血压药物 α2 受体激动剂和 β1 受体阻滞剂也可用作镇静剂并有助于降低血浆中儿茶酚胺的浓度。通过避免使用去甲肾上腺素和不使用主动降温,血浆中儿茶酚胺的浓度也可保持在较低水平。在撤呼吸机程序开始之前不进行唤醒试验,并且在 ICP 稳定在相对正常的水平之前不拔管。

6. ICP 的降低 如果出现难治性颅内高压(25 mmHg 以上),可以采取以下措施:①手术清除血肿和挫伤脑组织;②使用硫喷妥钠(50 mg/mL)以 $1 \sim 3$ mL 的推注剂量开始治疗,然后按照成人 $1 \sim 3$

mg/(kg·h)的速度连续输注,最多使用 2 天(注意长期使用这种药物可能会导致呼吸功能不全);③去骨瓣减压术。用于降低 ICP 的渗透疗法对肾脏和电解质平衡以及在停药时均具有副作用,仅用于预防急性脑干疝或在脑部手术时制造空间。CSF 的引流可通过放置在半暗带中的 ICP 监测导管监测的数据来进行指导。

7. 营养治疗 使用低能量营养(成人从第 2～3 天开始供应量为 15～20 kcal/(kg·d),儿童供应的能量相对更多)。成人每天 1200～1400 kcal 的能量供应足以满足镇静和通气支持下的基础代谢。如果可能,主要使用肠内营养(高剂量的肠外脂肪营养可能会引起发热),同时避免营养过剩。血糖浓度控制在 6～10 mmol/L,维持电解质正常。如果难以通过肠内营养获得足够的能量供应,则添加葡萄糖(5%～10%)和电解质静脉输注。作为最后的措施,可以添加低剂量的脂肪乳和氨基酸进行肠外营养。

8. 机械通气(最好是容量控制) 保持正常的 PaO_2 和 $PaCO_2$。可以在短时间内接受中度过度通气以预防急性脑干疝。PEEP(6～9 cmH_2O)是必需的,以防止肺不张。吸入 β2 受体激动剂有助于清洁肺部,但如果因 β2 受体激动剂诱导的血管扩张导致血压下降和 ICP 增高,则应减少剂量。

9. CSF 引流 CSF 的引流可以通过脑室置管进行(而不是通过腰椎穿刺),并且引流管应放置在相对较高的位置,以降低脑室塌陷和脑干疝的风险。CT 检查可以显示 CSF 引流时是否存在脑室塌陷。

10. 特定的儿科问题 如果营养、药物和液体的剂量适应年龄需要,则隆德概念的原则适用于所有年龄段。在维持正常血容量的最佳液体治疗下,成人的 CPP 最低值为 55 mmHg,但在青少年和儿童中则可以接受相对较低的值,甚至可以低至 38 mmHg。

四、总结

(1) 在指南的框架内进行治疗。

(2) 到达重症监护室后尽早开始治疗,以预防性抵消脑水肿的发展和 ICP 的增高。

(3) 一定浓度的血红蛋白有助于避免血容量不足并优化半暗带的氧合(仅应使用去除白细胞的血液)。

(4) 由于存在反弹效应、不良肾脏效应和电解质紊乱的风险,应避免行渗透治疗。但它仍可用于预防急性脑干疝(例如,在转运过程中),或用于在脑部手术时为操作留出空间。

(5) 去骨瓣减压术可用于降低 ICP 和预防脑干疝。

(6) 需要关注大多数生理参数的正常值。

(7) 必须给予 PEEP 以预防肺不张。

参 考 文 献

[1] Brassard P, Seifert T, Secher N H. Is cerebral oxygenation negatively affected by infusion of norepinephrine in healthy subjects? [J]. Br J Anaetsth, 2009, 102(6): 800-805.

[2] Chen D, Bao L, Lu S Q, et al. Serum albumin and prealbumin predict the poor outcome of traumatic brain injury[J]. PLoS One, 2014, 9(3): e93167.

[3] Dubois M J, Orellana-Jimenez C, Melot C, et al. Albumin administration improves organ function in critically ill hypoalbuminemic patients: a prospective, randomized, controlled, pilot study[J]. Crit Care Med, 2006, 34(10): 2536-2540.

[4] Gerber L M, Chiu Y L, Carney N, et al. Marked reduction in mortality in patients with severe traumatic brain injury[J]. J Neurosurg, 2013, 119(6): 1583-1590.

[5] Grände P O. The "Lund concept" for the treatment of severe head trauma—physiological principles and clinical application[J]. Intensive Care Med, 2006, 32(10): 1475-1484.

[6] Grände P O. Time out for albumin or a valuable therapeutic component in severe head injury? [J]. Acta Anaesthesiol Scand, 2008, 52(6): 738-741.

[7]　Liu C W,Zheng Y K,Lu J,et al.［Application of Lund concept in treating brain edema after severe head injury］[J].Zhongguo Wei Zhong Bing Ji Jiu Yi Xue,2010,22(10):610-613.

[8]　Brain Trauma Foundation,American Association of Neurological Surgeons,Congress of Neurological Surgeons.Guidelines for the management of severe traumatic brain injury[J].J Neurotrauma,2007,24(Suppl 1):S1-S106.

（魏俊吉　张　笑）

第三节　药理学相关的神经保护治疗

一、指南建议

Ⅰ级推荐:没有Ⅰ级证据表明任何药物治疗方案可以改善重型颅脑损伤(TBI)患者的预后。皮质类固醇、硫酸镁、促红细胞生成素、大麻素和黄体酮未被证明对 TBI 患者有效,不应常规使用。低温治疗可降低 ICP,但尚未证明可改善严重 TBI 患者的预后。

Ⅱ级推荐:有Ⅱ级证据支持药物治疗的益处。但迄今为止,这些药物治疗均未获得Ⅰ级证据支持,因此不建议使用。

Ⅲ级推荐:存在大量Ⅲ级证据的研究。但这些研究目前不足以形成对 TBI 患者给药的药理学化合物的推荐或建议。因此,无法提供针对该类患者的Ⅲ级建议。

二、概述

TBI 管理中的一个主要问题是临床预后在过去几十年中没有得到显著的改善。迄今为止,超过1000 项针对 TBI 治疗的研究在 www.clinicaltrials.gov 上注册,并在实验性 TBI 环境中不断探索重要的药物治疗靶点。TBI 管理中一个关键的概念是,并非所有细胞的死亡都发生在原发损伤时,相反,在最初的几小时和几天内会发生一系列神经化学事件,并具有复杂的时间特征。最终,这种继发性损伤会显著加剧原发性损伤。许多实验性 TBI 研究显示,有可能通过药理学手段减轻继发性损伤。几十年来,人们一直在探索这种改善 TBI 预后的可能性,许多具有良好临床前结果的药物已进入临床试验阶段,其中大部分被认为具有神经保护作用。

TBI 中的神经保护治疗可以定义为"旨在改善患者预后的干预措施,并保护和恢复脑细胞的完整性、功能和连接性,不会因初始损伤而无法修复"。除了少数例外,目前为止,大多数关于 TBI 的试验规模相对较小,很少有招募超过 1000 例患者的试验。在 2016 年发表的概述中,Bragge 及其同事评估了多中心随机对照试验(RCT),发现 47 项已完成的药理学 RCT 研究和 8 项正在进行中的研究,均未显示出显著的临床益处。

(一)早期机制

细胞内钙离子的快速流入是引起 TBI 的直接事件。基于过量钙离子流入有害的观点,头部损伤试验(HIT)中评估了钙离子拮抗剂尼莫地平的保护作用,HIT3 和 HIT4 研究中提出并探讨了尼莫地平对创伤性蛛网膜下腔出血患者的潜在益处。在更大的 HIT4 研究中,研究者观察到尼莫地平治疗会使患者受损,因此不建议将尼莫地平用于任何亚型的重型 TBI。

另一个具有关键病理生理学重要性的直接事件是谷氨酸释放导致兴奋性毒性和活性氧(ROS)的形成增加。这些因素一直被确定为 TBI 动物模型中的重要因子。TBI 发生后早期谷氨酸和天冬氨酸的细胞外浓度增加,它们的 N-甲基-D-天冬氨酸(NMDA)受体在几项大型安慰剂对照试验中成为目标,这些试验评估了阿替加奈(aptiganel)、齐考诺肽(SNX-111)、D-CPPene、塞福太(selfotel)和依利罗地(eliprodil)等药物。尽管在临床前模型中表现为有益,但在临床中总是失败甚至有损害结果。因此,

NMDA 受体拮抗剂不再应用于重型 TBI 的神经保护治疗。但 NMDA 受体激动剂在 TBI 动物模型中具有积极作用,可通过改变损伤后的可塑性来影响结果。

此外,钙和谷氨酸诱导的线粒体功能障碍也是重型 TBI 的早期事件,表现为线粒体通透性转换孔(mPTP)的开放,ATP 生产能力的降低以及细胞凋亡诱导因子的释放和 ROS 的产生。环孢素 A(CsA)是一种常用的免疫抑制药物,由于抑制钙介导的 mPTP 激活和减少 ROS 形成,也被发现具有神经保护作用。在众多 TBI 模型和时间窗口中,CsA 治疗始终如一地产生神经保护作用,并改善组织学和(或)行为结果。在临床试验阶段,它被发现是安全的,具有有希望但不显著的治疗结果。但目前,可用的人类数据仍不足以推荐它用于重型 TBI 的神经保护治疗。开放标签的 Ⅱ 期哥本哈根头部损伤环孢素研究评估了两种给药方案,目前正在针对重型 TBI 进行。在第一个可行性研究中,环孢素被发现是安全的,它通过了血脑屏障,并显示出生物标志物 GFAP、NF-L、Tau 和 UCH-L1 水平发生有利变化的迹象。

在形成高反应性的基于氧的自由基后,ROS 诱导的脂质过氧化造成对细胞和细胞器膜的氧化损伤。尽管极短效和反应性自由基羟基离子(·OH)几乎对细胞中的每个结构都具有剧毒,但其他如超氧化物阴离子(O_2^-)和氮基自由基(活性氮物质(RNS))、一氧化氮(NO)和过氧亚硝酸盐(ONOO⁻)已被评估为 TBI 的药理学靶点。然而,超氧化物自由基清除剂聚乙二醇偶联的超氧化物歧化酶(PEG-SOD)和 21-氨基类固醇脂质过氧化抑制剂在 TBI 的大型 Ⅲ 期试验中均未能取得提高生存率或改善功能的结果。

最后,内源性大麻素、地塞米松和硫酸镁都在众多动物模型中显示出疗效。但令人失望的是,均未能证明临床疗效,并且有明确的建议,至少在高剂量组中,硫酸镁会损害重型 TBI 患者的预后。

(二)皮质类固醇

20 世纪 70 年代末和 80 年代初开始的临床试验评估了皮质类固醇地塞米松的作用,但发现它对改善重型 TBI 患者的预后无效。多中心随机试验 CRASH 招募了 10000 多例患者,是此前规模最大的 TBI 试验(直到最近发表的 CRASH-3 试验),它评估了甲泼尼龙对重型 TBI 患者的影响。结果显示其会使死亡和严重残疾的人数显著增加。因此,皮质类固醇不应常规用于 TBI 患者。

(三)激素治疗

研究最广泛的性激素黄体酮在几种 TBI 动物模型中反复显示出神经保护作用,可减轻脑水肿、减少神经元死亡并改善功能。一项早期临床研究发现,在重型 TBI 后 8 h 内给患者服用黄体酮可改善 3 个月和 6 个月的结局。其后研究者们启动了两项 Ⅲ 期随机试验(ProTECT 和 SYNAPSE 试验),其中 ProTECT 试验使用了非常早的少于 4 h 给药时间窗口。ProTECT 和 SYNAPSE 试验的主要结局指标均为阴性。所以迄今为止,仍不能推荐黄体酮作为重型 TBI 的常规治疗药物。

垂体激素缺乏是重型 TBI 存活者的常见表现,可能会影响临床结果。因此,这也是重型 TBI 临床管理中的一个重要因素。然而,这并不意味着有必要在受伤后早期常规补充垂体激素以保护神经。

(四)低体温治疗

体温和脑温升高是众所周知的 TBI 继发性损伤,因为它会增加脑代谢并加剧神经损伤。低温可以有效地减弱炎症反应、减少谷氨酸盐释放和 ROS 的产生,并对神经元代谢产生积极影响。在 TBI 的动物模型中,它持续改善了组织学结果。最近,Cochrane 评估了 37 项符合条件的试验,包括总共 3110 例成人和儿童年龄组的随机参与者。得出的结论是,没有高质量的证据表明低温对重型 TBI 的治疗有益。最近的一项研究认为,受伤后 72 h 至 7 天会出现低温(33~35 ℃),该研究共纳入 500 例患者,显示低温出现迅速(受伤后中位时间为 1.8 h),但复温很慢,神经系统结果在 6 个月内没有改善。Eurotherm 研究招募了来自 18 个国家/地区的 47 个中心的 387 例患者。该试验使用可使 ICP 控制住的低温,其中核心温度最初降低到 35 ℃,然后如果需要将 ICP 维持在小于 20 mmHg,则逐渐将核心温度降低到 32 ℃ 的下限。在这里,滴定低温疗法成功地降低了 ICP,但死亡率比正常体温治疗的患者更高,功能结果更差。

低温治疗是有风险的,应该谨慎使用,并且只能由有经验的医生使用,其不良反应包括心律失常、凝血功能障碍、败血症以及肺炎。为了避免出现全身低温相关的风险,我国的一项小型单中心试验尝试进行了选择性脑冷却,结果表明 ICP 降低,对伤后 1 年和 2 年的结果都有益,结果需要更多的多中心研究证实。

总之,尽管未来的研究可能有助于确定 TBI 患者的亚组是否可以从低温中受益,以及最有效的低温方案,但目前尚不能推荐低温疗法作为 TBI 的常规使用方法。

(五)抗神经炎症治疗

有强有力的临床和实验证据表明 TBI 后存在快速而复杂的炎症反应。在实验性损伤的颅脑中发现了细胞因子和趋化因子的 mRNA 在损伤后 1 h 快速上调,随后相应的蛋白质含量也上调。此外,还发现免疫细胞侵入受伤的脑组织,最初是中性粒细胞,在受伤后约 24 h 侵入,随后是 T 细胞和巨噬细胞,在伤后 3~5 天侵入。在局部,小胶质细胞也出现早期激活,并持续多年。由机械冲击引起的细胞膜破坏以及继发性损伤因素可能导致损伤相关分子模式(DAMP)的释放,从而触发并放大神经炎症。

炎症通常被认为是具有有益和有害功能的双刃剑。清除损伤碎片可能是炎症介质的积极作用之一。然而,慢性神经炎症与持续的白质萎缩有关,并且可能与再生受损相关,从而构成合乎逻辑的药理学治疗目标。尽管在这个复杂系统中有许多潜在的治疗目标,但人们对白细胞介素(IL)-1β 及其受体的作用越来越感兴趣。IL-1β 是一种关键的促炎症介质,当其在实验性 TBI 中被中和时,TBI 动物模型的组织学和行为学结果有所改善。

在重型 TBI 的重组人 IL-1ra(rhIL-1ra、阿那白滞素)的单中心、Ⅱ期随机对照研究中,研究者发现该药物是安全的,可渗透至脑细胞外液并改善炎症状况。这项概念验证研究提供的证据表明,抗炎药可能会改变局部炎症反应。在后续研究中,IL-1ra 将趋化因子谱从 M2 小胶质细胞表型转变为 M1 表型,突出表明小胶质细胞反应可能会被研究药物改变。

尚未确定最佳神经炎症靶点,也尚未确定该种治疗在哪种 TBI 亚型神经炎症中可能最有效。此外,神经炎症的复杂时间反应使选择合适的治疗时机成为一个挑战。然而,控制神经炎症仍然是重型 TBI 中药物治疗的有希望的目标。迄今为止,尚无可推荐用于重型 TBI 患者的特定药物。

(六)其他药物

1. 促红细胞生成素(EPO)　EPO 是一种糖蛋白,首先用于治疗贫血患者。它具有许多其他功能,被认为是一种神经保护药物,在细胞凋亡、自由基防御、炎症和血管生成中发挥作用。在实验性 TBI 中,它具有神经保护作用并能改善动物模型的功能结果。最近,双盲、安慰剂对照试验显示,在 600 多例中型或重型 TBI 患者中,EPO 既没有改善神经学结果的作用,也没有导致深静脉血栓形成患者数量增加的作用。目前,EPO 不推荐用于临床试验之外的重型 TBI 患者。

2. β 受体阻滞剂　重型 TBI 会引起严重的应激反应,伴随着脉率的增加和血压升高。使用可乐定和 β 受体阻滞剂等减轻应激反应是隆德概念治疗重型 TBI 的一部分。β 受体阻滞剂如普萘洛尔等是否具有神经保护作用仍有争论。有观察性研究发现,在神经重症监护期间使用 β 受体阻滞剂可改善患者结果并降低死亡率。例如,在一项针对北美 15 个创伤中心的 2200 例以上患者的观察性研究中,50% 的 TBI 患者在受伤后的第 1 天接受了 β 受体阻滞剂,结果显示使用 β 受体阻滞剂可降低死亡率。在一项较小的观察性研究中,使用 β 受体阻滞剂缩短了住院时间并显著改善了重型 TBI 患者的临床结果。尽管这些试验在重型 TBI 的治疗中显示出很大希望,但尚未以随机、系统的方式仔细评估 β 受体阻滞剂,因此不推荐将其用于神经保护治疗。

3. 氨甲环酸(TXA)　快速纠正凝血异常可能是实现神经保护的最佳选择。在超过 20000 例参加 CRASH-2 研究的成人创伤患者中,在受伤后不到 3 h 的早期给予 TXA 降低了因出血导致的死亡率。早期颅内出血在重型 TBI 中很常见,并与死亡和残疾风险增加有关,而纤维蛋白溶解的增加可能会使出血进展。使用 TXA 的基本原理是它抑制纤维蛋白原和纤维蛋白的酶促分解,从而可以预防出血,代价是血栓栓塞并发症的发生风险增加。在 CRASH-3 研究中,12737 例 TBI 患者(9202 例患者在受伤后 3 h 内接受治疗)接受了 TXA 或安慰剂治疗,结果显示,与头部损伤相关的死亡人数有小幅减少但差异显著

（TXA 组的死亡率为 12.5％，而安慰剂组为 14.0％），这意味着纤溶抑制剂在重型 TBI 患者中起重要作用。

三、总结

（1）线粒体功能障碍可能是由 TBI 后能量代谢紊乱所致，并且许多患者恢复缓慢。

（2）皮质类固醇：尚未显示出对 TBI 患者有益。相反，在大型临床试验中，高剂量治疗会使 TBI 患者的预后变差。

（3）最近的评估促红细胞生成素或黄体酮的 RCT 未显示出优于对照治疗的临床益处。

（4）当应用于重型 TBI 患者时，低温可降低 ICP。但其对重型 TBI 患者的神经保护价值是有限的，因此，不推荐对重型 TBI 患者常规使用系统低温，在儿科病例中，建议谨慎诱导儿童低体温。最佳冷却和复温策略以及疗效时间窗尚未确定。

（5）尽管尚未确定精确的治疗目标、时机和药物，但控制神经炎症仍然是重型 TBI 神经保护的一个有希望的目标。

（6）使用 β 受体阻滞剂降低血压和（或）缓解应激与死亡率降低和结果改善相关。然而，到目前为止，还没有以随机方式进行试验，它们的作用仍然存在争议。

（7）凝血功能障碍的减轻，虽然不是严格意义上的神经保护，但可能是减慢 TBI 进展的一种药理学方法。

（8）严格避免并及时发现和治疗癫痫、发热、低血压、低氧血症、高血糖和低血糖、低 CPP、高 ICP 等，可能仍然是目前为重型 TBI 患者提供神经保护的措施。

参 考 文 献

［1］　Ahl R，Thelin E P，Sjölin G，et al. β-Blocker after severe traumatic brain injury is associated with better long-term functional outcome：a matched case control study［J］. Eur J Trauma Emerg Surg，2017，43(6)：783-789.

［2］　Andrews P J，Sinclair H L，Rodríguez A，et al. Therapeutic hypothermia to reduce intracranial pressure after traumatic brain injury：the Eurotherm3235 RCT［J］. Health Technol Assess，2018，22(45)：1-134.

［3］　Bragge P，Synnot A，Maas A I，et al. A state-of-the-science overview of randomized controlled trials evaluating acute management of moderate-to-severe traumatic brain injury［J］. J Neurotrauma，2016，33(16)：1461-1478.

［4］　Brophy G M，Mazzeo A T，Brar S，et al. Exposure of cyclosporin A in whole blood，cerebral spinal fluid，and brain extracellular fluid dialysate in adults with traumatic brain injury［J］. J Neurotrauma，2013，30(17)：1484-1489.

［5］　Chen S F，Richards H K，Smielewski P，et al. Relationship between flow-metabolism uncoupling and evolving axonal injury after experimental traumatic brain injury［J］. J Cereb Blood Flow Metab，2004，24(9)：1025-1036.

［6］　Chen Z，Tang L，Xu X，et al. Therapeutic effect of beta-blocker in patients with traumatic brain injury：a systematic review and meta-analysis［J］. J Crit Care，2017，41：240-246.

［7］　Clausen F，Marklund N，Hillered L. Acute inflammatory biomarker responses to diffuse traumatic brain injury in the rat monitored by a novel microdialysis technique［J］. J Neurotrauma，2019，36(2)：201-211.

［8］　Cooper D J，Nichol A D，Bailey M，et al. Effect of early sustained prophylactic hypothermia on neurologic outcomes among patients with severe traumatic brain injury：the POLAR randomized clinical trial[J]. JAMA,2018,320(21):2211-2220.

[9] Corps K N,Roth T L,McGavern D B. Inflammation and neuroprotection in traumatic brain injury [J]. JAMA Neurol,2015,72(3):355-362.

[10] CRASH-3 trial collaborators. Effects of tranexamic acid on death,disability,vascular occlusive events and other morbidities in patients with acute traumatic brain injury(CRASH-3): a randomised,placebo-controlled trial[J]. Lancet,2019,394(10210):1713-1723.

[11] Dietrich W D,Bramlett H M. Therapeutic hypothermia and targeted temperature management for traumatic brain injury:experimental and clinical experience[J]. Brain Circ,2017,3(4):186-198.

[12] Frati A, Cerretani D, Fiaschi A I, et al. Diffuse axonal injury and oxidative stress: a comprehensive review[J]. Int J Mol Sci,2017,18(12):2600.

[13] Gantner D C,Bailey M,Presneill J,et al. Erythropoietin to reduce mortality in traumatic brain injury:a post-hoc dose-effect analysis[J]. Ann Surg,2018,267(3):585-589.

[14] Grumme T,Baethmann A,Kolodziejczyk D,et al. Treatment of patients with severe head injury by triamcinolone:a prospective,controlled multicenter clinical trial of 396 cases[J]. Res Exp Med (Berl),1995,195(4):217-229.

[15] Guennoun R,Fréchou M,Gaignard P,et al. Intranasal administration of progesterone:a potential efficient route of delivery for cerebroprotection after acute brain injuries [J]. Neuropharmacology,2019,145(Pt B):283-291.

[16] Helmy A, Guilfoyle M R, Carpenter K L, et al. Recombinant human interleukin-1 receptor antagonist in severe traumatic brain injury:a phase II randomized control trial[J]. J Cereb Blood Flow Metab,2014,34(5):845-851.

[17] Helmy A,Guilfoyle M R,Carpenter K L H,et al. Recombinant human interleukin-1 receptor antagonist promotes M1 microglia biased cytokines and chemokines following human traumatic brain injury[J]. J Cereb Blood Flow Metab,2016,36(8):1434-1448.

[18] Marklund N. Rodent models of traumatic brain injury:methods and challenges[J]. Methods Mol Biol,2016,1462:29-46.

[19] Marklund N,Sihver S,Långström B,et al. Effect of traumatic brain injury and nitrone radical scavengers on relative changes in regional cerebral blood flow and glucose uptake in rats[J]. J Neurotrauma,2002,19(10):1139-1153.

[20] Simon D W,McGeachy M J,Bayir H,et al. The far-reaching scope of neuroinflammation after traumatic brain injury[J]. Nat Rev Neurol,2017,13(9):572.

[21] Skolnick B E,Maas A I,Narayan R K,et al. A clinical trial of progesterone for severe traumatic brain injury[J]. N Engl J Med,2014,371(26):2467-2476.

[22] Stovell M G,Mada M O,Helmy A,et al. The effect of succinate on brain NADH/NAD(+) redox state and high energy phosphate metabolism in acute traumatic brain injury[J]. Sci Rep, 2018,8(1):11140.

[23] Temkin N R, Anderson G D,Winn H R,et al. Magnesium sulfate for neuroprotection after traumatic brain injury:a randomised controlled trial[J]. Lancet Neurol,2007,6(1):29-38.

[24] Tritos N A,Yuen K C,Kelly D F,et al. American Association of Clinical Endocrinologists and American College of Endocrinology Disease State Clinical Review:a neuroendocrine approach to patients with traumatic brain injury[J]. Endocr Pract,2015,21(7):823-831.

[25] Tsitsopoulos P P,Abu Hamdeh S,Marklund N. Current opportunities for clinical monitoring of axonal pathology in traumatic brain injury[J]. Front Neurol,2017,8:599.

[26] Zoerle T,Carbonara M,Zanier E R,et al. Rethinking neuroprotection in severe traumatic brain injury:toward bedside neuroprotection[J]. Front Neurol,2017,8:354.

（魏俊吉　张　笑）

第四节　亚急性手术

一、概述

颅脑损伤患者在神经重症监护室救治的总体目的是缓解脑组织肿胀,降低颅内压,维持脑组织的血流供应,最大限度地保护患者的神经功能,为进一步的治疗创造条件。在颅脑损伤的急性期,我们通过脱水治疗、手术治疗等多种手段来缓解患者的急性期颅内高压,但是随后的亚急性阶段,脑组织细胞肿胀、迟发性颅内出血、脑脊液循环障碍、机体内环境紊乱等都有可能导致亚急性期颅内高压,甚至出现难治性颅内高压。本节主要就亚急性期颅内高压的影响因素及神经监护室内的亚急性手术策略展开论述。

二、亚急性期颅内高压的影响因素

（一）脑组织细胞肿胀

颅脑损伤后脑组织细胞肿胀,包括单个细胞中水分含量的增加及细胞周围间质中水分含量的增加。其发生机制与血脑屏障完整性的破坏、细胞膜系统中多种离子泵的功能异常、细胞能量代谢紊乱以及炎症反应等因素相关。脑组织细胞肿胀若持续进展且控制不佳,会出现难以纠正的颅内高压,进而影响脑组织的血流供应,甚至出现致命的脑疝,直接影响患者的预后。

（二）迟发性颅内出血

在颅脑损伤尤其是重型颅脑损伤的病理过程中,往往是多种原发性损伤及继发性损伤合并存在,并且会合并全身多器官系统的功能紊乱。在颅脑损伤的亚急性期或急诊手术之后,由于颅脑损伤本身的复杂性、颅内压暂时性降低,以及机体凝血机制异常等,有可能出现原有出血的增多或者远隔部位的血肿,即迟发性的颅内出血,从而导致亚急性期的颅内高压。

（三）其他因素

颅脑损伤之后,脑静脉系统的直接损伤或者脑静脉内血栓形成等因素,使脑血液回流障碍,从而产生颅内高压;创伤性蛛网膜下腔出血等因素导致脑脊液循环障碍亦会导致颅内高压;机体内环境紊乱使血管内渗透压降低,致使脑组织肿胀,也是导致颅内高压的一个重要因素;血脑屏障的破坏以及不合理的渗透疗法也会加重脑组织肿胀;血流动力学紊乱以及脑血管顺应性改变也会影响颅内压(图 8-1)。

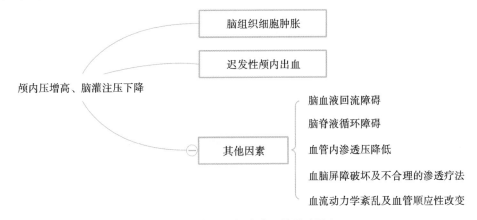

图 8-1　亚急性期颅内高压的影响因素

三、神经重症监护室内的亚急性手术策略

颅内压及脑灌注压的监测是神经重症监护室内的亚急性手术的基础依据,此外积极的影像学检查以及患者症状、体征的监测也是手术决策中的重要一环。颅脑损伤的患者,通常颅内压>20 mmHg 被认为是异常的,当颅内压>25 mmHg 时就应该更加积极地进行处理。依据美国脑外伤基金会的最新研究,颅脑损伤患者颅内压的上限值为 22 mmHg。脑灌注压是评估脑组织血流供应的一个重要指标。美国脑外伤基金会的指南指出,脑缺血的脑灌注压阈值可能在 50~60 mmHg 之间,推荐颅脑损伤后患者的脑灌注压目标值为 60~70 mmHg,以改善患者预后。当患者的颅内压及脑灌注压发生明显变化时,临床医生需根据患者的症状、体征改变,以及实验室及影像学检查结果制订进一步的治疗方案。非手术治疗在相关章节会进行阐述,在此我们仅讨论手术治疗策略。手术方式的选择依据患者的具体情况个体化制订。脑组织细胞肿胀者必要时可行去骨瓣减压术,迟发性颅内出血者清除颅内血肿,存在脑积水的患者可行脑脊液引流。最终的目的都是降低颅内压,维持脑灌注压。

四、讨论

颅脑损伤包括一系列原发性及继发性的损伤。原发性损伤的程度是决定患者预后的主要因素。由原发性损伤导致的脑组织细胞肿胀、血脑屏障破坏、炎症反应激活、颅内压增高及脑灌注压降低等所引起的继发性损伤也直接影响患者的预后。缓解患者的颅内高压、维持患者的脑灌注压是颅脑损伤患者治疗过程中所要遵循的一项基本准则。颅内压的监测以及脑灌注压的监测是决定患者治疗方案及手术策略的依据。目前我们对颅内压的监测多局限于一个瞬时的数值,这使得我们通过颅内压监测获得的信息大大减少。我们应该更注重对颅内压波动模式的描绘,国外的相关研究表明,通过对颅内压波动模式的描绘,我们可以进一步了解脑血流和脑脊液循环的许多特性以及脑组织顺应性的变化,若在此基础上增加多模态监测、影像学检查等手段,可以为颅脑损伤患者提供更加精准的治疗手段,为患者在颅脑损伤之后的恢复创造更加良好的条件。

参 考 文 献

[1] Hutchinson P J,Kolias A G,Timofeev I S,et al. Trial of decompressive craniectomy for traumatic intracranial hypertension[J]. N Engl J Med,2016,375(12):1119-1130.

[2] Jha R M,Kochanek P M,Simard J M. Pathophysiology and treatment of cerebral edema in traumatic brain injury[J]. Neuropharmacology,2019,145(pt B):230-246.

[3] Hawryluk G W J,Rubiano A M,Totten A M,et al. Guidelines for the management of severe traumatic brain injury:2020 update of the decompressive craniectomy recommendations[J]. Neurosurgery,2020,87(3):427-434.

[4] Czosnyka M,Pickard J D,Steiner L A. Principles of intracranial pressure monitoring and treatment[J]. Handb Clin Neurol,2017,140:67-89.

[5] Hawryluk G W J,Nielson J L,Huie J R,et al. Analysis of normal high-frequency intracranial pressure values and treatment threshold in neurocritical care patients:insights into normal values and a potential treatment threshold[J]. JAMA Neurol,2020,77(9):1150-1158.

(张　波)

第五节　颅外损伤的处理

一、概述

单纯性颅脑损伤的患者,应注重避免继发性损伤的发生,从而使患者有良好的预后。但是当颅脑损

伤患者存在颅外的多发性损伤时,患者发生不良事件和继发性颅脑损伤的风险增加,临床医生在救治过程中应优先评估原发性颅脑损伤与颅外损伤的关系以及二者危急程度,同时应遵循维持氧气供应和重要器官充分灌注的一般原则,在此基础上由院内的创伤救治小组或者多学科协作制订进一步的诊疗方案。

二、颅外损伤的处理策略

合并多发伤的颅脑损伤患者在初步检验检查及相关评估之后,在治疗的初期,对患者生命威胁最大的颅外损伤须优先进行治疗,建议采用损伤控制手术(damage control surgery,DCS),仅控制出血和污染。在首次 DCS 之后,当患者于 ICU 进行进一步监护治疗时,应再次评估颅外损伤的手术指征。若患者还需要进一步的手术治疗,除了标准的麻醉监护外,还建议进行围手术期颅内压监护。必要时寻求神经麻醉学专家及相关科室的意见,结合创伤、麻醉、神经外科的相关知识,评估颅外损伤手术的时机,非致命性手术应该推迟,直到患者情况稳定并度过急性期(1~3 天)。

在诊治过程中,临床医生应注重对患者各项指标的检测,如体温、血压、PaO_2、$PaCO_2$、血糖、凝血功能等,尽量避免相关指标的大幅度波动。对患者的神经监测有以下建议:①GCS 评分<8 分的患者不应在无颅内压监测的情况下行颅外损伤的手术治疗;②对于 GCS 评分为 9~13 分的患者,应考虑进行颅内压监测;③GCS 评分为 14~15 分的患者在进行时间长或手术范围大的颅外手术时应该行颅内压监测。为保证患者的有效循环血容量及器官灌注,应维持收缩压大于 90 mmHg,临床医生在补液时应使用温热的、不含葡萄糖的等渗晶体溶液,必要时可使用血管收缩剂,如肾上腺素或去甲肾上腺素。扩容时可使用高渗溶液,不仅可增加血管内容量,也能减少脑容量、降低颅内压,同时也应检测血钠水平,因为高钠血症(共识认为血钠含量大于 150 mmol/L)与早期死亡率增高相关。大约 1/3 的颅脑损伤患者存在凝血功能障碍,凝血功能障碍导致死亡率增高和预后不良,应重视对患者凝血功能异常的处理。

三、讨论

严重的颅外损伤是影响合并多发伤的颅脑损伤患者预后的一个重要因素。在早期的救治过程中,可以采用 DCS 的理念进行治疗。在对患者的颅外损伤进行手术治疗的过程中,需进行颅内压监测,观测患者颅内压的变化情况,以保证脑组织有充分的血液供应。在诊治的过程中应保证患者各项生理参数的稳定,尤其应观察患者血压的变化,当患者存在难以控制的出血时应保证收缩压高于 90 mmHg。在颅脑损伤的患者中,贫血与死亡率增高和预后不良有关,并且许多脑保护机制在贫血时发挥作用,但目前还没有研究表明输血可以改善脑组织的氧合,并且颅脑损伤患者的最佳血红蛋白水平尚不清楚。凝血功能障碍亦会导致颅脑损伤患者预后不良,目前也缺乏相关指南。

参 考 文 献

[1] Algarra N N,Lele A V,Prathep S,et al. Intraoperative secondary insults during orthopedic surgery in traumatic brain injury[J]. J Neurosurg Anesthesiol,2017,29(3):228-235.

[2] Auner B,Marzi I. Pediatric multiple trauma[J]. Chirurg,2014,85(5):451-461.

[3] Berry C,Ley E J,Bukur M,et al. Redefining hypotension in traumatic brain injury[J]. Injury,2012,43(11):1833-1837.

[4] Brenner M,Stein D M,Hu P F,et al. Traditional systolic blood pressure targets underestimate hypotension-induced secondary brain injury[J]. J Trauma Acute Care Surg,2012,72(5):1135-1139.

[5] Sharma D,Vavilala M S. Perioperative management of adult traumatic brain injury[J]. Anesthesiol Clin,2012,30(2):333-346.

[6] Farahvar A,Gerber L M,Chiu Y L,et al. Increased mortality in patients with severe traumatic brain injury treated without intracranial pressure monitoring[J]. J Neurosurg,2012,117(4):729-734.

[7]　Lingsma H，Andriessen T M，Haitsema I，et al. Prognosis in moderate and severe traumatic brain injury：external validation of the IMPACT models and the role of extracranial injuries［J］. J Trauma Acute Care Surg，2013，74(2)：639-646.

[8]　Lombardo S，Scalea T，Sperry J，et al. Neuro，trauma，or med/surg intensive care unit：does it matter where multiple injuries patients with traumatic brain injury are admitted? Secondary analysis of the American Association for the Surgery of Trauma Multi-Institutional Trials Committee decompressive craniectomy study［J］. J Trauma Acute Care Surg，2017，82（3）：489-496.

[9]　Sookplung P，Siriussawakul A，Malakouti A，et al. Vasopressor use and effect on blood pressure after severe adult traumatic brain injury［J］. Neurocrit Care，2011，15(1)：46-54.

[10]　van Leeuwen N，Lingsma H F，Perel P，et al. Prognostic value of major extracranial injury in traumatic brain injury：an individual patient data meta-analysis in 39，274 patients［J］. Neurosurgery，2012，70(4)：811-818.

[11]　Verdantam A，Robertson C S，Gopinath S P. Morbidity and mortality associated with hypernatremia in patients with severe traumatic brain injury［J］. Neurosurg Focus，2017，43(5)：E2.

[12]　Watanabe T，Kawai Y，Iwamura A，et al. Outcomes after traumatic brain injury with concomitant severe extracranial injuries［J］. Neurol Med Chir(Tokyo)，2018，58(9)：393-399.

（张　波）

第六节　脑脊液引流

一、概念

脑脊液引流是指将脑室内或腰大池内的脑脊液向体外密闭系统持续引流，是一种简单、有效的降低颅内压的方法，是神经外科临床常用的治疗技术之一。

颅脑损伤患者常常存在弥漫性轴索损伤和继发性脑水肿，进而导致难治性颅内高压（>20 mmHg），颅脑损伤若经过规范化治疗，如手术切除占位性血肿和挫伤、去骨瓣减压、预防性亚低温治疗、高渗性治疗、通气治疗等后未能改善，可行脑脊液引流。脑脊液引流是急性期降低颅内压的治疗选择，不仅能控制颅内压，还能监测颅内压，以及经引流管注射药物。脑脊液引流包括脑室外引流（EVD）和腰大池引流（LD）。

二、脑室外引流（EVD）

EVD 是临床上常用的脑脊液引流术之一，该技术可作为难治性颅内高压患者的一种早期治疗策略（图 8-2）。此外，EVD 还具有准确监测颅内压的功能，是国内外多项颅脑损伤救治指南推荐的治疗方法。

指南推荐，EVD 系统归零到中脑并持续引流脑脊液可能比间歇引流更有效地降低颅内压；特别对于受伤后最初 12 h 内 GCS 评分<6 分的患者，尤其推荐连续引流。但是，在连续引流时必须谨慎，因为过度引流可导致脑水肿和脑室变小时出现脑室塌陷和导管故障或堵塞，建议每天引流量控制在 150～200 mL。总的来说，相比于间歇引流，连续引流可以更好地控制颅内压。

（一）操作要点

（1）穿刺部位通常选择非优势半球（右侧）进行操作，但如果单侧半球肿胀明显，建议同侧放置以避免进一步的中线移位。

（2）侧脑室前角穿刺：患者取仰卧位，头向上倾斜30°，穿刺部位为鼻根后 10～11 cm 或冠状缝前 1

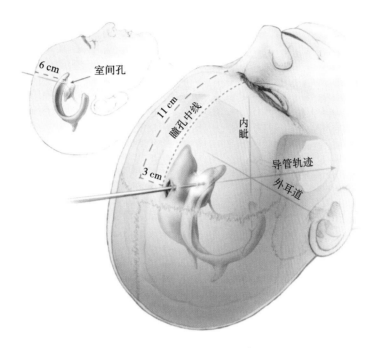

图 8-2 脑室外引流示意图

cm 中线旁开 2.5～3 cm 的位置,确定脑室穿刺针方向,即在矢状面指向双侧外耳道连线,在冠状面上指向同侧内眦方向进行穿刺。

(3)侧脑室后角穿刺:患者取侧卧位,穿刺部位为枕外隆凸上方 6～7 cm 中线旁开 3 cm 的位置,确定脑室穿刺针方向,即指向额部中央部位或同侧眉弓外端进行穿刺。

(4)直线切开头皮并行颅骨钻孔,十字形切开硬脑膜,双极电凝烧灼彻底止血,确认脑表面无粗大引流静脉,当穿刺针进入脑室 5～6 cm 时可明显感受到阻力消失,此时穿刺针已突破脑室壁进入脑室内,拔出针芯并确认有脑脊液流出,当穿刺针进针 7 cm 以上仍未有脑脊液流出时应立即拔出穿刺针重新穿刺,远端连接一个压力 EVD 系统。

(二)注意事项

(1)EVD 是一项有创操作技术,应严格执行无菌操作,争取一次穿刺成功,避免多次穿刺,尽量使引流管自骨孔处在头皮下潜行较长的距离,以减少脑组织损伤及颅内感染等并发症。

(2)EVD 是通过减少脑脊液的容量来降低颅内压的,这一治疗方式对降低颅内压的作用是非常有限的,多项指南把脑脊液引流作为颅脑损伤二线治疗方案,因此它并不能替代其他各项治疗,往往采用多种治疗手段的联合方案,以更好地控制颅内压从而减少负效应的出现。

(3)将 EVD 系统接外置压力感受装置可以实现颅内压的精准监测,临床上可以根据颅内压情况及时调整治疗方案,但测压时压力感受器应置于头部近外耳孔附近,这样才能更准确地反映患者颅内压真实情况。

(4)EVD 设定高度应高于侧脑室平面 10～15 cm(平卧:外眦与外耳道连线中点的水平面。侧卧:正中矢状面),引流量每天不得超过 500 mL(正常人每天分泌 400～500 mL),以每天连续引流 150～200 mL 为宜,且不应以压力过低为目标。

(5)建议引流持续时间为 7～10 天,不应超过 2 周,引流管留置时间过长增加颅内感染的风险,若因病情需要延长引流时间,则拔出引流管重新穿刺置管。在计划拔管 24 h 内应实施夹闭试验,同时密切观察患者意识水平、瞳孔及生命体征等情况,必要时复查头颅 CT 明确颅内情况,以安全地拔出引流管。

三、腰大池引流(LD)

腰大池引流是脑脊液引流的另一种治疗技术,完全属于颅外操作,其不穿刺脑室,可避免误伤脑组织及脑室,减少术后继发脑出血风险,但存在诱发脑疝风险(图 8-3)。

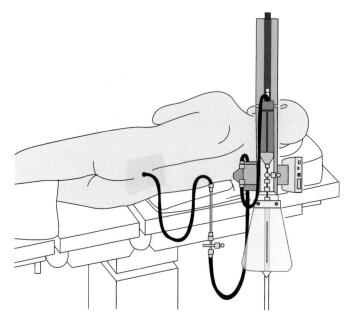

图 8-3　腰大池引流示意图

相关研究报道指出：①急性外伤性脑积水患者已排除脑疝可能，在这种情况下行 LD 可认为是安全、微创及有效的选择。②在基底池开放且无大范围局灶性血肿的严重颅脑损伤和难治性颅内高压成人患者中应用 LD 值得进一步研究。③在其他一线和二线治疗措施无效时，LD 可能在颅脑损伤患者难治性脑出血的治疗中发挥作用，并且可能是一种安全、有效、微创的显著降低颅内压的方法，还需要进一步研究标准化的治疗方案。

总的来说，当前 LD 在颅脑损伤的治疗中缺少明确的适应证及规范的治疗方案，LD 是否能为颅脑损伤患者带来益处还有待研究，但其降低颅内压的效果是确切的。

LD 操作要点：患者取枕侧卧位，使患者头部与身体呈一直线，背部与床面垂直，头向前胸屈曲，双手抱膝紧贴腹部，以最大限度增大椎体间隙，选择穿刺点并在体表定位（一般选取第 3～4 腰椎间隙作为穿刺点，即髂嵴最高点连续与后正中线的交会处，也可上移或下移一个腰椎间隙），以脑脊液呈流通状态（且无神经根刺激症状）为穿刺成功。对肥胖或间隙不明显患者可在超声引导下进行穿刺以降低失败率及减少不必要的损伤。

脑脊液引流是颅脑损伤神经重症治疗方法之一。EVD 已被纳入国内外颅脑损伤救治指南，为颅脑损伤的难治性颅内高压患者带来益处是肯定的，而 LD 国内外报道较少，最佳适应证尚未明确，需要进行进一步研究。

参 考 文 献

［1］ Carney N，Totten A M，O'Reilly C，et al. Guidelines for the management of severe traumatic brain injury，fourth edition［J］. Neurosurgery，2017，80(1)：6-15.

［2］ Kochanek P M，Tasker R C，Carney N，et al. Guidelines for the management of pediatric severe traumatic brain injury，third edition：update of the Brain Trauma Foundation guidelines［J］. Pediatr Crit Care Med，2019，20(3S Suppl 1)：S1-S82.

［3］ 中华医学会创伤学分会颅脑创伤专业委员会. 颅脑创伤患者脑脊液管理中国专家共识［J］. 中华神经外科杂志，2019，35(8)：760-764.

［4］ 中华医学会神经外科学分会，中国神经外科重症管理协作组. 神经外科脑脊液外引流中国专家共识(2018 版)［J］. 中华医学杂志，2018，98(21)：1646-1649.

［5］ Manet R，Schmidt E A，Vassal F，et al. CSF lumbar drainage：a safe surgical option in refractory intracranial hypertension associated with acute posttraumatic external hydrocephalus[J]. Acta Neurochir Suppl,2016,122:55-59.

[6] Jiang J Y,Gao G Y,Feng J F,et al. Traumatic brain injury in China[J]. Lancet Neurol,2019,18 (3):286-295.

[7] Badhiwala J,Lumba-Brown A,Hawryluk G W J,et al. External lumbar drainage following traumatic intracranial hypertension:a systematic review and meta-analysis[J]. Neurosurgery, 2021,89(3):395-405.

[8] Ginalis E E,Fernandez L L,Ávila J P,et al. A review of external lumbar drainage for the management of intracranial hypertension in traumatic brain injury[J]. Neurochirurgie,2022,68 (2):206-211.

（张 波）

第七节 过度通气

颅脑损伤患者降低颅内压的呼吸机管理策略是通过过度通气使 $PaCO_2$ 降低,在保证充足脑灌注的条件下减少脑血流量。以前认为过度通气对降低颅脑损伤患者的颅内压是有效的;然而现在已证实,颅脑损伤患者过度通气后缺血脑体积明显增加,脑血流量(cerebral blood flow,CBF)减少,氧摄取分数增加(图 8-4)。因此现在的指标是维持正常的呼气末二氧化碳($PetCO_2$)分压($PetCO_2>4.5$ kPa)。

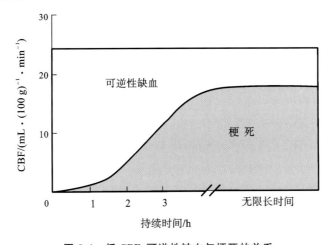

图 8-4 低 CBF、可逆性缺血与梗死的关系

在保留自主呼吸的患者中,监测 $PetCO_2$ 对于监测呼吸频率和有效性是非常有用的(颅脑损伤的患者可能出现低通气,也有可能发生过度通气)。在插管患者中,$PetCO_2$ 的监测更是必不可少的,也是麻醉的部分标准,此时需维持正常的呼吸频率以及 $PetCO_2$(35~45 mmHg),避免过度通气(除非患者表现出脑疝的征象)。在重型颅脑损伤患者中,低碳酸血症所致颅内压的降低与过度通气各阶段脑脊液室顺应性的变化有关。在过度通气的早期,颅内压降低是脑血容量减少导致脑室顺应性增加的结果。

另一项研究发现,$PetCO_2<25$ mmHg 时发生脑组织缺氧的风险较高,提示过度通气可能是急性脑损伤后并发脑组织缺氧的原因之一。据相关指南,不建议长期应用预防性过度通气($PaCO_2<25$ mmHg)作为降低颅内压的一线治疗方法。维持正常的二氧化碳分压可最大限度地降低过度通气相关性脑缺血的发生风险,常规过度通气可降低高通气相关性脑缺血的发生风险。短期适度过度通气被认为是降低严重颅内高压的暂时性措施。但应避免在损伤后 24 h 内过度通气,因为严重的低碳酸血症和随之而来的脑血管收缩会导致脑组织缺氧加重,影响脑组织顺应性和血流速度。因此,监测脑动脉和脑室顺应性对预防过度通气期间脑缺血性事件的发生起到了重要作用。如果需要过度通气,则建议监测颈部血管氧饱

和度或脑组织氧分压,以监测脑氧输送情况。在没有颅内高压的情况下,初始 $PaCO_2$ 目标应维持在 37.5 mmHg(5 kPa)以上,除了血流动力学监测外,动脉血氧分压应维持在 4.5～5 kPa,因为选择性预防性过度通气与颅脑损伤的不良结局有关。

严重颅脑损伤后必须行气管插管和机械通气。此时易失去对气道的控制,呼吸易受损,患吸入性肺炎的风险很高。机械通气治疗颅脑损伤的主要目标是避免低氧血症,严格控制 $PaCO_2$,避免低氧血症和高碳酸血症所造成的颅内压恶化。因此,治疗颅脑损伤时应及早实施机械通气。应积极维持动脉血氧分压和二氧化碳分压的正常值($PaO_2 > 80$ mmHg(10.7 kPa),$PaCO_2$ 35～40 mmHg(4.7～5.3 kPa))。但不建议将 FiO_2 增加到维持氧合目标必需的水平以上,因为高氧血症有潜在的危害。高潮气量通气是颅脑损伤后发生急性肺损伤的主要危险因素,如果脑导向治疗允许,应使用保护性通气策略(潮气量 < 6 mL/kg)。适度水平的呼气末正压(positive end-expiratory pressure,PEEP)($\leqslant 15$ cmH$_2$O)对颅内压或脑灌注压没有显著影响,可以安全地应用于优化 PaO_2,作为保护性通气策略的一部分。

过度通气在颅内压治疗中存在的主要问题是诱导脑缺血,对大脑的影响可以是全脑的也可以是局部的。与脑卒中一样,缺血的危险性取决于低血流量的程度和持续时间。外伤后早期,全脑及局部 CBF 均显著降低,颅脑损伤后早期出现低 CBF 与早期死亡、预后差密切相关。

自发性过度通气是重型颅脑损伤患者常见的症状之一。脑桥的网状结构含有呼吸抑制中枢,这一区域的任何损害均可致过度通气。长时间的过度通气可导致呼吸性碱中毒,严重呼吸性碱中毒可引起肌痉挛及手足抽搐,患者出现呼吸急促。过度通气是脑组织酸中毒的代偿性反应,亦可引起脑血管收缩、痉挛,自动调节功能丧失,导致和加重脑组织缺血缺氧,从而加重脑水肿,形成恶性循环。过度通气还与病情严重程度有关,颅脑损伤越重,低碳酸血症越明显,$PaCO_2$ 持续低者预后不良。

早期使用呼吸机可迅速有效纠正过度通气,改善氧供,提高创伤治愈率,降低死亡率和致残率。目前的证据表明,肺保护性通气在某些亚型的患者中是有效的。然而,低潮气量和允许性高碳酸血症与脑血管扩张和脑血容量增加有关,随之而来的是颅内压的升高。想要在过度通气的情况下提供充足的脑保护,在控制颅内压与预防呼吸机诱导的肺损伤之间取得平衡仍是困难的。在神经危重症患者中,这些策略仍然存在一定的争议,有时甚至是禁忌证。

过度通气和较低的 $PaCO_2$(< 30 mmHg)均为潜在危险。低碳酸血症时,CO_2 可使脑血管收缩,导致脑血容量减少。CBF 下降与 $PaCO_2$ 呈线性关系,线性范围为 7.5～20 mmHg。CBF 的减少和随之而来的脑血容量的减少是过度通气导致颅内压显著降低的最有可能的原因,也将其视为颅脑损伤治疗的原始依据。因此在颅脑损伤患者中,必须严格控制 $PaCO_2$。

过度通气治疗颅脑损伤仍然有争议。表 8-1 总结了一些报道过度通气的有益及潜在不利作用的研究。已经有许多评论对此争议进行了说明。支持者认为过度通气能降低颅内压,尽管同时伴有 CBF 的下降,但是没有依据证明这会进一步干扰代谢,由此他们推断所谓的缺血不构成问题。反对声则集中在过度通气对 CBF、大脑氧合以及微量渗析研究中的神经化学参数的不利作用上。另外,反对者还强调没有证据支持过度通气对临床结果有益。

表 8-1　过度通气对大脑参数的作用

研究者/年份	患者数	过度通气持续时间/min	ICP	CBF	TCD	SjO$_2$	PbtO$_2$	评论及意见
Ausina 等/1998	33	240	↓	↓				30 min 时的影响最大;2 h 时轻度回升;平均下来 $C_{a-v}O_2$ 没有变化,但有 1 例患者危险增加
Berre 等/1998	36	20	↓	↓	↓	↓		$CMRO_2$:没有变化

续表

研究者/年份	患者数	过度通气持续时间/min	ICP	CBF	TCD	SjO₂	PbtO₂	评论及意见
Carmona Suazo 等/2000	90	15					↓	第 1 天没有影响或影响很小，第 5 天开始增加
Cold 等/1989	27	10	↓	↓				局部血流量减少了 5%～16%
Coles 等/2002	33	10	↓	↓				PET 研究显示 $PaCO_2 < 34$ mmHg，处于临界灌注的脑组织的量增加
Dings 等/1996	17	10			↓		↓	第 1 天 CO_2 反应性消失或很弱；第 5 天反应性最强
Diringer 等/2002	9	30		↓				$CMRO_2$ 没有变化；OEF↑；CvO_2↓；CBV↓
Fandino 等/1999	9	10			↓	↓	↓	第 5～7 天 CO_2 反应性较高
Fortune 等/1995	22	20	↓			↓		
Gupla 等/1999	13	15				↓	↓	关键病变区域的 $PbtO_2$ 下降明显；局部 SjO_2 没有变化
Imberti 等/2002	36	20	↓		↓	↓		7 例患者有明显的 $PbtO_2$ 下降或 SjO_2 上升
Lee 等/2001	20	10		↓				CO_2 反应性平均为（3.2±1.6）%/mmHg；第 5～13 天时更高
Marion 等/1991	17	20		↓				CO_2 反应性为 1.3%～8.5%/mmHg；16 例患者局部的差异不低于 50%
Marion 等/2002	20	30						损伤后 24～36 h 挫伤组织周围 CBF 下降更为明显；微量渗析研究显示过度通气后谷氨酸盐及乳酸水平上升
McLanghin 等/1996	10	20		↓				挫伤组织及其周围对过度通气的血管反应性存在很大的差异
Minassian 等/1998	12	10～15	↓		↓			$C_{a\text{-}v}O_2$ 第 4～6 天反应性越高提示预后越好
Newell 等/1996	10	10	↓		↓			适度过度通气可以改善血管张力和自动调节
Obrist 等/1984	31	短期	↓	↓				充血患者的 CO_2 反应性更高
Oertel 等/2002	33	15	↓		↓	↓		$PaCO_2$ 基线越高，影响越大

续表

研究者/年份	患者数	过度通气持续时间/min	ICP	CBF	TCD	SjO₂	PbtO₂	评论及意见
Oertel 等/2002	20	?			?			ICP 正常时,过度通气可以使搏动指数升高; ICP>30 mmHg 时,过度通气可以使搏动指数降低; 作者认为 ICP 升高时,过度通气可以改善大脑微循环
Schneider 等/1998	15	10	↓				↓	1 例患者因 PbtO₂ 急剧下降,终止了过度通气
Skippen 等/1997	23	15		↓				儿科患者:平均 CO₂ 反应性为 2.7%/mmHg(7.1% ~ 2.3%/mmHg)
Thiagarajan 等/1998	18	30				↓		PaO₂ 升高可以抵消过度通气后的 SjO₂ 降低
Vigue 等/2000	20	20	↓	↓		↓	↓	温度校正的 PaCO₂ 变化可以解释低温后 ICP 及 V_{mca} 的改变

注:↓ 为降低;↑ 为升高;ICP 为颅内压;CBF 为脑血流量;TCD 为经颅多普勒超声;SjO₂ 为颈内静脉血氧饱和度;PbtO₂ 为脑组织氧分压;C$_{a-v}$O₂ 为动静脉血氧含量差;CMRO₂ 为脑氧代谢率;OEF 为氧摄取分数;CvO₂ 为静脉血氧含量;CBV 为脑血容量;V_{mca} 为每毫米泵柱的大脑中动脉血流速度;? 为未知。

参 考 文 献

[1] Coles J P,Minhas P S,Fryer T D,et al. Effect of hyperventilation on cerebral blood flow in traumatic head injury:clinical relevance and monitoring correlates[J]. Critical Care Med,2002,30 (9):1950-1999.

[2] Carney N,Totten A M,O'Reilly C,et al. Guidelines for the management of severe traumatic brain injury,fourth edition[J]. Neurosurgery,2017,80(1):6-15.

[3] Boone M D,Jinadasa S P,Mueller A,et al. The effect of positive end-expiratory pressure on intracranial pressure and cerebral hemodynamics[J]. Neurocrit Care,2017,26(2):174-181.

[4] Coles J P,Fryer T D,Coleman M R,et al. Hyperventilation following head injury:effect on ischemic burden and cerebral oxidative metabolism[J]. Crit Care Med,2007,35(2):568-578.

(张　波)

第八节　渗透疗法

渗透疗法是治疗颅脑损伤(traumatic brain injury,TBI)所致颅内压(ICP)增高的基础方法之一,其原理如下:两种不同浓度的溶液被半透膜隔开,为了保持渗透平衡,水会从溶质浓度较低的区域移动到溶质浓度较高的区域。使用渗透疗法治疗 ICP 增高和脑水肿的关键在于大脑与血管之间独有的半透膜,即血脑屏障(BBB)。提高血浆内不易通过血脑屏障的溶质浓度,从而提高血浆渗透压,脑和血浆间产生的渗透压差导致脑组织液转移入血液循环中,脑体积减小,ICP 下降。描述某种膜对某种溶质的半透性程度可用反射系数(reflection coefficient)σ 来表示,其值介于 0(可自由渗透)到 1(不可渗透)之间,高渗药物的反射系数越接近 1,降压效果越显著。

1919 年,Lewis Weed 和 Paul McKibben 两位神经外科医生通过动物实验发现了高渗和低渗溶液对 ICP 及脑内容物体积的影响:给猫静脉注射高渗溶液(30％高渗盐水、高渗葡萄糖等)会导致其 ICP 下降,脑体积缩小,而静脉注射相同体积的蒸馏水会导致其 ICP 上升及显著的脑肿胀。这一伟大发现为渗透疗法的临床试验及应用铺平了道路。随后的几十年间,专家学者们尝试了使用尿素、甘油、白蛋白、山梨醇、甘露醇、高渗盐水等多种药物控制 ICP,其中甘露醇和高渗盐水降低 ICP 效果显著且相对较为安全,成了目前临床渗透疗法的常用药物。

一、甘露醇

甘露醇是一种己六醇,其反射系数为 0.9,与山梨糖醇互为同分异构体。1961 年,Burton Wise 和 Norman Chater 首次报道了使用甘露醇能够有效降低 ICP,这开创了一个新时代:甘露醇逐渐成为治疗 ICP 增高和脑水肿的一线用药。

(一)降压原理

首先,甘露醇具有较高的反射系数,其跨血脑屏障时具有强大的渗透作用力,促进水分从脑组织和脑脊液转移至血管内,再经由肾脏排出,从而减轻了脑水肿。其次,甘露醇可以抑制脉络丛脑脊液的吸收,从而促进颅内蛛网膜下腔脑脊液的清除。同时它还可以通过降低血液黏度和血细胞比容,增加颅脑血流量和氧气输送,引起颅内血管反射性收缩,从而减少脑血容量。此外它还具有一定的氧自由基清除作用以及潜在的脑细胞保护作用。

(二)适应证及使用方法

甘露醇适用于因病理因素包括颅脑损伤、脑出血、脑梗死、颅内肿瘤、脑积水、颅内感染等造成急、慢性 ICP 增高时,在实施降低 ICP 基础治疗后仍存在造成 ICP 增高的疾病。临床上应结合患者临床症状、体征及影像学表现确定甘露醇使用时机及用法、用量。使用 ICP 监测的患者,当 ICP 超过 22 mmHg 时应积极采取治疗措施,而 ICP 超过 15 mmHg 时并不建议启动渗透疗法,不是所有的 TBI 患者都要常规使用甘露醇,甘露醇并不能预防颅脑损伤后 ICP 升高或脑水肿的发生。临床上对无指征的 TBI 患者预防性使用甘露醇,非但不能使患者获益,反而会因甘露醇滥用产生相关并发症,应引起重视。

甘露醇起效迅速,静脉注射后 10～20 min ICP 开始下降,30 min 降压作用达到高峰,4～6 h 作用消失。临床常用 20％的甘露醇溶液脉冲式给药,成人初始剂量为 0.25～1 g/kg,经外周或中心静脉导管 20 min 内静脉输入,其后推荐每 4～6 h 给予低剂量 0.25～0.5 g/kg 维持。尽可能保持甘露醇使用剂量为 0.25 g/kg,避免渗透压失衡和严重的脱水,维持血浆渗透压和脑血流动力学稳定。1.0～2.0 g/kg剂量用于单次或者短时间紧急降低 ICP,为外科手术创造时机,或为术中操作增加暴露,或用于给予 0.25～0.5 g/kg 剂量后无法达到降低 ICP 效果时。在后续的治疗过程中,为了达到同样的脱水降低 ICP 效果,往往需要增加甘露醇的使用剂量,因而推荐小剂量脉冲式给予甘露醇。单独使用甘露醇控制 ICP 效果不佳时,还可联合使用甘油果糖、呋塞米、人血清蛋白或高渗盐水等。住院期间升高的 ICP 得到有效控制而逐渐下降时,甘露醇的剂量可以逐步减少,一般甘露醇使用(7±3)天,个别严重者可适当延长使用时间。

(三)使用监测

应用脱水剂的过程中,既要注意是否已达到了脱水的目的,又要预防过度脱水所造成的不良反应,如血容量不足、低血压、电解质紊乱及肾功能损害等。重视甘露醇的合理使用,尽量以造成最小不良反应的代价达到甘露醇的最佳疗效。

(1)ICP 监测对指导治疗颅内高压有重要意义。如果甘露醇使用后 ICP＜20 mmHg,则无须追加和重复使用甘露醇。如 ICP≥20 mmHg,则采用甘露醇长期医嘱治疗,来维持 ICP＜20 mmHg 或维持渗透压正常。如治疗后 ICP 仍持续 30 min 以上超过 25 mmHg，应进一步复查 CT 或启动更高级别的降低 ICP 治疗方案。不管有无 ICP 监测，需结合临床和影像学检查来评价，影像学评价非常重要，通过头颅 CT 评估颅内占位效应、脑室大小、脑组织移位、中脑周围脑池受压等 ICP 升高标志来判断治疗效果。无创脑水肿监护、经颅多普勒超声等非侵袭性检查，可得到颅内压、脑血流量等指标，也可用于指导甘露醇的使用，但仍需进一步研究。

（2）甘露醇使用后可出现电解质、内环境、容量状态及血浆渗透压水平的改变，并且甘露醇使用的剂量和频率与血浆渗透压升高有相关性。ICP 增高实施渗透疗法时，应维持血浆渗透压目标值在 300～320 mOsm/L。但血浆渗透压超过 330 mOsm/L 时，将可能对肾脏及其他器官造成损害。使用甘露醇后的渗透压间隙是一个更好的监测指标，血浆渗透压主要反映了渗透分子的作用，而渗透压间隙是所测得的血浆渗透压与所计算得到的血浆渗透压[渗透压＝（血钠×2）＋血钾＋（血尿素氮/3）＋（葡萄糖/18）]之差，渗透压间隙小于 10 mOsm/L 提示需要重复给予甘露醇，当渗透压间隙超过 20 mOsm/L，应尽可能避免使用甘露醇。

（四）禁忌证

下列情况应禁用或者慎用甘露醇：①没有 ICP 增高病理改变的疾病；②急性肺水肿或严重肺淤血；③合并肾功能损害或潜在性肾病；④充血性心力衰竭；⑤代谢性水肿；⑥孕妇及老年人；⑦低血压状态；⑧颅内活动性出血患者，需手术者除外。

（五）不良反应

1. 血浆渗透压过高　急性血浆渗透压快速增高时，会引起脑细胞失水皱缩，进而引起机械性脑血管牵扯，继发脑血管损害。高血浆渗透压可引起体液容量的变化，导致有效循环血容量剧减，加剧脑的损害。细胞内的水会向细胞外移动，可导致严重的肺水肿，甚至多脏器功能不全。ICP 增高的患者可能有多方面的原因造成血浆渗透压的升高，如应激性血糖升高、消化道出血或容量不足引起的血尿素氮升高、血甘露醇浓度的升高，或者高渗性酮症性昏迷等。故更需要使用小剂量甘露醇，避免血浆渗透压持续太高。

2. 渗透性肾病　渗透性肾病是指在肾细胞水平发生的结构性变化，主要发生在近端小管，在某些溶质存在的情况下，细胞内浆液泡化和管状细胞肿胀。甘露醇引起尿中溶质排泄增加，从而刺激致密斑，激发强烈的肾小球-小管反应，导致入球小动脉收缩，引起肾小球滤过率下降。甘露醇以原型从肾脏排出，易使甘露醇中的草酸钙物质沉淀于肾小管，导致肾小管代谢障碍，肾小管吸收功能下降，造成少尿、无尿，引发急性肾功能衰竭。老年患者或已有肾功能衰竭的患者具有更大的发生渗透性肾病的潜在危险，通常在高剂量的甘露醇（＞0.2 kg/d 或者 48 h 后累积剂量＞0.4 kg）使用后发生。

3. ICP 反跳加重脑水肿　脑脊液中的甘露醇比血浆中的甘露醇排出更慢，当血浆中的甘露醇经肾脏迅速排出后，血浆渗透压明显降低，而甘露醇仍然在脑组织中滞留，从而使水分从血液中向脑组织中转移，ICP 重新升高，引起 ICP 反跳。长时间高剂量使用甘露醇，可导致脑组织中其浓度更高，使脑水肿加重，致 ICP 反跳。甘露醇在脑组织中的累积是时间依赖性的，小剂量使用甘露醇可以减轻脑水肿和抑制反跳。

4. 其他并发症　甘露醇的不良反应还包括药物浸润所致的皮肤脱落、利尿所致的低血容量、低钾血症和碱血症，以及在糖尿病和老年患者中出现的高血糖性高渗状态等。

二、高渗盐水

高渗盐水是最早用于动物实验及临床试验的高渗剂，当甘露醇成为渗透治疗的一线药物后，高渗盐水仅用于治疗甘露醇难治性患者。在 20 世纪 80 年代学者们重新燃起了使用高渗盐水作为渗透药物的兴趣，到了 20 世纪 90 年代，学者们逐渐接受其为治疗脑水肿和 ICP 升高的一线药物。高渗盐水的反射系数接近 1，这使其成为理想的高渗剂。如今越来越多研究倾向认为，高渗盐水降低患者 ICP 的效果较甘露醇更为显著，而且安全性更高，但使用两种药物的患者 6 个月后的格拉斯哥预后量表（GOS）评分和死亡率没有明显差异，目前并没有足够的证据支持使用任何特定的高渗剂可作为降低 ICP 的首选治疗方法。

（一）降压原理

高渗盐水的作用机制在广义上与甘露醇相似,但与甘露醇不同的是,它不会利尿或引起血容量不足,而是增加血管内容量,并能改善平均动脉压、心输出量和每搏输出量。这种特性使其成为维持血管内容量这一至关重要的条件下的高渗剂选择,如感染性休克、颅脑损伤和蛛网膜下腔出血时。除了反射系数大外,高渗盐水还具有流变学效应,这意味着它可以通过改变红细胞来降低血液黏度。这允许代偿性血管收缩,从而降低 ICP,同时仍然保持足够的血液流向大脑。此外,高渗盐水还能够减轻内皮细胞水肿程度、减少白细胞黏附及迁移,从而抑制机体炎症反应和免疫反应,进一步降低患者的继发性颅脑损伤的发生率。

（二）适应证及使用方案

高渗盐水适用于甘露醇无效、难治性颅内高压、ICP 超过 22 mmHg 的患者。高渗盐水有 3%、5%、7.5% 以及 23.4% 等浓度,起效迅速,目前其最佳的用法、用量仍在探索中。

（三）使用监测及不良反应

高渗盐水治疗 ICP 增高相关的不良反应包括肾功能衰竭、肺水肿、高钠血症、低钾血症、酸中毒、静脉炎等。高渗盐水治疗导致患者肾功能损害的发生机制与甘露醇相似,均与血浆渗透压升高有关,故临床使用时,应监测患者血浆渗透压变化,可接受的血浆渗透压最高值为 360 mOsm/L。肺水肿的发生可能与液体自脑组织进入血管内有关,故合并心功能不全及肺部疾病的 ICP 增高患者使用高渗盐水治疗时,发生肺水肿的风险更高。

高渗盐水静脉输注后,由于血 Na^+ 水平升高,血 Cl^- 水平相应升高,从而可能导致高氯性酸中毒,应将血 Na^+ 水平维持在 $140\sim150$ mmol/L,不超过 155 mmol/L,若血 Na^+ 水平变化过快,可出现脑桥脱髓鞘改变。

高渗盐水静脉输注导致的静脉炎和局部组织坏死的风险,较静脉输注等渗溶液更高,建议高渗盐水由中心静脉输入。

参 考 文 献

［1］ 中华医学会神经外科学分会小儿学组,中华医学会神经外科学分会神经重症协作组,《甘露醇治疗颅内压增高中国专家共识》编写委员会.甘露醇治疗颅内压增高中国专家共识[J].中华医学杂志,2019,99(23):1763-1766.

［2］ 赵继宗,王硕,张建宁,等.神经外科学[M].4 版.北京:人民卫生出版社,2019.

［3］ 赵金桂,罗蓉.2019.渗透性治疗在儿童颅内高压综合征中的应用与研究[J].中华妇幼临床医学杂志(电子版),2019,15(3):239-244.

［4］ Carney N,Totten A M,O'Reilly C,et al. Guidelines for the management of severe traumatic brain injury,fourth edition[J]. Neurosurgery,2017,80(1):6-15.

［5］ Desai A,Damani R. Hyperosmolar therapy:a century of treating cerebral edema[J]. Clin Neurol Neurosurg,2021,206:106704.

［6］ Oddo M,Poole D,Helbok R,et al. Fluid therapy in neurointensive care patients:ESICM consensus and clinical practice recommendations[J]. Intensive Care Med,2018,44(4):449-463.

［7］ Ropper A H. Hyperosmolar therapy for raised intracranial pressure[J]. N Engl J Med,2012,367(8):746-752.

［8］ Schizodimos T,Soulountsi V,Iasonidou C,et al. An overview of management of intracranial hypertension in the intensive care unit[J]. J Anesth,2020,34(5):741-757.

（张　波）

第九节　用于颅内压管理的巴比妥类药物

一、概述

颅内压(ICP)增高是严重的颅脑损伤的主要并发症,可引起脑灌注压下降,导致脑缺血、缺氧的发生,从而增高死亡率与致残率。目前临床上有 10%～15% 的重型颅脑损伤最终发展成药物与外科治疗均无效的难治性颅内高压,其死亡率为 70%～100%。大剂量巴比妥类药物能降低 ICP,但其副作用较大,限制了其在临床上的大量使用。

巴比妥类药物(又称巴比妥酸盐)是一类作用于中枢神经系统的镇静剂,属于巴比妥酸的衍生物,其应用范围可以从轻度镇静到完全麻醉,还可以用作抗焦虑药、催眠药、抗痉挛药。长期使用则会导致成瘾。它包括以下几种:①超短效:硫喷妥钠。②短效:戊巴比妥钠。③中效:异戊巴比妥钠。④长效:苯巴比妥钠。

巴比妥类药物通过以下几种主要机制发挥其保护脑组织与降低 ICP 的作用:①改变脑血管张力,使血管收缩,减少脑血流量;②提高细胞膜 Na^+-K^+ 泵功能,使 Na^+ 向细胞外主动转运增加,阻碍脑水肿形成;③减少脑代谢,降低脑氧代谢率($CMRO_2$);④抑制自由基介导的脂质过氧化反应;⑤减少酸性代谢产物乳酸与兴奋性氨基酸的产生。其他作用包括抵抗细胞线粒体内电子传递等。然而巴比妥类药物最主要的作用可能与脑血流与脑局部代谢需求偶联有关,即脑代谢需求明显降低时,脑血流量显著降低,从而可更有效地降低 ICP、脑灌注压。

二、治疗

为了降低重型颅脑损伤的死亡率及致残率,控制颅内高压,防治脑缺血、缺氧是颅脑损伤救治过程中最重要的目标。许多文献报道了其他治疗无效时,巴比妥类药物能降低 ICP,在 Rca 等(1983)用药物治疗的 27 例重型颅脑损伤、难治性颅内高压患者中,15 例患者使用巴比妥有效,其中死亡 5 例,植物状态 2 例,而在 12 例用巴比妥治疗无反应的患者中 9 例死亡,1 例呈植物状态。这表明巴比妥不仅能有效控制难治性颅内高压,亦可降低重型颅脑损伤患者的死亡率。2016 年美国第 4 版《重型颅脑损伤救治指南》中认为可用大剂量巴比妥类药物控制难治性颅内高压,以达到最大化的治疗效果。在应用巴比妥类药物治疗前和用药期间,需要维持基本循环稳定。《重症脑损伤患者镇痛镇静治疗专家共识》(由中国医师协会神经外科医师分会神经重症专家委员会发布)中认为:大剂量镇静药物,尤其是巴比妥类药物,常作为其他内科和外科治疗手段无效时的挽救性治疗措施,用于难治性颅内高压的控制。

药物选择:巴比妥类药物可分为超短效、短效、中效、长效,临床上以中效的戊巴比妥最常用。

使用方案:均需要首剂量(负荷量)和维持剂量治疗。

负荷量 10 mg/kg,静滴 30 min。

维持剂量 1 mg/(kg·h)持续泵入。

巴比妥类药物的有效血浆浓度为 0.3～0.4 mg/L。

注意事项:创伤性休克、心功能不全患者禁忌使用,儿童与老年患者慎用;为了防治巴比妥类药物治疗时的低血压反应,必须对患者心血管系统疾病加以了解,维持足够的血容量,如有必要可加用血管活性药物。

三、对心脑血管循环及其他方面的影响

20 世纪 80 年代的两项随机研究均显示巴比妥类药物治疗重型颅脑损伤时能较好地控制难治性颅内高压,但能使低血压发生率增高,每 4 例治疗患者中,约有 1 例会产生明显的低血压,原因可能与巴比妥类药物扩张外周血管和抑制心肌收缩力有关。据报道,巴比妥类药物治疗难治性颅内高压时可引起肺

部革兰阴性菌感染和毒血症以及可逆性血细胞减少,较长期使用硫喷妥钠可引起抗生素诱导的可逆性骨髓抑制。因此在用巴比妥类药物治疗时,需要检查患者血细胞及在防治感染发生时谨慎选择抗菌药物。

研究表明,巴比妥类药物引起的脑静脉含氧量的改变亦可能与严重的颅脑损伤患者的预后有关,Cruz(1996)对151例急性颅脑损伤后脑肿胀患者应用巴比妥类药物治疗难治性颅内高压时发现,颈静脉氧化血红蛋白饱和度下降至低于45%时的患者预后明显差于氧化血红蛋白饱和度保持在45%及以上的患者。尽管两组患者在静脉冲击剂量注射戊巴比妥后ICP、脑灌注压(CPP)均未见显著差异。

四、小结

大剂量巴比妥类药物对所有其他药物及手术降压治疗无效的难治性颅内高压仍有效,能有效地降低ICP,降低死亡率,但不主张用于预防性治疗颅内高压。由于该治疗有潜在的并发症发生风险,必须在监护室内进行治疗,以预防血流动力学不稳定。使用巴比妥类药物治疗时,由于一些患者可能发生低血流性脑缺氧,因此亦可监测氧化血红蛋白饱和度。

参 考 文 献

[1] 中华医学会重症分会.中国重症加强治疗病房患者镇痛和镇静治疗指导意见(2006)[J].中华外科杂志,2006,44(17):1158-1166.

[2] 江基尧,朱诚,罗其中.颅脑创伤临床救治指南[M].上海:第二军医大学出版社,2007.

[3] Cruz J. Adverse effects of pentobarbital on cerebral venous oxygenation of comatose patients with acute traumatic brain swelling:relationship to outcome[J]. J Neurosurg,1996,85(5):758-761.

[4] Eisenberg H M,Frankowski R F,Contant C F,et al. High-dose barbiturate control of elevated intracranial pressure in patients with severe head injury[J]. J Neurosurg,1988,69(1):15-23.

(唐 彪 姚洁民)

第十节 液体和电解质的管理

一、概述

液体复苏和液体治疗是颅脑损伤必不可少的治疗手段。液体容量的状态是脑灌注和氧合的主要决定因素之一,而且神经重症患者面临额外的挑战,颅脑损伤后可能出现血肿和水肿,导致颅内压(ICP)进一步升高,同时还可能需要用渗透疗法控制ICP。严重的意识障碍患者感染发生率高,更加重了液体管理的复杂性。如果液体容量不足,将导致长期灌注不足,尤其是脑灌注不足,容易导致并加重继发性脑缺血,导致预后不良;过量的液体治疗将给心肺带来更大的负荷,容易导致并加重心功能不全和肺渗出,加重感染,导致严重并发症的发生。

二、液体复苏的目标

对于TBI患者,复苏最基本的目标包括维持动脉压和降低ICP。足够的大脑血氧供应依靠稳定的脑灌注压(CPP),即平均动脉压(MAP)减去ICP,为了识别CPP降低,需要对严重的TBI患者进行ICP监测。通过增加MAP或降低ICP提升CPP。脑自动调节功能可以在动脉压降低时使血管扩张,在动脉压升高时使血管收缩,使得CPP在一定的动脉压变化范围内保持稳定(通常为60~120 mmHg)。当超出自身调节范围时,血压极度增高而颅内小动脉被动扩张。此时由于脑血容量(CBV)增加,相应的ICP也增高。当血压降低时,同样通过小动脉最大限度地扩张来维持脑组织的血流量。

ICP升高可导致CPP降低,从而引起血管扩张等一系列级联反应,通过升高动脉压而非降低ICP来增加脑灌注,并最终使ICP降低。许多研究在探讨适合TBI患者的最佳CPP。CPP为60～70 mmHg时通常可以为TBI患者提供足够的全脑血流灌注。

虽然维持大脑的血流动力学非常重要,但复苏的最终目标是保证足够的脑组织氧输送和氧摄取。一项针对25例重型TBI患者的回顾性研究分析了旨在优化ICP和CPP改善脑组织氧合作用方法的疗效,应用脑实质内探头进行患者ICP、脑温以及脑氧的监测,利用晶体溶液或胶体溶液对患者进行复苏,并根据高级创伤生命支持和重型TBI救治指南进行治疗。作者报道了CPP>60 mmHg的患者中有1/3发生了严重的脑缺氧,并且持续性脑缺氧导致了死亡率的升高。许多研究证实,持续性脑缺氧与预后较差有关。目前的指南指出,在重型TBI的情况下监测颈静脉血氧饱和度是合理的,颈静脉血氧饱和度小于50%可作为提示全脑缺氧的阈值。

目前侵袭性监测,如动脉导管、中心静脉压、Swan-Ganz导管、PiCCO导管等先进的血管监测设备可用于指导TBI患者的复苏治疗。

三、液体复苏所用的晶体溶液

晶体溶液分布在身体的整个细胞外空间,这意味着注入的晶体溶液只有20%～25%会留在血管内,其余的会相对较快地分布到身体的间质空间。因此,用盐水或其他晶体维持等容血液意味着对它们的需要量较大,从而会导致间质水肿,潜在的副作用是肺含水量增加、扩散距离增大和腔室综合征发生风险增加。对于TBI患者来说,更重要的是,如果血脑屏障(BBB)被破坏,小溶质可以通过,晶体也会在脑间质中分布。这显然是有风险的:在TBI患者中,使用晶体不仅会导致大脑以外器官的组织水肿,还会导致大脑本身的组织水肿。

静脉输注高渗盐水可升高血浆渗透压,并升高血脑之间的渗透压梯度。这种升高的渗透压梯度可使水从脑实质进入血液中,降低脑含水量和ICP。血浆渗透压的升高可以抵消由细胞裂解和受损脑组织代谢紊乱引起的脑组织渗透压的升高。给药后早期,高渗盐水也被认为可以降低血液黏度,增加血液流变学特性,从而改善脑血流量(CBF)和脑组织氧合,自动调节血管收缩,从而降低ICP。其他各种有益疗效亦可归因于高渗盐水治疗,包括免疫调节作用和减少脑脊液(CSF)的产生等。

高渗盐水治疗后渗透压梯度升高,同时扩充了血容量,对于血流动力学不稳定的TBI患者来说是有利的。针对动物和人类休克情况(如失血性、脓毒性、心源性)的研究已经证明使用高渗盐水具有维持血流动力学稳定的作用。除了在血容量扩充方面的作用外,高渗盐水还通过刺激促肾上腺皮质激素(ACTH)和皮质醇的释放来改善血流动力学。缺血性损伤通过诱导红细胞肿胀改变微循环,而使用高渗和高张溶液可在体外逆转酸中毒引起的红细胞肿胀。高渗盐水可能对微循环具有其他有益效果,包括减少白细胞的迁移和对内皮的黏附。

Qureshi等进行了一项回顾性研究,比较了给重型TBI患者(GCS评分≤8分)持续输注2%～3%高渗盐水与生理盐水的效果。两组患者的基线特征(如年龄、GCS评分)相似,但接受高渗盐水的患者似乎有更严重的颅脑穿通伤或颅内占位性病变。虽然他们发现两组患者之间在过度通气、CSF引流、甘露醇输注或者血管升压药的使用频率上没有差异,但高渗盐水组中使用戊巴比妥昏迷疗法的患者显著增加(7例 vs. 2例,$p=0.04$)并显示出更高的院内死亡率。

Vialet及其同事在一项针对需要ICP监测的20例TBI和持续性昏迷患者的前瞻性随机对照试验中对高渗盐水与甘露醇进行了比较。对患者进行随机分组,分别静脉注射2 mL/kg的7.5%高渗盐水或20%甘露醇,用于治疗难治性颅内高压(即过度通气、CSF引流和必要时的血流动力学支持等治疗无效的颅内高压)。接受7.5%高渗盐水治疗的患者较少出现一过性ICP增高((6.8 ± 5.5)mmHg vs. (13.3 ± 14.2)mmHg,$p=0.02$),并且颅内高压每日持续时间较短((62 ± 81)min vs. (95 ± 92)min,$p=0.04$)。高渗盐水组患者的治疗失败率也较低(10% vs. 70%,$p=0.01$)。尽管该研究规模有限,但这项随机前瞻性研究的结果支持高渗盐水在急性ICP增高中的使用价值。虽然高渗盐水组的患者较少有ICP增高表现,但该研究未显示两组之间死亡率或神经功能预后方面的差异。

高渗盐水可增加血容量,降低脑水肿、脑体积及 ICP。由于高渗严重可有效增加血容量,所以对于 ICP 增高和低血压的患者而言,应选择高渗盐水进行补液。

使用高渗盐水的浓度和治疗剂量没有统一的标准。研究者曾尝试使用浓度为 1.6%~29.2% 的高渗盐水,没有发现高渗盐水和晶体溶液或甘露醇在降低死亡率或改善神经系统预后方面的差异。入院前用高渗盐水或生理盐水治疗的研究并没有显示出差异。

甘露醇与高渗盐水相似,甘露醇可增加血浆渗透压并导致细胞脱水,但与高渗盐水相比,甘露醇为惰性糖醇,可导致渗透性利尿。静脉输注甘露醇造成的渗透压梯度变化、脑含水量减少是甘露醇降低 ICP 的关键机制。除了渗透性减少脑含水量外,输注甘露醇可使血液黏度在 10 min 内下降 23%,并可以收缩软脑膜小动脉。降低血液黏度和减小动脉直径的联合作用使 CBF 减少并降低了 ICP。当红细胞血流切率高时(即当它们通过小动脉和毛细血管时),血液黏度明显降低,且被甘露醇包被的红细胞变得柔软,而当甘露醇从红细胞的细胞膜上清除后红细胞则恢复刚性。

尽管有数据支持甘露醇在降低 ICP 中的作用,且甘露醇被广泛应用,但缺少相关的研究确定甘露醇的最佳给药方案以及与其他药物对照的疗效。最近的学术争论围绕着大剂量甘露醇对降低伤后 6 个月时的死亡率和严重致残率的有效性展开。Cruz 及其同事等公布了他们的研究结果,他们将患者分为 3 组:非穿透性 TBI 患者,急性硬脑膜下、脑实质内出血或弥漫性脑水肿患者和濒死的患者,在研究中他们发现大剂量甘露醇(14 g/kg)的使用可以显著降低死亡率和致残率。对于这样的数据,质疑随之而来,并且由于这些数据无法确认,已经从甘露醇临床试验 Cochrane 综述中删除。

虽然有充分的数据和临床经验支持对 ICP 增高患者进行甘露醇治疗,但在治疗的最佳剂量、最佳方案及相对疗效方面仍存在很多问题。在甘露醇治疗早期,由于渗透压梯度的存在,脑血容量是增加的,而最终的渗透性利尿又使脑血容量下降。虽然利尿的后果可由补充经尿液丢失的量来加以避免,但是仍可能由于低血压而造成不良后果,若出现这种情况需要避免使用甘露醇。对于血流动力学不稳定的 ICP 增高患者而言,使用高渗溶液(如高渗盐水)可以补充脑血容量,是比较好的治疗选择。

四、液体复苏所用的胶体溶液

与晶体溶液相比,胶体溶液含有大分子量的溶质分子,溶质分子不易通过完整的毛细血管膜,因此有利于维持渗透压梯度,可以将水保留在血管内。晶体溶液主要由氯化钠组成,最终均匀地分布在血管内和血管外。血管内容量约占全身水分的 20%,晶体溶液容易渗过毛细血管膜,因此仅有 20% 的晶体溶液会保留在血管内。

与此相比,胶体溶液由于分子量大而不易通过内皮细胞屏障,因此在输注胶体溶液后的最初几小时,大约 70% 的输注溶液保留在血管内。除能有效扩充血容量外,胶体溶液对于低血容量的患者来说还可有效地增加心输出量。胶体溶液通过扩充血容量(增加心脏前负荷)以及降低血液黏度(降低后负荷)来增加心输出量。

Zausinger 及其同事报道了蛛网膜下腔出血(SAH)大鼠模型中高张/高渗治疗的类似研究结果。他们比较了生理盐水、7.5% 高渗盐水、7.5% 高渗盐水加 6% 右旋糖酐 70 在 ICP、CBF、组织形态学损伤及神经系统恢复中的作用。实验动物在损伤 30 min 后接受了每种溶液 4 mL/kg 剂量的治疗。虽然单用高渗盐水治疗和用高渗盐水联合右旋糖酐 70 治疗明显缓解了 SAH 发生后 ICP 增高的情况,但联合治疗组中的实验动物显示出更好的神经系统预后及神经形态学改善结果。接受高张或高渗溶液治疗的实验动物也显示出生存期延长。

尽管胶体溶液具有理论上的优势,但大规模试验未能证明使用胶体溶液治疗的患者预后有改善。Cochrane 综述回顾性地对损伤组的白蛋白治疗进行了包含 24 个研究和 1419 例患者的 meta 分析,结果发现接受白蛋白治疗的患者比使用晶体溶液的患者的死亡风险高。Wilkes 和 Navickis 进行了更大规模的 meta 分析,数据未显示使用白蛋白治疗会明显增加死亡风险。

生理盐水对比白蛋白液体复苏评价(SAFE)研究是一项大型多中心随机双盲试验,用于比较患者使用生理盐水或4%白蛋白后28天的死亡率。SAFE研究招募了6997例患者,接受4%白蛋白或生理盐水作为液体复苏的补充液体,此外患者还接受维持剂量补液、丢失量补液、肠内或肠外营养和血液制品输注等治疗。虽然白蛋白治疗可以使患者的补液量减少,并可使中心静脉压(CVP)升高,但两组在28天死亡率、ICU治疗时间、器官衰竭的个数上没有差别。然而亚组分析发现相对于接受生理盐水治疗的TBI患者,接受白蛋白治疗的TBI患者的死亡率更高。在241例接受白蛋白治疗的TBI患者中有59例死亡,而251例接受生理盐水治疗的患者中有38例死亡,RR为1.62(95%CI为1.12~2.34,$p=0.009$)。

SAFE研究的研究者对TBI患者进行了回顾性研究,关注两组病例资料的基线特征和24个月的长期预后。两组患者在初始GCS评分(GCS评分为3~8分)、严重创伤患者比例、CT检查提示的严重创伤程度,以及初始ICP增高方面是相似的。研究总结了214例接受白蛋白治疗及206例接受生理盐水治疗患者的预后,发现接受白蛋白治疗的严重创伤患者在24个月时的死亡率明显增高(RR=1.88,95%CI为1.31~2.70,$p<0.001$);但在初始GCS评分为9~12分的患者中没有发现预后的区别(RR=0.74,95%CI为0.31~1.79,$p=0.50$)。两组患者中的死亡病例大多出现在最初的28天内。

SAFE-TBI研究的结果支持补充盐水或其他晶体溶液作为TBI患者血浆体积扩大的主要方法(SAFE Study Investigators,2007)。这种液体疗法比其他使用白蛋白或合成胶体溶液的疗法便宜。

白蛋白分子质量为69 kDa,是最重要的天然血浆蛋白。与合成胶体相比,白蛋白所有的分子大小相同,带负电荷,不会分解成更小的分子。白蛋白不被降解的事实可能是一个优势,血浆体积膨胀可以更持久,但如果白蛋白在间质中积累,这也可能是一个劣势。白蛋白的过敏反应很少见。TBI患者的血浆蛋白浓度降低,反映出血浆蛋白向间质渗漏增加——超出了淋巴系统的再循环能力。根据跨血管流体交换的双孔理论,血浆蛋白主要通过对流跟随流体流动,通过毛细血管网络末端相对较少的大孔和小静脉转移到间质。静水压力是大孔中的主导力量,因为在这些孔中,经毛细孔的溶质吸收力显著降低。

以上意味着即使在正常状态下,也有血浆和血浆蛋白通过这些孔从血管内间隙向血管外间隙持续渗漏,但循环淋巴系统的容量足够大,可以防止低血容量和组织水肿。等离子体和流体的损失取决于大孔的数量和流体静压的大小。这意味着有这样一种风险,即输注更多的白蛋白来弥补低血容量,就会有更多的血浆漏出。因此,使用白蛋白作为血浆体积扩张器时应同时实施包括减少经毛细血管渗漏至低于淋巴系统容量的体积的措施。根据双孔理论所描述的经毛细血管液体交换的生理学原理,维持低毛细血管静水压可以减少血浆液体向间质的泄漏。这可以通过避免高动脉压和避免使用去甲肾上腺素等血管升压药来实现。使用低输液速度和更高浓度的白蛋白溶液也可以减少泄漏。物理疗法可以通过刺激淋巴引流系统来减少对白蛋白的需求。正如下面讨论的,避免血红蛋白浓度较低也可以减少白蛋白输注。

如果血脑屏障对小溶质是可渗透的,则白蛋白可诱导脑内液体的吸收。如果血脑屏障在很大程度上被破坏,导致白蛋白泄漏到大脑,这种机制可能会受到质疑。但是,考虑到严重TBI后脑脊液中蛋白质浓度最高为3 g/L,很可能反映了脑间质中大致相同的浓度,与正常血浆蛋白浓度约为60 g/L相比,这些浓度非常低。因此,蛋白质渗漏不会对大脑中经毛细血管的糖皮质激素的吸收有任何显著影响。没有足够的数据支持使用合成胶体溶液治疗严重TBI患者是有临床意义的。

五、血液制品

因为血液制品(如全血、单采红细胞、新鲜冰冻血浆、冷沉淀、血小板等)包含许多不同的蛋白质和细胞成分,因此血液制品的扩容作用与其他胶体溶液一样。血液制品通常用于治疗血液系统的异常情况(如贫血、血小板减少、凝血功能异常等)。输血液制品会带来感染和输血反应等风险,因此是否进行输血治疗需根据每个患者的情况而定。

给TBI患者输注红细胞,无论是单采红细胞还是全血,都会带来一定的风险和收益。提升血细胞比容可以增加血细胞的携氧能力,但这也可带来高血液黏度的风险。虽然血浆的黏度比水高1.2倍,但血细胞比容为45%的全血的黏度比水高2.4倍。如哈根-泊肃叶(Hagen-Poiseuille)方程所述,牛顿液体的流动速度与其黏度成反比,故减少一半的液体黏度将增加 2 倍的流速。虽然降低血细胞比容可以增加 CBF,但会有携氧能力下降的风险。通常认为,维持血液黏度和携氧能力在最佳平衡状态的血细胞比容是 30%～35%。

血液制品的输注有时对创伤性损伤患者至关重要。输注红细胞可以扩容,效果与其他胶体溶液相似,并可以增加携氧能力,这对于严重的失血性休克患者而言是必要的干预方式。通常与输血相关的风险包括感染并发症,发生率从 HIV 感染的 1/(140～240)万到细菌感染的 1/2000 不等,免疫反应的发生率从 1/600000(致命反应)到 1/100(发热反应)不等。众所周知,虽然免疫调理的机制和严重程度还存在争议,但输血会影响免疫反应是毋庸置疑的。据报道,去白细胞输血可使 ICU 内患者器官功能衰竭的发生率降低 50%,并且降低了心脏手术患者的术后感染发生率和死亡率。

最近的一项大型前瞻性随机研究(包含 8500 例患者)比较了开放和保守的输血策略在心脏手术中的效果,发现输血剂量的增加与术后感染风险的增大相关,30 天内的死亡率会增高,并且会增加脏器缺血的风险(心肌梗死、脑梗死、肾功能损害)。脏器缺血风险的增加看似与输注红细胞增加携氧能力的一般前提相矛盾。据推测,与输血相关的缺血风险增加是由于储存的红细胞耗尽了 2,3-二磷酸甘油酸(2,3-DPG),这削弱了它们释放结合氧的能力并降低了红细胞膜变形通过毛细血管的能力。

TBI 患者可能合并其他损伤导致大量失血,因而输血对于失血性休克患者的益处远远大于风险,然而对于血细胞比容小于 30% 的血流动力学稳定的患者,输血阈值尚不明确。心脏手术中输血相关并发症的发生率和死亡率增加提示我们在 TBI 患者治疗过程中对其进行输血治疗时需要小心谨慎,同时需要进一步的研究来确定 TBI 患者的最佳输血阈值。

迄今为止,还没有研究可用于指导严重 TBI 患者的红细胞输血治疗。来自加拿大的一项研究未显示普通 ICU 中输注红细胞的任何有益效果,但该研究没有纳入 TBI 患者,也没有使用白细胞耗尽的血液。最近的一项研究表明,较高的血红蛋白浓度与蛛网膜下腔出血后预后的改善有关。另一项研究表明,无论基线血红蛋白浓度如何,输红细胞可使患者的氧合情况改善。由于最佳血红蛋白浓度的不确定性,许多神经 ICU 已接受极低的血红蛋白浓度,低至 70 g/L(4.3 mmol/L),而其他病房要求的血红蛋白浓度则为 110 g/L 以上,这也是隆德概念中建议的。

低血红蛋白浓度意味着更大的血浆容量,以维持等容状态。这意味着需要更多的血浆体积扩张器才能从低血容量状态达到等容状态,根据双孔理论,这也意味着更多的血浆经毛细血管渗漏和有更多的组织水肿。在犬身上也有研究表明,当血红蛋白浓度较低时,血浆漏到间质的量比正常时多。这些表明血红蛋白浓度在 TBI 患者的液体治疗中是重要的,相对正常的血红蛋白浓度可能是最佳的。血红蛋白浓度的正常化也改善了受伤大脑的氧合。这可能对 TBI 患者的预后具有特别重要的意义,因为缺氧半暗带是损伤脑的关键区域。就像从另一个人身上移植一样,输血确实有副作用,特别是当使用非白细胞耗尽的血液和较长时间储存的血液时。可以通过使用白细胞减少的血液和新鲜的血液产品来减少红细胞输血的副作用。然而,对于 TBI 患者输血的血容量扩张效应和氧合效应在多大程度上优于潜在的不良反应,目前还没有得到验证。

六、电解质

与 ICU 中的其他患者一样,对于严重头部损伤的患者,保持钠离子、钾离子和氯离子等电解质的正常浓度非常重要。应维持钾浓度在 3.6～4.4 mmol/L 的正常范围内。需要特别强调的是,低浓度的钠可能对 TBI 患者产生严重的不良影响,因为低钠血症可能与脑水肿的发展有关。因此,必须避免使用低渗溶液(白蛋白和晶体溶液)。如果治疗不适当,这些患者很可能出现低钠血症。需要注意的是,TBI 患者有发生不良高氯血症性酸中毒的风险。用高渗盐水或甘露醇进行渗透治疗可引起明显的不良高钠血症。TBI 患者可能出现低钠血症、低钙血症、低磷血症、低钾血症和低镁血症,这些电解质应定期测定,必要时予以充分补充。

TBI 后低钠血症可分为脑性盐耗综合征(CSWS)和抗利尿激素分泌失调综合征(SIADH)。在

CSWS 中，脑钠肽（BNP）水平升高，导致醛固酮疗效降低，从而降低了肾脏中钠的再吸收能力。这导致盐从尿液中排出。SIADH 多见于神经系统疾病患者，是抗利尿激素分泌过多的结果；水被保留有导致高血容量和低血钠浓度的风险，应该联用钠替代与利尿剂治疗。CSWS 是一种较罕见的低钠血症，治疗时应结合钠替代和液体替代的方法，使用的钠和液体的量与尿量相关。如果多尿是广泛的，患者可以用低剂量的抗利尿激素类似物治疗。肾上腺功能衰竭可能发生在 TBI 后的早期，可以通过分析垂体和肾上腺来诊断。如果它导致严重的低血糖、低血压和低钠血症，可考虑用促肾上腺皮质激素治疗。

七、血管升压药

传统的指南都建议使用血管升压药来维持 CPP 在 70 mmHg 以上，同时使用肌力支持和血管收缩药，如去氧肾上腺素和去甲肾上腺素。

在隆德概念中，推荐使用尽可能小剂量的血管升压药。尽管进行了降压治疗，但大多数患者的 CPP 仍然为 60～70 mmHg。这很可能是由于对低血容量的更严格的治疗，即将白蛋白输注到血浆中维持相对正常的白蛋白浓度，并在低血红蛋白浓度下输注红细胞。根据隆德概念背后的原则，使用最低剂量的血管升压药可能降低 ICP 的增加幅度，减少对血容量感受器的需求，从而减少对微循环的损害，改善大脑和身体其他部位缺氧区域的氧合。

八、结论

TBI 患者的治疗与其他创伤患者一样开始于全面的评估，并紧急处理气道、呼吸和循环的问题。在考虑急性失血严重的情况下，以生理盐水或血液制品进行初始的复苏治疗是必要的，并应立即处理所有直接危及生命安全的伤害。在通过体格检查及影像学检查进行初步评估之后，需评估是否要进行神经外科手术干预。

对严重 TBI 患者给予传统的有创血流动力学监测手段（动脉、中心静脉和肺动脉导管）是有益的，这些手段可以及时反馈机体对复苏治疗的反应。ICP 监测（脑实质内或脑室内）能确定急性 ICP 增高和计算 CPP。在治疗 TBI 患者时，60～70 mmHg 是能接受的 CPP 最低目标。虽然低 CPP 表明 CBF 可能受损，但足够的脑氧摄取是 TBI 治疗过程中的最终目标。用精细的脑实质内探头进行脑组织氧饱和度的测定，在 TBI 患者的治疗中并不作为常规的监测技术。

脑组织的氧测定提供探针周围有限区域的氧合信息，这取决于局部的氧弥散，并存在局部损伤和微生物感染的风险。虽然最近的数据表明这些监测可以提供预后判断相关的信息，但还需要做更多的研究来确定这些监测是否可以成为指导治疗策略制定的工具。这些方法为临床试验中监测疗效提供了非常有价值的依据，且可以被最终运用在临床实践工作中。

复苏中常用的液体是高渗盐水和甘露醇。两者都可以通过从脑实质中消除水分来帮助减少脑含水量和降低 ICP。甘露醇和高渗盐水也会产生独特的流变学效应从而促进 CBF 的提高和促进气输送。主要的不同之处：甘露醇可引起渗透性利尿，而高渗盐水可扩充血容量。这种差异决定了为何会选择使用高渗盐水作为血流动力学不稳定患者的首选治疗方法。

没有临床对照试验的充分证据证明哪种液体相对而言更有效，许多现有的研究比较了每种药物的不同剂量和给药方案。通常情况下，高渗盐水或甘露醇被用于 ICP 增高初始阶段的治疗，尽管这些药物可以降低 ICP，但对于生存期和长期神经系统康复的最终影响尚不清楚。

此外，由于严重的安全问题，不支持使用羟乙基淀粉（HES）溶液进行液体复苏。因为 HES 溶液可能造成凝血功能异常，因此在有临床试验确证其安全性之前，在 TBI 患者中应谨慎使用 HES 溶液。SAFE 的研究结果显示，与白蛋白给药相关的死亡率增高，尽管目前尚不清楚其中的具体机制，但在 TBI 患者群体中使用白蛋白应谨慎。

类似地，输血对于经历过心脏手术的患者存在显著的风险。异常的局部缺血与输血相关，并且死亡率随着输注血液单位的增加而增高，呈现出剂量依赖关系。对于 TBI 患者，30% 的血细胞比容对于携氧能力和氧输送而言达到了理论上最佳的平衡，但输血最理想的阈值可能更低。必须对每位患者进行输血风险与潜在益处的权衡，另外对于 TBI 患者输血疗效的进一步研究将有助于制定最佳的输血阈值。

参 考 文 献

［1］ Rosner M J,Rosner S D,John A H. Cerebral perfusion pressure:management protocol and clinical results[J]. J Neurosurg,1995,83(6):949-962.

［2］ Carney N,Totten A M,O'Reilly C,et al. Guidelines for the management of severe traumatic brain injury,fourth edition[J]. Neurosurgery,2017,80(1):6-15.

［3］ Stiefel M F,Udoetuk J D,Spiotta A M,et al. Conventional neurocritical care and cerebral oxygenation after traumatic brain injury[J]. J Neurosurg,2006,105(4):568-575.

［4］ Grände P O. The "Lund Concept" for the treatment of severe head trauma—physiological principles and clinical application[J]. Intensive Care Med,2006,32(10):1475-1484.

［5］ Jungner M,Grände P O,Mattiasson G,et al. Effects on brain edema of crystalloid and albumin fluid resuscitation after brain trauma and hemorrhage in the rat[J]. Anesthesiology,2010,112(5):1194-1203.

［6］ Nonaka M,Yoshimine T,Kohmura E,et al. Changes in brain organic osmolytes in experimental cerebral ichemia[J]. J Neurol Sci,1998,157(1):25-30.

［7］ Olson J E,Banks M,Dimlich R V,et al. Blood-brain barrier water permeability and brain osmolyte content during edema development[J]. Acad Emerg Med,1997,4(7):662-673.

［8］ Mortazavi M M,Romeo A K,Deep A,et al. Hypertonic saline for treating raised intracranial pressure:literature review with meta-analysis[J]. J Neurosug,2012,116(1):210-221.

［9］ Forsyth L L,Liu-DeRyke X,Parker D,et al. Role of hypertonic saline for the management of intracranial hypertension after stroke and traumatic brain injury[J]. Pharmacotherapy,2008,28(4):469-484.

［10］ Hjelmqvist H,Ulman J,Gunnarsson U,et al. Increased resistance to haemorrhage induced by intracerebroventricular infusion of hypertonic NaCl in conscious sheep[J]. Acta Physiol Scand,1992,145(2):177-186.

［11］ Holcrof J W,Vassar M J,Perry C A,et al. Use of a 75% NaCl/6% dextran 70 solution in the resuscitation of injured patients in the emergency room[J]. Prog Clin Biol Res,1989,299:331-338.

［12］ Cudd T A,Purinton S,Patel N C,et al. Cardiovascular,adrenocorticotropin,and cortisol responses to hypertonic saline in euvolemic sheep are altered by prostaglandin synthase inhibition[J]. Shock,1998,10(1):32-36.

［13］ Tølløfsrud S,Tønnessen T,Skraastad O,et al. Hypertonic saline and dextran in normovolaemic and hypovolaemic healthy volunteers increases interstitial and intravascular fluid volumes[J]. Acta Anaesthesiol Scand,1998,42(2):145-153.

［14］ Kempski O,Behmanesh S. Endothelial cell swelling and brain perfusion[J]. J Trauma,1997,42(5Suppl):S38-S40.

［15］ Härtl R,Medary M B,Ruge M,et al. Hypertonic/hyperoncotic saline attenuates microcirculatory disturbances after traumatic brain injury[J]. J Trauma,1997,42(5Suppl):S41-S47.

［16］ Spera P A,Arfors K E,Vasthare U S,et al. Effect of hypertonic saline on leukocyte activity after spinal cord injury[J]. Spine,1998,23(22):2444-2448.

［17］ Qureshi A I,Suarez J I,Castro A,et al. Use of hypertonic saline/acetate infusion in treatment of cerebral edema in patients with head trauma:experience at a single center[J]. J Trauma,1999,47 (4):659-665.

[18] Vialet R, Albanèse J, Thomachot L, et al. Isovolume hypertonic solutes (sodium chloride or mannitol) in the treatment of refractory posttraumatic intracranial hypertension:2 mL/kg 7.5% saline is more effective than 2 mL/kg 20% mannitol[J]. Crit Care Med,2003,31(6):1683-1687.

[19] Cruz J,Minoja G,Okuchi K. Improving clinical outcomes from acute subdural hematomas with the emergency preoperative administration of high doses of mannitol:a randomized trial[J]. Neurosurgery,2001,49(4):864-871.

[20] Cruz J,Minoja G,Okuchi K. Major clinical and physiological benefits of early high doses of mannitol for intraparenchymal temporal lobe hemorrhages with abnormal pupillary widening:a randomized trial[J]. Neurosurgery,2002,51(3):628-638.

[21] Cruz J,Minoja G,Okuchi K,et al. Successful use of the new high-dose mannitol treatment in patients with Glasgow coma scale scores of 3 and bilateral abnormal pupillary widening:a randomized trial[J]. J Neurosurg,2004,100(3):376-383.

[22] Zausinger S,Thal S C,Kreimeier U,et al. Hypertonic fluid resuscitation from subarachnoid hemorrhage in rats[J]. Neurosurgery,2004,55(3):679-687.

[23] Cochrane Injuries Group Albumin Reviewers. Human albumin administration in critically ill patients:systematic review of randomised controlled trials[J]. BMJ,1998,317(7153):235-240.

[24] Wilkes M M,Navickis R J. Patient survival after human albumin administration. A meta-analysis of randomized,controlled trials[J]. Ann Intern Med,2001,135(3):149-164.

[25] Finfer S,Bellomo R,Boyce N,et al. A comparison of albumin and saline for fluid resuscitation in the intensive care unit[J]. N Engl J Med,2004,350(22):2247-2256.

[26] Bentzer P,Grände P O. Isolated brain trauma in cats triggers rapid onset of hypovolemia[J]. Neurocrit Care,2017,26(3):450-456.

[27] Haskell A,Nadel E R,Stachenfeld N S,et al. Transcapillary escape rate of albumin in humans during exercise-induced hypervolemia[J]. J Appl Physiol(1985),1997,83(2):407-413.

[28] Dubniks M,Persson J,Grände P O. Effect of blood pressure on plasma volume loss in the rat under increased permeability[J]. Intensive Care Med,2007,33(12):2192-2198.

[29] Nygren A,Redfors B,Thorén A,et al. Norepinephrine causes a pressure-dependent plasma volume decrease in clinical vasodilatory shock[J]. Acta Anaesthesiol Scand,2010,54(7): 814-820.

[30] Bark B P,Grände P O. Infusion rate and plasma volume expansion of dextran and albumin in the septic guinea pig[J]. Acta Anaesthesiol Scand,2014,58(1):44-51.

[31] Tomita H,Ito U,Tone O,et al. High colloid oncotic therapy for contusional brain edema[J]. Acta Neurochir Suppl(Wien),1994,60:547-549.

[32] Hébert P C,Wells G,Blajchman M A,et al. A multicenter,randomized,controlled clinical trial of transfusion requirements in critical care. Transfusion Requirements in Critical Care Investigators. Canadian Critical Care Trials Group[J]. N Engl J Med,1999,340(6):409-417.

[33] Naidech A M,Jovanovic B,Wartenberg K E,et al. Higher hemoglobin is associated with improved outcome after subarachnoid hemorrhage[J]. Crit Care Med,2007,35(10):2383-2389.

[34] Zygun D A,Nortje J,Hutchinson P J,et al. The effect of red blood cell transfusion on cerebral oxygenation and metabolism after severe traumatic brain injury[J]. Crit Care Med,2009,37(3): 1074-1078.

［35］　Valeri C R,Donahue K,Feingold H M,et al. Increase in plasma volume after the transfusion of washed erythrocytes[J]. Surg Gynecol Obstet,1986,162(1):30-36.

［36］　Smith M J,Stiefel M F,Magge S,et al. Packed red blood cell transfusion increases local cerebral oxygenation[J]. Crit Care Med,2005,33(5):1104-1108.

［37］　Dhar R,Zazulia A R,Videen T O,et al. Red blood cell transfusion increases cerebral oxygen delivery in anemic patients with subarachnoid hemorrhage[J]. Stroke,2009,40(9):3039-3044.

［38］　Bilgin Y M,van de Watering L M,Brand A. Clinical effects of leucoreduction of blood transfusions[J]. Neth J Med,2011,69(10):441-445.

（李智恒　姚洁民）

第十一节　镇静:包括疼痛治疗和戒断反应

一、概述

维持脑氧供需平衡是重型颅脑损伤治疗的中心所在。损伤、疾病及诊疗操作会对患者造成伤害性刺激,可能导致脑氧耗水平的升高。同时各种伤害性刺激也会导致循环波动,造成颅内血流动力学改变,尤其是当患者脑血管自身调节功能受损时,造成代谢解偶联(metabolic decoupling):脑血流量(cerebral blood flow,CBF)与局部代谢状况呈现不成比例的变化。上述变化对机体代偿能力低下或处于器官功能衰竭状态的重症患者产生进一步损害并影响其预后。此外,剧烈躁动可能导致气管导管、中心静脉导管意外脱出,妨碍 ICU 复杂操作及治疗。近年各项研究均证明,合理适当的镇静及镇痛,对缓解重症患者高应激对病情的干扰,保护脏器功能效果明显。因此,其重要性和必要性毋庸置疑。

二、颅脑损伤患者镇静镇痛的病理生理基础

(一)脑代谢与脑血流效应

颅脑损伤患者的代谢解偶联发生率约为 55%,最常出现于伤后 24 h 内,在伤后 1~5 天最为显著。CBF 不随脑氧代谢率(cerebral metabolic rate of oxygen,$CMRO_2$)成比例下降,出现过度灌注(luxury perfusion)。其可能为一缺血保护机制,但也可能继发脑血容量(cerebral blood volume,CBV)增加、血管源性水肿,进而导致颅内压(intracranial pressure,ICP)升高。

(二)ICP 效应

(1)降低脑氧代谢率,进而期望通过代谢-血流偶联机制减少 CBF,进而减少脑血容量(CBV),从而降低 ICP。改善脑组织对缺氧的耐受性。其操作存在药物剂量依赖,极端情况为将脑代谢抑制到等电位状态(无宏观电活动)。

(2)减轻疼痛应激,改善对人工气道、物理约束耐受,减轻躁动,降低腹/胸膜腔内压,改善静脉回流,降低颅内压。

(3)癫痫可显著增高脑氧代谢率,加重继发性脑损伤,抑制癫痫发作,抑制皮质扩散去极化。全面抑制脑电活动,最终可达到暴发抑制甚至等电位状态。抑制异常脑电活动有利于对 ICP 进行控制。

(三)全身效应

镇静镇痛药物的全身效应很多时候是作为希望避免的不良反应而出现的。由于镇静镇痛药物抑制心肌活动的同时舒张外周血管,其降低体循环血压的作用可能对冲 ICP 下降带来的收益,使得 CPP(CPP=MAP−ICP)反而下降。部分镇静镇痛药物可导致心动过缓和其他心律失常(如房颤),尤其常见于老年患者和部分有心脏基础疾病的患者。镇静镇痛药物抑制了下肢肌肉泵的作用,加重了静脉血流淤滞,

可能导致深静脉血栓形成；镇静镇痛药物抑制呼吸，对于无人工气道的患者，存在中枢性低通气的风险。其影响气道保护，增加机械通气时间及肺部感染风险。部分镇静药物（如丙泊酚等）持续、长期泵入会带来显著的代谢并发症风险。镇静镇痛药物将影响神经系统体格检查结果，干扰医生对病情的判断，进而可能增加影像学检查的频率，而频繁的外出 CT 检查将增加额外的诸如管路异常、管路脱落等风险。

因此，如何发挥镇静镇痛药物改善脑代谢与脑血流的作用，减小镇静镇痛药物的全身效应所带来的风险，是颅脑损伤患者镇静镇痛治疗中需要关注的问题。

三、常用镇静镇痛药物

（一）常用麻醉剂/镇痛剂对重型颅脑损伤患者的影响

常用麻醉剂/镇痛剂对重型颅脑损伤患者的影响见表 8-2。

表 8-2　常用麻醉剂/镇痛剂对重型颅脑损伤患者的影响

麻醉剂/镇痛剂	脑代谢	ICP	不良反应	评价
丙泊酚	下降	下降或无影响	低血压 丙泊酚输注综合征（低血压、呼吸抑制、代谢紊乱等）	维持输注速度小于 4 mg/(kg·h)
咪达唑仑	下降	无影响	呼吸抑制，长期应用可在组织中蓄积	具备较好的抗癫痫作用的镇静药物
巴比妥类药物	下降	下降	低血压	维持正常血容量 监测 EEG
氯胺酮	无影响	无影响		血流动力学稳定性 用于重型颅脑损伤的数据有限
右美托咪定		无影响或下降	低血压 心动过缓 呼吸抑制	抗焦虑，抗交感兴奋 同时具备镇痛、镇静效果，效果存在"天花板"效应
阿片类药物	无影响	无影响或下降	低血压 呼吸抑制 耐受性戒断反应	维持正常血容量，需持续输入

（二）重型颅脑损伤患者常用的镇静镇痛药物

1. 阿片类药物　在重型颅脑损伤患者中常用的镇痛剂是阿片类药物芬太尼、舒芬太尼、阿芬太尼和瑞芬太尼。阿片受体激动剂的选择通常取决于临床情况。如果需要保持 ICP 的稳定、减少刺激反应，中长效的阿片受体激动剂吗啡可能是合适的。然而，早期神经评估后可能需要短效的阿片受体激动剂瑞芬太尼。

研究表明，静注阿片受体激动剂后，可导致 ICP 增高和 MAP 降低。阿片类药物对 ICP 的影响的潜在机制并没有得到详细的评估。阿片类药物可诱导组胺释放，导致脑血管阻力降低和全身血压下降。阿片受体激动剂导致的 ICP 升高也可能是由 MAP 降低后的脑血管自动调节代偿性的舒张引起的。为了避免 MAP 降低，重型颅脑损伤患者应保持正常血容量，安全地使用阿片受体激动剂的方法是持续静脉泵入而不是静脉推注。

2018 年 PADIS 指南指出，对于接受机械通气的 ICU 患者，应予以静脉用阿片类药物治疗非神经病理性疼痛，并采取镇痛优先的镇静原则控制激越状态。药物特征：诱导耐受，有戒断反应，起效时间、维持时间各有差异,在肝、肾功能损害患者中有蓄积风险。

阿片类药物的不良反应如下。

(1)呼吸系统:呼吸抑制,容易发生于与镇静药物联用期间。急性呼吸衰竭可使用纳洛酮逆转。

(2)循环系统:低血压一般见于快速静推/低血容量患者,外周血管扩张可能加重血容量不足,因此补足血容量非常重要。

(3)其他不良反应:①组胺释放:低血压,心动过速,皮肤潮红,瘙痒,支气管痉挛。②消化泌尿系统反应:恶心呕吐,肠蠕动减弱,麻痹性肠梗阻,尿潴留。③ICP 升高:芬太尼的罕见不良反应。④药物耐受性:镇痛效果越来越差,需要不停地增加剂量。

2. γ-氨基丁酸(GABA)受体激动剂

(1)丙泊酚:丙泊酚广泛应用于包括重型颅脑损伤的危重症患者的镇静治疗中。它起效快、持续时间短,可以在输液结束后进行神经系统检查(唤醒测试)。在实验研究中,丙泊酚已被证明可以降低脑代谢,而在临床研究中,它可以维持或降低 ICP。丙泊酚可引起低血压,因此在血流动力学不稳定或存在容量不足证据的患者中应尽可能避免使用;如果必须应用则需要非常谨慎,尽可能滴定以达到最低的有效剂量。

尽管在过去的 30 年里,数百万例患者已经安全地使用了丙泊酚,但少数应用丙泊酚的患者出现了危险的丙泊酚输注综合征(propofol infusion syndrome,PIS)。该综合征包括心力衰竭、乳酸酸中毒、高钾血症、横纹肌溶解、高脂血症和急性肾功能衰竭等表现,在报道的病例中此种并发症通常是致命的。为避免发生 PIS,建议重型颅脑损伤患者丙泊酚的最大输注速度为 4 mg/(kg·h)。当丙泊酚输注超过 48 h 时,也应注意。如果无明显的原因出现进展性乳酸酸中毒,应停用丙泊酚。

(2)咪达唑仑:咪达唑仑是神经外科 ICU 的一种常用镇静剂。该药物对心血管作用最小,至少对正常血容量患者是如此。咪达唑仑抑制呼吸,抑制咳嗽反射,影响气道保护。由于咪达唑仑脂溶性较高,容易在组织中发生蓄积,影响其消除,如果长时间持续输注,可导致镇静时间大大延长,并在终止输注后难以对患者进行神经系统评估。咪达唑仑可以降低脑代谢和脑血流,甚至比丙泊酚效应更大。尽管一些研究表明丙泊酚能更好地降低 ICP,但 meta 分析仍然显示在颅脑损伤患者中,咪达唑仑和丙泊酚的镇静效果没有明显的差别,在控制 ICP 上也没有明显差别。这方面仍需要更充足的研究。

咪达唑仑起效快,体内清除速度快,降低脑代谢但程度不及丙泊酚;对 ICP 仅有轻微的影响。持续泵入时存在组织蓄积,半衰期延长,使得清除缓慢,并可能产生累积的毒性效应。长期应用可导致耐受,并可引起严重的撤药反跳,增高 ICU 死亡率,也是 ICU 内发生谵妄的独立危险因素。

(3)巴比妥类药物:历史上,巴比妥类药物曾被用作颅脑损伤患者的镇静剂。然而,由于巴比妥类药物具有比其他镇静剂更重的副作用,巴比妥类药物现在仅被保留用于麻醉诱导、难治性颅内高压的控制和癫痫持续状态的治疗。巴比妥类药物通过降低脑代谢和减少脑血流的方式来降低血容量,从而降低 ICP。在 2012 年一项系统综述中,根据六项试验的数据,没有证据支持巴比妥疗法可以改善预后。疗效不佳可能是由于巴比妥类药物可引起血压下降,特别是在低血容量患者中,消除了降低 ICP 对脑灌注压的积极作用。因此,在使用巴比妥类药物时,必须注意维持正常血容量,以避免低血压。高剂量的巴比妥类药物也可能诱发 ARDS。使用巴比妥疗法时最好通过连续脑电图进行监测,以滴定至可能的最低剂量。不建议预防性使用巴比妥类药物以达到脑电图的暴发抑制水平。可以使用巴比妥类药物来控制 ICP 升高,但在进行巴比妥类药物治疗时,需控制血流动力学稳定性和控制肺相关并发症。

巴比妥类药物降低脑氧代谢率,进而成比例地降低 CBF,有显著的血流动力学影响。使用期间需要监测脑电图,评估是否达到暴发抑制状态。其显著的代谢抑制(以及 CBF 降低)状态不是巴比妥类药物治疗的目标,最终目的是控制 ICP。如果已达到暴发抑制状态,进一步增加巴比妥类药物剂量无法进一步降低 ICP,反而会加重低血压,导致脑缺血风险。

推荐用巴比妥昏迷疗法的指南共识如下:美国脑外伤基金会(BTF)第 4 版《重型颅脑损伤救治指南》

中在血流动力学稳定状况下推荐巴比妥昏迷用于治疗其他方法(包括手术)难以控制的颅内高压;监测脑电图,使用可控制 ICP 的最低剂量,以维持血流动力学稳定。西雅图国际重型颅脑损伤共识会议(Seattle International Severe Traumatic Brain Injury Consensus Conference,SIBICC) & CREVICE 专家共识中巴比妥昏迷隶属于治疗级别 3(最高级别),用于治疗级别 1、2 难以控制的颅内高压。

(4)氯胺酮:氯胺酮是一种短效的 N-甲基-D-天冬氨酸(NMDA)受体拮抗剂,相比于其他镇静剂,其具有更好的血流动力学稳定性。传统上,人们不鼓励对颅内高压患者使用氯胺酮;然而,最近的临床试验已经证实氯胺酮可能具有神经保护性和抗惊厥性的特性,对 ICP 的影响最小。

早期研究表明它与 ICP 的升高有关,故传统上氯胺酮在颅脑损伤患者的治疗中被保留。然而,在最近的成人或儿童研究中,这种作用均未被证实。最近因其可能的神经保护特性,氯胺酮得到了更多的关注。尤其在蛛网膜下腔出血和恶性脑卒中患者中,相较于咪达唑仑和丙泊酚,氯胺酮表现出更大的限制膜扩散去极化能力。

3. α2 受体激动剂　α2 受体激动剂可与其他镇静镇痛药物联合用于脑外伤患者,可减轻重型脑外伤患者的应激反应。这种治疗方法基于隆德概念,并推荐使用 α2 受体激动剂可乐定,以此来达到降低收缩压和减轻应激反应的目的。然而,右美托咪定可能是比可乐定更好的选择,因为它更有选择性,不容易发生 α1 受体介导的血管收缩。

右美托咪定是一种 α2 受体激动剂,是常用于重症监护室的镇静剂。它可产生一种可被唤醒的浅镇静效果。右美托咪定有轻度的呼吸抑制作用,类似于阿片类药物,可减轻谵妄。最近,该药物被建议用于脑外伤患者的镇静中。研究表明,在镇静方面,它有类似丙泊酚的效果。然而,它也与低血压有关,这可能对脑外伤患者的脑灌注有负面影响。现如今,暂没有足够的证据支持对脑外伤患者使用右美托咪定进行镇静治疗。

右美托咪定兼有镇痛、减轻焦虑效果,可降低交感张力及应激反应,减少儿茶酚胺类释放,降低血皮质醇水平,起到神经保护作用。其呼吸抑制作用轻微,快速起效-消除,几乎无组织蓄积,降低 ICP,改善脑血流。右美托咪定使用中存在的问题:对血压的影响不确定,可升高血压也可降低血压,取决于占优势的是中枢 α2a 受体激活引起的血管扩张,还是外周 α2b 受体激活引起的血管收缩;心律失常,如心动过缓(最常见),房颤;长期应用后,停药可能出现反跳性高血压、心动过速;需从低剂量开始应用,初始快速给药可诱发心源性休克;肝、肾功能损害患者应考虑减量,但目前尚无相应剂量调整说明。总之,右美托咪定对于 ICU 住院日、机械通气时间、死亡率等结局指标,不同研究结论并不一致,缺乏大宗、高质量数据支持。

四、镇静镇痛相关诊疗推荐

所有的镇静剂均会抑制血流动力学的稳定。目前还缺乏镇静和镇痛作用的高级别的科学证据。在 2007 年和 2016 年美国 BTF 两个版本指南中,增加了一个关于"麻醉剂和镇痛剂"的章节,但基于高质量证据的建议相对较少。

使用镇静和镇痛药物可以治疗疼痛、减轻应激,理论上可能有助于将 ICP 控制在可接受的水平内。因此,镇静和镇痛可能是有益的。

(一)现有指南及专家共识对于颅脑损伤患者镇静镇痛治疗的推荐

美国 BTF 第 4 版《重型颅脑损伤救治指南》中对镇静镇痛治疗的推荐如下(均属于ⅡB级)。

(1)不推荐常规巴比妥昏迷诱导暴发抑制用于控制 ICP。

(2)在血流动力学稳定的状况下推荐巴比妥昏迷用于其他方法(包括手术)难以控制的 ICP。

(3)推荐使用丙泊酚控制 ICP,但其对于改善长期预后无帮助。

SIBICC 与 CREVICE 专家共识见表 8-3、表 8-4。

SIBICC 专家共识对有创 ICP 探头植入的重型颅脑损伤患者的镇静镇痛在治疗级别 1、2、3 中均有推荐。

表 8-3　SIBICC 专家共识关于镇静镇痛的推荐

治疗级别	推荐内容
1	CPP 目标 60～70 mmHg 强化镇静镇痛以降低 ICP PaCO$_2$ 目标为正常低限(35～38 mmHg) 间断滴注甘露醇(0.25～1 g/kg) 间断滴注高渗盐水 如果有脑室外引流(EVD)则行开放引流 如果一开始只有脑实质探头就应该考虑放置 EVD 备好自动体外除颤器(AED) 脑电图(EEG)监测
2	轻度过度通气,PaCO$_2$ 目标 32～35 mmHg 如果对控制 ICP 有效果,可考虑使用肌肉松弛药 监测脑血管反应性(CAR),如果没有条件,则行 MAP 激发试验 如果 CAR 完好,则通过应用血管活性药物等降低 ICP
3	诱导苯巴比妥/硫喷妥钠昏迷 去骨瓣减压 低温治疗(35～36 ℃)

CREVICE 专家共识对仅有临床及影像学评估结果而未行 ICP 监测的重型颅脑损伤患者的镇静镇痛的推荐治疗级别为 2、3。

表 8-4　CREVICE 专家共识关于镇静镇痛的推荐

治疗级别	推荐内容
1	高渗盐水/甘露醇团注 维持正常体温(>37.5 ℃时进行降温处理)
2	轻度过度通气,PaCO$_2$ 目标 30～35 mmHg(海拔校正) 3%高渗盐水持续泵入 加强镇静镇痛
3	去骨瓣减压 大剂量静脉注射巴比妥类药物 低温(核心≤37 ℃)

(二) SIBICC 专家共识对评估患者神经功能状态中断镇静治疗安全性的推荐

采用 1 级治疗措施控制 ICP 后,不论患者的状态如何,以 ICP 能够接受的程度持续 24 h,需要评估神经功能状态而中断镇静治疗时较安全;采用 1 级治疗措施但既往可能需要 2 级或 3 级措施控制 ICP 时,不论患者的状态如何,以 ICP 能够接受的程度持续 48 h 以上,需要评估神经功能状态而中断镇静治疗时较安全。

采用 2 或 3 级治疗措施控制 ICP 时,不论患者的状态如何,以 ICP 能够接受的程度持续 72 h 以上,需要评估神经功能状态而中断镇静治疗仍需谨慎。

该共识中提出根据 ICP 水平、瞳孔大小、GCS 运动评分、ICP 正常的背景,对撤除 ICP 监测/中断镇静做出综合的风险评估;肌肉松弛药和巴比妥类药物都是试验性应用,对控制 ICP 无效时立即停止使用。尽管在这些方面都体现了该共识的实际应用价值,但是,分级治疗方案在层级之间递进时并没有明确 ICP 的水平及异常持续时长(美国 ACS TQIP《颅脑损伤管理实践指南》中的分级管理建议 ICP 持续不低于 20 mmHg 时进入下一级治疗),另有一些未达成一致的问题仍需要进一步研究。

五、撤药后戒断反应

戒断反应的原因有镇静镇痛药物长期、大量应用后快速停药或快速减量。戒断反应的症状有血压升高,心率加快,烦躁,出汗,打哈欠,流涕,瞳孔放大,恶心,呕吐。

处理:降低戒断反应发生率的策略之一是逐渐减少药物剂量。在紧急创伤情况下,氯胺酮可能是安全的。

预防:长时间(>5 天)使用阿片类和苯二氮䓬类药物可增加药物终止后出现戒断反应的风险。突然终止或快速减少药物使用可增加戒断反应发生风险。因会加重患者的痛苦,故预防和管理戒断反应很重要。减少戒断反应发生的策略之一是在几天内逐渐停止用药。此外,可使用 α2 受体激动剂(可乐定、右美托咪定)来避免戒断反应,证据虽然有限,但在不断增加。然而,如何避免危重症患者出现戒断症状的最佳策略仍缺乏共识。

儿童戒断反应:所报道的 PIS 病例中,儿童似乎占比过高。这可能与他们的糖原储存较低和对脂肪代谢的较高依赖性有关。危重症儿童在停止使用苯二氮䓬类药物和(或)阿片类镇静药物后可出现戒断反应。为降低戒断反应的发生率,在 ICP 可控的情况下,使用的苯二氮䓬类药物和(或)阿片类药物的总剂量应尽可能小。一些研究建议每天减少 10%～20% 的剂量进行戒断停药;然而,这种策略并没有完全避免戒断反应的发生。欧洲儿科和新生儿重症监护学会建议在使用阿片类或苯二氮䓬类药物镇静的过程中使用标准化的医源性戒断综合征评估量表(即 WAT-1 或 SOS)。

参 考 文 献

[1] Albanèse J,Viviand X,Potie F,et al. Sufentanil,fentanyl,and alfentanil inhead trauma patients:a study on cerebral hemodynamics[J]. Crit Care Med,1999,27(2):407-411.

[2] Devlin J W,Mallow-Corbett S,Riker R R,et al. Adverse drug events associated with the use of analgesics,sedatives,and antipsychotics in the intensive care unit[J]. Crit Care Med,2010,38(6 Suppl):S231-S243.

[3] Barr J,Fraser G L,Puntillo K,et al. Clinical practice guidelines for the management of pain,agitation,and delirium in adult patients in the intensive care unit[J]. Crit Care Med,2013,41(1):263-306.

[4] Carney N,Totten A M,O'Reilly C,et al. Guidelines for the management of severe traumatic brain injury,fourth edition[J]. Neurosurgery,2017,80(1):6-15.

[5] Awissi D K,Lebrun G,Fagnan M,et al. Alcohol,nicotine,and iatrogenic withdrawals in the ICU [J]. Crit Care Med,2013,41(9 Suppl 1):S57-S68.

[6] Ellens N R,Figueroa B E,Clark J C. The use of barbiturate-induced coma during cerebrovascular neurosurgical procedures:a review of the literature[J]. Brain Circ,2015,1:140-145.

[7] Erdman M J,Doepker B A,Gerlach A T,et al. A comparison of severe hemodynamic disturbances between dexmedetomidine and propofol for sedation in neurocritical care patients[J]. Crit Care Med,2014,42(7):1696-1702.

[8] Flower O,Hellings S. Sedation in traumatic brain injury[J]. Emerg Med Int,2012,2012:637171.

[9] Grände P O. Critical evaluation of the lund concept for treatment of severe traumatic head injury,25 years after its introduction[J]. Front Neurol,2017,8:315.

[10] Gu J W,Yang T,Kuang Y Q,et al. Comparison of the safety and efficacy of propofol with midazolam for sedation of patients with severe traumatic brain injury:a meta-analysis[J]. J Crit Care,2014,29(2):287-290.

[11] Harris J,Ramelet A S,van Dijk M,et al. Clinical recommendations for pain,sedation,withdrawal and delirium assessment in critically ill infants and children:an ESPNIC position statement for healthcare professionals[J]. Intensive Care Med,2016,42(6):972-986.

[12] Hertle D N,Dreier J P,Woitzik J,et al. Effect of analgesics and sedatives on the occurrence of spreading depolarizations accompanying acute brain injury[J]. Brain,2012,135(Pt 8):2390-2398.

[13] Humble S S,Wilson L D,Leath T C,et al. ICU sedation with dexmedetomidine after severe traumatic brain injury[J]. Brain Inj,2016,30(10):1266-1270.

[14] Ista E,van Dijk M,Gamel C,et al. Withdrawal symptoms in children after long-term administration of sedatives and/or analgesics:a literature review. "Assessment remains troublesome"[J]. Intensive Care Med,2007,33(8):1396-1406.

[15] Kam P C,Cardone D. Propofol infusion syndrome[J]. Anaesthesia,2007,62(7):690-701.

[16] Karabinis A,Mandragos K,Stergiopoulos S,et al. Safety and efficacy of analgesia-based sedation with remifentanil versus standard hypnotic-based regimens in intensive care unit patients with brain injuries:a randomised,controlled trial[ISRCTN50308308][J]. Crit Care,2004,8(4): R268-R280.

[17] Krajčová A,Waldauf P,Anděl M,et al. Propofol infusion syndrome:a structured review of experimental studies and 153 published case reports[J]. Crit Care,2015,19:398.

[18] Oddo M,Crippa I A,Mehta S,et al. Optimizing sedation in patients with acute brain injury[J]. Crit Care,2016,20(1):128.

[19] Otterspoor L C,Kalkman C J,Cremer O L,et al. Update on the propofol infusion syndrome in ICU management of patients with head injury[J]. Curr Opin Anaesthesiol,2008,21(5):544-551.

[20] Pajoumand M,Kufera J A,Bonds B W,et al. Dexmedetomidine as an adjunct for sedation in patients with traumatic brain injury[J]. J Trauma Acute Care Surg,2016,81(2):345-351.

[21] Roberts I,Sydenham E. Barbiturates for acute traumatic brain injury[J]. Cochrane Database Syst Rev,2012,12(12):Cd000033.

[22] Roberts D J,Hall R I,Kramer A H,et al. Sedation for critically ill adults with severe traumatic brain injury:a systematic review of randomized controlled trials[J]. Crit Care Med,2011,39(12): 2743-2751.

[23] Zeiler F A,Teitelbaum J,West M,et al. The ketamine effect on ICP in traumatic brain injury[J]. Neurocrit Care,2014,21(1):163-173.

[24] Devlin J W,Skrobik Y,Gélinas C,et al. Clinical practice guidelines for the prevention and management of pain,agitation/sedation,delirium,immobility,and sleep disruption in adult patients in the ICU[J]. Crit Care Med,2018,46(9):e825-e873.

[25] Chesnut R M,Temkin N,Videtta W,et al. Consensus-based management protocol(crevice protocol)for the treatment of severe traumatic brain injury based on imaging and clinical examination for use when intracranial pressure monitoring is not employed[J]. J Neurotrauma, 2020,37(11):1291-1299.

[26] Hawryluk G W J,Aguilera S,Buki A,et al. A management algorithm for patients with intracranial pressure monitoring:the Seattle International Severe Traumatic Brain Injury Consensus Conference(SIBICC)[J]. Intensive Care Med,2019,45(12):1783-1794.

（梅　涛　刘劲芳）

第十二节　营 养 支 持

经过大约30年的研究及发展,临床营养的理论认识及临床应用取得了长足发展。循证医学表明颅脑损伤患者在神经重症监护室治疗中,代谢及营养支持是直接影响神经功能预后的重要因素。但是,颅脑损伤后应激反应导致的代谢失衡及内环境紊乱使重型颅脑损伤患者营养支持实施的难度及风险明显增加。

一、颅脑损伤应激病理与营养失衡

在颅脑损伤急性期,营养是重要功能(通气、血流动力学)和颅内压稳定后的重要治疗措施。颅脑损伤患者常常出现吞咽困难,会导致营养不良、脱水和吸入性肺炎。颅脑损伤可诱导由细胞因子、其他炎症介质、激素(去甲肾上腺素、肾上腺素、ACTH和皮质醇、生长激素、催乳素、血管加压素和内啡肽等)介导的高代谢反应,同时可产生胰岛素抵抗,会导致高血糖反应。

颅脑损伤可导致胃肠道损伤,缺血再灌注损伤是重症患者继发胃肠功能损伤的主要原因。无论是腹部的直接受创,还是腹部外的严重创伤、感染、休克,都会使机体处于严重应激状态,从而使血流重新分布。而血流重新分布时,机体为了保证心、脑、肾等重要器官的血供,会减少肠道等血流弱势器官的血供,导致肠道缺血、缺氧,进而导致胃肠功能受损;肠道缺血后,经过复苏等手段干预,应激状态缓解、肠道血流恢复,组织的再灌注使肠道遭受了再灌注损伤的二次打击,从而使胃肠道损伤加重。

原发性颅脑损伤后胃肠道损伤:由胃肠道原发疾病或直接损伤导致的颅脑损伤后胃肠道损伤(首次打击),常见于胃肠道系统损伤初期(首日)、腹膜炎、胰腺或肝脏病理学改变、腹部手术、腹部创伤等。

继发性颅脑损伤后胃肠道损伤:机体对重症疾病反应的结果,无胃肠道原发疾病(二次打击),无胃肠道系统直接损伤,肺炎、心脏疾病、非腹部手术或创伤、心肺复苏后等出现的胃肠道功能异常。

针对这一问题,欧洲重症协会胃肠障碍工作组于2013年提出急性胃肠道损伤(acute gastrointestinal injury,AGI)概念,并推出AGI分级评估标准(表8-5)。AGI分级评估标准能有效识别重症患者胃肠道功能障碍严重程度,并预测临床预后。

表 8-5　AGI 分级评估标准

分级	定义	原理	举例
AGI-I	存在胃肠道功能障碍和衰竭的风险 有明确病因,胃肠道功能部分受损	胃肠道症状常常发生在机体经历一个打击(如手术、休克等)之后,具有暂时性和自限性的特点	a.恶心、呕吐 b.肠鸣音减弱或消失 c.大便次数减少或不排大便
AGI-II	胃肠功能障碍 胃肠道不具备完整的消化和吸收功能,必须给予一定的干预措施才能满足机体对营养和液体的需求	通常发生在没有针对胃肠道进行干预的基础上,或者当腹部手术造成的胃肠道并发症较预期更严重时	a.胃轻瘫伴大量胃潴留或反流(4 h胃残余量超过150 mL) b.下消化道麻痹(腹部液气平面)、腹泻 c.腹内压(IAP):12~15 mmHg d.可见胃内容物或粪便带血 e.喂养不耐受,尝试肠内营养途径72 h未达20 kcal/(kg·d)
AGI-III	胃肠功能衰竭 给予干预处理后,胃肠道功能不能恢复,整体状况没有改善	临床常见于肠内喂养(使用红霉素或幽门后置管等)后,喂养不耐受持续得不到改善,导致多器官功能障碍进行性恶化	a.持续喂养不耐受:大量胃潴留(4 h胃残余量超过300 mL)、持续胃肠道麻痹、肠道扩张或出现恶化 b.IAP:15~20 mmHg。腹腔APP<60 mmHg c.喂养不耐受状态出现,可能与多器官功能障碍的持续或恶化相关

续表

分级	定义	原理	举例
AGI-Ⅳ	胃肠功能衰竭伴严重远隔器官功能受损(MODS),或伴加重的休克	一般状况急剧恶化,伴远隔器官功能障碍	a. 肠道缺血坏死 b. 导致失血性休克的胃肠道出血 c. 假性结肠梗阻(Ogilvie 综合征) d. 需要积极减压的腹腔间室综合征

由于高代谢反应,静息能量消耗(resting energy expenditure,REE)可能会比根据 Harris-Benedict 公式所做的估计值有所增加。GCS 评分与 REE 之间存在相反关系。能量需求很难预测,因为许多因素会影响新陈代谢。肌肉松弛药、机械通气、阿片类药物和镇静剂都能减少 REE。躁动、癫痫发作、体温升高和儿茶酚胺都可加快新陈代谢。

深镇静(巴比妥昏迷)患者因存在胃潴留和胃肠道麻痹,需行肠外营养(parenteral nutrition,PN)。肠内营养(enteral nutrition,EN)没有达到营养要求时亦需加用 PN。在创伤重症阶段需密切监测电解质(钠、钾和磷等),注意酸碱平衡,监测血糖、肝功能和血脂。用 Harris-Benedict、Mifflin-St Jeor 和 Ireton-Jones 等公式来计算颅脑损伤患者的标准能量供应是不准确的,可使用间接量热法估算所需热量。如果不进行营养支持,重型颅脑损伤患者可以在一周内失去 10%～15% 的体重。量身定制的能量摄入量可能会改善预后。

颅脑损伤患者在重症监护期间常常合并有水和电解质(主要是血钠)紊乱,需密切监测液体平衡、血钠、尿钠,警惕低钠血症和血容量不足。应激可诱导糖异生和骨骼肌分解,氮丢失>20 g/24 h,肌肉消耗>600 g/24 h。氮平衡直到受伤后 2～3 周才能恢复。蛋白质需求在危重症患者的治疗中存在争议。没有证据支持每日摄入超过 1.5 g/kg 氨基酸会促进氮平衡,相反,它会增加尿素氮的产生。纠正氮平衡不会逆转分解代谢状态,但可更快地达到正氮平衡状态。维持蛋白质正常合成必须补充氨基酸。可收集 24 h 的尿液,通过测量尿素的排泄量来计算肾功能正常患者的氮平衡。氮供应=(蛋白质摄入量(g)/6.25+尿素氮(mmol))×0.028+4 (g)(纠正非尿液丢失)。

脑微透析监测研究表明,血糖浓度在 6～9 mmol/L 之间可使颅脑损伤患者达到最佳的脑葡萄糖浓度。Kansagara 等对 1950 年至 2010 年的可用文献数据进行了系统性回顾,他们得出的结论是,严格的血糖控制经常会导致低血糖,而且没有一致性的证据表明严格的血糖控制比非严格的血糖控制更好。然而,与此相反的证据是,欧洲临床营养与代谢学会(ESPEN)指南建议将血糖浓度控制在 10 mmol/L 以下。在 ICU 期间,可通过持续泵入胰岛素来控制血糖。

在颅脑损伤患者中,血清锌离子浓度因肝脏储存增加和尿液分泌增加而下降。锌是底物代谢的辅因子,对免疫和 NMDA 受体功能很重要。一项研究表明,在脑外伤后立即补锌是有利的,该研究已证明补锌可改善神经系统的恢复能力。此外,补锌组患者伤后 3 周的血清前白蛋白浓度明显较高,这可能表明其具有更好的营养状况。食物摄入量减少或营养支持不足会加剧患者的营养不良,并影响患者预后。摄入过多的能量会导致肥胖,这对患者的日常护理有负面影响。对人工营养的支持应该随着经口摄入量的增加而减少,但需始终确保能量需求得到满足。

没有足够的数据来支持如何对小儿颅脑损伤患者进行营养支持的Ⅰ级推荐。患儿的能量和蛋白质需求较成人有所增加,美国第 4 版《重型颅脑损伤救治指南》建议能量补充量为测量或计算的基础能量消耗的 130%～160%。关于最佳的营养支持方式的研究尚很少。一项研究发现,高血糖是儿童死亡和脑功能不良的独立预测因素。

二、颅脑损伤围手术期营养治疗的主要概念及内容

(一)营养治疗

广义的营养治疗是指通过口服(普通膳食或治疗性膳食)、管饲肠内营养或肠外营养途径提供营养或

营养素来预防和治疗营养不良。治疗性膳食包括强化食品及口服营养补充(oral nutritional supplement，ONS)剂。医学营养治疗特指 ONS、管饲及肠外营养。营养治疗的目的是预防和治疗分解代谢异常和营养不良，维持手术患者围手术期营养状态，减少术后并发症的发生。手术患者不能经口进食或者长时间摄入不足时，即便未出现明显的疾病相关营养不良(disease-related malnutrition，DRM)，也应尽早实施营养治疗。

(二)营养不良的标准

2015 年 ESPEN 对营养不良提出了新的诊断标准，符合下述 3 条中的任何 1 条，均可以诊断为营养不良。

(1) BMI<18.5 kg/m^2。

(2) 体重下降(与平时体重相比，任何时间的体重下降$>10\%$，或 3 个月内体重下降$>5\%$)及年龄特异性 BMI 下降(青年人，BMI<20 kg/m^2；70 岁以上老年人，BMI$\leqslant22$ kg/m^2)。

(3) 体重下降(与平时体重相比，任何时间的体重下降$>10\%$，或 3 个月内体重下降$>5\%$)及无脂肪体重指数(fat free mass index，FFMI)降低(女性 FFMI<15，男性 FFMI$\leqslant17$)。

(三)术后代谢管理

胰岛素抵抗是机体为了抵御饥饿而阻止葡萄糖氧化的一种自我保护反应，术后患者通常存在一定程度的胰岛素抵抗。患者术后功能恢复与经口摄入的耐受程度、胃肠道功能恢复密切相关，外科医生应仔细观察和记录患者的恢复情况。C 反应蛋白(C-reactive protein，CRP)、白蛋白、CRP 与白蛋白的比值等指标在一定程度上可反映患者术后恢复情况。

(四)营养风险评估

由于患者营养状态与临床结局密切相关，推荐对颅脑损伤患者进行营养风险评估。营养风险评估主要使用营养风险筛查(NRS-2002)量表以及 Nutric 评分量表(表 8-6、表 8-7)。经过筛查和评估，有营养不良或存在风险的患者应接受营养治疗。估计不能进食时间>5 天、经口摄入减少或摄入量不到推荐摄入量的一半且时间>7 天的患者也应尽早开始营养治疗。2016 年美国重症医学会和美国肠外肠内营养学会(SCCM&ASPEN)重症患者营养指南中建议，如果条件允许，不能进食的重症患者肠内营养应在术后 24~48 h 实施。若口服和仅肠内途径不能满足摄入能量($<50\%$的热量需求)和营养物质的需求超过 7 天时，应采用肠内营养联合肠外营养的治疗方式。当患者需行营养治疗，但存在肠梗阻等肠内营养禁忌证时，应尽早实施肠外营养。全合一的肠外营养输注方式优于多瓶输注方式。专家建议营养治疗应按标准流程进行以减少并发症的发生。

表 8-6　营养风险筛查(NRS-2002)量表

评估项目	评分
A. 疾病严重程度评分	
正常营养需要量	0
髋部骨折，慢性病患者，特别是伴有急性并发症的慢性病患者，如肝硬化、慢性阻塞性肺疾病、慢性血液透析、糖尿病、一般肿瘤患者	1
腹部大手术、脑卒中、重症肺炎、恶性血液病患者	2
颅脑损伤、骨髓移植、ICU 患者(APACHE 评分>10 分)	3
B. 营养状态受损评分	
营养摄入正常	0
3 个月内体重丢失$>5\%$ 或近一周进食量下降至需要量的 $50\%\sim75\%$	1
2 个月内体重丢失$>5\%$ 或近一周进食量下降至需要量的 $25\%\sim50\%$ 或 BMI 18.5~20.5 kg/m^2 且一般情况差	2

续表

评估项目	评分
1个月内体重丢失>5%(3个月内丢失15%)或近一周进食量下降至需要量的0~25%或 BMI<18.5 kg/m² 且一般情况差	3
C.年龄评分	
≥70 岁	1

注:营养风险筛查评分总分为 A、B、C 三项评分之和;如果患者的评分>3 分,则提示患者有营养不良的风险,需行营养支持治疗。

表 8-7　Nutric 评分量表

指标	范围	评分
年龄/岁	<50	0
	50~<75	1
	≥75	2
APACHE Ⅱ 评分/分	<15	0
	15~19	1
	20~27	2
	≥28	3
SOFA 评分/分	<6	0
	6~9	1
	≥10	2
引发器官功能不全/个	0~1	0
	≥2	1
入 ICU 前住院时间/天	0~1	0
	>1	1
IL-6/(μg/L)	0~400	0
	>400	1

注:Nutric 评分结果为 0~5 分,说明患者营养风险低;评分结果为 6~10 分,说明患者营养风险高,当无法获得 IL-6 值时,可以使用改良 Nutric 评分量表,只采用前面 5 个参数评分总和,评分结果为 0~4 分,说明患者营养风险低;评分结果为 5~9 分,说明患者营养风险高。

(五)谷氨酰胺与免疫营养底物

多数专家认为,当患者术后肠内营养供给不足,需要肠外营养补充时,可以经肠外途径补充谷氨酰胺。但手术患者是否经肠外途径常规补充谷氨酰胺尚无推荐意见。同样,指南对于口服补充谷氨酰胺、单独口服和静脉输注精氨酸也没有明确推荐意见。已有 meta 分析研究结果显示,肠外营养中添加 ω-3 脂肪酸等免疫营养素可减少术后感染发生和缩短住院时间。考虑到个别研究存在方法学问题,指南对补充免疫营养底物均给予 B 级推荐,即给予包含 ω-3 脂肪酸的肠外营养适用于肠内营养不足、需要肠外营养补充的患者。

(六)能量需求的计算

能量供给测量(间接量热法)和估计能量消耗(energy expenditure,EE)(受伤后 24 h 为 25~50 kcal/kg)是重要的。危重症患者最好每周监测一次。如果不能测量 EE,在第一周将肠内营养(EN)增加到目标的 70%。如果在第 5~7 天没有达到目标能量,可加用肠外营养(PN)。胃潴留时可以进行小肠喂养。在重症监护期间每周评估 1~2 次蛋白质需求和损失,直到氮平衡。对能自主进食的病情稳定患者也应该定期评估营养状况。给予口服营养补充剂、EN 或 PN 时,每周至少测量一次体重。

能量供应方案需要合理制订。应激时的代谢是不可预测的,因此能量需求最好用间接量热法来测量。但因为设备昂贵,而且技术烦琐,许多中心未使用该方法。如果呼吸机可测量呼气末二氧化碳,那么可据此间接估计能量消耗。

过量喂食亦是有害的。新陈代谢加快,过度的二氧化碳和热量的产生,将使体温升高的风险增加。这些代谢变化可能会通过脑动脉扩张增加 ICP,特别是在没有使用呼吸机的患者中。

在计算能量和营养需求时,可以使用以下方案,但必须考虑个体情况。

(1) 分解代谢状态(早期)25 kcal/(kg·d)。

(2) 合成代谢状态(晚期)30~50 kcal/(kg·d)。

(3) 葡萄糖需求 2~3 g/(kg·d)。

(4) 脂肪需求 0.5 g/(kg·d)。

(5) 蛋白质需求 1~1.5 g/(kg·d)(即氮需求 0.16~0.24 g/(kg·d))。

(6) 电解质需求:

①钠 1~1.4 mmol/(kg·d)。

②钾 0.7~0.9 mmol/(kg·d)。

③磷 0.15~0.30 mmol/(kg·d)。

④镁 0.04 mmol/(kg·d)。

⑤钙 0.11 mmol/(kg·d)。

液体的补充是营养支持的综合方法之一。液体的基本需求约为 30 mL/(kg·d),具体体积必须根据临床情况进行调整。如果患者能够饮水或进食,应鼓励患者经口进食普通食物和口服营养补充剂并测量食物的摄入量。

三、营养方式的选择

(一)肠内营养

应以标准溶液(1.0 kcal/mL)20 mL/h 开始肠内营养。在监测胃潴留的情况下,以每 8 h 10~20 mL 的速度增加喂养量,此举可以预防腹泻。在胃潴留患者中,可加入红霉素(200 mg,2~3 次/天)。在行肠内营养出现消化不良时,也需治疗。如果胃动力药物不能解决胃潴留问题,可放置鼻肠管。如果需要肠内营养超过 2 周,经皮胃造瘘可能是首选的方案。以下情况为禁忌证,不宜行肠内营养:①严重消化道出血;②急性肠道炎症,肠梗阻,肠系膜血栓疾病,腹内高压,胃肠道功能障碍(如肠鸣音消失,肠内营养中严重腹泻、腹胀),腹腔积液等;③血流动力学不稳定,体内电解质、酸碱失衡未纠正。

参考 2016 年(SCCM&ASPEN)重症患者营养指南:不能维持自主进食的危重症患者,在充分复苏、血流动力学稳定的情况下,术后 24~48 h 可开始启动早期肠内营养治疗。为防止早期肠黏膜屏障功能受损、改善肠内营养耐受性,对 AGI-Ⅲ级患者前期可行低剂量喂养。低剂量(又称滋养型)喂养为防止肠黏膜屏障功能受损、改善肠内营养耐受性的小剂量低速喂养。目标供给量和喂养速度仍没有统一标准,一般肠内营养输注速度为 10~20 mL/h。

(二)肠外营养

常规的营养素包括糖类、脂肪、氨基酸、电解质、维生素、微量元素和液体。

体内主要的糖类是葡萄糖,是非蛋白质热量的主要来源之一。葡萄糖的补充量一般占非蛋白质热量的 50%~60%,葡萄糖与脂肪比例保持在 5:5 至 6:4,单位时间葡萄糖输注量一般为 2.5~4 mg/(kg·min),外源葡萄糖供给量一般为 100~150 g/d。脂肪是非蛋白质热量的另一主要来源。一般占总热量的 15%~30%,或占非蛋白质热量的 30%~50%,输入量 0.8~1.5 g/(kg·d)是安全的。氨基酸是肠外营养液中的氮源,是蛋白质的合成底物,包含各种必需氨基酸及非必需氨基酸,各氨基酸比例适当,具有良好蛋白质合成效应。热氮比一般为(100~150) kcal:1 g((418.6~627.9)kJ:1 g)。

(三)营养途径

受脑肠轴调控影响,颅脑损伤患者存在急性胃肠道损伤的比例高于其他重症患者,部分患者早期无法经肠道摄入足量营养制剂,对于管饲的营养空缺,应尽早(伤后 5 天内)行支持性肠外营养补充,在调整肠内营养剂量时应相应调整肠外营养用量。对于存在肠内营养禁忌证的患者,如完全性肠梗阻、严重的短肠综合征、肠弛缓、胃肠道出血或缺血、各种休克的患者,建议在条件允许的情况下尽早(伤后 5 天内)开始肠外营养。在行肠外营养期间,最好使用中央静脉。每日营养需求应由三腔袋执行。必须添加微量元素和维生素(水溶性和脂溶性维生素)。

国内外指南推荐,对于无法自主进食的颅脑损伤患者,首选肠内营养支持,帮助尽早恢复肠道吸收及免疫功能;改善内脏供血及功能恢复,促进蛋白质合成;减缓血糖、血脂的升高趋势。对口服营养制剂依然无法摄入足量目标能量的患者,推荐管饲全营养制剂提供营养。管饲患者病情进入康复阶段、吞咽功能恢复后,应鼓励口服营养补充剂,在口服进食量达标后,考虑撤除管饲。

对于有管饲指征的患者,尽可能在术后 24 h 即开始进行。管饲开始时用低流速(10~20 mL/h),根据患者个体肠道耐受情况逐渐增加流速。达到目标摄入量的时间因人而异,通常需要 5~7 天。严重颅脑损伤患者需要长期管饲(>4 周)时,建议行经皮内镜下胃造瘘术(PEG)等。

(四)肠内营养配方

颅脑损伤患者病情的个体差异较大,治疗方式和用药也不尽相同,且病程较长,不同时期的代谢状态和能量需求也有较大区别。故选择营养配方时应考虑该患者该阶段的状态,选择最佳获益的营养制剂。

对于 AGI-Ⅱ级和 AGI-Ⅲ级的患者,因大多存在不同程度的应激性胃肠道功能不全,应在等渗[<901 kPa(350 mOsm/L)]、无渣(不含膳食纤维)的配方中选择肠内营养液。对于颅脑损伤患者,常规推荐高蛋白含量的整蛋白配方。对于血糖水平升高(≥10 mmol/L)的患者,建议选用糖尿病配方(含缓释淀粉或高脂低糖配方);对于需控制免疫反应(如发热、感染等)的患者,推荐富含二十二碳六烯酸(DHA)和二十碳五烯酸(EPA)的免疫营养配方;对于颅内压>25 mmHg 需控制入量的患者,可选用高能量密度配方等。

四、各种营养治疗并发症的处理

(一)糖脂代谢异常

如患者出现 10 g 糖类的外源性胰岛素需求>1 IU 或血糖水平>10 mmol/L,应考虑糖脂代谢异常,如病情允许,应考虑更换含缓释淀粉或高脂低糖的糖尿病配方。同时,应定期(建议每周 2 次)监测血甘油三酯水平,若甘油三酯水平大于 5.7 mmol/L,建议支持性肠外营养患者调整肠外营养配方,无支持性肠外营养患者则酌情将肠内营养减量或暂时停用,以控制甘油三酯水平在 5.7 mmol/L 以下。

(二)胃残留

颅脑损伤患者应监测胃残留量,建议每 6 h 1 次。如胃残留量少于 150 mL,则可按喂养流程考虑加量或维持原量;如胃残留量在 150~250 mL,建议酌情减量;如胃残留量在 250 mL 以上,则建议暂停肠内营养,重新评估胃肠道功能并做相应处理后再行喂养。对于胃残留量在 150 mL 及以上的患者,建议更换中链甘油三酯含量较高的配方,使易于吸收,改善耐受性。

(三)腹泻

患者腹泻(每日 3 次以上稀便且大于 250 mL/d)时,应首先排除疾病或相关药物引起的腹泻,以免延误病情:肠缺血或肠瘘、重症感染、甲状腺功能异常、低钠或低蛋白血症等。抗生素的长期应用也是引起腹泻的常见原因。此外,含山梨醇、抑酸剂的药物和导泻剂均可引起腹泻。营养相关性腹泻亦常见。

肠内营养初期胃肠道容易激惹,是腹泻的好发时期,且禁食越久,肠内黏膜萎缩越严重,引起吸收不良而导致腹泻。出现营养相关性腹泻时首先应确认管饲温度是否太低(建议 37 ℃左右),排除营养液和喂养管存在污染的情况。然后应减低输注速度;肠道正常渗透压为 327~919 kPa(127~357 mOsm/L),

同时,确认配方渗透压过高[>901 kPa(350 mOsm/L)]时,可考虑选用含有膳食纤维的配方。对于存在严重肠蠕动障碍伴持续性腹泻的患者,可采用预消化型短肽制剂。

肠内营养耐受性评估(表 8-8)可以很好地评估胃肠营养的耐受性,指导临床营养诊疗。

表 8-8　肠内营养耐受性评估

评估内容	计分标准			
	0分	1分	2分	5分
腹胀/腹痛	无	轻度腹胀 无腹痛	明显腹胀或腹痛,能自行缓解,或腹内压 15～20 mmHg	严重腹胀或腹痛,不能自行缓解,或腹内压>20 mmHg
恶心/呕吐	无,或持续胃肠减压无症状	有恶心 无呕吐	恶心呕吐,但不需要胃肠减压,或 250 mL<GRV<500 mL	呕吐且需胃肠减压,或 GRV>500 mL
腹泻	无	稀便 3～4 次/天 且量<500 mL	稀便≥5 次/天 且量 500～1500 mL	稀便≥5 次/天 且量≥1500 mL

注:0～2 分:继续肠内营养,增加或维持原速度,对症治疗。

3～4 分:继续肠内营养,减慢速度,2 h 后重新评估。

≥5 分:暂停肠内营养,重新评估或者更换输注途径。

GRV 为胃残留量。

五、小结

颅脑损伤患者常存在意识以及吞咽功能障碍、急性应激反应、激素分泌及内脏功能失衡等代谢紊乱,导致营养不良和免疫功能下降,继而使患者感染风险增加,脏器功能障碍程度加深,死亡风险增加,影响临床结局。近几年颅脑损伤患者的营养支持被纳入治疗方案,足够的营养支持和恰当的代谢干预能降低死亡率和致残率。为此,在充分评估患者的代谢状况之后,应重视改善脑组织及脑外器官组织的氧供,加强营养支持和实施代谢调理,以早期补充热量和蛋白质及减少负氮平衡,有助于改变代谢反应、改善预后和降低感染发生率。

综上所述,颅脑损伤早期积极的营养支持,有利于神经功能恢复,降低并发症的发生率,提高生存率。建议根据患者的病情进行恰当的营养评估,个性化地选择合适的营养支持方式来解决临床患者营养管理问题。

参 考 文 献

[1]　Twyman D,Young A B,Ott L,et al. High protein enteral feedings:a means of achieving positive nitrogen balance in head injured patients[J]. JPEN J Parenter Enteral Nutr,1985,9(6):679-684.

[2]　Young B,Ott L,Twyman D,et al. The effect of nutritional support on outcome from severe head injury[J]. J Neurosurg,1987,67(5):668-676.

[3]　Wolfe R R,Goodenough R D,Burke J F,et al. Response of protein and urea kinetics in burn patients to different levels of protein intake[J]. Ann Surg,1983,197(2):163-171.

[4]　Casaer M P,Mesotten D,Hermans G,et al. Early versus late parenteral nutrition in critically ill adults[J]. N Engl J Med,2011,365(6):506-517.

[5]　Cochran A,Scaife E R,Hansen K W,et al. Hyperglycemia and outcomes from pediatric traumatic brain injury[J]. J Trauma,2003,55(6):1035-1038.

[6]　Cook A M,Peppard A,Magnuson B. Nutrition considerations in traumatic brain injury[J]. Nutr Clin Pract,2008,23(6):608-620.

[7]　Frankenfield D,Hise M,Malone A,et al. Prediction of resting metabolic rate in critically ill adult

patients: results of a systematic review of the evidence[J]. J Am Diet Assoc, 2007, 107(9): 1552-1561.

[8] Fraser R J, Bryant L. Current and future therapeutic prokinetic therapy to improve enteral feed intolerance in the ICU patient[J]. Nutr Clin Pract, 2010, 25(1): 26-31.

[9] Griffiths R D. Too much of a good thing: the curse of overfeeding[J]. Crit Care, 2007, 11(6): 176.

[10] Heyland D K, Dhaliwal R, Drover J W, et al. Canadian clinical practice guidelines for nutrition support in mechanically ventilated, critically ill adult patients[J]. JPEN J Parenter Enteral Nutr, 2003, 27(5): 355-373.

[11] Kansagara D, Fu R, Freeman M, et al. Intensive insulin therapy in hospitalized patients: a systematic review[J]. Ann Intern Med, 2011, 154(4): 268-282.

[12] Kondrup J, Rasmussen H H, Hamberg O, et al. Nutritional risk screening (NRS 2002): a new method based on analyses of controlled clinical trials[J]. Clin Nutr, 2003, 22(3): 321-336.

[13] Lochs H, Allison S P, Meier R, et al. Introductory to the ESPEN guidelines on enteral nutrition: terminology, definitions and general topics[J]. Clin Nutr, 2006, 25(2): 180-186.

[14] Malakouti A, Sookplung P, Siriussawakul A, et al. Nutrition support and deficiencies in children with severe traumatic brain injury[J]. Pediatr Crit Care Med, 2012, 13(1): e18-e24.

[15] Meierhans R, Béchir M, Ludwig S, et al. Brain metabolism is significantly impaired at blood glucose below 6 mM and brain glucose below 1 mM in patients with severe traumatic brain injury [J]. Crit Care, 2010, 14(1): R13.

[16] Nguyen N Q, Chapman M J, Fraser R J, et al. Erythromycin is more effective than metoclopramide in the treatment of feed intolerance in critical illness[J]. Crit Care Med, 2007, 35 (2): 483-489.

[17] Rattanachaiwong S, Singer P. Should we calculate or measure energy expenditure? Practical aspects in the ICU[J]. Nutrition, 2018, 55-56: 71-75.

[18] Shi J, Dong B, Mao Y, et al. Review: traumatic brain injury and hyperglycemia, a potentially modifiable risk factor[J]. Oncotarget, 2016, 7(43): 71052-71061.

[19] Singer P, Anbar R, Cohen J, et al. The tight calorie control study (TICACOS): a prospective, randomized, controlled pilot study of nutritional support in critically ill patients[J]. Intensive Care Med, 2011, 37(4): 601-609.

[20] Singer P, Blaser A R, Berger M M, et al. ESPEN guideline on clinical nutrition in the intensive care unit[J]. Clin Nutr, 2019, 38(1): 48-79.

[21] Stapel S N, de Grooth H J, Alimohamad H, et al. Ventilator-derived carbon dioxide production to assess energy expenditure in critically ill patients: proof of concept[J]. Crit Care, 2015, 19: 370.

[22] Turner P. Providing optimal nutritional support on the intensive care unit: key challenges and practical solutions[J]. Proc Nutr Soc, 2010, 69(4): 574-581.

[23] Béchir M, Meierhans R, Brandi G, et al. Insulin differentially influences brain glucose and lactate in traumatic brain injured patients[J]. Minerva Anestesiol, 2010, 76(11): 896-904.

[24] Webster J, Osborne S, Rickard C M, et al. Clinically-indicated replacement versus routine replacement of peripheral venous catheters[J]. Cochrane Database Syst Rev, 2019, 1(1): CD007798.

[25] Bilotta F, Rosa G. Optimal glycemic control in neurocritical care patients[J]. Crit Care, 2012, 16 (5): 163.

[26] Boivin M A, Levy H. Gastric feeding with erythromycin is equivalent to transpyloric feeding in

the critically ill[J]. Crit Care Med,2001,29(10):1916-1919.

[27] Young B,Ott L,Kasarskis E,et al. Zinc supplementation is associated with improved neurologic recovery rate and visceral protein levels of patients with severe closed head injury[J]. J Neurotrauma,1996,13(1):25-34.

[28] 中华医学会创伤学分会神经创伤专业学组.颅脑创伤患者肠内营养管理流程中国专家共识(2019)[J].中华创伤杂志,2019,35(3):193-198.

（梅　涛　刘劲芳）

第十三节　中枢神经系统相关感染的处理

一、概述

神经外科中枢神经系统感染(neurosurgical central nervous system infections,NCNSIs)是指继发于神经外科疾病或需要由神经外科处理的颅内和椎管内的感染。其常急性起病,病情危重,预后不佳,文献报道 NCNSIs 归因死亡率可达 15％～30％。

脑脓肿曾经是 NCNSIs 的常见病,但随着生活水平的提高,这类感染的发生率呈下降趋势。而继发于开放性颅脑损伤、颅脑手术,人工材料植入及术后脑脊液漏等的细菌性感染,成为 NCNSIs 的主要类型。

目前,NCNSIs 的早期确诊和治疗都有一定的困难。首先,NCNSIs 的临床表现缺乏特异性,常受创伤、水肿、出血、应激、抗生素使用等非感染因素影响。其次,脑脊液常规生化指标易受血性脑脊液、同期血糖、感染病原菌类型影响。影像学检查难以捕捉到早期感染的典型影像学特征。脑脊液病原学培养耗时且阳性率低,国内有研究报道脑脊液病原学阳性率仅有 11.76％,不利于早期诊断。NCNSIs 的治疗也面临诸多难题:血脑屏障的存在,抗生素在脑脊液中难以达到治疗的抗菌浓度。近年来多重耐药(multidrug resistance,MDR)革兰阴性杆菌感染发生率逐年上升,给 NCNSIs 治疗带来了严峻挑战。鉴于此,本节将从 NCNSIs 的危险因素、流行病学、常见病原菌、诊断、治疗等方面进行阐述,以期对 NCNSIs 的诊治带来帮助。

二、危险因素

正常情况下,脑组织处于封闭状态,受头皮、颅骨、硬脑膜、血脑屏障等多重保护,因此感染发生率低。但脑脊液缺少补体及抗体 IgM,吞噬细胞较少,脑脊液是细菌良好的培养基,当患者存在易感因素时,NCNSIs 的发生率增加。因此,早期识别危险因素,有针对性地预防感染发生,非常重要。

NCNSIs 常见危险因素包括如下几个因素。

(一)自身因素

高龄,如年龄大于 70 岁。合并基础疾病,如糖尿病患者或血糖控制不佳患者,机体抵抗力降低,创伤愈合缓慢,高血糖有利于细菌繁殖,使感染风险增加 5.79 倍。营养状况差的患者,切口愈合不良,易导致脑脊液漏或植入材料外露。意识障碍,GCS 评分<9 分也被证实为 NCNSIs 相关独立危险因素。

(二)手术相关因素

颅后窝手术、多次开颅术、手术时间>4 h、术中大量失血或有植入物均明显增高 NCNSIs 的发生率。一项对 432 例手术后感染进行临床分析的研究显示,手术时间≤4 h 时 NCNSIs 发生率为 6.9％,而手术时间>4 h 则 NCNSIs 发生率升至 21.32％。开放性颅脑损伤,污染伤口可增加病原菌侵入颅内的风险。清洁手术相关 NCNSIs 常与遗留的头皮缝线、去骨瓣减压时帽状腱膜缝合不良,出现脑脊液漏有关。

（三）术后相关因素

术后伤口或引流管口脑脊液漏是发生 NCNSIs 的独立危险因素,笔者认为应重视术中致密缝合硬脑膜,缝合头皮,术后一旦发现脑脊液漏及时处理。术后引流管的长期留置导致感染率增高,文献报道引流管留置 7 天时脑室外引流、腰大池引流相关性脑膜炎感染发生率分别增高 15.6 倍及 17.3 倍。术后医护人员手卫生及病房环境与 NCNSIs 有关,邢永国等报道医院工作人员带菌率可高达 70%,而普通成人大约有 30% 在皮肤表面、深呼吸道等部位带有致病性的葡萄球菌。当机体免疫力下降或者术后发生脑脊液漏,定植于蝶窦、颅后窝等颅底的葡萄球菌更容易逆行导致 NCNSIs。目前,鲍曼不动杆菌作为病原菌在神经外科重症患者中引起严重的感染已经变得越来越常见。这种病原体感染潜在的来源包括环境空气、医疗用品、医疗设备的污染以及医疗人员皮肤的定植。笔者所在医院神经外科术后革兰阴性菌 NCNSIs 占比较革兰阳性菌更大,这与鲍曼不动杆菌检出率增加密切相关。因此加强医务人员手卫生及病房的清洁消毒对预防感染的暴发流行至关重要。另外,术后多器官功能不全、术后长时间使用大剂量糖皮质激素及广谱抗菌药物、术后伤口护理不当等均明显增高 NCNSIs 的发生率。

三、流行病学和常见病原菌

NCNSIs 在不同医院、不同疾病、不同手术方式及不同诊断标准下的发生率不尽相同,神经外科术后 NCNSIs 发生率为 4.6%～25%。国内 2 项单中心大宗回顾性病例研究显示,神经外科开颅术后 NCNSIs 发生率分别为 7.4% 和 8.6%。也有文献报道,开颅术后 NCNSIs 发生率达 30%～80%。污染手术术后 NCNSIs 发生率为 10%～25%,清洁-污染手术术后 NCNSIs 发生率为 6.8%～15.0%,清洁手术术后 NCNSIs 发生率为 2.6%～5.0%。依据不同的手术类型,开颅术后 NCNSIs 发生率为 1.5%～8.6%,脑室外引流相关 NCNSIs 的发生率达 8%～22%,颅脑损伤、腰大池引流相关 NCNSIs 发生率分别为 1.4%、5%。NCNSIs 常见的病原菌包括革兰阴性菌、革兰阳性菌及真菌,以前两者为主。厌氧菌是脑脓肿常见的致病菌。根据我国 2020 年全国细菌耐药监测网的数据,排在前 5 位的细菌为表皮葡萄球菌、鲍曼不动杆菌、肺炎克雷伯菌、人葡萄球菌、头状葡萄球菌。革兰阳性菌的感染发生率仍占首位,但革兰阴性菌所致的 NCNSIs 呈现上升趋势。

四、诊断

NCNSIs 的诊断标准:参照《中国神经外科重症管理专家共识(2020 版)》《神经外科中枢神经系统感染诊治中国专家共识(2021 版)》,分为临床诊断和病原学确诊。符合下列第 1～4 条为临床诊断,符合第 1～5 条为病原学确诊。

（1）临床表现:①意识和精神状态改变;②颅内高压表现;③脑膜刺激征阳性;④全身感染症状。

（2）血常规(白细胞计数 $>10.0\times10^9$/L,中性粒细胞比例 >0.8)。

（3）脑脊液相关检查:①脑脊液性状:急性期脑脊液多为混浊、黄色或呈脓性。②脑脊液白细胞计数及比例:白细胞计数 $>100\times10^6$/L(剔除血性脑脊液影响因素),多核白细胞计数 $>70\%$。③脑脊液生化:脑脊液中葡萄糖含量降低(<2.2 mmol/L),脑脊液葡萄糖含量/血清葡萄糖含量 <0.4。

（4）影像学表现:头颅 CT 或 MRI 常提示脑弥漫性水肿、硬脑膜增厚强化,头颅 CT 敏感性低于 MRI;脑室炎可表现为脑室系统扩张,或脑室内有液平面,MRI FLAIR 序列检查可以更好地检测出脑室炎,主要表现为室管膜增生和不规则的脑室内碎片引起的脑室高信号影,脑积水和室管膜强化是较少见的表现。典型脑脓肿的 CT 和 MRI 增强扫描可显示脑内出现典型的环形强化。

（5）脑脊液、手术切口分泌物、引流管、植入物及手术标本的细菌学涂片和细菌培养阳性,是诊断的金标准(除外污染和定植)。

目前为了提高 NCNSIs 的诊断成功率,临床上在提高脑脊液涂片及微生物培养阳性率,借助新的感染标志物和分子生物学辅助诊断方面做了许多努力。

1. 提高脑脊液涂片和微生物培养阳性率　脑脊液标本采集应在抗菌药物使用前或更改抗菌药物之

前进行;在送检脑脊液的同时送检脑脊液涂片;在行脑脊液培养的同时,也应该行 2～4 次血培养检查;对于普通细菌培养,可以留取 2 mL 脑脊液,怀疑为真菌或结核分枝杆菌感染者应留取 5～10 mL 脑脊液;对于首次脑脊液培养阴性,建议连续取 2～3 次脑脊液进行培养,同时建议培养 10 天及以上,以排除痤疮丙酸杆菌感染等。将脑脊液放置于儿童专用血培养瓶有可能提高培养的阳性率。脑脊液留取后应及时送至检验室。

2. 分子生物学检测方法　二代测序(next-generation sequencing,NGS)技术作为一种新兴的分子诊断技术,可以快速检测并明确感染的病原微生物。其具有高通量、无偏倚等特点,可以同时测定几百万条 DNA 的序列,实现快速的全基因组测序,克服了传统的针对性诊断方法的局限性,对于复杂、少见病原微生物感染及新型病原微生物的检出存在明显优势。目前,关于 NGS 技术在 NCNSIs 中的应用个案报道非常普遍,但仍缺乏大样本的规模研究。徐跃峤等在一项前瞻性研究中发现脑脊液 NGS 与脑脊液细菌培养符合率较好。在 15 例患者中脑脊液 NGS 诊断术后 NCNSIs 的敏感性为 4/8,特异性为 7/7,准确率为 11/15,初步证实 NGS 诊断神经外科手术后并发 NCNSIs 有一定价值,可以作为传统检测方法的有效补充。Wilson 等对 204 例重症 NCNSIs 患者进行统计,同时应用 NGS 和各种传统诊断方法以协助诊断,NGS 比传统检测方法的确诊价值更高,而且其中一部分患者仅依靠 NGS 即得到了明确的病原学诊断。但是该技术检测成本较高、检测时间较长(24～48 h),对于发病急骤、病情进展迅速的 NCNSIs 患者而言,时效性受到影响,另外 NGS 的背景菌常与某些菌具有高度相似性,易出现假阳性结果,故测序结果须结合临床实际情况合理判读。

3. 感染标志物的检查　除了脑脊液病原学检测外,脑脊液生物化学标志物检测对于诊断 NCNSIs 也有重要意义。

(1) 脑脊液乳酸:早在 1925 年 Killian 等首先描述了脑脊液乳酸在 NCNSIs 诊断中的价值,他们发现细菌性脑膜炎与脑脊液乳酸水平升高之间存在关联。而后更多的研究表明,脑脊液乳酸是区分社区获得性细菌性脑膜炎和病毒性或无菌性脑膜炎的极好标志物。多项研究表明,脑脊液乳酸对神经外科手术后脑膜炎显示出良好的诊断性能,具有相对较高的敏感性和特异性。对于脑脊液乳酸水平的诊断临界值也有争议,有研究者发现临界值为 5.2 mmol/L 时,敏感性为 92%、特异性为 100%;而另有研究者发现脑脊液乳酸水平的临界值为 4 mmol/L 时,对 NCNSIs 诊断的阳性预测值为 60%、阴性预测值为 100%。Muñoz-Gómez 等认为脑脊液乳酸水平升高(>6 mmol/L)对于准确诊断感染具有帮助。有 meta 分析报道显示脑脊液乳酸水平比脑脊液白细胞计数等在区别细菌性炎症和无菌性炎症方面更有优势,也是临床上鉴别细菌性感染和病毒性感染的常用生化指标之一。脑脊液乳酸水平升高结合血清降钙素原(PCT)的模型分析可以非常高概率地确诊细菌性脑膜炎。2017 年美国感染性疾病学会(IDSA)临床实践指南也指出,脑脊液乳酸水平升高有助于诊断医疗相关的细菌性脑膜炎和脑室炎。美国临床神经医学(HCN)手册细菌性脑室炎章节则推荐,对于脑脊液乳酸浓度≥4.0 mmol/L 的神经外科术后患者均应给予经验性抗菌治疗。

(2) 降钙素原(PCT):血浆 PCT 检测在评估患者 NCNSIs 和区别细菌性及病毒性脑膜炎感染方面有益,而脑脊液 PCT 检测对于诊断 NCNSIs 和判断治疗效果的价值尚存在争议。有研究在 NCNSIs 患者中观察到血清及脑脊液 PCT 水平升高,认为该指标有希望用于 NCNSIs 的鉴别诊断。但也有研究认为脑脊液 PCT 水平升高为非特异性的,脑组织本身并不合成分泌。王华军等研究提示 NCNSIs 患者脑脊液 PCT 水平明显高于对照组,提示脑脊液 PCT 指标可用于颅内感染的诊断,而血清 PCT 水平差异无统计学意义。将患者同时送检的脑脊液、血清样本 PCT 水平进行比较,发现 NCNSIs 组脑脊液 PCT/血清 PCT 值往往大于 1,而对照组脑脊液 PCT/血清 PCT 值往往小于 1,两组比较差异有统计学意义,提示脑脊液 PCT 水平升高并非单纯因血脑屏障破坏来自血清 PCT,而与神经组织炎症刺激时自身分泌有关。另外有研究也证实在炎症反应时三叉神经胶质细胞培养液中可检测到 PCT 及在仓鼠脑组织中分离到 PCT RNA。2017 年 IDSA 临床实践指南也指出,脑脊液 PCT 水平升高有助于诊断医疗相关的细菌性脑膜炎和脑室炎。PCT 诊断 NCNSIs 的阈值有争议,有研究认为血清和脑脊液 PCT 浓度>0.5 ng/mL 似乎是细菌性 NCNSIs 的可靠指标。王丽娜建议血清 PCT 水平的临界值设置为 0.38 ng/mL，诊断化脓性脑膜炎的敏感性、特异性均高达 100%。Shen 等认为疑似颅内感染的患者当血清 PCT 水平＞0.88 ng/mL 时诊断化脓性脑膜炎的准确性为 95%。另有研究发现以脑脊液 PCT 水平大于血清 PCT 水平为诊断 NCNSIs 标准时，特异性达 100%，而敏感性为 73%，提示以脑脊液 PCT 水平大于血清 PCT 水平诊断 NCNSIs 具有可行性。有学者报道含有内毒素的革兰阴性菌血流感染患者 PCT 水平高于革兰阳性菌血流感染患者。但在颅内感染时未发现革兰阳性菌感染与革兰阴性菌感染患者脑脊液 PCT 水平存在差异。脑脊液 PCT 水平与感染严重程度相关，其动态改变可用于指导抗感染治疗效果的评估。

（3）脑脊液中肝素结合蛋白（heparin-binding protein，HBP）：HBP 是多形核中性粒细胞分泌的丝氨酸蛋白酶的一种，具有显著的杀菌活性、趋化特性以及炎症调节作用。脑脊液中 HBP 是较理想的辅助诊断细菌性 NCNSIs 的指标。一项前瞻性研究显示，脑脊液中 HBP 水平＞20 ng/mL 诊断细菌性脑膜炎的敏感性达 100%，特异性达 99.2%。HBP 对于鉴别细菌性 NCNSIs 与非细菌性 NCNSIs 具有重要意义，其升高幅度与感染的严重程度和疾病预后相关。顿士娟等对已明确 NCNSIs 的患者依据脑脊液 HBP 水平的变化来评估患者 NCNSIs 的严重程度，当脑脊液中 HBP 水平临界值为 110.1 μg/L 时，其敏感性及特异性均较高，分别为 89.5% 和 97.6%。血清 HBP 可以作为急性细菌性脑膜炎的理想潜在标志物，即使在已接受治疗的患者中也有鉴别诊断意义。对于危重的脑膜炎患者，推荐进一步研究并密切监测血浆 HBP 水平，其有望替代目前临床常用的反复腰椎穿刺来监测细菌性脑膜炎的病情变化的方法。

（4）脑脊液细胞因子：脑脊液细胞因子在 NCNSIs 患者的免疫反应中发挥着重要作用。首都医科大学附属北京天坛医院发现神经外科手术后 NCNSIs 的早期脑脊液中 IL-6、IL-8 和 TNF-α 水平明显升高，可以作为 NCNSIs 和临床治疗的监测指标，值得临床推广。刘晓刚等发现脑脊液中 HMGB-1、S100-B、RAGE、IL-6 可用于重型颅脑损伤术后 NCNSIs 的诊断，并能评估患者神经损伤情况，有助于评估预后、指导临床干预。另有文献报道外周血 CD64 指数和血清淀粉样蛋白 A（SAA）水平的升高，对于重型颅脑损伤术后 NCNSIs 具有一定的早期诊断价值，联合检测时可提升诊断效率。

（5）处于实验研究中的其他标志物：如脑脊液酶学、免疫学标志物等，对于 NCNSIs 病原菌鉴别有辅助价值，但因特异性不高、检测烦琐、性价比不高等原因距离临床实际应用尚远。

五、治疗

NCNSIs 的治疗包括针对病原菌的药物治疗、感染病灶的外科处理、并发症的处理及系统性支持治疗。

（一）抗菌药物治疗

抗菌药物是治疗 NCNSIs 的重要措施之一，但中枢神经系统血脑屏障的存在及淋巴系统的缺乏制约了抗菌药物的疗效。且近年来，随着耐药菌株的不断出现，抗菌药物的选择越来越少。最新的中国专家共识推荐的 NCNSIs 抗菌药物治疗原则有如下几点。

（1）怀疑 NCNSIs 时，及早开始经验性抗菌药物治疗，后根据药物敏感试验结果及时调整治疗方案。

（2）选择容易透过血脑屏障的抗菌药物，药物治疗推荐采用静脉途径。

（3）使用说明书允许的最大药物剂量及可能的长疗程治疗。

（4）经验性抗菌药物治疗 72 h 以上疗效不佳者考虑调整治疗方案。

因脑脊液培养阳性率不足 10%，且抗菌药物每延用 1 h，并发症发生率和死亡率分别增高 30% 和 12.6%。因此早期经验性抗菌药物治疗至关重要。经验性抗菌药物治疗应根据当地病原菌流行病学选择经验性覆盖，结合患者自身因素，如年龄、基础疾病和免疫状态选择抗菌药物。经验性治疗指南推荐万古霉素联合第三代或第四代头孢菌素或美罗培南静脉滴注。对 β-内酰胺类抗菌药物过敏和有美罗培南禁忌证的脑室炎和脑膜炎患者，建议使用氨曲南或环丙沙星以覆盖革兰阴性菌。万古霉素建议在监测血清药物谷浓度下使用，且应严密监测患者肾功能。

1. 革兰阴性菌治疗　相关报道表明 NCNSIs 的革兰阴性菌主要为鲍曼不动杆菌、肺炎克雷伯菌和铜绿假单胞菌,占 NCNSIs 分离病原菌的 42.1%。革兰阴性菌的抗感染治疗首选第三代头孢菌素。碳青霉烯类药物对多种革兰阴性菌有效,且耐药率低、安全性高,特别是对其他药物无效的多重耐药菌亦能产生治疗作用,是抗革兰阴性菌的基石。国内外多个指南推荐美罗培南作为广泛耐药革兰阴性菌感染的首选治疗药物,但美罗培南透过血脑屏障的比例仅为 6.4%,治疗效果不理想,临床上需缩短给药间隔和增加给药剂量,才能达到更好的治疗效果。

多重耐药(multidrug resistant,MDR)革兰阴性菌的逐年增多,给治疗带来了新的挑战。多黏菌素和替加环素成为目前耐药菌敏感性较高的药物。多黏菌素为老药新用,其为杀菌剂,不易透过血脑屏障,在脑脊液中的浓度仅为血浆浓度的 10%,需大剂量静脉注射才能在颅内达到杀菌效果,但肾毒性明显,静脉联合鞘内注射治疗是减少不良反应、提高治愈率的有效方法。多黏菌素具有异质性耐药和防突变浓度高的特点,不宜单独使用,常需与碳青霉烯类、替加环素、磷霉素等合用。虽然该药报道存在严重的神经毒性不良反应,发生率为 15.4%～60.0%,但在临床实践中发现,采用指南推荐的局部用药量显示出较好的安全性。另外,多黏菌素 B 静脉应用后可导致色素沉着,多见于面部和颈部,发生率为 8%～15%,但色素沉着不影响治疗效果,大部分患者在停药后肤色可恢复。笔者所在医院有 3 例患者应用多黏菌素后出现明显色素沉着,停药后逐渐恢复。虽然多黏菌素细菌耐药率低,临床效果好,但目前在国内只有多黏菌素 B,且价格昂贵,其临床使用受到限制。替加环素是一种可以覆盖革兰阴性杆菌及革兰阳性球菌的甘氨酰环素类广谱抗菌药物,对泛耐药病原菌有较好活性,但组织分布广,血液和脑脊液浓度低,其在脑脊液中与血浆中的 AUC 比值仅为 0.11,虽然在炎症状态下血脑屏障的通透性增高,但静脉注射仍很难在脑脊液中达到有效抗菌浓度,一般在脑膜炎时不推荐使用替加环素,亦尚未批准在脑室内中使用该药。但有文献报道替加环素鞘内/脑室内给药治疗多重耐药菌 NCNSIs 的治愈率较高,另一项回顾性研究显示替加环素治疗 NCNSIs 安全性较好,神经系统和其他相关的不良反应较少。这也给多重耐药脑室炎的治疗提供了一种新的选择方案。

头孢他啶阿维巴坦是新型 β-内酰胺酶抑制剂,可用于治疗多重耐药的革兰阴性菌引起的感染,目前尚无头孢他啶阿维巴坦透过血脑屏障的研究结果,使用其治疗 NCNSIs 的病例也非常少。Gofman 等报道了 1 例脑外伤术后出现脑室炎的患者,脑脊液培养示耐碳青霉烯类肺炎克雷伯菌(CRKP)和铜绿假单胞菌,使用阿米卡星鞘内注射以及静脉使用头孢他啶阿维巴坦治疗,最终脑室炎被成功治愈。周强等报道了 1 例 CRKP 脑室炎患者联合使用了头孢他啶阿维巴坦和注射用美罗培南,效果显著。

2. 革兰阳性球菌　NCNSIs 的革兰阳性菌以葡萄球菌多见,针对革兰阳性菌感染,尤其是抗甲氧西林金黄色葡萄球菌(MRSA)感染,推荐万古霉素作为一线药物。万古霉素分子量较大,在正常脑脊液中的含量很低,NCNSIs 时,药物透过血脑屏障能力增加,渗透性达 7%～56%。万古霉素常规给药剂量为 1 g,每 12 h 一次,而要达到指南推荐的万古霉素的抑菌浓度(10～20 mg/L)时,可增加剂量,或者采用脑室内注射万古霉素治疗。笔者推荐用万古霉素治疗 NCNSIs 时,进行谷浓度检测,实行个体化治疗。对于耐万古霉素的病原菌,临床首选利奈唑胺进行治疗,其生物利用度高于万古霉素,接近 100%。由于利奈唑胺在脑脊液中的高渗透性,近年来有研究认为利奈唑胺治疗阳性菌引起的 NCNSIs 效果优于万古霉素。利奈唑胺在治疗儿童 NCNSIs 时,个体差异较大,安全性低,不推荐作为儿童治疗药物。磷霉素对革兰阳性菌和革兰阴性菌均有效果,在脑脊液中浓度高达 47%,临床上常联合用药治疗多重耐药菌引起的颅内感染。研究发现,磷霉素联合万古霉素,可以减小万古霉素 MIC 值,提高治疗效果。

3. 颅内真菌和结核分枝杆菌感染　较少见,对于抗菌药物治疗 1～2 周仍未好转的 NCNSIs,应充分考虑颅内真菌感染的可能性,并应经常进行脑脊液真菌培养以确诊。隐球菌是常见病原菌,占真菌感染的 40%～60%,推荐药物为两性霉素 B 和 5-氟胞嘧啶。确诊为曲霉感染的患者首选伏立康唑治疗,次选大剂量两性霉素 B 脂质制剂。利福平是治疗结核性脑膜炎(TBM)的首选药物,通透性达 10%～20%,虽然利福平通过血脑屏障能力较差,但其是治疗 TBM 的必需药物。

4. 局部用药　局部给药大多数属于超说明书用药,共识指出在临床诊疗过程中无其他合理的可替代药物治疗方案时,为了患者的利益可以选择超说明书用药。美国神经重症监护协会 2016 版《脑室外引流管理共识》中推荐，在多重耐药菌导致 NCNSIs 时若抗菌药物单纯静脉用药无效，或当微生物的最低抑菌浓度较高、无法在脑脊液中达到有效药物浓度时，可考虑脑室内给药。常见鞘内或脑室内注射的抗菌药物有庆大霉素、妥布霉素、阿米卡星、链霉素、多黏菌素 B、多黏菌素 E、万古霉素、两性霉素 B、卡泊芬净等。《神经外科中枢神经系统感染诊治中国专家共识（2021 版）》第一次对美罗培南、替加环素局部用药进行了推荐。美罗培南局部用药推荐剂量为 10 mg/12 h。王志刚等采用美罗培南鞘内注射对高血压脑出血患者术后 NCNSIs 的临床疗效进行评价，结果显示有较好的疗效及较高的安全性。指南推荐替加环素剂量为 1～10 mg/12 h。李长秀等总结了替加环素治疗 NCNSIs 的相关国内外期刊论文共 31 篇，纳入病例 39 例，其中 27 例成功治愈，9 例有效且临床症状好转，3 例无效。其中 17 篇为有关泛耐药革兰阴性杆菌 NCNSIs 的报道，共 23 例患者，22 例为泛耐药鲍曼不动杆菌、1 例为泛耐药肺炎克雷伯菌；12 例经静脉联合颅内（鞘内/脑室内）多途径给药，11 例治疗成功，1 例治疗有效但因出现肝损伤停用，均无神经系统不良反应报道。相关指南和共识推荐脑室内或鞘内注射联合静脉注射多黏菌素可用于多重耐药或泛耐药革兰阴性杆菌感染引起的脑室炎或脑膜炎，推荐多黏菌素或多黏菌素 B 局部用药剂量应为每天 10 mg 或 5 mg，疗程为 21 天。笔者所在单位使用多黏菌素脑室内注射联合静脉使用治疗多重耐药革兰阴性菌脑室炎患者，均取得不错疗效。目前对鞘内给药还是脑室内给药存在争议，有学者认为鞘内给药更安全，抗菌药物直接脑室内注入，可能对大脑皮质、脑室及蛛网膜下腔的脑血管产生刺激，引起癫痫发作或血管痉挛；也有学者认为从脑脊液动力学方面来讲，只有脑室内给药才能使抗菌药物充分到达感染部位，鞘内给药时腰大池的脑脊液压力和流速非常低，抗菌药物可能在局部滞留，而不能在细菌感染部位达到足够的浓度，尤其是感染粘连时，更加影响抗菌药物的输送。研究发现，当腰椎穿刺鞘内给药后，腰部脑脊液抗菌药物的浓度短暂升高，而脑室内抗菌药物水平非常低；相反，脑室内给药可在整个脑脊液空间快速均匀地分布，并迅速对脑室和腰部脑脊液培养物进行灭菌。笔者认为，对脑室引流相关的感染建议脑室内给药。局部给药后应将引流管夹闭 15～120 min，以使药物在整个脑脊液中均匀分布。若采用鞘内注射应保持头低位，加强药物扩散及提高局部药物浓度。

（二）外科干预治疗

NCNSIs 的外科处理至关重要，包括感染病灶的控制（如人工材料的去除）、感染伤口的彻底清创、炎性脑脊液的充分引流、颅内脓肿的清除等。

NCNSIs 治疗的关键是去除感染异物，文献报道，NCNSIs 时不拔除分流管，即使结合静脉、鞘内注射抗菌药物，感染治愈率只有 34%～36%。原有分流管拔除加同台放置新分流管，报道的成功率为 65%～90%。原有分流管拔除/外置加脑室外引流，报道的成功率为 80%～90%。

充分引流炎性脑脊液，可降低脑脊液中的细菌浓度，加速脑脊液循环，防止室管膜和蛛网膜下腔粘连，减少脑积水的发生，降低颅内压，降低切口局部脑脊液漏的发生率，促进 NCNSIs 治疗。外科常见的脑脊液引流方式为脑室外引流（EVD）、腰大池引流，但目前 Ommaya 囊、脑室长程外引流、脑室镜清创探查等在顽固性 NCNSIs 治疗中存在明显优势。

EVD 是最常见的神经外科手术。在为患者解除脑疝、引流血性脑脊液、降低颅内压、治疗 NCNSIs 方面发挥着不可忽视的作用。但 EVD 留置时间短，文献报道 EVD 置管超过 5 天感染发生率逐步增加，其感染发生率为 3.4%～32.2%，每天引流感染发生率增加约 1.0%，较高累积感染发生率是该技术的弊病。腰大池引流是临床上治疗 NCNSIs 最常用的引流方式，其操作简单，床旁可操作，无明显神经损害，可快速引流炎性脑脊液，减轻症状，患者及其家属易于接受。临床实践中使用腰大池置管持续引流、脑脊液置换、鞘内注射等方式治疗 NCNSIs，取得不同程度的疗效。但腰大池引流并不完美，临床发现 NCNSIs 患者脑脊液蛋白浓度高、黏稠且有絮状物，可导致脊髓蛛网膜下腔粘连，或者颅底脑池炎性分泌物填塞，腰大池引流的脑脊液有时不能反映颅内的真实情况，有时甚至引流不出脑脊液。笔者所有医院曾接收一例病例，患者反复发热，怀疑 NCNSIs，连续 5 次腰椎穿刺引流的脑脊液完全正常，但脑室镜下发现患者脑室内积脓，NCNSIs 严重。另外，NCNSIs 因炎性粘连易造成脑脊液循环障碍，发生急性脑积水，产生颅内高压危象，持续腰大池引流或引流量管理不当易诱发脑疝。腰大池引流出口位于腰部，护理不当时易导致逆行性 NCNSIs,文献报道腰大池引流导致 NCNSIs 的发生率为 0～25.6%。

Ommaya 囊与传统方法相比,具有一定优势,尤其是对于一些难治性 NCNSIs。其创伤小,操作简单易行,能长期或永久性留置,有利于反复穿刺囊或经囊穿刺持续外引流上百次,直至达到完全治疗目的,极少出现逆行感染。有学者总结 616 例 Ommaya 囊置入患者,Ommaya 囊总置入天数为 462467 天,34 例发生感染(5.5%),按置入天数算感染发生率约为 0.74 个感染/Ommaya 囊置入 10000 天。

NCNSIs 率与引流管皮下隧道长度呈负相关。1995 年,有学者改进引流管技术,使用脑室长程外引流(LTEVD),纳入 100 例 LTEVD 病例,放置引流管 5～40 天,仅围手术期应用抗菌药物,术后 16 天内无一例感染,最终总感染发生率 4%、阻塞率 6%。Lin 等报道 6 例结核性脑膜炎合并脑积水患儿行 LTEVD,可安全地将引流时间延长到 4～6 个月。Tobin 等对 15 例平均年龄为 16 岁的 NCNSIs 患者应用 LTEVD 治疗,结果显示安全性及有效性均较佳。刘劲芳等总结 15 例利用 LTEVD 治疗广泛耐药鲍曼不动杆菌 NCNSIs 患者,脑室内置管时间最长达 49.0 天,平均(31.7±9.2)天,中位数 32.0 天,术后无脑室端导管移位或脱落,无导管相关感染,无远端脑脊液漏、切口不愈合等并发症发生,多次脑脊液培养未发现有新增感染发生,临床治愈率为 73.3%。而同期脑室短程外引流(STEVD)组 50 例患者平均脑室内置管时间仅有(10.7±5.3)天。LTEVD 可以安全地延长 EVD 引流时间,能够提高难治性 NCNSIs 的治愈率,该技术最适用于需长时间脑脊液引流,如难治性 NCNSIs 或颅内积液患者。

对于化脓性脑室炎伴脑室积脓的治疗,脑室镜探查和灌洗具有独到的优势,脑室镜可直视下客观评估脑室感染的严重程度,直观地了解脑室内脑脊液性状及病原微生物的宏观表现,并进行初步的微生物诊断,可早期针对性使用抗感染方案。同时,脑室灌洗可去除病原微生物,清除脑室内的积脓及絮状物碎片,直到术中脑脊液外观较为清亮,从而使脓液及腐败坏死物迅速排出体外。有研究报道在多重耐药或广泛耐药细菌性脑室炎患者中,脑室内使用多黏菌素联合脑室灌洗可使治愈率提高至 84%。脑室镜直视下进行脓液和絮状物的清除,可避免盲目抽吸对正常脑组织造成损伤。当室间孔阻塞或脑室内分隔时,脑室镜可打通脑室内炎性分隔,以及闭锁的室间孔,打通孤立性脑室,使感染物质畅通引流。脑室镜可直视下安全地处理或拔除粘连的脑室端穿刺导管,以防止术中出血。若术中发生脑室内出血,也可直视下清除脑室内血肿,并及时止血。

(三) 对症及支持治疗

对症治疗主要是对并发症的处理:控制颅内压、防治癫痫、适当地镇静镇痛,维持内环境稳定。支持治疗需关注患者的全身情况,加强全身营养支持,增强患者抵抗力,维护各脏器功能稳定。

六、重视预防

NCNSIs 归因死亡率较高,预防最重要。医护人员应做好院感质控,合理使用抗菌药物,严格遵循"经验用药-细菌药物敏感试验"的原则。在临床诊疗中,手术、操作等应严格遵循无菌原则,将 NCNSIs 发生风险降至最低。

参 考 文 献

[1] 中华医学会神经外科学分会,中国神经外科重症管理协作组.中国神经外科重症患者感染诊治专家共识(2017)[J].中华医学杂志,2017,97(21):1607-1614.

[2] 张玉云,吴金英,范小莉,等.132 份脑脊液细菌培养阳性菌株分布及耐药性分析[J].中华神经外科杂志,2011,27(12):1247-1250.

[3] Delerme S,Castro S,Viallon A,et al. Meningitis in elderly patients[J]. Eur J Emerge Med,2009,16(5):273-276.

[4] Chen C,Zhang B,Yu S,et al. The incidence and risk factors of meningitis after major craniotomy in China:a retrospective cohort study[J]. PLoS One,2014,9(7):e101961.

[5] Göçmez C,Çelik F,Tekin R,et al. Evaluation of risk factors affecting hospital-acquired infections

in the neurosurgery intensive care unit[J]. Int J Neurosci,2014,124(7):503-508.

[6] Patel S,Thompson D,Innocent S,et al. Risk factors for surgical site infections in neurosurgery [J]. Ann R Coll Surg Engl,2019,101(3):220-225.

[7] 唐莎,周莉,刘群,等. 神经外科开颅手术后颅内感染危险因素研究[J]. 中国感染控制杂志,2006,5 (3):214-218.

[8] Busl K M. Nosocomial infections in the neurointensive care unit[J]. Neurosurg Clin N Am,2018, 29(2):299-314.

[9] 邢永国,孟伟英,张淑祥,等. 神经外科开颅术后颅内感染诊治新进展[J]. 中华医院感染学杂志, 2016,26(22):5268-5271.

[10] 袁波,邢海涛,应建有,等. 鲍曼不动杆菌致颅内感染的临床特点及救治体会(附 7 例报道)[J]. 中 国临床神经外科杂志,2017,22(4):252-253.

[11] Hernández Ortiz O H,García García H I,Muñoz Ramírez F,et al. Development of a prediction rule for diagnosing postoperative meningitis:a cross-sectional study[J]. J Neurosurg,2018,128 (1):262-271.

[12] Zhan R,Zhu Y,Shen Y,et al. Post-operative central nervous system infections after cranial surgery in China:incidence,causative agents,and risk factors in 1470 patients[J]. Eur J Clin Microbiol Infect Dis,2014,33(5):861-866.

[13] 《应用抗菌药物防治外科感染的指导意见》撰写协作组. 应用抗菌药物防治外科感染的指导意见 (草案)XII——神经外科感染的防治[J]. 中华外科杂志,2004,42(13):823-825.

[14] Piva S,Di Paolo A,Galeotti L,et al. Daptomycin plasma and CSF levels in patients with healthcare-associated meningitis[J]. Neurocrit Care,2019,31(1):116-124.

[15] 中华医学会神经外科学分会,中国神经外科重症管理协作组. 中国神经外科重症管理专家共识 (2020 版)[J]. 中华医学杂志,2020,100(19):1443-1458.

[16] 中国医师协会神经外科医师分会神经重症专家委员会,北京医学会神经外科学分会神经外科危重 症学组. 神经外科中枢神经系统感染诊治中国专家共识(2021 版)[J]. 中华神经外科杂志,2021, 37(1):2-15.

[17] Miller J M,Binnicker M J,Campbell S,et al. A guide to utilization of the microbiology laboratory for diagnosis of infectious diseases:2018 update by the Infectious Diseases Society of America and the American Society for Microbiology[J]. Clin Infect Dis,2018,67(6):e1-e94.

[18] Tunkel A R,Hasbun R,Bhimraj A,et al. 2017 Infectious Diseases Society of America's clinical practice guidelines for healthcare-associated ventriculitis and meningitis[J]. Clin Infect Dis,2017, 64(6):e34-e65.

[19] Xing X W,Zhang J T,Ma Y B,et al. Evaluation of next-generation sequencing for the diagnosis of infections of the central nervous system caused by the neurotropic herpes viruses:a pilot study [J]. Eur Neurol,2018,80(5-6):283-288.

[20] 徐跃峤,齐猛,尚峰,等. 宏基因组第二代测序技术在神经外科颅内感染病原学诊断中的应用初探 [J]. 中国现代神经疾病杂志,2020,20(8):682-687.

[21] Wilson M R,Sample H A,Zorn K C,et al. Clinical metagenomic sequencing for diagnosis of meningitis and encephalitis[J]. N Engl J Med,2019,380(24):2327-2340.

[22] Xiao X,Zhang Y,Zhang L,et al. The diagnostic value of cerebrospinal fluid lactate for post-neurosurgical bacterial meningitis:a meta-analysis[J]. BMC Infect Dis,2016,16(1):483.

[23] Muñoz-Gómez S,Wirkowski E,Cunha B A. Post craniotomy extra-ventricular drain (EVD) associated nosocomial meningitis:CSF diagnostic criteria[J]. Heart Lung,2015,44(2):158-160.

［24］ Wong G K,Poon W S,Ip M. Use of ventricular cerebrospinal fluid lactate measurement to diagnose cerebrospinal fluid infection in patients with intraventricular haemorrhage［J］. J Clin Neurosci,2008,15(6):654-655.

［25］ Juliān-Jiménez A,Morales-Casado M I. Usefulness of blood and cerebrospinal fluid laboratory testing to predict bacterial meningitis in the emergency department［J］. Neurologia(Engl Ed),2019,34(2):105-113.

［26］ Rivera-Lara L,Ziai W,Nyquist P. Management of infections associated with neurocritical care ［J］. Handb Clin Neurol,2017,140:365-378.

［27］ Zhu L,Dong L,Li Y,et al. The diagnostic and antibiotic reference values of procalcitonin for intracranial infection after craniotomy［J］. World Neurosurg,2019,126:e1-e7.

［28］ Li Y,Zhang G,Ma R,et al. The diagnostic value of cerebrospinal fluids procalcitonin and lactate for the differential diagnosis of post-neurosurgical bacterial meningitis and aseptic meningitis［J］. Clin Biochem,2015,48(1-2):50-54.

［29］ 王华军,王慧晓,李纪鹏,等.降钙素原在神经外科术后颅内感染评估中的应用价值［J］.浙江医学,2020,42(13):1391-1395.

［30］ Müller B,White J C,Nylén E S,et al. Ubiquitous expression of the calcitonin-Ⅰ gene in multiple tissues in response to sepsis［J］. J Clin Endocrinol Metab,2001,86(1):396-404.

［31］ Jereb M,Muzlovic I,Hojker S，et al. Predictive value of serum and cerebrospinal fluid procalcitonin levels for the diagnosis of bacterial meningitis［J］. Infection,2001,29(4):209-212.

［32］ 王丽娜.降钙素原在颅内感染中的诊断价值［D］.长春:吉林大学,2016.

［33］ Shen H Y,Gao W,Cheng J J,et al. Direct comparison of the diagnostic accuracy between blood and cerebrospinal fluid procalcitonin levels in patients with meningitis［J］. Clin Biochem,2015,48(16-17):1079-1082.

［34］ 蔡鲜,胡志东,余倩,等.降钙素原在区分不同病原体引起血流感染的价值［J］.天津医科大学学报,2016,22(1):37-40.

［35］ Linder A,Akesson P,Brink M,et al. Heparin-binding protein:a diagnostic marker of acute bacterial meningitis［J］. Crit Care Med,2011,39(4):812-817.

［36］ 顿士娟,邹琪,吴强,等.颅脑术后继发颅内感染患者脑脊液肝素结合蛋白水平的变化及意义［J］.中华全科医学,2020,18(12):2017-2020.

［37］ Kandil M，Khalil G，El-Attar E，et al. Accuracy of heparin binding protein:as a new marker in prediction of acute bacterial meningitis［J］. Braz J Microbiol,2018,49(Suppl 1):213-219.

［38］ 赵晖,张国军,刘志忠,等.神经外科手术后颅内感染早期脑脊液中 IL-6、IL-8 和 TNF-α 水平变化的意义［J］.标记免疫分析与临床,2013,20(3):132-135.

［39］ 刘晓刚,王二玲,冯娟,等.重型颅脑损伤术后颅内感染脑脊液中不同指标和炎症因子水平分析［J］.创伤外科杂志,2020,22(6):419-423.

［40］ 张明,魏剑波,黄志刚,等.CD64 指数联合淀粉样蛋白 A 对重症颅脑外伤术后颅内感染诊断价值［J］.中华医院感染学杂志,2021,31(15):2313-2317.

［41］ Shofty B,Neuberger A,Naffaa M E,et al. Intrathecal or intraventricular therapy for post-neurosurgical Gram-negative meningitis:matched cohort study［J］. Clin microbiol Infect,2016,22(1):66-70.

［42］ 朱任媛,张小江,徐英春,等.2005—2014 年 CHINET 脑脊液分离菌分布和耐药性监测［J］.中国感染与化疗杂志,2016,16(4):449-454.

［43］ Zhang Y,Zhang J,Chen Y,et al. Evaluation of meropenem penetration into cerebrospinal fluid in patients with meningitis after neurosurgery[J]. World Neurosurg,2017,98:525-531.

[44] Mohammed N,Savardekar A R,Patra D P,et al. The 21st-century challenge to neurocritical care: the rise of the superbug *Acinetobacter baumannii*. A meta-analysis of the role of intrathecal or intraventricular antimicrobial therapy in reduction of mortality[J]. Neurosurg Focus,2017,43 (5):E8.

[45] Pallotto C,Fiorio M,D'Avolio A,et al. Cerebrospinal fluid penetration of tigecycline[J]. Scand J Infect Dis,2014,46(1):69-72.

[46] Gofman N,To K,Whitman M,et al. Successful treatment of ventriculitis caused by *Pseudomonas aeruginosa* and carbapenem-resistant *Klebsiella pneumoniae* with i. v. ceftazidime-avibactam and intrathecal amikacin[J]. Am J Health Syst Pharm,2018,75(13):953-957.

[47] 周强,胡锦,王之敏,等. 颅脑手术后多重耐药革兰阴性菌脑室炎的治疗[J]. 临床神经外科杂志, 2020,17(6):714-716,720.

[48] 秦宇芬,龚卫月,施顺孝,等. 利奈唑胺与万古霉素治疗神经外科术后颅内感染的临床疗效分析 [J]. 中华临床感染病杂志,2019,12(2):117-121.

[49] 杨晓燕,赵静,石晶,等. 儿童超说明书用药研究现状的可视化分析[J]. 中国现代应用药学,2015, 32(5):620-625.

[50] Liu L G,Zhu Y L,Hu L F,et al. Comparative study of the mutant prevention concentrations of vancomycin alone and in combination with levofloxacin,rifampicin and fosfomycin against methicillin-resistant *Staphylococcus epidermidis*[J]. J Antibiot(Tokyo),2013,66(12):709-712.

[51] 刘振波,金轶,朱君丽. 颅内真菌感染儿童脑脊液中氟康唑的药代动力学研究[J]. 中国现代药物应 用,2014,8(17):151-152.

[52] Li X M,Li X X. Progress in the treatment of fungal infections of the central nervous system[J]. Infect Int(Electronic Edition),2017,6(2):60-64.

[53] Thwaites G E,van Toorn R,Schoeman J. Tuberculous meningitis:more questions,still too few answers[J]. Lancet Neurol,2013,12(10):999-1010.

[54] Fried H I,Nathan B R,Rowe A S,et al. The insertion and management of external ventricular drains:an evidence-based consensus statement:a statement for healthcare professionals from the Neurocritical Care Society[J]. Neurocritical Care,2016,24(1):61-81.

[55] 王志刚,赵明亮,王旭华,等. 持续腰大池引流配合美罗培南鞘内注射对高血压脑出血患者术后颅 内感染的临床疗效评价[J]. 抗感染药学,2018,15(12):2165-2167.

[56] 李长秀,张晗,王播,等. XDRAB颅内感染多途径应用替加环素治疗的病例分析及文献回顾[J]. 中国医院药学杂志,2021,41(16):1683-1687.

[57] McCracken G H Jr,Mize S G. A controlled study of intrathecal antibiotic therapy in gram-negative enteric meningitis of infancy. Report of the neonatal meningitis cooperative study group [J]. J Pediatr,1976,89(1):66-72.

[58] 中华医学会神经外科学分会,中国神经外科重症管理协作组. 神经外科脑脊液外引流中国专家共 识(2018版)[J]. 中华医学杂志,2018,98(21):1646-1649.

[59] Mead P A,Safdieh J E,Nizza P,et al. Ommaya reservoir infections:a 16-year retrospective analysis[J]. J Infect,2014,68(3):225-230.

[60] Khanna R K,Rosenblum M L,Rock J P,et al. Prolonged external ventricular drainage with percutaneous long-tunnel ventriculostomies[J]. J Neurosurg,1995,83(5):791-794.

[61] Lin J,Zhang N,Sheng H S,et al. Modified external ventricular drainage in pediatric tuberculous meningitis:is it possible to avoid ventriculoperitoneal shunt placement? [J]. Pediatr Neurosurg,

2011,47(2):108-112.

[62] George T,Moorthy R K,Rajshekhar V. Long tunnel external ventricular drain:an adjunct in the management of patients with infection associated hydrocephalus[J]. Br J Neurosurg,2019,33 (6):659-663.

[63] 毕长龙,兰松,罗湘颖,等.长程皮下通道脑室外引流技术在重型颅脑损伤术后泛耐药鲍曼不动杆菌颅内感染治疗中的应用研究[J].国际神经病学神经外科学杂志,2021,48(1):4-8.

[64] Qin G,Liang Y,Xu K,et al. Neuroendoscopic lavage for ventriculitis:case report and literature review[J]. Neurochirurgie,2020,66(2):127-132.

[65] Pandey S,Li L,Deng X Y,et al. Outcome following the treatment of ventriculitis caused by multi/extensive drug resistance Gram negative bacilli:*Acinetobacter baumannii* and *Klebsiella pneumonia*[J]. Front Neurol,2018,9:1174.

（罗　凯　姚洁民）

第十四节　颅外感染的处理

一、概论

随着人类的发展、社会的进步,我们的生活、工作、社交等各类活动方式发生了巨大改变,人类对自然的入侵事件频繁而复杂,自然界的各种小型生物、各类微生物对人类的侵袭也异常频繁和复杂,这类侵袭所导致的颅内、外感染也在增多。各类微生物对人类的侵袭,会因每个被侵袭个体的自身状况不同而产生不同的反应。其中,部分受侵袭者因个人抵御疾病的能力不同,结果各不相同,各种病原体侵袭机体所产生的颅外头皮局部炎症反应是极为常见的,部分患者需要外科治疗才能治愈。

外科感染的发生首先与病原体的数量及毒力有关,病原体繁殖快、数量多、毒力大、侵袭力强,感染后严重程度越高。其次,每当患者抵抗力降低、潜在基础性疾病发作、发生创伤或突发疾病时,感染随即暴发。再次,感染严重程度、感染种类、细菌的毒力与气候极为相关,在湿热的南方地区,病原体多,必然引发极多种类的外科感染,而且进展较干燥、低温区域快,稍有疏忽必将导致严重不良后果。再则,感染与人们的生活习惯息息相关。最后,人类对自然的入侵越严重、越频繁,我们自身所受感染的种类也必将增多,疑难、新的感染种类也势必会增加,因此,应规范好人类自身的行为,遵从伦理原则、与自然和谐相处的原则等。

神经外科颅外感染与外科的其他感染一样分为特异性感染和非特异性感染,特异性感染为特殊的细菌所导致的感染,如结核病、破伤风、气性坏疽、真菌类感染。非特异性感染以金黄色葡萄球菌感染为代表的化脓性感染为主。常见致病菌为葡萄球菌、链球菌、大肠杆菌、铜绿假单胞菌等。非特异性感染的主要特点是同一种致病菌可能引发不同种类的化脓性感染,不同的致病菌也可能引发同一种感染性疾病。感染的共同特性即红、肿、热、痛及相应部位的功能障碍。

（1）从微生物学角度分型可分为细菌性感染、真菌性感染、病毒性感染、混合性感染。

（2）按病程长短分为急性感染、亚急性感染、慢性感染。

（3）按发生条件分为条件性感染、二重感染、院内感染。

外科治疗时,根据患者感染后的症状、体征,病原体的培养情况以及是否引发全身性的脓毒血症情况实施不同的治疗方案。但总体治疗关键是控制感染源、合理使用抗生素、清理病灶、外科引流、全身毒理控制性治疗。

颅外感染性疾病是神经外科常见疾病,绝大多数为轻症,但如果治疗不当,一样会导致严重的颅内、全身性危重症感染事件,主要根据患者病情的轻重、病原体种类、全身毒理反应选择抗生素、清除病灶结合外科引流治疗,以达到感染治愈的目的。

二、头皮浅表性感染

头皮浅表性感染主要为疖肿和痈肿。

1. 病因和病理　疖肿与痈肿的病原体大多一样,主要是由金黄色葡萄球菌感染所致,但也可由表皮葡萄球菌等其他病原体引起。

疖肿是仅累及单个毛囊所引发的周围组织炎性反应,主要与局部卫生不洁、皮脂腺极为发达、毛囊与皮脂腺的排泄结构不畅、擦挫抓伤、各种原因导致的抵抗力降低、长期卧床摩擦局部、基础性疾病相关。金黄色葡萄球菌所致疖肿往往较为局限,这是由于金黄色葡萄球菌可以产生血浆凝固酶,可使感染部位的纤维蛋白原转变为纤维蛋白,大量的纤维蛋白可以限制细菌的扩散,炎症被局限化,渐渐形成脓栓,脓栓被排出后炎症消退。

痈肿往往是累及多个毛囊或由多个疖肿融合发展而引发的周围组织炎性反应,诱因与疖肿相同。但痈肿的炎症发展过程与疖肿不同。它的炎症从毛囊的底部开始,并向阻力较小的皮下组织扩散蔓延,再沿深筋膜浅层向四周扩散,逐一进入毛囊群形成多个毛囊炎症反应,由于主要累及皮下深层结缔组织,在组织炎症发展过程中,深层血液循环遭到破坏,导致表面皮肤血供障碍,皮肤组织坏死。又因痈肿破坏的组织范围广,炎症不断向四周蔓延,全身炎症反应明显,部分患者可能出现脓毒血症。

2. 临床表现　头部疖肿、痈肿好发于枕部、颈项部。

初期局部皮肤有红、肿、热、痛及小硬结,数日后肿痛范围扩大,疖肿中心区组织坏死、软化,渐渐形成黄白色脓头,四周肿胀的炎性区域可自行破溃排出脓液及脓头,渐自愈。部分患者可在不同的部位同时发生疖肿,或疖肿反复发生即为疖病。应全身检查找出原因,以治疗原发性疾病为主。

痈肿发病以中老年、基础性疾病患者为多。病变多发生在皮肤较厚的颈项部、枕部。中医称为“对口疮”“搭背”。

初期为局部小片皮肤红、肿、热、痛,可见多个脓点、局部红肿区域扩大,四周表现为浸润性水肿,区域淋巴结肿大、疼痛,患者往往有畏寒、发热、全身不适,局部肿胀明显、疼痛加剧、皮肤色暗红、皮温较高。随着脓点的增大、增多,中心区域可见皮肤坏死脱落,破口有脓液流出,破口区呈蜂窝状,脓腔内组织增生少,难以自愈。

3. 诊断

(1) 疖肿:本病发病率高,表现明显,易诊断。发热患者应查血常规。长期反复发作者应查血糖、尿糖,以了解发作背后的原因。

(2) 痈肿:诊断不难,应查血常规、尿常规,局部分泌物进行细菌学培养,发热者应注意行血液细菌学培养。同时,了解患者有无潜在的基础性疾病。

4. 鉴别诊断

(1) 疖肿:①痤疮:轻度感染时,痤疮病灶小,顶端可有点状凝脂。②皮脂腺小囊肿:感染时,患者在长期的日常生活中,局部就有小圆形的囊性肿物,无痛感,有异物感,形态明显。当感染时,才出现红、肿、热、痛表现,局部肿胀界限不清(图 8-5)。

(2) 痈肿:局部常有明显的红、肿、热、痛,范围较疖肿明显增大,有多个毛囊受累,脓头多,中心区可有皮肤组织坏死,色泽暗红,可有破溃小口,流出脓性分泌物,疮口可呈蜂窝状(图 8-6)。同时,在感染的淋巴引流相关区域会发生淋巴结肿大,有疼痛感,局部有一定发热感觉,淋巴结压痛明显。

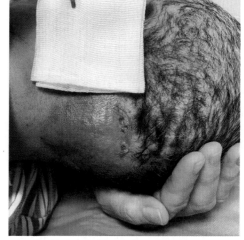

图 8-5　典型的对口疮(院外治疗后)

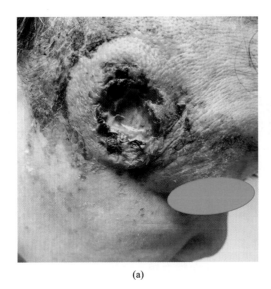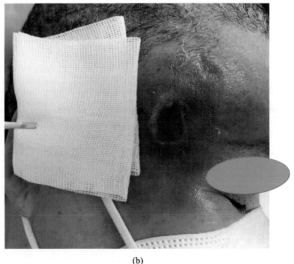

(a)　　　　　　　　　　　　　(b)

图 8-6　痈肿

(a)已部分破溃的痈肿；(b)切开引流治疗后的痈肿

5. 实验室检查

(1) 血常规检查：疖肿患者可能无明显异常；痈肿患者的白细胞计数往往有一定程度的升高，中性粒细胞比例增高明显，淋巴细胞比例相对降低。

(2) 细菌学涂片：有脓性分泌物，或有浆液性渗出者可取脓性分泌物进行细菌学涂片，此方法可在早期为临床初步评估提供依据，为早期经验性治疗提供科学的治疗依据。

(3) 细菌培养＋药物敏感试验：有脓性分泌物者可取脓性分泌物进行培养，同时行药物敏感试验，为进一步的目标性治疗提供科学精准的治疗依据。

(4) 血培养：少数痈肿患者由于基础性疾病、原发性疾病长期对身体的损害，机体的抵抗力较差，如果细菌的侵蚀能力强，早期会发生细菌侵入血流，致使脓毒血症的发生，因此，此类发热患者应进行相关的血培养检查。

(5) 全身生理功能的相关检查：中老年、基础性疾病严重的患者应行全身各方面的生理功能检查。

6. 治疗

(1) 外科治疗：一般情况下，疖肿经历早期炎症期、化脓期可有限自愈，不会对全身产生影响。而较大的痈肿在炎症早期未被良好地控制，出现多脓头融合，皮下组织坏死的化脓期会对人体产生一定程度的影响，需要将痈肿切开引流。

(2) 经较长时间的换药，全身抗生素使用，强化营养支持，提高机体免疫力以及针对原发性疾病、基础性疾病的治疗，同时结合中医药治疗，感染应该能够得到有效的控制。其中，有脓毒血症的患者更应强调早期进行切开引流、精准使用抗生素治疗，能在短期内有效地消灭细菌，去除毒素的全身影响，使病情得到有效的控制，达到愈合的效果。

三、头皮深部感染

（一）头皮脓肿

1. 原因、临床表现　头皮脓肿往往是头部受伤后未能很好处理所导致的皮肤深部感染，多为混合性细菌感染，多表现为炎性过程的红、肿、热、痛以及局部的相关淋巴引流区域的淋巴结肿大、疼痛、局部发热，疼痛较为剧烈，严重者伴有全身毒理反应，以及深层次的感染侵蚀，可出现硬脑膜外脓肿。

2. 鉴别诊断　主要与痈肿所导致的感染、帽状腱膜下脓肿相鉴别。

3. 治疗　外科切开引流，局部使用相关的抗菌措施及引流。全身使用抗生素，营养支持，提高机体免疫力,行针对原发性疾病、基础性疾病的治疗,同时结合中医药治疗,感染应该能够得到有效的控制。

(二)帽状腱膜下脓肿

1. 原因及临床表现 帽状腱膜下脓肿的病因与头皮脓肿类似,往往是混合性细菌感染。但部分患者的发生原因与手术清创处理不力有关。同时,部分皮下血肿、颅骨骨髓炎治疗效果不佳时易发生。帽状腱膜下间隙较为疏松,感染易扩散,受累范围较广,积脓量大,治疗周期长。临床上受伤后数日开始发热、头痛加剧、头皮麻木肿胀、眼睑肿胀,头皮色泽改变较晚,但有相对界限。相关区域淋巴结肿大,有触压痛。严重者伴有全身毒理反应,以及深层次的感染侵蚀,可出现硬脑膜外脓肿、硬脑膜下脓肿。

2. 鉴别诊断 主要与痈肿所导致的感染、头皮脓肿相鉴别。

3. 实验室诊断

(1)血常规检查:帽状腱膜下脓肿患者可能无明显异常;帽状腱膜下脓肿患者的白细胞计数往往有一定程度的升高,中性粒细胞比例增高明显,淋巴细胞比例相对降低。

(2)细菌学涂片:有脓性分泌物者可取脓性分泌物进行细菌学涂片,此方法可在早期为临床初步评估提供依据,为早期经验性治疗提供科学依据。

(3)细菌培养+药物敏感试验:有脓性分泌物者可取脓性分泌物进行培养,同时行药物敏感试验,为进一步的目标性治疗提供科学精准的治疗依据。

(4)血培养:少数帽状腱膜下脓肿患者由于基础性疾病、原发性疾病长期对身体的损害,机体的抵抗力较差,如果细菌的侵蚀能力强,会导致早期发生细菌侵入血流,引起脓毒血症,因此,此类发热患者应进行相关的血培养检查。

(5)全身生理功能的相关检查:中老年、基础性疾病严重的患者应行全身各方面的生理功能检查。

(6)影像学检查:部分患者需要行头部X线、CT、MRI等检查,以排除颅骨骨髓炎、硬脑膜外脓肿、硬脑膜下脓肿、脑脓肿等发生。

4. 治疗 外科切开引流,实施低位多个切口引流,局部使用相关的抗菌措施及引流,全身使用抗生素,进行营养支持,提高机体免疫力,行针对原发性疾病、基础性疾病的治疗,早期结合中医药治疗,感染应该能够得到有效的控制。此类患者的全身炎症反应较为严重,同时治疗周期更长,全身使用抗生素两周以上方可达到有效的治疗效果,每位患者的情况不同,治疗方案有所不同,治疗的周期也各不相同。

参 考 文 献

[1] 陈孝平,汪建平,赵继宗.外科学[M].9版.北京:人民卫生出版社,2018.

[2] Goodman S J,Cahan L,Chow A W. Subgaleal abscess:a preventable complication of scalp trauma [J]. West J Med,1977,127(2):169-172.

[3] Arana E,Vallcanera A,Santamaría J A,et al. Eikenella corrodens skull infection:a case report with review of the literature[J]. Surg Neurol,1997,47(4):389-391.

[4] Jallo J,Loftus C M. 颅脑创伤和脑科危重症治疗学[M].高亮,译.上海:上海科学技术出版社,2012.

(罗 凯 姚洁民)

第十五节 温 度 管 理

颅脑损伤患者的临床诊断、伤情程度判断、手术指征把握、治疗方案选择和预后评估判断等诸多环节均需要严密的临床观察,而客观的监测数据为以上决策提供强有力的依据。脑温监测是神经重症重要的监测手段之一。颅脑损伤可导致脑实质一系列的病理生理改变,从而使脑温升高或降低。从人类和动物的实验数据来看,脑温通常比体温高约0.3℃,并且与体温密切相关。颅脑损伤后脑实质温度要普遍高于人体核心温度(如肛温),这可能与脑组织的高代谢有关;而脑温低于人体核心温度可能是濒死的征兆。

一项包括 108 例颅脑损伤患者的前瞻性观察研究结果表明,手术后 72 h 内的脑温昼夜节律变化可能是颅脑损伤急性期死亡率增高和后期功能恢复结局不良的重要预测因素。其中,脑温节律调节区间为 (37.39 ± 1.21)℃,年轻患者或脑温在节律调节区间 50% 以内波动的患者更有可能生存。

2009 年,美国匹兹堡儿童医院重症监护医学部 Ericka L. Fink 的研究指出,治疗性低体温是改善出生后窒息患儿神经功能的有效方法,这也将是治疗颅脑损伤的重要方法,如何在儿童和成人中进行最佳应用是将来探讨的重点。对于严重脑挫裂伤、原发性脑干损伤或丘脑下部损伤伴高热和去大脑强直的患者,宜使用冬眠降温和亚低温治疗,目标温度以 32～35 ℃ 为宜,时间 3～5 天,也要根据病情而定,降温过程中要注意心律失常、低血压、寒战、冻伤及水、电解质紊乱等并发症的发生。其最终目的是降低脑组织代谢和脑耗氧量,增强脑组织对缺氧的耐受性,减少脑血容量和降低颅内静脉压,改善细胞膜的通透性,防止脑水肿的发展,亦达到协同降颅内压的作用。

Bhatti 等的一项针对 12 例颅脑损伤患者的单中心前瞻性介入试验研究表明,使用食管传热装置监测温度的食管温度管理(ETM)模式,是一种针对重型颅脑损伤患者控制核心温度切实可行的目标体温管理(TTM)手段,且不良事件发生率低。该研究是在镇静和(或)肌松的前提下,将食管热传导装置(EnsoETM ECD02B)置入胃内,依靠装置堆芯的加热或冷却控制温度,将目标温度设定为 34.5～35 ℃,达到目标温度的平均时间为 5.01～5.83 h,平均冷却速度为 0.58 ℃/h(范围为 0.15～1.5 ℃/h)。

国内的一项体外细胞实验和中型颅脑损伤大鼠模型实验中,用 TTM 调节(亚低温,32 ℃)观察发现,TTM 治疗可预防 TBI 引起的大脑神经元的坏死,显著减少神经元死亡,减少皮质损伤体积和神经元丢失,减轻脑血管组织病理学损伤和脑水肿。利用定量蛋白质组学技术检测颅脑损伤大鼠脑组织和颅脑损伤人脑脊液(CSF)样本发现,纤溶酶原(PLG)、抗凝血酶Ⅲ(AT Ⅲ)、纤维蛋白原 γ 链(Fgg)、转甲状腺素蛋白(TTR)的表达水平与颅脑损伤程度相关,损伤程度越重,以上蛋白质表达水平越高;与常温组比较,TTM 干预后 72 h,以上蛋白质表达水平明显下降。PLG、ATⅢ、Fgg 和 TTR 可以用作颅脑损伤患者经 TTM 治疗后病情好转的评估指标。

日本的一项前瞻性多中心对照试验研究中,对接受亚低温治疗(MTH;32.0～34.0 ℃)的 79 例重型颅脑损伤患者的心率变化进行观察记录,探讨靶向体温管理的早期阶段,心率降低程度与重型颅脑损伤后不良神经功能预后的相关性。早期心率变化(%HR)计算方法如下:[入院时心率－MTH 第 1 天时心率]/入院时心率×100。心率变化百分比(%HR)的中位数为 18.6。研究中,将 79 例患者分为六组,即入院时心率<80、80～99、≥100 三组的每一组再分为 %HR≥18.6 和 %HR<18.6 两组。根据格拉斯哥预后量表评分,颅脑损伤后 6 个月神经功能不良预后分为严重残疾、持续植物状态和死亡。结果显示,在入院时心动过速的患者,入院后靶向体温管理的早期阶段(一周),心率降低程度低者,预后不良。

参 考 文 献

[1] Brown A W, Elovic E P, Kothari S, et al. Congenital and acquired brain injury. 1. Epidemiology, pathophysiology, prognostication, innovative treatments, and prevention[J]. Arch Phys Med Rehabil,2008,89(3 Suppl 1):S3-S8.

[2] Robertson C M, Joffe A R, Moore A J, et al. Neurodevelopmental outcome of young pediatric intensive care survivors of serious brain injury[J]. Pediatr Crit Care Med,2002,3(4):345-350.

[3] Nybo L, Secher N H, Nielsen B. Inadequate heat release from the human brain during prolonged exercise with hyperthermia[J]. J Physiol,2002,545(2):697-704.

[4] Wang H, Wang B, Normoyle K P, et al. Brain temperature and its fundamental properties:a review for clinical neuroscientists[J]. Front Neurosci,2014,8:307.

[5] Yablonskiy D A, Ackerman J J, Raichle M E. Coupling between changes in human brain temperature and oxidative metabolism during prolonged visual stimulation[J]. Proc Natl Acad Sci U S A,2000,97(13):7603-7608.

［6］ Kuo L T,Lu H Y,Huang A P. Prognostic value of circadian rhythm of brain temperature in traumatic brain injury［J］. J Pers Med,2021,11(7):620.

［7］ Fink E L,Beers S R,Russell M L,et al. Acute brain injury and therapeutic hypothermia in the PICU:a rehabilitation perspective［J］. J Pediatr Rehabil Med,2009,2(4):309-319.

［8］ 王忠诚. 王忠诚神经外科学［M］.武汉:湖北科学技术出版社,2005.

［9］ Bhatti F,Naiman M,Tsarev A,et al. Esophageal temperature management in patients suffering from traumatic brain injury［J］. Ther Hypothermia Temp Manag,2019,9(4):238-242.

［10］ Cheng S X,Xu Z W,Yi T L,et al. iTRAQ-Based quantitative proteomics reveals the new evidence base for traumatic brain injury treated with targeted temperature management［J］. Neurotherapeutics,2018,15(1):216-232.

［11］ Inoue A,Hifumi T,Kuroda Y,et al. Mild decrease in heart rate during early phase of targeted temperature management following tachycardia on admission is associated with unfavorable neurological outcomes after severe traumatic brain injury:a post hoc analysis of a multicenter randomized controlled trial［J］. Critical Care,2018,22(1):352.

（符黄德　姚洁民）

第十六节　创伤相关癫痫发作

外伤后癫痫（post-traumatic epilepsy,PTE）是颅脑损伤的严重并发症,可导致颅内压增高和脑水肿加重以及各系统功能障碍,从而加重继发性脑损伤,严重威胁患者生命,影响患者的生活质量,应该引起临床医生的高度重视。药物预防可减少颅脑损伤后早期癫痫样发作（post-traumatic seizure,PTS）,而对颅脑损伤后晚期癫痫则无效。癫痫持续状态（status epilepticus）是 PTE 发作的急危重症和最严重状态,死亡率达 3%～33%。

一、PTS 和 PTE 的定义

PTS 根据发作时间分为伤后即刻发作（<24 h）、早期发作（1～7 天）和晚期发作（>1 周）。发生在颅脑损伤后 7 天内的癫痫样发作称为 PTS,是颅脑损伤引起脑部神经元异常同步放电所造成的临床现象,其特征是突然的一过性症状,因异常放电的神经元所处部位不同而有多种多样的表现,可以是运动、感觉、意识、行为、精神或自主神经的障碍,伴有或不伴有意识改变;PTE 则表现为颅脑损伤 7 天后的反复癫痫样发作。PTS 和 PTE 的关联性仍不明确。部分学者认为 PTS 增高了 PTE 的发生率,也有研究报道认为 PTS 不影响 PTE 的发生。目前认为,PTS 是 PTE 的危险因素,但 PTS 未必一定发展为 PTE。

二、PTS 和 PTE 的发生率

颅脑损伤患者 PTS 的整体发生率为 2%左右,重型颅脑损伤为 14%～30%。PTE 的整体发生率为 1.9%～30.0%。国内研究显示,伤后 3 年内 PTE 的累积发生率为 5.0%～9.8%。瑞典 10 年累积发生率为 11%,英国 4 年累积发生率为 10%。PTE 发生率与损伤类型和损伤严重程度密切相关,颅脑损伤严重程度与 PTE 的发生风险密切相关。轻型颅脑损伤患者的癫痫发生率是普通人群的 2 倍,而重型颅脑损伤患者的癫痫发生率则是普通人群的 7～17 倍。颅骨骨折患者的癫痫发生率也是普通人群的 2 倍。PTE 发作具备一定的时间特点,在颅脑损伤发生后 1 年内,PTE 的发生风险最高,1 年以后风险显著下降,但是持续至伤后 30 年内仍不能排除发作的风险。另外,晚期癫痫的发生率高于 PTS。大脑各个部位皮质的损伤均有可能引起 PTE,呈现一定的规律性,大约 57%的患者表现为颞叶癫痫,35%为额叶癫痫,其余为顶、枕叶癫痫。

三、PTS 和 PTE 发生的危险因素

PTE 的危险因素包括致伤机制、脑损伤部位、严重程度及是否伴有局限性神经功能缺失等。PTS 的危险因素包括格拉斯哥昏迷量表(GCS)评分≤10 分、PTE 即刻发作、创伤后失忆时间≥30 min、颅骨凹陷性骨折、贯通性脑外伤、硬脑膜下和硬脑膜外或脑内血肿、脑挫裂伤、年龄≤65 岁和慢性酒精中毒。晚期癫痫的危险因素包括重型颅脑损伤、PTS、急性脑内血肿或脑挫裂伤、创伤后昏迷或失忆时间>24 h、颅骨(线性或凹陷性)骨折和年龄>65 岁等(图 8-7)。

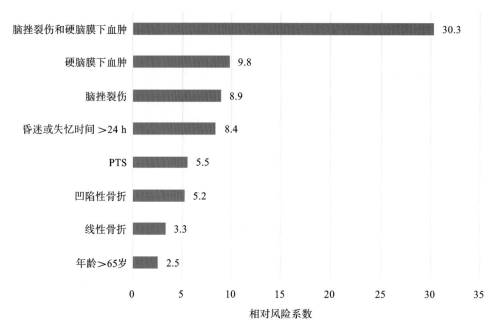

图 8-7　不同危险因素的相对风险

四、PTS 和 PTE 的发病机制

目前,PTE 的确切发病机制仍无定论,主要机制如下:①颅脑损伤机械性机制:颅骨骨折、脑挫裂伤和颅内出血等原因可以导致神经元、轴索和胶质细胞的损伤与死亡。与受伤机制、原发伤的程度和脑损伤的部位等有关。②脂质过氧化物反应机制:颅脑损伤后脂质过氧化物、反应性氧自由基和氮氧自由基及铁盐离子等所起的作用。③颅脑损伤的细胞学机制:兴奋性氨基酸在细胞外堆积、细胞内钙离子超载、细胞外钾离子增多使细胞膜去极化,降低了神经元的兴奋阈值。④基因调节:γ-氨基丁酸(GABA)信号通路与 PTE 的关系密切,GABA 活性降低和谷氨酸含量增加的变化可能与 microRNA 的调节作用有关。⑤神经炎性反应:神经炎性反应通过 Toll 样受体导致海马中间神经元结构的丢失是发生 PTE 的重要机制。⑥自身免疫反应。

五、PTS 和 PTE 的诊断

根据病史、发作特点以及 EEG 监测结果诊断 PTS 和 PTE 通常并不困难。但是对亚临床癫痫和非惊厥性癫痫持续状态(NCSE)的诊断相对比较困难。国际多模态多学科专家共识委员会推荐:所有急性脑损伤、不能解释的持续的意识障碍、ICU 内无原发性颅脑损伤的昏迷患者出现不能解释的精神状态损害,均应当行 EGG 监测。一项研究显示 ICU 内颅脑损伤患者行连续性视频脑电图(cVEEG)监测,42.5% 有癫痫样发作,1/3 有亚临床癫痫,绝大部分是 NCSE。影像学检查如头颅 MRI、PET-CT 等对于明确癫痫灶有一定帮助。

六、PTS 和 PTE 的预防

PTS 的重要性越来越受到认可。首先,存在潜在的继发性损伤形成风险时,预防性使用抗癫痫药物可能阻止 PTS,如颅内压增高诱导的癫痫发作。同时,避免 PTS 进一步加重颅内压继续增高的风险。其次,阻止癫痫发作可避免失业、丧失驾驶权利或意外损伤。然后,预防性使用抗癫痫药物可能具有改变和阻止癫痫形成的作用。一项随机双盲前瞻性临床研究发现,苯妥英钠(PHT)与安慰剂相比,可显著降低 PTS 的发生率($P<0.001$)。美国第 4 版《重型颅脑损伤救治指南》推荐重型 TBI 患者伤后 7 天内预防性使用抗癫痫药物以降低 PTS 的发生率。2017 年《颅脑创伤后癫痫防治中国专家共识》对于 PTS 高危患者,推荐使用 7 天抗癫痫药物预防 PTS。但是,多项临床前瞻性随机对照研究得出相同的结论,预防性使用抗癫痫药物对于晚期癫痫的发生无任何预防作用。由于抗癫痫药物存在一定的不良反应以及对意识和认知功能障碍等影响,因此,不建议常规采用抗癫痫药物预防晚期癫痫。颅脑损伤手术后,有以下情况者可以考虑预防性应用自动体外除颤器(AED):①GCS 评分<10 分;②广泛脑挫伤或颅骨凹陷性骨折;③颅内血肿(包括脑内血肿、硬脑膜下血肿和硬脑膜外血肿);④开放性颅脑损伤;⑤外伤后长时间(>24 h)的昏迷或记忆缺失。

预防性抗癫痫药物的选择方面,PHT 是最常用的抗癫痫药物,PHT 能降低 PTS 发生率,但是不能降低晚期癫痫的发生率。同时,PHT 的不良反应较多(如皮疹)、治疗窗口窄、需要监测血药浓度等,并且损伤神经功能。丙戊酸钠(VPA)的疗效和 PHT 相似,但患者死亡率有增高趋势,因此,VPA 的应用受到限制。左乙拉西坦(LEV)的疗效和 PHT 相似,安全性更好,不良反应更少,临床上有替代 PHT 的趋势。

七、PTS 和 PTE 的治疗

若使用了合适的预防性抗癫痫药物,仍出现 PTS,则需要进一步治疗以终止发作,尽量减少继发性损伤,疗程一般为 3~6 个月。对于确诊为 PTE 的患者,包括非惊厥性癫痫(non-convulsive epilepsy),应该采用规范化的药物治疗。临床常用的药物主要包括苯妥英钠、丙戊酸钠、苯巴比妥、拉莫三嗪、左乙拉西坦、奥卡西平、托吡酯、卡马西平等。根据癫痫发作的次数和性质,选择单一药物治疗,或两种及两种以上药物联合治疗。应该通过定期监测患者血清抗癫痫药物的浓度调整抗癫痫药物的使用种类和剂量。同时,应该重视抗癫痫药物的不良反应。对于部分难治性癫痫(病程 2 年以上、经过两种抗癫痫药物正规治疗无效、每个月发作 1 次以上),经多学科专家评估确认后,可考虑行外科手术治疗。手术治疗包括癫痫灶切除和神经调控。手术切除适合癫痫灶定位明确、位于非功能区的药物难治性 PTE,比如颞叶内侧癫痫(MTLE)等。但是大部分 PTE 患者癫痫灶定位困难,弥漫性损伤导致患者有多个癫痫灶或癫痫灶带,且与功能区关系密切,瘢痕和粘连会增加手术并发症的发生。神经调控适合不能手术切除的药物难治性 PTE。研究显示迷走神经刺激(VNS)可以使 78% 的患者发作频率下降 50% 以上,反应性神经刺激(RNS)可以使发作频率下降 50% 以上,深部电刺激(DBS,丘脑前核)可以使发作频率下降 69%。

参 考 文 献

[1] 中华医学会神经外科学分会神经创伤专业组,中华医学会创伤学分会颅脑创伤专业组. 颅脑创伤后癫痫防治中国专家共识[J]. 中华神经外科杂志,2017,33(7):652-654.

[2] 王丰,林元相. 颅脑损伤后癫痫发作的研究进展[J]. 中华脑科疾病与康复杂志(电子版),2019,9(2):121-125.

[3] Cotter D,Kelso A,Neligan A. Genetic biomarkers of posttraumatic epilepsy:a systematic review[J]. Seizure,2017,46:53-58.

[4] Irimia A,Van Horn J D. Epileptogenic focus localization in treatment-resistant post-traumatic epilepsy[J]. J Clin Neurosci,2015,22(4):627-631.

[5] Kirmani B F, Robinson D M, Fonkem E, et al. Role of anticonvulsants in the management of posttraumatic epilepsy[J]. Front Neurol, 2016,7:32.

[6] Lucke-Wold B P, Nguyen L, Turner R C, et al. Traumatic brain injury and epilepsy: underlying mechanisms leading to seizure[J]. Seizure, 2015, 33:13-23.

[7] Rao V R, Parko K L. Clinical approach to posttraumatic epilepsy[J]. Semin Neurol, 2015, 35(1): 57-63.

[8] Lowenstein D H. Epilepsy after head injury: an overview[J]. Epilepsia, 2009, 50 Suppl 2:4-9.

[9] Larkin M, Meyer R M, Szuflita N S, et al. Post-traumatic, drug-resistant epilepsy and review of seizure control outcomes from blinded, randomized controlled trials of brain stimulation treatments for drug-resistant epilepsy[J]. Cureus, 2016, 8(8):e744.

[10] Pitkänen A, Immonen R J, Gröhn O H, et al. From traumatic brain injury to posttraumatic epilepsy: what animal models tell us about the process and treatment options[J]. Epilepsia, 2009, 50 Suppl 2:21-29.

[11] Salanova V, Witt T, Worth R, et al. Long-term efficacy and safety of thalamic stimulation for drug-resistant partial epilepsy[J]. Neurology, 2015, 84(10):1017-1025.

[12] Saletti P G, Ali I, Casillas-Espinosa P M, et al. In search of antiepileptogenic treatments for post-traumatic epilepsy[J]. Neurobiol Dis, 2019, 123:86-99.

[13] Temkin N R. Risk factors for posttraumatic seizures in adults[J]. Epilepsia, 2003, 44(s10): 18-20.

[14] Tebo C C, Evins A I, Christos P J, et al. Evolution of cranial epilepsy surgery complication rates: a 32-year systematic review and meta-analysis[J]. J Neurosurg, 2014, 120(6):1415-1427.

[15] Wang H, Xin T, Sun X, et al. Post-traumatic seizures—a prospective, multicenter, large case study after head injury in China[J]. Epilepsy Res, 2013, 107(3):272-278.

[16] Zimmermann L L, Martin R M, Girgis F, et al. Treatment options for posttraumatic epilepsy[J]. Curr Opin Neurol, 2017, 30(6):580-586.

(吕立权)

第十七节 阵发性交感神经功能亢进

阵发性交感神经功能亢进(paroxysmal sympathetic hyperactivity, PSH)是颅脑损伤后的严重并发症,常发生于颅脑损伤1周后,症状可持续数周甚至数月,PSH发作会加重继发性颅脑损伤,增高全身并发症的发生率,导致患者住院时间延长,住院费用和死亡率增高,应当引起临床医生的重视。

一、命名和定义

PSH是一种严重脑损伤后出现的以交感神经功能亢进和运动活性增强为特征的临床综合征,表现为阵发性发作的同时出现高热、血压升高、心动过速、呼吸急促、出汗过多以及姿势异常和肌张力障碍等。该综合征最早于1929年由Penfield报道,当时称之为自主神经癫痫,脑电图却未见癫痫样放电。2014年之前文献中关于该综合征的命名较为混乱,先后出现30多种不同的名称,包括间脑癫痫、自主神经功能障碍综合征、下丘脑-中脑调节障碍综合征、中枢性高热、与持续肌肉收缩相关的高热、交感风暴、发作性交感风暴、急性下丘脑功能紊乱、自主神经功能障碍和发作性自主神经功能紊乱伴肌张力增高等。2007年Alejandro Rabinstein最早提出"阵发性交感神经功能亢进"这个名称。2014年,国际PSH协作组讨论后最终确定将该名称作为统一命名,以利于临床实践、科学研究和学术交流。以前由于没有统一的命名和诊断标准,很多医生对 PSH 认识不足,导致经常出现漏诊、误诊。随着 PSH 研究的持续深入,国际统一的 PSH 命名和诊断标准相继发布,治疗方案亦趋成熟,PSH 患者的诊治水平有了显著提高。

二、发生率

颅脑损伤后 PSH 的发生率各家报道差异较大,从 8％到 33％不等。PSH 多见于儿童和青年人。Fearnside 等报道在收入 ICU 的中、重型颅脑损伤患者中,PSH 发生率为 13.3％。Fernandez-Ortega 等报道重型颅脑损伤患者中 PSH 发生率为 9.3％。Baguley 等报道在收入 ICU 的中、重型颅脑损伤患者中24％在伤后 1 周出现 PSH 相关的体征,在伤后 2 周 8％诊断为 PSH。Dolce 等研究发现严重脑损伤后以植物状态生存超过 2 周的患者中 PSH 的发生率为 26.1％,其中创伤患者发生率高于非创伤患者,分别为31.9％和 15.8％。Rabinstein 对 ICU 中发热的患者进行了研究,结果显示在这些患者中 PSH 的发生率为 18％,其中颅脑损伤患者 PSH 的发生率为 33％,而其他患者仅为 6％。这一系列报道突出了脑损伤后PSH 发生率波动较大,可能受研究设计、筛选标准、颅脑损伤的类型及严重程度、诊断标准的选择、发表偏倚等因素影响。

三、病因

各种原因造成的严重脑损伤均可发生 PSH,文献报道的病因包括颅脑损伤、缺氧、脑肿瘤、脑积水、蛛网膜下腔出血、脑出血等,其中最常见的病因为重型颅脑损伤,尤其是弥漫性轴索损伤和脑干损伤。2010 年 Perkes 等的一项研究共纳入 349 例 PSH 患者,其中颅脑损伤占 79.4％,缺血缺氧性脑病占9.7％,脑血管病占 5.4％,其余 5.5％与脑积水、脑肿瘤、低血糖、感染等有关。与成人相比,引起儿童PSH 的病因中缺血缺氧性脑病占比更高。1997 年 Krach 等研究认为,29％的 PSH 患儿由缺血缺氧性脑病引起,颅脑损伤占 14％;而 2012 年 Kerk 等的病例对照研究中共纳入 249 例 PSH 患儿,其中颅脑损伤占 10％,心脏停搏占 31％。2015 年 Pozzi 等的一篇回顾性分析共纳入 26 例 PSH 患儿,其中颅脑损伤 12例,缺氧性脑病 9 例,其他原因 5 例。

四、病理生理学

PSH 的发病机制目前尚不完全清楚。早期提出的 PSH 致痫学说因缺乏足够的证据而被摒弃。

传统的失连接学说认为,大脑皮质等高位中枢对交感神经活动起抑制性的调控作用,而间脑(主要是下丘脑)和脑干等低位中枢则对交感神经活动起兴奋性的调节作用。一旦高位的调节中枢受损或高位中枢与低位中枢的联系被破坏,则低位的调节中枢就处于失抑制的高兴奋状态,从而产生 PSH,进而出现一系列典型的临床症状。该学说能够很好地解释脑外伤中经典的局灶性损伤和弥漫性轴突损伤引起PSH 的情况,但是存在一些缺陷。它不能很好地解释间脑和脑干引起 PSH 损伤的情况,也无法解释患者对于无害的、低程度的非疼痛刺激过度敏感的反射性反应。

为了解决传统的失连接学说的缺陷,Baguley 于 2008 年提出了兴奋/抑制比(excitatory inhibitory ratio,EIR)模型学说,该学说认为间脑/脑干可抑制脊髓传入的刺激反射,当间脑/脑干受到损伤时,微小的刺激也可能引发剧烈的痛觉过敏反射,这些异常的痛觉反射反复累积,就会导致交感神经的异常兴奋和肌肉异常运动。

2015 年,Renner 根据下丘脑-垂体-肾上腺轴提出一个可能解释 PSH 机制的假说。此假说认为,创伤等引起脑损伤的因素导致脑垂体完全损伤或功能不足,促肾上腺皮质激素分泌减少,从而促使促肾上腺皮质激素释放激素大量分泌。这可能导致肾上腺素能亢进的应激反应,导致 PSH 发生。然而,PSH与下丘脑-垂体功能相关的确切证据有待进一步的前瞻性试验研究加以证明。

五、临床表现

PSH 的发作通常在严重脑损伤后 1 周内发生,也有迟至数周后发生的。PSH 的发作往往突然出现,有或无诱因,持续数分钟至数小时,然后突然终止。每天发作的频率差异较大,一般一天数次,在有些患者中可以见到持续的 PSH 发作。PSH 总的发作时间往往较长,数周至数月不等,在有些病例中甚至超过 1 年。一项研究发现 PSH 总的发作时间平均为 162 天。PSH 的体征包括体温升高、心率和呼吸加快、血压升高、出汗过多、躁动、去皮质、去大脑强直,或肌肉僵硬、瞳孔散大等。Baguley 等把 PSH 发作分为三个阶段:第一阶段为隐匿期,此时由于使用镇静药物,很难区分 PSH 发作患者;第二阶段为典型发作期,此时停止使用镇静药物,患者出现特征性的 PSH 发作,伴随着神经功能的改善,发作逐渐缓解;第三阶段为缓解期,此时患者不出现典型的发作,但常遗留有肌张力障碍和关节痉挛。第一阶段到第二阶段的转变一般在伤后 7 天,第二阶段到第三阶段的转变平均在伤后 74 天。

PSH 发作患者的影像学缺乏特征性。Fernandez-Ortega 等认为局灶性损伤患者比弥漫性损伤患者更容易出现 PSH 发作。而 Baguley 等研究发现弥漫性损伤比局灶性损伤更容易引起 PSH。吕立权等对 PSH 发作的危险因素和磁共振影像特征也做了系统研究。研究发现年龄较轻、GCS 评分较低、弥漫性轴索损伤(DAI)、脑深部结构损伤和合并脑积水的患者更容易出现 PSH 发作。PSH 发作患者的磁共振成像均有脑深部结构损伤,包括室周白质纤维、胼胝体、间脑和脑干。弥散张量成像(DTI)研究显示存在中枢自主神经脑连接中断现象,如内囊后肢、胼胝体后部损伤。

PSH 发作期血浆中儿茶酚胺(肾上腺素、去甲肾上腺素、多巴胺)与促肾上腺皮质激素(ACTH)的水平明显升高,而在发作间期血浆中去甲肾上腺素及多巴胺水平显著降低,ACTH 则变化不大。

六、诊断与鉴别诊断

PSH 的诊断主要依据病史、症状和体征,目前没有特异性的实验室指标和影像学特征作为诊断依据。由于缺乏特异性的诊断指标,早期诊断非常困难,PSH 易与感染、癫痫、中枢性高热等多种疾病混淆。2004 年 Blackman 等曾提出 7 条诊断标准,包括发作时体温>38.5 ℃、呼吸频率>20 次/分、心率≥130 次/分、收缩压≥140 mmHg、大量出汗、躁动、肌张力障碍,需要满足 5 条及以上症状,每天发作至少 1 次,持续 3 天以上,且排除其他疾病。由于条件过于严苛,不利于早期诊断的实施。此后虽有多个诊断标准被提出,但均未获得广泛认可。直到 2014 年 Baguley 等国际专家小组成员在此前的诊断基础上提出了 PSH 评估量表(PSH assessment measure,PSH-AM)。作为 PSH 诊断的量化工具,PSH-AM 在临床中得到广泛应用和认可,成为目前国际上公认的诊断标准。

PSH-AM 由诊断可能性工具(diagnosis likelihood tool,DLT)和临床特征评分(clinical feature scale,CFS)两部分组成。DLT 列出了 11 项诊断细则(每项 1 分),包括:①有脑损伤病史;②同时发生症状;③突然发作;④轻微刺激可诱发;⑤频率≥2 次/天;⑥症状持续 3 天及以上;⑦抑制交感神经的药物有效;⑧其他治疗无效;⑨无副交感神经兴奋表现;⑩脑损伤持续 2 周及以上;⑪排除其他原因。CFS 从心率、呼吸、收缩压、体温、出汗以及肢体姿势 6 个方面对患者病情的严重程度进行评分,见表 8-9。将 DLT 和 CFS 的分数相加,<8 分为不可能,8~16 分为可能,>16 分为很可能。PSH-AM 使 PSH 的诊断可量化,更加客观和准确。

表 8-9　临床特征评分(CFS)

临床特征	0 分	1 分	2 分	3 分
心率/(次/分)	<100	100~119	120~139	≥140
呼吸/(次/分)	<18	19~23	24~29	≥30
收缩压/mmHg	<140	140~159	160~179	≥180
体温/℃	<37	37~37.9	38~38.9	≥39
出汗	无	轻度	中度	重度
肢体姿势异常	无	轻度	中度	重度

PSH 的鉴别诊断很重要,因为临床上有许多情形可以出现与之相似的表现,包括感染、中枢性高热、继发性癫痫、神经阻滞剂恶性综合征、恶性高热等。

(一)感染

严重脑损伤患者,感染非常常见,包括脑膜炎、肺部感染、泌尿系感染和脓毒血症等。感染可以导致患者体温升高、心率加快、血压升高等,易与 PSH 相混淆。鉴别诊断要点包括有原发感染灶,实验室检查可见白细胞、C 反应蛋白、降钙素原、白介素等炎性指标的升高,抗感染治疗有效等。

(二)中枢性高热

中枢性高热是由下丘脑或脑干病变所导致的一种非感染性高热,与 PSH 不同点在于多呈稽留热,发热部位以躯干及头部为主,四肢皮温常正常,且干燥无汗,解热镇痛治疗对其效果差。

(三)继发性癫痫

继发性癫痫可由多种中枢性疾病引起,包括颅脑损伤、颅内感染、脑肿瘤、脑血管病、中毒等,发作时意识丧失、肢体强直或阵挛,虽可伴有一过性心率、血压、呼吸的变化,但一般无大汗、躁动等交感神经兴奋表现,脑电图可见异常波,抗癫痫治疗有效。而 PSH 是一种与癫痫不同的疾病,因为在 PSH 患者中行脑电图检查尚没有发现癫痫波,而且绝大部分抗癫痫药物对其无效。

(四)神经阻滞剂恶性综合征

神经阻滞剂恶性综合征是一种严重的运动张力障碍,见于服用多巴胺受体阻滞剂的患者,如吩噻嗪类,包括盐酸硫利达嗪(硫醚嗪)、丙氯拉嗪和苯丁酮类(如氟哌啶醇)。这一综合征包括发热、肌肉僵硬、自主神经功能紊乱、意识障碍、血清肌酸磷酸激酶升高等表现。临床上神经阻滞剂如氟哌啶醇有时用于治疗脑损伤后躁动的患者,由于现在有许多更为安全的药物,在这种情况下应当避免使用神经阻滞剂。

(五)恶性高热

恶性高热是一种以高代谢为特征的骨骼肌疾病,发生于使用吸入性麻醉药或去极化肌肉松弛药之后,通常发生于诱导期。恶性高热也可能发生于脑损伤后,无麻醉药应用和手术病史。患者可表现为躁动和出汗,体温超过 40 ℃,出现心动过速、低血压、呼吸急促和去大脑强直,随后出现横纹肌溶解和肾功能衰竭。肌肉活检证实恶性高热的诊断。一旦确诊,除了停止使用促进恶性高热发生的药物外,还应使用丹曲洛林。丹曲洛林是治疗恶性高热唯一有效的药物。同时,PSH 还需要与颅内压升高、库欣综合征、甲亢危象、坏死性肌炎等疾病相鉴别。

七、治疗

PSH 的治疗包括一般治疗和药物治疗。

一般治疗包括去除可治疗性因素,如脑积水和脑出血等,尽量减少可能导致发作的刺激因素,如保持安静、减轻疼痛,穿刺、翻身、拍背、吸痰时动作轻柔。气道廓清能力差的患者建议早期行气管切开,同时注意对压疮、坠积性肺炎、导管相关性感染等并发症的预防。由于 PSH 发作时能量代谢高度亢进,营养支持十分关键。高压氧可以增加血氧含量,减轻脑水肿,改善脑代谢,有研究显示辅助给予高压氧治疗可以改善 PSH 患者的预后。物理降温和使用非甾体抗炎药可控制高热,对于出汗多的患者要注意补充水分以防止脱水。

药物治疗是 PSH 的主要治疗方法,用于终止和预防发作,按作用机制不同可以分为以下几类。常用的治疗药物有硫酸吗啡、右美托咪定、劳拉西泮、甲磺酸溴隐亭、盐酸普萘洛尔、可乐定、加巴喷丁和巴氯芬等。

(一)阿片类受体激动剂

阿片类受体激动剂的作用机制可能是抑制中枢交感神经兴奋,抑制冲动传出。最常用的药物为吗啡,其次为美沙酮、芬太尼等。吗啡具有镇痛、抑制呼吸、降低心率和血压的作用,可有效终止 PSH 发作,是急性发作期的常用药物。吗啡的作用存在剂量依赖性,部分患者需要的剂量相对较大。PSH 发作时一般静脉注射吗啡 2～8 mg 即可见效,而部分患者可能需要静脉注射 20 mg。吗啡的不良反应主要有呼吸抑制、低血压、肠梗阻和恶心呕吐,如果使用频率较高或者用量比较大,则需要配合使用其他治疗方式。

(二)非选择性 β 受体阻滞剂

非选择性 β 受体阻滞剂通过阻断中枢 β 受体,降低外周交感神经活性而起作用。常用药物为普萘洛尔,已广泛应用于控制 PSH 发作。另外,拉贝洛尔也可用于控制 PSH 发作,而选择性 β1 受体阻滞剂(如美托洛尔或阿替洛尔)没有明显效果。与其他 β 受体阻滞剂相比,普萘洛尔有较好的亲脂性和渗透性,因此更容易通过血脑屏障,可有效降低血中儿茶酚胺水平和新陈代谢率,一般 20～60 mg 胃肠道给药,每 4～6 h 给药 1 次即可。慢性阻塞性肺疾病(COPD)、哮喘、Ⅱ 度或 Ⅲ 度房室传导阻滞、心力衰竭、心源性休克和严重窦性心动过缓的患者禁用。

(三)α2 受体激动剂

α2 受体激动剂通过激活 α2 受体,使中枢交感冲动传出减少,外周血管阻力降低及儿茶酚胺释放减少,从而减慢心率及降低血压。可乐定被认为是用于治疗高血压和控制心动过速的首选药物。但单一用药时,可乐定对 PSH 其他症状效果不佳。一般 0.1～0.3 mg 胃肠道给药,每天 3 次,最大剂量为 1.2 mg。右美托咪定是一类属于 α2 受体激动剂的静脉注射镇静剂,具有抑制交感神经及镇静和镇痛的作用,广泛用于重症监护室,可替代可乐定用于静脉给药。可乐定可以有效终止 PSH 的发作,可以作为急性发作期的一线药物。

(四)多巴胺受体激动剂

溴隐亭为多肽麦角类生物碱,是一种合成多巴胺激动剂,其抑制高热及自主神经功能异常的机制尚不清楚,可选择性地激动多巴胺受体,抑制交感神经兴奋。它对中枢性高热和肌张力障碍的治疗效果最佳。但其可降低癫痫发作阈值,且忌与降压药物合用,使高血压治疗受限,这些均限制了它的使用。溴隐亭常作为二线药物与其他药物联用。溴隐亭治疗应从小剂量开始,一般为 1.25 mg,胃肠内给药,每天 2 次,然后逐渐加量至每天 10～40 mg。

(五)GABA 受体激动剂

苯二氮䓬类药物是 GABA-A 受体激动剂,该类药物主要通过肌松、镇静和抗焦虑作用控制 PSH 发作,但对控制急性颅脑损伤患者 PSH 发作的确切机制仍不明确。常用药物为咪达唑仑、氯硝西泮、劳拉西泮和地西泮。PSH 发作时一般静脉注射咪达唑仑 1～2 mg、劳拉西泮 2～4 mg 和地西泮 5～10 mg。

巴氯芬是一种 GABA-B 受体激动剂,通过鞘内注射可以控制 PSH 发作,其确切的作用机制仍然不清楚。口服巴氯芬对 PSH 无效。然而鞘内注射巴氯芬增加了脑脊液漏及感染风险,偶有解剖异常或脊椎融合等可影响操作,脑室内注射巴氯芬为其较安全的替代疗法。由于其风险性,一般情况下,首先应给予其他常规治疗药物。

加巴喷丁为 GABA 类似物,最初被用于抗惊厥药研究,后发现其对神经痛、痉挛和震颤的效果较好,主要作用于脊髓后角突触后电压依赖钙通道亚基,抑制脊髓内神经元兴奋传出,减轻症状、减少发作。Baguley 等发现,加巴喷丁联合其他药物,如普萘洛尔、拉贝洛尔、芬太尼等,能有效控制症状,并可长期用药。加巴喷丁常用剂量为 0.3 g,胃肠道给药,每天 3 次,最大剂量为 1.2 g。

需重视的是,多巴胺受体阻断剂(如氯丙嗪和氟哌啶醇)对 PSH 患者有潜在性危害作用,因此这类患者不宜使用此类药物。抗癫痫药对 PSH 发作无效,但对病因不明的癫痫样持续发作应尝试性使用抗癫痫药。

临床上为了方便药物的选择,我们提出了药物选择的序贯治疗策略。急性发作期一线用药为右美托咪定,二线用药为咪达唑仑,三线用药为吗啡和芬太尼;非急性发作期一线用药为普萘洛尔、可乐定和加巴喷丁,二线用药为溴隐亭、巴氯芬,三线用药为吗啡。

没有显著的证据表明一种治疗方案优于其他方案,不同的患者可能对不同的药物有不同的反应和耐受性。治疗目标应当追求疗效最好而不良反应最小,例如当需要使用镇静药物如吗啡或苯二氮䓬类时,可能会终止一次发作,但会抑制发作间期的觉醒和意识。可乐定能有效地降低血压,而且同时具有镇静作用。β受体阻滞剂可能会缓解交感症状,但在哮喘和糖尿病患者中使用应谨慎。合理的治疗方法是选择治疗靶体征,考虑某一种药物对具体患者的安全性,在更换药物或增加另一种药物前设定判断有效性的治疗时间。在许多患者中,联合用药是需要的。

参 考 文 献

[1] 吕立权,卢亦成.严重脑损伤后发作性自主神经功能紊乱伴肌张力增高[J].中华神经外科杂志,2010,26(11):1052-1054.

[2] 陈敏,钟建国.阵发性交感神经过度兴奋的诊断及治疗进展[J].临床神经病学杂志,2017,30(2):154-156.

[3] 刘养凤,杨艺,夏小雨,等.阵发性交感神经过度兴奋综合征研究进展[J].中华神经医学杂志,2017,16(5):537-540.

[4] Baguley I J,Heriseanu R E,Cameron I D,et al. A critical review of the pathophysiology of dysautonomia following traumatic brain injury[J]. Neurocrit Care,2008,8(2):293-300.

[5] Baguley I J. The excitatory:inhibitory ratio model(EIR model):an integrative explanation of acute autonomic overactivity syndromes[J]. Med Hypotheses,2008,70(1):26-35.

[6] Baguley I J,Perkes I E,Fernandez-Ortega J F,et al. Paroxysmal sympathetic hyperactivity after acquired brain injury:consensus on conceptual definition,nomenclature,and diagnostic criteria[J]. J Neurotrauma,2014,31(17):1515-1520.

[7] Fernandez-Ortega J F,Baguley I J,Gates T A,et al. Catecholamines and paroxysmal sympathetic hyperactivity after traumatic brain injury[J]. J Neurotrauma,2017,34(1):109-114.

[8] Lv L Q,Hou L J,Yu M K,et al. Prognostic influence and magnetic resonance imaging findings in paroxysmal sympathetic hyperactivity after severe traumatic brain injury[J]. J Neurotrauma,2010,27(11):1945-1950.

[9] Lv L Q,Hou L J,Yu M K,et al. Hyperbaric oxygen therapy in the management of paroxysmal sympathetic hyperactivity after severe traumatic brain injury:a report of 6 cases[J]. Arch Phys Med Rehabil,2011,92(9):1515-1518.

[10] Meyfroidt G,Baguley I J,Menon D K. Paroxysmal sympathetic hyperactivity:the storm after acute brain injury[J]. Lancet Neurol,2017,16(9):721-729.

[11] Perkes I,Baguley X J,Nott M T,et al. A review of paroxysmal sympathetic hyperactivity after acquired brain injury[J]. Ann Neurol,2010,68(2):126-135.

[12] Pozzi M,Conti V,Locatelli F,et al. Paroxysmal sympathetic hyperactivity in pediatric rehabilitation:clinical factors and acute pharmacological management[J]. J Head Trauma Rehabil,2015,30(5):357-363.

[13] Rabinstein A A. Paroxysmal sympathetic hyperactivity in the neurological intensive care unit[J]. Neurol Res,2007,29(7):680-682.

（吕立权）

第十八节　颅脑损伤患者静脉血栓栓塞的预防

一、概述

静脉血栓栓塞(venous thromboembolism,VTE)是颅脑损伤(TBI)患者治疗过程中常见的并发症,包括深静脉血栓形成(deep venous thrombosis,DVT)和肺栓塞(pulmonary thromboembolism,PTE)。发生 VTE 的三大主要因素是静脉血流淤滞、血管内皮损伤以及血液高凝状态。临床上 TBI 患者常因昏迷、瘫痪、下肢损伤等而发生 VTE,并且在重型 TBI 患者中 VTE 发生的风险是明显增高的。TBI 患者多数表现为单独的 DVT,少数合并 PTE。然而 VTE 最可怕的并发症是发生 PTE 而死亡。无症状单发的 DVT 并非是致死性的,而同时伴有多发伤是影响 DVT 发生的独立因素,这就使得患者处于 PTE 发生的风险中。而且与其他患者相比,TBI 患者发生 VTE 时的处理存在特殊性,如颅内再出血、多发性损伤以及长期卧床昏迷等,应用抗凝治疗的风险效益比与其他疾病明显不同,并且需要及时进行出血风险再评估。虽然 VTE 在神经外科重症临床治疗中引起了很多关注,但 VTE 预防的最佳策略仍在不断发展。本节将就 TBI 患者的 VTE 预防进行阐述。

二、VTE 评估和监测

早期正确的评估和监测有利于预防 VTE 发生。评估量表:临床上可以采用目前比较成熟的 Caprini 评估表(表 8-10)进行 VTE 风险评估。评估时机:建议 TBI 患者入院 24 h 内进行评估,术后进行复查,治疗期间当患者 VTE 危险因素变化时随时评估,出院前再次评估。评估和监测的方法如下。

1. 临床表现评估　当患者出现单侧肢体肿胀疼痛时应该警惕 DVT 的发生,进一步加重时会出现皮肤颜色和温度改变,甚至发生股青肿。如果患者突然出现呼吸困难、胸痛、咯血、肺部呼吸音改变,应警惕急性 PTE 发生。

2. 影像检验学评估　多普勒超声是监测 TBI 患者 DVT 首选的无创床旁方法,敏感性及准确性均较高,临床应用广泛。而 DVT 和 PTE 诊断的金标准则是下肢静脉造影和 CTA。同时检测 D-二聚体含量可用于筛查急性 VTE,其敏感性虽高,特异性不强,因此不能用于确诊 VTE。当然对于高 VTE 风险的 TBI 患者应该进行临床表现和影像检验学检查的双重评估和监测。

表 8-10　手术患者 VTE 风险的 Caprini 评估表

危险因素	分值
年龄 41～60 岁	
肥胖(体重指数>25 kg/m²)	
卧床	
下肢肿胀	
静脉曲张	
炎症性肠炎	
不明原因或习惯性流产史	
妊娠期或产后	
口服避孕药或激素替代治疗	1 分
严重肺病,包括肺炎(<1 个月)	
肺功能异常	
急性心肌梗死	
充血性心力衰竭(<1 个月)	
败血症(<1 个月)	
大手术(<1 个月)	
计划小手术	

续表

危险因素	分值
年龄 61～74 岁 石膏固定（<1 个月） 卧床（>72 h） 恶性肿瘤 中心静脉置管 腹腔镜手术（>45 min） 大手术（>45 min）	2 分
年龄≥75 岁 VTE 病史 VTE 家族史 肝素诱导的血小板减少症 抗心磷脂抗体阳性 狼疮抗凝物阳性 凝血酶原 G20210A 突变 因子 V 莱登（Leiden）突变 血清同型半胱氨酸升高 其他先天性或获得性血栓疾病	3 分
脑卒中（<1 个月） 急性脊髓损伤（<1 个月） 择期下肢关节置换术 髋关节、骨盆或下肢骨折 多发性创伤（<1 个月）	4 分

注：根据患者存在的危险因素计算总分，评估风险级别。低危，0～1 分；中危，2 分；高危，3～4 分；极高危，≥5 分。

三、VTE 预防的方法

（一）基础预防

基础预防主要适用于轻型 TBI 患者。通常鼓励卧床的轻型 TBI 患者早期床上活动和腿部锻炼，指导踝泵运动，踝泵运动建议每日 2～3 次，每次 5～10 min，以促进静脉回流。根据患者颅内病情和全身损伤恢复情况，建议尽早下床活动。与护士配合做好患者的 VTE 健康宣教，向患者讲解血栓预防相关知识，指导患者戒烟限酒、控制血糖及血脂等。而对于中重型 TBI 患者，日常抬高下肢，定期监测下肢腿围、皮温等情况，并教导患者亲属进行被动踝泵运动，宣教好相关知识，同时应配合护士做好机械预防工作。

（二）机械预防

1. 梯度加压弹力袜 梯度加压弹力袜（graduated compression stockings，GCSs）通过以踝部为压力最高点，顺着腿部逐渐向上递减，以减轻血流淤滞，促进静脉血液回流。GCSs 包括腿长型、膝长型及连腰型 3 种，临床上以前两种更常用。对于中重型 TBI 患者，应用 GCSs 可以降低 VTE 的发生风险，并且在应用 GCSs 预防 VTE 时，腿长型 GCSs 较膝长型更优，但增加了皮肤损伤的风险；而膝长型更舒适。TBI 患者多伴有多处损伤，因此应用 GCSs 前应判断是否有禁忌证或潜在风险，如严重的下肢骨折和损伤、腿部皮炎等。建议患者卧床期间持续穿着，直到下地活动，同时每日评估患者下肢皮温肤色，足背动脉以及下肢有无疼痛、麻木等。

2. 间歇充气加压泵和足底加压泵　间歇充气加压泵(intermittent pneumatic compression,IPC)和足底加压泵(venous foot pumps,VFPs)分别通过加压泵装置从远心端到近心端的有序充盈和脉冲气体快速冲击足底的方式产生的生理性机械效应加快血液流动,促进静脉血液回流,改善血流淤滞情况。两者不同之处在于 VFPs 只作用于足底。对于因外伤无法早期应用 GCSs 的患者,建议使用 IPC 或 VFPs治疗。建议 TBI 患者无下肢损伤、感染、皮炎等禁忌证时,入院早期和术后监测正常时开始预防,每日 2次,持续到患者有下地活动能力或直至出院。IPC 和 VFPs 不像 GCSs 是一次性应用,可以实现重复多人使用,而且轻型 TBI 和中重型 TBI 患者均可以早期应用 IPC 和 VFPs,因此 IPC 和 VFPs 多为 TBI 患者早期预防 VTE 的首选方法。

3. 下腔静脉滤器　GCSs、IPC 和 VFPs 主要预防 DVT 的发生,而下腔静脉滤器(inferior vena cava filter,IVCF)主要针对已有 DVT 的患者以预防 PTE 发生。IVCF 通过在下腔静脉中置入机械装置阻挡栓子。IVCF 分为临时型滤器和永久型滤器,TBI 患者常应用临时型滤器。IVCF 主要应用于近端存在DVT 或无法应用抗凝治疗的患者,以防止致死性 PTE 事件的发生。IVCF 属于有创性机械预防装置,能够有效预防 PTE,但存在明显的并发症,如滤器移位、无法取出以及下腔静脉内出现漂移血栓等。目前,预防性的 IVCF 治疗存在争议,但对于高危 VTE 的 TBI 患者,当存在活动性出血或抗凝禁忌时推荐使用IVCF 治疗预防致死性 PTE 事件。IVCF 一般不作为首选的 VTE 预防手段。

（三）药物预防

1. 药物预防的现状　在临床治疗上,对于轻型 TBI 患者进行机械预防完全可以达到预防 VTE 发生的目的,但考虑中高危的中重型 TBI 患者因长期卧床、偏瘫、下肢损伤等需要加用药物预防。当前对于TBI 患者应用抗凝药物的时机以及抗凝药物的选择尚处于探索阶段。应用药物预防 VTE 时,根据药物作用机制,分为以下五大类:①凝血酶间接抑制剂,主要包括普通肝素(unfractionated heparin,UFH)和低分子肝素(low molecular weight heparin,LMWH);②维生素 K 拮抗剂,如华法林;③凝血酶直接抑制剂,如阿加曲班;④凝血因子Ⅹa 直接抑制剂,如利伐沙班;⑤凝血因子Ⅹa 间接抑制剂,如磺达肝癸钠。因 TBI 患者病情具有特殊性,应用药物预防 VTE 可能存在出血风险。同时,有研究调查显示发生 VTE的 TBI 患者中 13%～17%的患者延迟抗凝或者未进行抗凝,但多发伤的 TBI 患者又是发生 DVT 的独立影响因素,这种情况就需要神经外科医生斟酌评估抗凝治疗的风险效益比。TBI 患者开始预防性用药物抗凝后,要持续应用,一旦停止会引起 VTE 的发生率明显上升。对于近期需要行开颅术和持续活动出血的患者,应暂停使用药物预防而继续进行机械预防,待出血风险稳定后延迟用预防性药物抗凝。有研究指出受伤早期应用药物预防 VTE,在多次复查头部 CT 稳定的 TBI 患者中,VTE 发生率降低,而不会明显增加颅内出血的风险。对于 TBI 患者建议在出血风险降低后,于机械预防的基础上早期进行药物预防,但出血尚未稳定或有开颅术指征的患者排除在外。

2. 低分子肝素与普通肝素比较　低分子肝素(LMWH)是由普通肝素(UFH)解聚制备而成的一类分子量较低的肝素的总称,通过与抗凝血酶结合使凝血因子Ⅹa 和凝血因子Ⅱa 失活而起到抗凝作用。LMWH 包括依诺肝素钠注射液、低分子量肝素钙注射液(那屈肝素钙)、达肝素钠注射液、低分子量肝素钠注射液。目前在临床上 VTE 的药物预防中应用最多的是 LMWH,当然 UFH 也是常用药物,与 UFH相比,LMWH 对凝血因子Ⅹa 抑制作用更强、生物利用率更高、半衰期更长。LMWH 同血浆蛋白和内皮细胞非特异性结合减少,减少了严重出血以及肝素导致血小板减少的风险。LMWH 可皮下注射,比通过静脉注射使用的 UFH 更简便、舒适,LMWH 皮下注射的部位首选腹壁,注射时定期更换注射部位。但不同 LMWH 之间存在差异,如制作工艺、分子结构和分子量以及疗效安全等,应用 LMWH 时需要注意。目前美国创伤外科协会(AAST)共识指出颅内出血稳定的患者可以考虑药物抗凝,UFH 和 LMWH都可以使用,LMWH 更加推荐使用。有研究发现,与 UFH 相比,LMWH 在严重创伤患者中对 PTE 的预防效果更好。除了疗效更好之外,LMWH 引起肝素相关血小板减少症的概率也低于 UFH。LMWH由肾脏清除,当预防性应用的时候,不会在体内累积或增加出血的风险,但当患者存在明显的肾功能不全时,LMWH 剂量要进行调整或是停用。而对于应用频率,是每天 2 次还是每天 3 次目前仍存在争议。一项 meta 分析显示每天 3 次应用的效果更好,但会使出血的风险轻微增加。也有 meta 分析发现两者之间在各种临床事件发生率方面并无明显差别。总的来说,现有证据表明对于 TBI 患者,应用 LMWH 较应用 UFH 更方便、有效,但需要注意不同种类的 LMWH 之间的差异(表 8-11、表 8-12)。

表 8-11　低分子肝素与普通肝素

项目	低分子肝素	普通肝素
来源	普通肝素降解、分解	动物提取
分子质量/Da	5000	15000
给药方式	皮下注射为主	多种方式
作用靶点	Xa,IIa	II,XI,X,XII
生物利用率	100%	15%～30%
代谢途径	部分肝脏代谢,肾脏消除	网状内皮系统代谢,肾脏排泄

表 8-12　不同低分子肝素

通用名	平均分子质量/Da	规格/mL	抗 Xa 单位/IU(WHO)	生物利用度/(%)	T_{max}/h	$t_{1/2}$/h
依诺肝素钠注射液	约 4170	0.6	6000	近 100	3～4	4
低分子量肝素钙注射液(那屈肝素钙)	约 4470	0.4	4100	近 100	3	3.5
达肝素钠注射液	约 5000	0.2	2500	约 90	4	3～4
低分子量肝素钠注射液	<8000	0.2	2500	近 100	3	3.5

3. 药物预防的问题　对于 TBI 患者,选择合适的时机进行 VTE 预防很关键。提倡尽早进行 VTE 预防几乎没有争议,机械预防的时机也几乎没有异议(下肢损伤等无法进行机械预防者除外),但是应用抗凝药物预防的时间选择则大有不同。2021 年美国创伤危重症学会专家共识推荐患者入院后 24～72 h 开始药物预防,排除出血未稳定或需行开颅术的患者。2016 年欧洲指南推荐在止血得到控制后的 24 h 内实施 VTE 药物预防。美国陆军外科研究所指南认为脑外伤后存在颅内出血的患者,VTE 药物预防开始时间不应超过受伤后 72 h。多数研究认为 TBI 患者 72 h 内应用药物抗凝是安全的,但仍需要进一步证实,同时要注意抗凝药物的应用需因患者情况而异,辅以影像学资料佐证,监测出血风险。尽管很多研究提到术前或术后早期应用肝素制剂会增加出血性并发症的风险,但在抗凝药物的选择上,证据倾向于使用 LMWH。同时在选择药物预防的时候还必须考虑其他问题,比如具体的药物差异(UFH 与 LMWH 的差异以及 LMWH 之间的差异)、生物清除率、最佳剂量和频次。

(四)联合预防

多数研究推荐药物预防的同时使用 IPC 等连续的机械预防措施。目前对于 VTE 高风险的患者推荐应用联合方法预防静脉血栓形成。有前瞻性随机试验表明 IPC 和 GCSs 联用较单独使用 GCSs 能显著降低无症状性 DVT 的发生风险。这个发现与另外一个试验的结果相符,后者发现联合应用依诺肝素和 GCSs 组 DVT 的发生率较单独应用 GCSs 组明显下降,基于这些证据,建议对存在神经系统损伤的有多个 VTE 高危因素(比如肥胖、既往 VTE、年龄大、活动性癌症)的患者应用联合措施预防血栓的发生。但对于存在致命性出血风险和重大损伤的 TBI 患者,药物预防应避免应用,最好在出血风险降低后再次评估是否可以应用。

总之,预防 VTE 的发生有基础预防、机械预防、药物预防以及联合预防。其中机械预防有多个措施可以选择:GCSs、IPC、VFPs 和 IVCF。药物预防以小剂量普通肝素(UFH)和低分子肝素(LMWH)为主。而如何合理选择 VTE 的预防方法,是一个非常复杂的问题,因为一是很难精确界定患者的基线VTE 风险,二是不同预防措施效果的好坏无法明确界定。目前建议轻型 TBI 患者以基础预防和机械预防为主,而对于中重型 TBI 患者,多以机械预防为首选预防措施,同时考虑在出血风险稳定后应用药物预防,推荐抗凝药物以 LMWH 为主。

四、VTE 预防的出血风险

现有的一些证据无法针对 TBI 患者应用小剂量抗凝药物引起出血的绝对风险到底有多大进行准确评估,一项 meta 分析发现术后应用 LMWH 组内出血率为 2.1%,而未应用药物预防组颅内出血率为1.1%,与此类似,一项多中心随机对照试验发现,与未应用药物预防组相比,UFH 和 LMWH 能够增加出血的风险,并且在应用抗凝药物的患者中少量出血较为常见,颅内出血风险也增加,但不具备明显的统计学差异。也有研究认为药物预防可以使颅内出血的风险加倍,但证据级别较低,出血事件总次数较少,无法准确评估相对的出血风险。因此就 TBI 患者受伤因素的多样性而言,预防用药时必须根据患者的具体情况进行调整。如对于重大外伤、内脏损伤及创伤性凝血功能障碍者等,因存在较高的出血风险,机械预防要优于药物预防,而多次复发稳定的单纯轻中型 TBI 患者,因再出血的风险较低,因此可以首选机械预防,可适当联合应用药物预防。

五、小结

总的来说,在 TBI 患者治疗过程中规范的 VTE 预防可以有效降低 VTE 发生率。对于 TBI 患者,建议尽早采取预防措施,首选机械预防,待出血稳定或者出血风险降低时联合药物预防。对于药物预防有禁忌的,可以考虑单用机械预防。TBI 患者入院早期的机械预防措施能够减少 DVT 的发生,而药物预防目前研究较多,但并无特定的证据能够明确表达抗凝药物预防性应用的风险效益比,这使得药物预防VTE 用于临床充满挑战,需要主治医师根据情况谨慎选择,较准确地评估患者 VTE 预防的风险效益比。同时,期待未来高质量的随机对照试验来更好地帮助神经外科医生提高对 TBI 患者的 VTE 预防水平。

参 考 文 献

[1] 《中国血栓性疾病防治指南》专家委员会.中国血栓性疾病防治指南[J].中华医学杂志,2018,98(36):2861-2888.

[2] 中华医学会呼吸病学分会肺栓塞与肺血管病学组,中国医师协会呼吸医师分会肺栓塞与肺血管病工作委员会,全国肺栓塞与肺血管病防治协作组.肺血栓栓塞症诊治与预防指南[J].中华医学杂志,2018,98(14):1060-1087.

[3] 国际血管联盟中国分部护理专业委员会,中国医师协会腔内血管学专业委员会.梯度压力袜用于静脉血栓栓塞症防治专家共识[J].介入放射学杂志,2019,28(9):811-818.

[4] 中国静脉介入联盟,中国医师协会介入医师分会外周血管介入专业委员会.抗凝剂皮下注射护理规范专家共识[J].介入放射学杂志,2019,28(8):709-716.

[5] 中国医师协会介入医师分会,中华医学会放射学分会介入专业委员会,中国静脉介入联盟.下腔静脉滤器置入术和取出术规范的专家共识(第 2 版)[J].中华医学杂志,2020,100(27):2092-2101.

[6] 中国健康促进基金会血栓与血管专项基金专家委员会.静脉血栓栓塞症机械预防中国专家共识[J].中华医学杂志,2020,100(7):484-492.

[7] 中华医学会骨科学分会骨肿瘤学组.中国骨肿瘤大手术静脉血栓栓塞症防治专家共识[J].中华骨与关节外科杂志,2020,13(5):353-360.

[8] Allen C J, Murray C R, Meizoso J P, et al. Surveillance and early management of deep vein thrombosis decreases rate of pulmonary embolism in high-risk trauma patients[J]. J Am Coll

Surg,2016,222(1):65-72.

[9] Anderson D R,Morgano G P,Bennett C,et al. American Society of Hematology 2019 guidelines for management of venous thromboembolism:prevention of venous thromboembolism in surgical hospitalized patients[J]. Blood Adv,2019,3(23):3898-3944.

[10] Bates S M,Greer I A,Middeldorp S,et al. VTE,thrombophilia,antithrombotic therapy,and pregnancy:antithrombotic therapy and prevention of thrombosis,9th ed:American College of Chest Physicians Evidence-Based Clinical Practice Guidelines[J]. Chest,2012,141:e691S-e736S.

[11] Benjamin E,Recinos G,Aiolfi A,et al. Pharmacological thromboembolic prophylaxis in traumatic brain injuries:low molecular weight heparin is superior to unfractionated heparin[J]. Ann Surg,2017,266(3):463-469.

[12] Byrne J P,Geerts W,Mason S A,et al. Effectiveness of low-molecular-weight heparin versus unfractionated heparin to prevent pulmonary embolism following major trauma:a propensity-matched analysis[J]. J Trauma Acute Care Surg,2017,82(2):252-262.

[13] Charlton-Ouw K M,Afaq S,Leake S S,et al. Indications and outcomes of open inferior vena cava filter removal[J]. Ann Vasc Surg,2018,46:205. e5-205. e11.

[14] Kearon C,Kahn S R,Agnelli G,et al. Antithrombotic therapy for venous thromboembolic disease:American College of Chest Physicians Evidence-Based Clinical Practice Guidelines(8th Edition)[J]. Chest,2008,133(6 Suppl):454S-545S.

[15] Kelly J,Rudd A,Lewis R,et al. Venous thromboembolism after acute stroke[J]. Stroke,2001,32(1):262-267.

[16] Ley E J,Brown C V R,Moore E E,et al. Updated guidelines to reduce venous thromboembolism in trauma patients:a Western Trauma Association critical decisions algorithm[J]. J Trauma Acute Care Surg,2020,89(5):971-981.

[17] Mahan C E,Spyropoulos A C. Venous thromboembolism prevention:a systematic review of methods to improve prophylaxis and decrease events in the hospitalized patient[J]. Hosp Pract (1995),2010,38(1):97-108.

[18] Mazzolai L,Ageno W,Alatr A,et al. Second consensus document on diagnosis and management of acute deep vein thrombosis:updated document elaborated by the ESC Working Group on aorta and peripheral vascular diseases and the ESC Working Group on pulmonary circulation and right ventricular function[J]. Eur J Prev Cardiol,2022,29(8):1248-1263.

[19] Pour A E,Keshavarzi N R,Purtill J J,et al. Is venous foot pump effective in prevention of thromboembolic disease after joint arthroplasty:a meta-analysis[J]. J Arthroplasty,2013,28(3):410-417.

[20] Rappold J F,Sheppard F R,Carmichael Ii S P,et al. Venous thromboembolism prophylaxis in the trauma intensive care unit:an American Association for the Surgery of Trauma Critical Care Committee Clinical Consensus Document [J]. Trauma Surg Acute Care Open, 2021, 6(1):e000643.

[21] Rolston J D,Han S J,Lau C Y,et al. Frequency and predictors of complications in neurological surgery:national trends from 2006 to 2011[J]. J Neurosurg,2014,120(3):736-745.

[22] Saunders R,Comerota A J,Ozols A,et al. Intermittent pneumatic compression is a cost-effective method of orthopedic postsurgical venous thromboembolism prophylaxis [J]. Clinicoecon Outcomes Res,2018,10:231-241.

[23] Skeik N,Westergard E. Recommendations for VTE prophylaxis in medically ill patients[J]. Ann

Vasc Dis,2020,13(1):38-44.

[24] Spano P J 2nd,Shaikh S,Boneva D,et al. Anticoagulant chemoprophylaxis in patients with traumatic brain injuries:a systematic review[J]. J Trauma Acute Care Surg,2020,88(3):454-460.

[25] Tung E C,Yu S Y,Shah K,et al. Reassessment of venous thromboembolism and bleeding risk in medical patients receiving VTE prophylaxis[J]. J Eval Clin Pract,2020,26(1):18-25.

（韩　帅　张晓红　王海燕）

第十九节　凝血功能障碍

颅脑损伤(TBI)仍然是创伤患者死亡的主要原因之一,未来也将超过许多其他疾病成为死亡和残疾的主要原因。TBI患者发生凝血功能障碍是十分常见的,约有2/3的重型TBI患者入院时即表现为凝血常规试验的异常,而且其常可以影响临床病程及预后,因此需要得到我们的充分重视。TBI后凝血功能障碍通常被关注是因为低凝状态与颅内血肿的进展相关,高凝状态与血栓形成增加相关。凝血功能障碍几乎是在TBI发生后即刻发生。而在本节我们主要关注低凝状态(称为凝血功能障碍)和出血风险的增加。

传统意义认为TBI好发于年轻人。但是实际研究发现世界范围内TBI患者的中位数年龄都在增加,有一半甚至更多的患者受伤时年龄在50岁以上。这些年长的患者中较多合并有基础疾病,也有许多的TBI患者在受伤之前便有长期服用抗血小板聚集及抗凝药物史,颅内出血的危险性也就随之增加了。

TBI后止血功能障碍相关的机制已经被广泛研究,包括血小板数量和功能障碍、内源性促凝和抗凝因子的变化、内皮细胞活化、灌注不足和炎症,但这些机制变化对生存和功能预后的影响,以及它们是否可能作为改善预后的治疗目标仍有待进一步阐明。

创伤性凝血功能障碍治疗方案的主要关注点是低凝状态,包括出血时间延长和出血进展,但同时也要平衡高凝状态所带来的危险。在除TBI以外的其他全身性严重创伤中,凝血功能障碍十分常见,并且相关研究也较多。其治疗方法主要为"损伤控制手术治疗"和止血性复苏,包括及时有效地输注血液制品和同时行液体复苏。目前尚不清楚的是适用于全身性创伤的止血复苏原则是否也适用于TBI患者。TBI不仅仅存在其他普通创伤的出血特性,同时具有其特殊性,如虽然受损体积小,但是受损部位重要,而且止血障碍在TBI后会不可避免地发生。

在本节,我们探讨目前对TBI凝血功能障碍的临床病程和潜在机制的理解,进一步探讨治疗策略,包括传统血液制品输注和一些新颖的治疗理念,以及基于这些患者对凝血功能障碍和血栓前状态的易感性而采用的血栓预防方法。提高对发病机制和新诊断策略的理解可能有助于对患者行个体化针对性的治疗。

TBI后凝血功能障碍的发生率取决于文献报道中所使用的技术及对该项疾病的界定。据报道TBI患者入院时已经发生凝血功能障碍的概率为7%～63%,其发生率的差异性较大,主要源于不同研究对TBI后凝血功能障碍的定义不同。重型TBI患者凝血功能障碍的发生率超过60%,而轻型TBI患者发生凝血功能障碍较为少见(低于1%)。TBI后凝血功能障碍发生率随着TBI的严重程度增加而增高,并且穿透性TBI比钝性TBI发生凝血功能障碍更常见。相同严重程度的TBI与全身性创伤比较,凝血障碍的发生率大体相同。凝血功能障碍通常是指凝血常规试验(CCAs)异常,凝血酶原时间(PT或PT_R)延长,或者国际标准化比值(INR)大于等于1.3,但是需要注意的是,INR只能表现出凝血过程中的外源性途径。凝血过程中的内源性途径需要监测的是活化部分凝血活酶时间(APTT)。如果TBI患者的INR、APTT以及血小板计数均出现异常,其颅内血肿进展的可能性增加至85%。

一、TBI 和出血

进行性颅内出血量增加是导致 TBI 患者死亡的主要原因之一。研究表明 30%～50% 的 TBI 患者会在第二次头颅 CT 检查时发现颅内出血量增加，因此 TBI 后急性创伤性凝血功能障碍是 TBI 患者发生并发症以及不良预后的独立危险因素。TBI 后发生凝血功能障碍的患者的死亡率比未发生凝血功能障碍的患者增加 8 倍，不良预后率增高了 30 倍。TBI 后凝血功能障碍发生时间与 TBI 严重程度呈负相关，而凝血的异常改变可以持续到伤后的第三天甚至更长时间。年长的患者较年轻人更容易发生进行性颅内出血量增加。

二、TBI 后凝血功能障碍的潜在机制

TBI 后凝血功能障碍和出血量增加的临床过程通常被理解为患者从高凝状态向低凝状态快速转换的过程。创伤使受损的脑组织释放大量组织因子(TF)，促进血液凝固形成高凝状态，导致凝血因子被持续性消耗，然后出现低凝状态，最终导致颅内出血的进行性发展。但是经过深入研究发现该过程可能被过于简化，高凝状态与低凝状态在 TBI 发生后可能为依次出现，但也有可能是同时发生的。目前发现创伤后凝血功能紊乱的可能相关病理生理机制包括血小板计数减少和血小板功能障碍、纤维蛋白溶解、神经血管单元的损伤、医源性凝血功能障碍、休克与蛋白 C 通路激活、纤维蛋白原修饰、炎症和高纤维蛋白溶解等。更好地研究这些机制和途径可以为识别新的治疗靶点提供理论依据。

(一)血小板计数减少和血小板功能障碍

血小板计数减少和血小板功能障碍是 TBI 后凝血功能障碍的主要原因之一。血小板计数减少与颅内血肿进展有相关性。其中血小板计数 $<175 \times 10^9/L$ 是颅内血肿进展的重要预测指标。若血小板计数 $<100 \times 10^9/L$ 则会导致死亡率增高 9 倍。即便未使用血小板抑制剂，创伤本身也可以导致血小板功能障碍。需要注意的是，血小板计数正常并不能代表血小板功能正常，凝血常规试验检测结果正常也不能代表血小板功能正常。血小板功能可以通过带有血小板图的血栓弹力图(TEG-PM)进行测定。重型 TBI 后的早期血小板功能障碍是比较常见的，分析血小板功能可以对 TBI 后潜在的颅内血肿进展患者进行预测。

(二)纤维蛋白溶解

原发性纤维蛋白溶解(简称纤溶)是 TBI 后急性凝血功能障碍的重要组成部分。2%～10% 因创伤而住院的患者会发生严重的纤溶亢进。纤溶亢进被定义为用血栓弹力图检测 30 min 后裂解指数(LI30) $>3\%$，其会引起进行性出血的增加、受伤严重程度的加深、输注血液制品的量的增加、机械通气时间的延长、住院天数的增加以及死亡率的增高。一般创伤后患者生理性纤溶 LI30 范围为 0.8%～3%；纤溶亢进被定义为 LI30 $>3\%$；纤溶减弱被定义为 LI30 $<0.8\%$。尤其对伴有血小板减少的老年男性患者影响更大，无论纤溶亢进还是减弱均与死亡率有相关性。多发伤同时合并有严重 TBI 的患者的纤溶程度与颅内血肿进展具有相关性。孤立性 TBI 合并有 DIC 发生纤溶亢进的患者相比没有发生纤溶亢进的患者死亡率明显增高(58.9% vs. 10.7%)。

(三)神经血管单元的损伤：微血管衰竭

脑挫裂伤所致的颅内血肿可在入院后几小时甚至几天内发生迟发性增多。这种颅内血肿量的进行性增加不仅源于凝血功能障碍，同时也源于创伤外力作用引起的迟发性进行性发展性微血管衰竭。伤后外力导致微血管破裂可以发生在创伤即刻，也可以发生在外伤后的几小时或者几天。脑挫裂伤影响的区域包括挫裂伤区、半暗带区以及半暗带周围区。挫裂伤区是伤后外力导致脑组织和微血管即刻出血的区域。挫裂伤区外是半暗带区，创伤破坏的能量不能立即导致该区域的微血管撕裂，却激活了分子过程，导致微血管破裂，进而出现颅内血肿进展。在半暗带周围区，创伤外力传导过来的能量不足以发生迟发性血管损伤，但可以激活其他的病理生理事件(如凋亡等)。

（四）医源性凝血功能障碍

创伤后大量医源性液体复苏导致血液稀释,使患者凝血功能受损,增加了死亡风险。该类患者除了容易发生凝血功能障碍外,还容易出现低体温和酸中毒,彼此之间相互影响。低体温抑制凝血酶生成和纤维蛋白原合成。酸中毒则破坏凝血因子与活化血小板表面带有负电荷磷脂的相互作用。此外,长时间使用抗凝或抗血小板聚集药物的患者如发生了 TBI,由于凝血因子(凝血因子Ⅹa 或凝血酶抑制剂)或血小板(抗血小板药物)活性降低或阻滞,或者凝血因子合成受到抑制,则会出现凝血功能障碍。

（五）休克与蛋白 C 通路激活

TBI 合并有休克的患者,其凝血通路会被立即激活,随后激活蛋白 C 通路,从而抑制凝血因子 Ⅴa 和Ⅷa,形成高纤溶状态以及促进炎症反应。TBI 后凝血功能障碍在酸中毒和高乳酸浓度的患者中表现得更为严重,而灌注不足通过激活蛋白 C 通路系统增加了高纤溶的风险。然而急性期过后,创伤后炎症反应又可能导致慢性蛋白 C 的消耗,从而增加了患者感染和血栓栓塞的风险。

（六）药物导致的凝血功能障碍

1. 抗凝药物　华法林通过阻断维生素 K 循环,抑制肝脏合成凝血因子Ⅱ、Ⅶ、Ⅳ以及Ⅹ,从而发挥抗凝作用,其增加了颅内出血的风险和死亡率。当然,即便未服用如华法林这种抗凝药物的 TBI 患者,在入院时也经常表现为 INR 增大。经研究发现,入院时 INR 正常的患者死亡率为 20%～25%,而 INR 升高的患者死亡率可达 65%～69%。华法林的抗凝作用可以被凝血酶原复合物(PCC)逆转,治疗目标是 INR 降低到 1.3 以下。目前尚无研究报道长期服用华法林的轻型 TBI 患者预防性使用 PCC 或者新鲜冰冻血浆(FFP)可以阻止出血的发生。卡罗林斯卡学院医院推荐意见如下:用华法林的患者出现颅内出血需要使用 PCC 以及维生素 K 进行逆转性治疗。

对比华法林,服用新型口服抗凝药物(NOAC)如达比加群酯(可逆性凝血酶抑制剂)以及利伐沙班、阿哌沙班和依度沙班(Ⅹ因子抑制剂)的 TBI 患者具有更低的死亡率。起初,并没有发现针对 NOAC 的逆转药物。而最近研究发现艾达司珠单抗可拮抗达比加群酯,Andexanet alfa 可以用于逆转利伐沙班、阿哌沙班,目前已经通过美国 FDA 审核。目前的推荐如下:服用 NOAC 的患者发生轻型 TBI(GCS 评分 15 分),即便头颅 CT 显示未见异常,也需要留院观察,并且需要临时性暂停服用 NOAC。其他级别 TBI 或者头颅 CT 显示存在颅内血肿的患者,如果可能,应该使用逆转药物,并监测 NOAC 的血浆浓度。达比加群酯逆转剂的半衰期比抗凝剂本身要短,因此使用后 8～12 h 需要重复给药。如果没有逆转剂,可使用 PCC 20～30 U/kg(标准体重)进行治疗。

2. 血小板抑制剂　在高龄患者中血小板抑制剂的使用更为常见,因此也更容易发生相关出血性并发症。服用血小板抑制剂的患者发生轻型 TBI(GCS 评分 13～15 分),首次头颅 CT 检查显示 9%～13%发生颅内出血。值得注意的是,在一项临床研究中,对比服用氯吡格雷、华法林、达比加群酯、利伐沙班以及阿哌沙班的患者,服用阿司匹林的患者颅内血肿的发生率最高,约为 35%。服用阿司匹林、氯吡格雷或者两种同时服用的 TBI 患者,伴有血小板计数小于 $135×10^9$/L 时,预示着疾病发展可能会出现影像学及临床症状的恶化。因为只要在循环中血小板抑制剂维持在有效的治疗浓度,其对自身血小板以及输注的异体血小板均具有相同的抑制作用,所以输注血小板治疗对于服用抗血小板聚集药物的 TBI 患者的效果有限。2013 年的 meta 分析认为,服用抗血小板聚集药物的 TBI 患者对比没有服用的患者死亡率有轻度增高,但是相关研究数量十分有限,并且其死亡率的增高也被归因于伤前存在严重的疾病,而非服用抗血小板聚集药物本身导致患者的死亡率增高。

三、普通创伤与孤立性 TBI

普通创伤与孤立性 TBI 所导致的凝血功能障碍以及血小板功能障碍是不同的。孤立性 TBI 出血少,发生休克的患者更少。但脑组织相对于身体其他器官富含更多的组织因子。TBI 后血脑屏障被破坏,从而导致了血液循环中的蛋白质进入脑组织间隙,并且产生了相互反应。普通损伤出血导致休克,生成了凝血酶-血栓调节蛋白复合物(其可以抑制凝血酶催化的纤维蛋白的生成以及凝血因子X的激活),同时激活了凝血以及纤溶途径,从而导致了早期凝血功能障碍。进一步恶化归因于复苏过程中的血液稀释、凝血因子的消耗,低温,代谢性酸中毒引起的低灌注以及炎症反应。

比起孤立性 TBI 患者,合并失血性休克的 TBI 患者表现出更高的乳酸水平、更长的活化凝血酶原时间,以及更低的血小板计数。对比只有出血性休克的创伤患者,或者不合并 TBI 也没有休克的创伤患者,孤立性 TBI 患者或者 TBI 合并失血性休克的患者伤后 30 天的死亡率更高,增高 8 倍至 11 倍。

研究报道 TBI 后出现的循环微粒增加与预后有相关性。微粒来源于各种不同类型的细胞,如血小板、内皮细胞以及星形细胞。其与母细胞的表面受体相结合,通过表达各种类型的促炎、促凝的标志物,产生生理反应,如启动神经炎性反应和激活凝血功能障碍。在重型 TBI 患者中血小板源性微粒暴露了 P 选择素,内皮微粒暴露了组织因子,并且均显示了重要的跨颅梯度(脑静脉>动脉)。受损的脑组织产生的微粒诱导的凝血功能改变与多发伤时类似。创伤后血小板、内皮细胞与星形细胞所产生的微粒可以使用流式细胞仪进行检测,它们反映了 TBI 的病理性改变,同时也反映了凝血与补体系统之间的关联。

四、凝血功能障碍的新诊断方法

凝血常规试验(CCAs)仍是最常用的评估凝血功能的方法,检测凝血功能异常有助于判断 TBI 患者的预后。但它不能够明确 TBI 后凝血功能障碍的一些潜在机制,如血小板功能障碍,并且不能精确诊断出纤维蛋白原缺乏。PT、APTT 和 INR 可用于测量单个通路的紊乱,但不能用于评估多个通路之间复杂的相互作用,也不能对危重症患者的凝血功能进行有效评估。因此即便患者整体凝血功能存在异常,标准凝血筛查也可能显示为正常。

相比之下,整体性止血试验,如黏弹性试验和凝血酶生成试验,可以在全血中进行,通常被认为可以提供更好的评估,并提供包括关于整体止血潜能、凝块形成过程中动态凝块形成动力学和凝块稳定性的信息。目前临床经常使用这些试验来监测和指导急性受伤患者用血液替代品进行的复苏治疗。整体性止血试验可以更好地判断重型 TBI 患者的预后,并且相对于 CCAs 可以更快地纠正凝血缺陷,从而缩短逆转时间。纤维蛋白原在创伤相关出血中越来越被重视,因为其不仅是纤维蛋白的前体,也是血小板聚集的重要介质,相对于 CCAs,整体性止血试验可以更快地评估纤维蛋白聚合的功能缺陷。

五、预防性措施及治疗

凝血功能障碍的发生与 TBI 患者的不良预后有关,因此凝血功能障碍的治疗应该尽早开始。纠正医源性或者自发的 INR 异常可以有效地降低死亡率,从 65%～70% 降至 20%～25%。输注血浆、血小板或不同的重组凝血因子,使用氨甲环酸和去氨加压素等止血剂,都可以作为外科医生治疗 TBI 后凝血功能障碍的方法,但是根据临床预后来判断以上治疗方案仍具有争议。这可能归因于患者的特异性以及不精确的结果测量。

(一)输血治疗

目前针对孤立性 TBI 的凝血功能障碍的治疗没有特异性的输血治疗指南,这也是仍要遵从普通创伤的治疗指南的原因,治疗包括输注大量血液制品,以及进行血栓弹力图分析等。

1. 大量血液制品输注流程

(1)输注前实验室化验:

①血型和其他基本检测。

②APTT、INR、血小板计数,以及纤维蛋白原。

③血气分析(Hb,pH,Ca^{2+})。

④血栓弹力分析方法:凝血弹性标记法和血栓弹力测定法(如用旋转式血栓弹力计(ROTEM))。

(2)卡罗林斯卡学院医院创伤中心修订版血液制品输注流程:

①输注红细胞悬液,血浆:血小板为 4:1。

②纤维蛋白原 2~4 g 静脉注射。

③氨甲环酸 2 g 静脉注射。

④葡萄糖酸钙 10 mL 静脉注射,直至保证血浆游离钙>1 mmol/L。

⑤治疗酸中毒(重复性测量动脉血气)和低体温。

⑥使用血栓弹力测定法监测凝血功能。

⑦如果输血量超过 1 U 红细胞悬液/(10 kg·h),尽管进行了上述监测、外科治疗,也需要考虑输注重组凝血因子Ⅶa。输注重组凝血因子Ⅶa前应给予纤维蛋白原 4 g+氨甲环酸 2 g+血小板治疗量 2 U。

2. 输注目标

(1) 血浆白蛋白水平≥100 g/L。

(2) 纤维蛋白原水平>2 g/L。

(3) APTT:正常。

(4) 游离 Ca^{2+}>1 mmol/L。

(5) 血小板计数>100×10^9/L。

(6) INR<1.3。

(7) 异常凝血酶原:正常。

(8) 体温>36.3。

(9) pH>7.2。

3. 血液制品

(1) 红细胞悬液:红细胞是最常见的输血成分,在止血中可快速增加血红蛋白浓度,但对重型 TBI 患者红细胞输注指征或策略尚未达成共识。关于最佳输血策略的临床研究很少,而且那些存在的研究很可能受到大量混杂因素的影响。输注红细胞悬液后机体所发生的病理生理变化是复杂的。即使输注红细胞悬液可以改善脑氧合,但并不代表可以改善大脑代谢。除非对贫血耐受性较差,否则建议实施限制性的红细胞悬液输注策略。一项关于 TBI 患者红细胞悬液输注的系统综述证实了文献的异质性和指导 TBI 输血策略的临床证据总体上是缺乏的,其推荐临床医生必须根据患者的临床情况和血流动力学状态来评估是否需要进行输血,而不是使用单一的某个特定的阈值。

(2) 新鲜冰冻血浆(FFP)及冷沉淀:对重型 TBI 患者输注 FFP 似乎并不总是能改善预后。对服用抗凝药物制剂的 TBI 患者推荐的血浆复苏策略是,输注 FFP 维持 INR 和 APTT 小于正常值的 1.5 倍,并且对于无大量出血的患者尽量避免输注 FFP。当预估患者会出现大量出血时,推荐使用 FFP、纤维蛋白原以及红细胞悬液按合适比例混合的血液制品进行输血。

(3) 凝血因子:凝血因子复合物(PCC)是由凝血因子Ⅱ/Ⅸ/Ⅹ(三因子)组成的,另一种复合物还含有凝血因子Ⅶ(四因子)。使用该制剂的不良风险是发生血栓性疾病(尽管没有充分的研究)。目前,除难治性出血外,PCC 不能被推荐用于包括 TBI 在内的创伤性出血患者的一线治疗。欧洲创伤出血指南推荐 PCC 首选用于治疗服用维生素 K 拮抗剂(如华法林)患者的逆转,以及使用血栓弹力图评估认为由凝血功能迟发性激活导致出血的患者。四因子 PCC 相对三因子 PCC 临床疗效更好。在不同的临床情况下使用 PCC 而导致血栓形成的发生率是比较低的(0.9%),但是反复给药后血栓形成和弥散性血管内凝血的风险可能会明显增加。重组凝血因子Ⅶ是唯一被推荐用于其他治疗均已经尝试,但仍存在持续性出血的创伤性凝血功能障碍患者的药物。

(4) 血小板输注:TBI 患者输注血小板是被质疑的,原因是血小板半衰期短,输注并发症(如过敏、液体超负荷、肺损伤以及感染等)多,可能导致不良预后。美国血库协会(AABB)不推荐服用抗血小板药物治疗的颅内出血的患者输注血小板。低质量弱推荐证据的研究:当血小板计数小于 20×10^9/L,进行选择性中心静脉置管操作时,和当血小板计数小于 50×10^9 进行腰椎穿刺时,推荐输注血小板。一项回顾性分析(11 篇文章)显示,1300 例颅内出血的患者进行了预防性血小板输注,其总体死亡率并没有显示出明显不同。高血小板比例的血液制品输注(血小板∶红细胞悬液>1∶2)可以提高需要大量血液制品输注的创伤患者的生存率。但是对中度血小板减少(血小板计数为$(50\sim107)\times10^9$/L)的患者输注血小板并不影响预后。有级别较弱的科学证据表明,建议输注血小板将血小板计数维持在50×10^9/L以上,如果持续出血,则维持在100×10^9/L以上。虽然临床医生经常会考虑给服用抗血小板聚集药物发生TBI的患者输注血小板,以改善血小板功能,但相关研究数据显示存在着争议和不确定性。

(5)纤维蛋白原:纤维蛋白原被称为凝血因子Ⅰ,是凝血级联反应的最终底物。创伤早期凝血因子消耗量增加,纤维蛋白原浓度最初下降,并在伤后2~3天逐渐恢复并超过正常水平。急性期非TBI的创伤性出血患者血浆内纤维蛋白原浓度降低程度与死亡率呈负相关。纤维蛋白原除了在凝血系统中发挥作用外,也是一种多效性蛋白,在炎症和组织修复中发挥重要作用。正常情况下纤维蛋白原不能进入正常脑组织中,但当血脑屏障受损时,纤维蛋白原便会进入中枢神经系统,成为星形胶质细胞激活的主要信号,随后导致星形胶质细胞瘢痕形成中的抑制性蛋白多糖的沉积。研究证明纤维蛋白原在出血控制中的作用是至关重要的,而且需要尽早维持血浆纤维蛋白原在正常水平。输注纤维蛋白原可以有效地治疗早期重度的纤维蛋白原缺失,同时纤维蛋白原被推荐用于大量出血伴有纤维蛋白酶原功能障碍的患者,或者血浆纤维蛋白原水平小于1.5 g/L的患者。

(二)止血药物治疗

1. 抗纤溶治疗 一系列前瞻性随机临床试验(CRASH-2试验)证实抗纤溶药物氨甲环酸可以改善普通创伤患者的预后,虽然也有少数临床试验获得截然不同的结果。欧洲创伤出血指南推荐在发生严重多发伤3 h以内使用氨甲环酸。但是CRASH-3试验发现,早期(<3 h)给予氨甲环酸不能显著降低孤立性TBI患者的死亡率。但对于轻中型TBI患者在伤后3 h以内给予氨甲环酸可显著降低头部损伤相关的死亡率。因此创伤时间和严重程度是氨甲环酸有效性的重要参数,在创伤发生后尽早(不超过3 h)给药。同时基于这项试验,许多人认为有足够的证据支持轻中型TBI患者使用氨甲环酸,但不支持氨甲环酸在重型TBI患者中使用。

使用氨甲环酸的潜在风险是血栓栓塞事件,目前尚无TBI患者使用氨甲环酸发生血栓栓塞事件的相关研究报道。分析CRASH-2试验结果,创伤患者使用氨甲环酸后血栓栓塞事件没有明显增加,事实上心肌梗死的发生率却降低了。一项关于冠状动脉手术患者使用氨甲环酸的试验显示,与安慰剂治疗对比,治疗30天后血栓并发症的发生风险并没有明显增高,但治疗患者术后癫痫发作的风险增高。

2. 去氨加压素的使用 在一项小样本量急性脑出血患者研究中观察到使用去氨加压素可以改善血小板功能测试结果。但是其进一步在TBI患者中的使用,尤其是在服用了抗血小板聚集药物而发生TBI的患者中的使用需要进一步研究,以证实其有效性。目前因为去氨加压素有加重脑水肿和升高颅内压的风险,不建议TBI患者常规使用去氨加压素。

(三)局灶性促凝剂的使用

在外科手术的过程中,以下不同的局灶性促凝剂有被使用。

1. 胶原基质材料 如Avitene,是一种被激活的可吸收胶原止血剂,加速血凝块形成。

2. 明胶基质材料 如Floseal,是一种组织胶,内含有明胶和凝血酶。明胶颗粒肿胀后可以产生填塞作用,并且当血液接触到凝血酶后,高浓度的人凝血酶可以使纤维蛋白原转变成纤维蛋白,加速血凝块的形成,同时也可使血凝块更为坚固。另一种以明胶为基质的可吸收止血材料叫作Spongostan,其可以吸取氨甲环酸溶液,从而止血。

3. 纤维素基质材料 一种外科氧化纤维素聚合物的止血材料,用于治疗手术出血。

4. 纤维素合成胶水 如Tisseel,是一种纤维蛋白胶(纤维素合成胶水),由两种成分组成,其中一种成分是纤维蛋白原、凝血因子Ⅷ、抑肽酶或纤溶酶原,另一种成分是凝血酶浓缩物(凝血酶和二水氯化钙)。两种成分混合后激活了纤维蛋白的黏附系统(生理性凝血的最后阶段),可在手术中喷洒起到止血的作用。

5. TachoSil 另一种凝血材料,是一种富含人纤维蛋白酶原以及凝血酶的基质性材料,可以覆盖在出血的部位。

六、TBI 后血栓形成预防

TBI 本身被认为是静脉血栓栓塞的一个独立危险因素,在 TBI 后初始几天就能观察到进展性延迟性高凝状态。此外,逆转低凝状态的一些治疗策略可能导致血栓形成和血栓栓塞并发症的发生风险增高。在积极监测和缺乏预防性治疗的情况下,据报道深静脉血栓形成(DVT)的发生率相当高,重型 TBI 患者的 DVT 发生率高达 54%。TBI 后预防血栓形成治疗可能会导致颅内血肿量增加。

各种类型的外部压缩装置可用于预防双下肢深静脉血栓形成,包括梯度加压弹力袜、气动压缩装置和脚泵。而药物(如肝素)治疗可以更为有效地预防深静脉血栓形成,并且低分子肝素对比普通肝素更有优势。TBI 患者使用或者不使用肝素、使用低分子肝素来预防 DVT 均有明确的风险。创伤后24 h 内开始对出血进展风险较低的患者使用肝素,其血肿进展的风险与未使用肝素的患者基本相同。不能使用肝素预防血栓形成的因素如下:最近使用抗凝或抗血小板聚集治疗,现有凝血功能缺陷、活动性出血,或在最初的头颅 CT 扫描中存在出血性病变。存在出血性病变的患者,如重复神经影像学检查显示无血肿进展的证据,可以在 24~72 h 开始 VTE 药物预防治疗,而不会增加出血的风险。在显示血肿进展的患者中,VTE 预防需要被延迟,因为出血进展的风险明显超过 VTE 形成的风险。2015 年凝血因子 XI 的抑制剂被确定为 VTE 预防性治疗的新靶点。制定血栓预防的新策略应考虑 TBI 的严重程度和损伤前抗凝治疗等变量,并应根据黏弹性试验结果调整普通肝素或低分子肝素的剂量。

七、结论

创伤后凝血功能障碍和高凝状态是 TBI 后继发性损伤发展的重要因素。对于不同的生化级联和时间过程之间的复杂相互活动的识别和理解是十分重要的。我们需要针对每个患者制订合理的个体化治疗方案,减少灾难性并发症的发生,改善患者的预后。

参 考 文 献

[1] Evans J A,van Wessem K J,McDougall D,et al. Epidemiology of traumatic deaths:comprehensive population-based assessment[J]. World J Surg,2010,34(1):158-163.

[2] Ball C G. Damage control surgery[J]. Curr Opin Crit Care,2015,21(6):538-543.

[3] Chhabra G,Rangarajan K,Subramanian A,et al. Hypofibrinogenemia in isolated traumatic brain injury in Indian patients[J]. Neurol India,2010,58(5):756-757.

[4] Shehata M,Afify M I,El-Shafie M,et al. Prevalence and clinical implications of coagulopathy in patients with isolated head trauma[J]. Med J Cairo Univ,2011,79(2):131-137.

[5] Gómez P A,Lobato R D,Ortega J M,et al. Mild head injury:differences in prognosis among patients with a Glasgow coma scale score of 13 to 15 and analysis of factors associated with abnormal CT findings[J]. Br J Neurosurg,1996,10(5):453-460.

[6] Harhangi B S,Kompanje E J O,Leebeek F W G,et al. Coagulation disorders after traumatic brain injury[J]. Acta Neurochir(Wien),2008,150(2):165-175.

[7] Talving P,Benfield R,Hadjizacharia P,et al. Coagulopathy in severe traumatic brain injury:a prospective study[J]. J Trauma,2009,66(1):55-62.

[8] Schnüriger B,Inaba K,Abdelsayed G A,et al. The impact of platelets on the progression of traumatic intracranial hemorrhage[J]. J Trauma,2010,68(4):881-885.

[9] Gozal Y M,Carroll C P,Krueger B M,et al. Point-of-care testing in the acute management of traumatic brain injury:identifying the coagulopathic patient[J]. Surg Neurol Int,2017,8:48.

[10] Karri J，Cardenas J C，Matijevic N，et al. Early fibrinolysis associated with hemorrhagic progression following traumatic brain injury[J]. Shock，2017，48(6)：644-650.

[11] Moore H B，Moore E E，Liras I N，et al. Acute fibrinolysis shutdown after injury occurs frequently and increases mortality：a multicenter evaluation of 2，540 severely injured patients [J]. J Am Coll Surg，2016，222(4)：347-355.

[12] Wada T，Gando S，Maekaw K，et al. Disseminated intravascular coagulation with increased fibrinolysis during the early phase of isolated traumatic brain injury[J]. Crit Care，2017，21 (1)：219.

[13] Laroche M，Kutcher M E，Huang M C，et al. Coagulopathy after traumatic brain injury[J]. Neurosurgery，2012，70(6)：1334-1345.

[14] Epstein D S，Mitra B，Cameron P A，et al. Normalization of coagulopathy is associated with improved outcome after isolated traumatic brain injury[J]. J Clin Neurosci，2016，29：64-69.

[15] Connolly S J，Crowther M，Eikelboom J W，et al. Full study report of andexanet alfa for bleeding associated with factor Xa inhibitors[J]. N Eng J Med，2019，380(14)：1326-1335.

[16] Kobayashi L，Barmparas G，Bosarge P，et al. Novel oral anticoagulants and trauma：the results of a prospective American Association for the Surgery of Trauma multi-institutional trial[J]. J Trauma Acute Care Surg，2017，82(5)：827-835.

[17] Batchelor J S，Grayson A. A meta-analysis to determine the effect of preinjury antiplatelet agents on mortality in patients with blunt head trauma[J]. Br J Neurosurg，2013，27(1)：12-18.

[18] Galvagno S M Jr，Fox E E，Appana S N，et al. Outcomes after concomitant traumatic brain injury and hemorrhagic shock：a secondary analysis from the pragmatic，randomized optimal platelets and plasma ratios trial[J]. J Trauma Acute Care Surg，2017，83(4)：668-674.

[19] Nekludov M，Bellander B M，Gryth D，et al. Brain-derived microparticles in patients with severe isolated TBI[J]. Brain injury，2017，31(13-14)：1856-1862.

[20] Schlimp C J，Schöchl H. The role of fibrinogen in trauma-induced coagulopathy [J]. Hamostaseologie，2014，34(1)：29-39.

[21] Boutin A，Chassé M，Shemilt M，et al. Red blood cell transfusion in patients with traumatic brain injury：a systematic review and meta-analysis[J]. Transfus Med Rev，2016，30(1)：15-24.

[22] Kaufman R M，Djulbegovic B，Gernsheimer T，et al. Platelet transfusion：a clinical practice guideline from the AABB[J]. Ann Intern Med，2015，162(3)：205-213.

[23] Kumar A，Mhaskar R，Grossman B J，et al. Platelet transfusion：a systematic review of the clinical evidence[J]. Transfusion，2015，55(5)：1116-1127.

[24] Naidech A M，Maas M B，Levasseur-Franklin K E，et al. Desmopressin improves platelet activity in acute intracerebral hemorrhage[J]. Stroke，2014，45(8)：2451-2453.

[25] Büller H R，Bethune C，Bhanot S，et al. Factor XI antisense oligonucleotide for prevention of venous thrombosis[J]. N Engl J Med，2015，372(3)：232-240.

（王海峰　刘海玉　张　晶）

第二十节　皮质类固醇

皮质类固醇(corticosteroid)是由肾上腺皮质产生的类固醇，主要包括束状带分泌的糖皮质激素、球状带分泌的盐皮质激素和网状带分泌的性激素等。此外，人工可以合成皮质类固醇，如甲泼尼龙。甲泼尼龙具有较强的抗炎作用和较轻的盐皮质激素作用。与传统的皮质类固醇如氢化可的松相比,甲泼尼龙的血浆半衰期更长,在体内作用更持久,抗炎的效果增强数倍,并且具有亲脂性,可以透过血脑屏障。甲泼尼龙具有广泛的生物学作用,可能是有利的,也可能是有害的,这取决于临床背景、剂量和治疗的持续时间。

每年全世界有数百万的颅脑损伤患者,在全身各部位损伤中仅次于四肢伤,并且,其死亡率居首位。皮质类固醇用于颅脑损伤患者的治疗经历了一个从普遍使用到最终禁止的历史过程。创伤后的神经元退变的主要分子基础是氧自由基诱导的脂质过氧化反应。在脊髓损伤的动物实验中,研究者发现给予合适的药物剂量可以获得很好的抑制神经元的脂质过氧化反应,而选择较低的或较高的药物剂量均不能起到抗氧化作用。也就是说皮质类固醇在脊髓中需要达到一个临界浓度才能起到抗脂质过氧化的作用。颅脑损伤后出现的继发性损伤被认为与炎症反应密切相关。因此,有抗炎作用的皮质类固醇曾被一度用于颅脑损伤的治疗,历史超过 30 年。

最初发现在脑肿瘤患者围手术期使用糖皮质激素可以获得有益效果。皮质类固醇从 19 世纪 60 年代开始用于脑水肿的治疗。实验模型研究表明皮质类固醇具有恢复脑水肿血管通透性、减少脑脊液生成、减少自由基的产生等有利作用。基于对脑肿瘤患者治疗的经验,糖皮质激素逐渐开始常规用于重型颅脑损伤的治疗。1996 年的一项调查显示全世界范围包括英国、美国和亚洲的多个创伤中心都在使用皮质类固醇治疗颅脑损伤患者。

1997 年的一项系统综述认为皮质类固醇治疗颅脑损伤急性期的作用具有不确定性,无法排除治疗的益处和害处。该文章作者认为进行大规模的临床试验有必要。在此背景下,1999 年,剑桥大学的临床试验服务中心(clinical trial service unit,CTSU)开展了一项著名的临床试验——重型颅脑损伤后皮质类固醇随机化(corticosteroid randomization after significant head injury,CRASH)试验。该项目由英国医学研究委员会(Medical Research Council,MRC)资助。CRASH 试验从 1999 年开始,为期 5 年,是一项全球多中心皮质类固醇治疗颅脑损伤急性期的随机对照临床试验。CRASH 试验主要研究颅脑损伤后使用皮质类固醇甲泼尼龙与 TBI 死亡和致残的风险相关性,预计招募 20000 例并最终招募了 10008 例伤后 8 h 内 GCS 评分 14 分或以下的年龄超过 16 岁的颅脑损伤住院患者。全球共有 49 个国家 239 家医院参与了该项临床试验。简单来说,患者被随机分配接受甲泼尼龙或安慰剂。甲泼尼龙(或安慰剂)的初始剂量为 2 g,溶于 100 mL 无菌生理盐水中使用,给药时间大于 1 h。之后相同浓度的甲泼尼龙(或安慰剂)以 0.4 g/h 的剂量维持给药 48 h。该项临床试验最终共获得 9673 例患者的 6 个月随访数据。4854 例皮质类固醇组患者中有 1248 例死亡,死亡率为 25.7%,而 4819 例安慰剂组患者中有 1075 例死亡,死亡率为 22.3%。显然,皮质类固醇组的死亡率要高于安慰剂组。最终的结果证实了皮质类固醇治疗对颅脑损伤没有任何益处,反而大剂量使用皮质类固醇药物可增高 TBI 的死亡率。

2016 年底,在线发布的美国第 4 版《重型颅脑损伤救治指南》中,Ⅰ 级(即最高级)证据不推荐皮质类固醇用于治疗重型颅脑损伤或降低颅内压。目前普遍认为,皮质类固醇不能降低颅内压,对颅脑损伤治疗无效。并且,对于重型颅脑损伤患者,大剂量的甲泼尼龙与死亡率增高相关。重型颅脑损伤患者禁用大剂量甲泼尼龙。因此,皮质类固醇不推荐用于颅脑损伤的常规治疗。

目前,皮质类固醇在神经内分泌疾病中的使用仍有争议,尽管有学者建议使用,但没有高级别证据的支持。颅脑损伤的患者可能会并发垂体功能减退。颅脑损伤后并发垂体前叶激素缺乏并非是一个不常见的并发症,其发生率为 15%~83%。然而,在颅脑损伤的急性期,诸如催乳素、生长激素、促肾上腺皮质激素等应激激素的分泌反而会有所增加。这些改变有时与高死亡率和严重后遗症相关。

下丘脑-垂体-外周激素系统在严重颅脑损伤的急性期有可能会受到影响。此外,颅脑损伤引起的持续的垂体功能低下也会影响到该系统。下丘脑-垂体-外周激素系统包括下丘脑-垂体-肾上腺(hypothalamic-pituitary-adrenal,HPA)轴、下丘脑-垂体-甲状腺(hypothalamic-pituitary-thyroid,HPT)轴和下丘脑-垂体-性腺(hypothalamic-pituitary-gonadal,HPG)轴。其中垂体从解剖结构上分为位于前叶的腺垂体和位于后叶的神经垂体。在下丘脑-垂体-外周激素系统中,下丘脑视上核和室旁核的神经内分泌细胞分泌释放激素,分别对应相应的腺垂体激素的合成和分泌,如促肾上腺皮质激素释放激素(corticotropin-releasing hormone,CRH)、促性腺激素释放激素(gonadotropin-releasing hormone,GnRH)。由下丘脑分泌的释放激素可以经垂体门脉系统到达腺垂体,调节相应的腺垂体激素分泌和释放。位于垂体前叶的腺垂体在释放激素的调节下分泌 8 种激素,其中包括促肾上腺皮质激素、促甲状腺激素和促性腺激素。这些促激素到达各自的靶腺体,进而调节靶腺体相应激素的释放。这些靶腺体相应激素的释放又负反馈调节促激素及释放激素的分泌,形成一个轴性调节。当下丘脑-垂体-外周激素系统受到影响时,有两种情况需要被考虑到,一种是正常的下丘脑-垂体对损伤后的适应性反应,另外一种是下丘脑-垂体的物理性损伤。垂体前叶激素改变通常发生在颅脑损伤的急性期。目前,尚未清楚颅脑损伤后未被诊断和治疗的垂体功能减退症是否与患者的死亡有相关性。

垂体功能减退的临床表现包括乏力、肌肉无力、情绪低落、高脂血症、胰岛素抵抗、骨质疏松、生长迟缓、性欲减退、停经泌乳、不孕不育等。正常的血钠和皮质醇并不能完全排除严重的危及生命的肾上腺功能减退。如果在充分补液的前提下血流动力学仍然不稳定,那么就需要怀疑垂体功能不全的诊断。颅内压增高并且有颅底骨折的患者出现持续性的性腺功能减退症状需要高度警惕下丘脑-垂体轴的损伤。此外,尿崩症也是一个强烈提示下丘脑-垂体损伤的证据。尽管在颅脑损伤的急性期常出现垂体前叶激素的改变,并且这些改变有可能预示着严重损伤并发症的发生甚至导致死亡,但如果患者没有相关的临床表现,垂体功能不全的相关检查不建议在颅脑损伤急性期常规进行,并且不建议对所有的颅脑损伤患者进行相关检查。但若中、重型颅脑损伤患者有相应的垂体功能不全的临床表现,还是需要进行必要的相关检查。对于明确的垂体功能不全的患者来说,长期复查是必要的。对于垂体功能不全的患者,推荐使用替代剂量的氢化可的松进行治疗。垂体激素缺乏的长期治疗需要遵循普遍认可的指南。

隆德概念中提出皮质类固醇可以用于治疗严重的颅脑损伤引起的中枢性发热。中枢性发热是指因中枢神经系统病变引起体温调节中枢异常所产生的发热。

皮质类固醇用于治疗颅神经损伤。在颅脑损伤患者中,大约有 9.1% 的患者合并有单发或多发的颅神经损伤。其中视神经损伤发生率为 0.5%～5%,第Ⅲ～Ⅵ对颅神经损伤发生率约为 2.3%。眼眶损伤可以直接导致视神经受压/挫伤或横断。眼眶骨折和眶上裂周围的蝶骨骨折以及颅面骨骨折可导致第Ⅲ～Ⅵ对颅神经损伤。目前,在这类颅神经损伤的治疗中,皮质类固醇被认为有一定作用。

皮质类固醇治疗慢性硬脑膜下血肿仍需要更多的临床试验证据。慢性硬脑膜下血肿(chronic subdural haematoma,CSDH)通常发生在轻型颅脑损伤的老年患者中。CSDH 致病的病理生理学原因比较复杂,除了桥静脉出血外,炎症反应也参与其中。炎症细胞及炎症因子参与和促进新生被膜(含有新生病理性血管)的形成,从而导致持续慢性渗血及渗液。

手术引流是 CSDH 的主要治疗手段。除了手术治疗外,皮质类固醇和他汀类药物如阿托伐他汀可以用于 CSDH 的治疗,也可以作为术后预防 CSDH 复发的辅助治疗。目前,有多项随机对照临床试验在评估皮质类固醇治疗 CSDH 的效果。

参 考 文 献

[1] 陈信康,林少华.对"皮质类固醇治疗急性颅脑外伤全球协作研究结果"的评述[J].中国微侵袭神经外科杂志,2007,12(3):101-104.

[2] 马建黎,马啸辰,黄瑞娟.颅面创伤合并视神经损伤临床分析[J].中国实用神经疾病杂志,2014,17(7):94-96.

[3] 徐珑,刘伟明,刘佰运.2016 年美国《重型颅脑创伤治疗指南(第四版)》解读[J].中华神经外科杂志,2017,33(1):8-11.

[4] 赵继宗.神经外科学[M].4 版.北京:人民卫生出版社,2019.

[5] Alderson P,Roberts I. Corticosteroids for acute traumatic brain injury[J]. Cochrane Database Syst Rev,2005(1):CD000196.

［6］ Berghauser Pont L M，Dirven C M，Dippel D W，et al. The role of corticosteroids in the management of chronic subdural hematoma：a systematic review［J］. Eur J Neurol，2012，19（11）：1397-1403.

［7］ Carney N，Totten A M，O'Reilly C，et al. Guidelines for the management of severe traumatic brain injury，fourth edition［J］. Neurosurgery，2017，80（1）：6-15.

［8］ Edwards P，Arango M，Balica L，et al. Final results of MRC CRASH，a randomised placebo-controlled trial of intravenous corticosteroid in adults with head injury-outcomes at 6 months［J］. Lancet，2005，365（9475）：1957-1999.

［9］ Lin C，Dong Y，Lv L，et al. Clinical features and functional recovery of traumatic isolated oculomotor nerve palsy in mild head injury with sphenoid fracture［J］. J Neurosurg，2013，118（2）：364-369.

［10］ Roberts I，Yates D，Sandercock P，et al. Effect of intravenous corticosteroids on death within 14 days in 10008 adults with clinically significant head injury（MRC CRASH trial）：randomised placebo-controlled trial［J］. 2004，364（9442）：1321-1328.

［11］ Silverberg N D，Iaccarino M A，Panenka W J，et al. Management of concussion and mild traumatic brain injury：a synthesis of practice guidelines［J］. Arch Phys Med Rehabil，2020，101（2）：382-393.

（陈　勃　别　黎　李文臣）

第二十一节　颅脑损伤后精神障碍

一、颅脑损伤后精神障碍的概述

颅脑损伤被认为是全球医疗保健的负担，是年轻人死亡和残疾的一个重要原因，而各型颅脑损伤均有并发精神障碍的风险。颅脑损伤后脑组织对缺血、缺氧的耐受力降低，部分患者同时伴有颅内血肿和脑挫裂伤压迫脑组织，造成一过性或者持续性缺血缺氧，使脑组织的神经突触连接的完整性受到破坏，引起与精神活动相关的边缘系统损伤，导致各种神经功能障碍，包括出现不同程度和类型的精神障碍。一旦出现颅脑损伤所致的精神障碍，若得不到充分认识和及时治疗，会严重降低患者的生活质量。

二、颅脑损伤后精神障碍的表现

颅脑损伤后精神障碍以智力损伤为主，还表现为狂躁、抑郁、神经性改变、精神分裂及人格改变，临床表现以感知觉、思维形式及思维内容障碍多见。因脑功能与脑解剖相关，故不同部位的颅脑损伤会产生不同的精神障碍表现。额叶与智力和精神活动相关，额叶损伤表现为痴呆样改变、焦虑症和抑郁症。颞叶及海马与人类记忆、学习功能相关，损伤后表现为精神分裂症和遗忘症。乳头体及扣带回与情感、人格相关。海马、颞枕叶还与幻觉相关。小脑也与语言和情绪相关，损伤后可表现为抑郁症和精神分裂症。

颅脑损伤后急性精神障碍可有以下症状。

1. 躁狂样表现　患者可表现为兴奋、躁动、言语增多、行为自控能力下降等。颅脑损伤患者可发生意识障碍，在清醒的过程中可发生外伤性谵妄，表现为紧张、恐惧、焦躁、幻觉和定向力障碍等。

2. 抑郁样表现　患者可表现为少语、情感脆弱、情绪不稳定、过分忧虑等。如患者出现头痛、头重、头昏、恶心、易疲乏、注意力不易集中、记忆减退、情绪不稳、睡眠障碍等，通常称为脑震荡后综合征，症状一般可持续数月。有的可能有器质性基础，若长期迁延不愈，往往与心理社会因素有关。

3. 类精神分裂症样表现　患者可表现为被害妄想、行为怪异、行为冲动、幻视、幻嗅、幻听等。以幻觉妄想为主症,被害妄想居多。

4. 痴呆样表现　患者可表现为注意力不集中、记忆障碍、定向力障碍等。当患者意识恢复后常有记忆障碍,以逆行性遗忘常见,多在数周内恢复。部分患者可发生持久的近事遗忘、虚构和错构,即外伤后遗忘综合征。部分严重脑外伤且昏迷时间较久的患者,可后遗痴呆状态,表现为近记忆、理解和判断明显减退,思维迟钝,并常伴有人格改变,表现为主动性缺乏、情感迟钝或易激惹、欣快、羞耻感丧失等。

5. 外伤后癫痫　各型颅脑损伤均可以引起外伤后癫痫发作,其发生与颅脑损伤的类型和严重程度相关,且与后者呈正相关。重型颅脑损伤患者癫痫发生率更高,为 15%～20%。与闭合性颅脑损伤相比,开放性颅脑损伤合并癫痫发作的概率也更高,尤其多见于火器伤。外伤后癫痫还与损伤部位相关,大脑皮质中央前后回功能区和额颞叶损伤癫痫发生率更高。颅脑损伤后 24 h 内发生的外伤后癫痫为即发性癫痫,一周内为早发性癫痫,一周后为迟发性癫痫。外伤后癫痫约占所有癫痫的 5%,凹陷性骨折的功能区压迫、开放性颅脑损伤、早发性癫痫、脑挫裂伤、硬脑膜下血肿、年龄小都是外伤后癫痫发作的高危因素。

三、颅脑损伤后精神障碍的治疗

促进患者积极配合治疗与护理,通过药物治疗缓解患者临床症状及其他积极的功能锻炼方法放松心身、改善疼痛与睡眠。采取医疗手段让患者感受到医护人员的积极治疗及治疗对患者病情的改善,使患者得到间接暗示,获得治疗信心及自我护理的成就感,在治疗护理中发挥积极作用。

1. 药物治疗　外伤后精神障碍的主要治疗措施是应用抗精神病药。原则是依据患者的症状进行个体化治疗,同时要重视抗精神病药的副作用。躁狂样表现,可用氟哌啶醇、氯硝西泮、利培酮或奥氮平等,典型躁狂发作的患者还可以选用情感稳定剂碳酸锂或丙戊酸钠。抑郁样表现可用舍曲林、喜普妙、阿普唑仑等,因为抗抑郁药起效时间一般为两周,故治疗要足疗程。类精神分裂症样表现,可用利培酮、奥氮平、氟哌啶醇等,首选新型抗精神病药,剂量要低于治疗精神分裂症的剂量,约为治疗重性精神病药物剂量的 1/3。痴呆样表现,可用阿普唑仑等,但痴呆样表现总体治疗效果不佳。外伤后癫痫的治疗以抗癫痫药物为主,用药原则为考虑疗效和安全性,尽量以最小剂量药物控制癫痫发作,可选药物有卡马西平、奥卡西平、丙戊酸钠、苯妥英钠、左乙拉西坦、拉莫三嗪、托吡酯等,用药过程中应监测血药浓度和不良反应。停药指征为癫痫完全控制两年、脑电图表现基本正常。应在医生的指导下逐步停药。

2. 高压氧等康复治疗　高压氧治疗在一定程度上有助于减轻脑水肿、防止继发性脑损伤、促进神经功能修复。有研究显示高压氧治疗有助于提高颅脑损伤患者脑功能评分,改善患者脑血流供应,从而改善患者神经精神状态,降低外伤后癫痫的发生率。

3. 心理治疗　应尽早评估颅脑损伤患者精神心理状态,要评定患者躯体和社会功能残缺程度,了解相关心理和社会因素,尽早给予患者适当处理和心理治疗。

参 考 文 献

［1］ Bryant R A,Marosszeky J E,Crooks J,et al. Posttraumatic stress disorder after severe traumatic brain injury[J]. Am J Psychiatry,2000,157(4):629-631.

［2］ 张广平,赵尚峰,傅继弟.34 例重型颅脑损伤患者伤后并发急性精神障碍的临床分析[J].中国康复理论和实践,2009,15(9):871-872.

［3］ Berthier M L,Kulisevsky J J,Gironell A,et al. Obsessive compulsive disorder and traumatic brain injury:behavioral,cognitive,and neuroimaging findings[J]. Neuropsychiatry Neuropsychol Behav Neurol,2001,14(1):23-31.

［4］ Gioia G A. Medical-school partnership in guiding return to school following mild traumatic brain injury in youth[J]. J Child Neurol,2016,31(1):93-108.

［5］　McCrory P,Davis G,Makdissi M. Second impact syndrome or cerebral swelling after sporting head injury[J]. Curr Sports Med Rep,2012,11(1):21-23.

［6］　周良辅. 现代神经外科学[M]. 3 版. 上海:复旦大学出版社,2021.

［7］　赵龙,唐晓平,张涛. 高压氧治疗颅脑外伤的研究进展[J]. 中华神经外科杂志,2011,27(1):104-106.

（戴大伟）

第九章 康复和随访

第一节 神经可塑性与康复治疗

对颅脑损伤的治疗,如果只是挽救了生命而无法让神经功能得到恢复,患者无法回归社会,对患者家庭及社会而言都是一种巨大的损失。因此康复治疗是颅脑损伤患者治疗的重要一环,贯穿治疗的全过程。自21世纪以来,人们越来越深入地理解大脑学习的机制以及创伤性事件对这些机制所造成的影响。人们开始把着眼点从创伤本身深入到神经元的层面,也开始考虑创伤对神经元所处的环境造成的影响。这一节将对上述问题进行梳理和探讨,目的是使治疗师能更深入地理解神经元水平的变化,康复疗法如何改变人的大脑,也将有助于读者更深入地了解颅脑损伤的治疗过程。

神经可塑性是指生物应对环境变化时,大脑改变结构和组织的能力。人脑由一群可塑的和受结构改变影响的神经元组成,当它们受到有意识的影响刺激而相互作用时,它们便会在单个的和群体的水平发生改变。神经可塑性是康复疗法的基础。治疗法被描述成是具有活动依赖性的。具有活动依赖性意味着治疗法旨在使治疗对象积极地参与到治疗过程中来。治疗师设计治疗法是为了从参与者处获得一个关键的反应,同时这也是一个成功的康复疗法项目的一部分。已习得的技能植根于神经系统之中,而人们现在也知道康复的效果是由发生在突触水平的物理变化所达到的。由此,改变突触环境便成为治疗过程的最终目标。了解治疗师激发学习过程以及对细胞水平的影响,有望对学习过程有更加深入的理解,就有可能创造性地运用掌握的多种治疗方式,创造出新的治疗方法。

一、学习的过程

Hebb早先做出过猜想,认为神经元及其突触会发生显著改变,后来的神经科学家对此做出进一步解释,他们猜测,一个有机体在环境的影响下做出的行为学上的改变会反映在中枢神经系统的突触改变上。随后,神经生物学家用实验诠释了这个突触改变过程的重要性,以及神经元和神经胶质之间的相互作用。这些研究者用的都是很简单的动物,从海蜗牛到啮齿类动物和哺乳动物,却能揭开突触在学习过程中的奥秘。

学习是一个多层次的复杂过程。人们将从习惯化、敏化、经典条件反射和操作性条件反射四个方面来看学习过程。这些当然不是学习过程中的全部概念,但能帮助人们阐释一些发生在大脑细胞组织过程中的变化,并可在治疗法的角度下讨论。

(一)习惯化

利用加州海蜗牛,Kandel证实了一种简单的学习形式——习惯化。这种学习形式以对新刺激源的反应逐渐衰减为特点。当虹吸管受到刺激时,海蜗牛会反射性地缩回其鳃部、外套膜和尾部。当虹吸管受到反复刺激时,其反射作用呈现出衰减趋势。这种衰减的主要特点是反射弧中,从前突触感觉神经元到中间神经元和运动神经元的突触传递作用逐渐减弱。随着时间的推移,神经递质的分泌也在减少。这些变化发生在前突触细胞内,能持续几分钟或几小时不等。这便是短期习惯化。

在几次实验刺激之后,后突触细胞前的突触表现出数量显著减少,这个过程就叫作长期习惯化。虽然这个结论没有在人体中得到验证,但可以猜想得到。这就如同把眩晕症患者持续地置于摇荡的秋千上时所发生的过程,将引起眩晕的刺激源不断重复而最终达到习惯化的目的。首先,神经递质的分泌会减少,然后,突触之间的联结会减弱,直到实现一种不再有恶心感的稳定平衡。

（二）敏化

敏化作用涉及一个新的神经元，也更为复杂。这种神经元通过增强作用以"辅助"信号的传递。敏化是指反射作用在受到强刺激后表现出增强的趋势。受到强刺激后，有机体对自身所受的其他刺激变得更加敏感，同时突触也发生了物理结构上本质的变化。突触区体积变大，其中活跃区域包含神经递质的囊泡数量增加。反射弧中发生的这些改变显示出它们对于已发生的事件拥有着"记忆"。这些改变会持续几分钟，称为短期敏化。

几次实验之后，会形成长期敏化。这个过程会产生能够巩固短期反应和能够促进轴突生长以形成新突触的蛋白质。实验表明，这些新产生的蛋白质能够在没有任何持续信号刺激的条件下保持活跃长达 24 h。这对治疗法的构想无疑是一个契机。这些新突触使得后突触细胞生长出更多的树突分支与前突触细胞轴突上的新突触相联结。

Fellin、Pascual 和 Haydon 的研究显示了星形胶质细胞在突触组织过程中的活跃作用。虽然这个作用的具体意义还有待明确，但已经有证据表明，在这样的神经元联结的突触中，发生了前馈和反馈调节的过程。

正如之前提到的那样，突触可塑性的特点是具有"活动依赖性"的，并且随着轴突出芽的增多、神经递质分泌的增加，以及树突相应的蔓延，突触周围的组织也会发生变化。胶质细胞的成分会变得更加复杂，相应区域的供血也会更充足。这些反应都是迅速的，观察表明这些反应就在 10～15 min 发生。一旦患者表现出需要的行为，治疗师就必须乘势加强此目标行为。

此外，当受试动物经历了复杂的运动技能习得过程，而不仅仅是简单的运动活动时，它们大脑中的突触数量显示出增长趋势。这些关于大脑在细胞层面上的可塑性的研究表明，在此过程中，一个行为的新的基础已经形成，并且行为的重复可以巩固新建立的突触联结。当人们在治疗的场景下重复此行为时，就增强了相关突触的效能，由此促进技能的再习得。

二、学习类型

学习和记忆是紧密相连的，只有进行学术研究时可能会做区分。但是对于治疗师来说，二者之间的联系更加特别。因为康复过程要求人们回归到人作为一个整体的出发点，他会有从运动到认知等多个系统上的需求。但在之前的讨论中，学习和记忆过程中发生在细胞水平的改变是没有两样的。而习惯化和敏化这两种学习类型属于非联合型学习，有机体借此习得单个刺激源的特性。

在另外一种学习形式即联合型学习中，有机体学习两个刺激源之间或者一个刺激源和一个行为之间的关系。对于治疗师来说，更有效的做法是从外显记忆和内隐记忆的分类法来看待学习记忆过程，这是在设法把学习过程放在治疗的场景下讨论。

外显记忆储存事实和事件。这种记忆需要有意识地唤起。对于整个康复过程来说，事实和记忆的事件是一个总边界。同时这也是有关日常生活技能的认知功能得以恢复的所在。比如每天做计划的能力、去商店买东西的能力、换一元钱零钱的能力，这些都是要关注的问题，这些技能的恢复要求外显记忆的恢复。

研究表明，外显记忆与海马体内的长时程增强有关。其实海马体内的长时程增强现象也是对 Hebb 的猜想，即他对学习的基础在于突触物理结构的改变的看法的第一个佐证。长时程增强指发生在后突触细胞上的为期数小时、数周或数月的接受能力和兴奋性调节能力的增强。而两种刺激源之间的联系最终能提高通过突触联结的细胞各自的效能，也能提高其他相关细胞的兴奋性。

在海马体的不同区域，这种突触的强化也表现出不同的形式。有研究表明，海马体在早期记忆以及对大脑皮质的多种区域的信息分配过程中起着关键作用。左海马体应该与语言记忆有关，而右海马体则关乎人们对环境的记忆和识路的能力。可以说海马体神经元、大脑皮质多种联结区域的神经元，以及支持它们的星形胶质细胞这三者之间的联系的秘密就在于各自细胞的突触中。通过反复训练达到强化的效果便会产生良好的疗效。

内隐记忆指人们如何做一件事。这些关于具体活动的记忆不需要有意识地回想或者重塑。它需要人们全神贯注于要做的事情，而不是有意识地回想。内隐记忆在运动技能和认知技能的训练中发挥作用，比如走路、开车或者是其他的活动。

内隐记忆包括习惯化和敏化的过程，此外还包括经典条件反射和操作性条件反射的过程，它们与联合的概念有关。在经典条件反射中，有两个刺激源，它们在经过一系列的联合后开始引向一个全新的反应。这种联合建立在配合的神经元各自的突触中。而这个新反应使得有机体能够预测环境的变化。

在操作性条件反射中，联合的关系表现在有机体和其做出的行为之间。有机体将认识到，某个动作会产生相应的反馈。因此，如果对行为做出控制，有机体便会因为这个行为而得到合适的反馈。这也是行为矫正训练广泛运用的理论基础。

对于经典条件反射来说，关键是联合，它在于把一个本不能引发反应的刺激源和一个能够引发反应的强刺激源组合，最终弱刺激源也能引发反应。经典条件反射的强化效果是更为显著和持久的。这个过程中前突触细胞对于突触传递作用的辅助表现得很明显，最终使这个有意义的组合产生了效果。而这个过程的内在机制也由物质基础得到巩固，包括几种酶还有基因的作用。这种酶和基因的组合也是人们在长期敏化的过程中见过的。同时这个过程中细胞产生的蛋白质也成为人们的治疗训练取得成效的基础所在。

三、层级学习（hierarchical learning）

康复的过程中需要各专业共同作用。在这其中，物理和职业疗法的主要原则是神经发育理论中的发展观念。神经发育理论认为，个体从受精卵时期到成人时期存在着一个基本的发展顺序。个体表达出的功能建立在已有的学习基础上。就像会走路之前人们先得会爬。因此，功能的恢复过程遵循发育过程中同样的顺序是很重要的。

Kandel 的团队也证明了早前提到的学习过程是循序渐进的。海蜗牛在幼年时期只有习惯化的反应，随着慢慢成熟，就有了去习惯化和后来的敏化反应。这个学习的历程说明学习是一个建立在先前发育机制上的过程，而非生而与俱。在海蜗牛中的发现也说明了一些长期使用的康复疗法的基础，在个体发育过程中是存在着层级的，而好的疗法也应该效法此顺序。

现在可以明确的是，学习是一个层级的过程，也有着神经元基础。但这个图景对于才开始用现代影像学技术和细胞神经生理学实验来探索认知功能的科学家来说，却是朦胧的。认知科学家告诉人们，一开始人们能围绕颜色、尺寸和形状用非常简单的词语来描述物体。在此基础上，人们会逐渐开始描述该物体的用途，最终描述它的特点。

目前神经科学界普遍认为，神经具体化（neural concreteness）是通过物体特征来塑造其视觉图像。众所周知，视觉的神经通路有两条传递不同类型信息的平行通路。一条为 P 通路，与物体的形式、大小和形状，或物体的属性有关。P 通路投射到颞叶多模态联合皮质。另一条为 M 通路，与运动和深度感知，或物体所在的位置有关。M 通路投射到顶叶多模态联合皮质。

由于这两条通路投射到大脑皮质的区域不同，物体的某些特征会在过程中选择性丢失。例如，物体失认症，即丧失命名某物体的能力，与左侧颞叶皮质的 18、20 和 21 区（Brodmann 分区）有关，而颜色失认症，即丧失命名颜色的能力，与 18 和 37 区（Brodmann 分区）的言语区或连接有关。完整视觉结构是由一个目前未知的结合机制组合在一起的。

结合机制会接收某个物体的属性——形状为矩形、颜色为黄色、深度维度为长方体，并说："现在有一个黄色的长方体！"由此，结合机制会将来自多个多模态联合皮质的单一物体属性代表集合在一起。Julesz 等提出，需要集中注意才能产生此类联合。他们进一步将这个过程分为两个阶段。一个是集中注意力前的阶段，在此阶段，大脑中传递信息的两条平行通路 P 和 M 通路会判断物体的大小、形状、颜色和运动状态。紧接着便会有一串连续的处理过程，负责识别并分类具有可视化构造的物体。这种分类依赖于两点：一是海马体，二是不同的联合皮质中有关物体信息的最终存储状况。

保持注意是工作记忆的一项功能。Coward 曾提出过一个模型,在这个模型中,言语工作记忆有两个组成部分:一是通过阅读单词或数字获得的语音记录的次声带预演系统,二是由言语激活的短期记忆库。这种"发音回路"允许人们在短时间内记住电话号码或地址。Coward 还提出了一种非言语工作记忆,他称之为视觉空间草稿。这两部分在很大程度上依赖于额叶的多模态联合皮质及其执行功能。

直到最近,人们才认为基底神经节在运动行为中起简单作用。最近的研究表明,基底神经节在认知、情绪和行为中也起着关键作用。根据现有描述,有三条回路源于前额皮质边缘区域,并与基底神经节的特定区域相互作用。额叶皮质的这些区域通常与颅脑损伤后康复环境中个体的缺陷和行为有关。

第一条回路是背外侧前额叶回路。这条回路经常被描述为"执行功能负责人"。该回路从前额皮质开始,投射到基底神经节,然后投射到丘脑,再回到前额皮质。该回路负责完成认知任务,如组织行为反应、在解决问题时进行言语回应。

第二条回路是横向眶额回路。这条回路从外侧眶额皮质开始,投射到基底神经节和丘脑,然后返回眶额皮质。这条回路似乎可以让人们在对外界做出反应时,显得更具有同情心且获得社会认同。这片区域受到伤害会导致个体易怒、无法正常回应社交暗示。

第三条回路是前扣带回。该回路的特点是其在主动行为中的作用,同时它还可能发挥作用,向皮质和皮质下区中的分散区域传递强化刺激。该回路始于大脑皮质内侧表面的扣带回前,投射到腹侧纹状体,腹侧纹状体反过来接收来自海马体、杏仁核和内嗅皮质的信息输入。从腹侧纹状体,回路再投射到基底神经节的其他部分,然后到达丘脑,最后回到扣带回前。这一特殊的回路包括中脑里含有多巴胺的神经元,这些神经元会对基底神经节进行输入。有观念认为这些神经元可能会传递奖励预测信号。该回路可能与程序性学习密切关联。因此,鉴于在改进行为时会频繁使用巩固加强和给予奖励这两种方法,上述回路可能对改善人类行为至关重要。

四、多模式康复

多模式康复是一种治疗方法,试图将个体作为一个整体来治疗。这意味着康复小组有责任处理所有的康复可能性。这一过程中,需要解决个体身体方面的运动问题、个体对周围环境的感知以及个体的认知、行为、社会和心理方面等问题。前面刚刚讨论了多模态联合皮质的作用及其在学习和记忆中的作用。结果表明,长期存储记忆功能是海马体向顶叶、额叶和颞叶分布记忆组成部分的功能。通过类似的方式,人们注意到了视觉通路向多模态、顶叶和颞叶皮质的分布。基底神经节的三个回路与边缘和额叶联合皮质有关。Wopert、Pearson 和 Ghez 完美概述了大脑皮质的关联区域以及这些结构如何构成大脑认知能力的基础。

在所有相关回路的描述中,人们都提到了通过丘脑的这一路线。丘脑是起源古老的中枢结构。在大脑皮质发育之前,丘脑便会发挥作用,整合机体的感官和运动功能。它充当传递到大脑皮质的信息的"守门人"。此外,它在基底神经节的锥体外系运动输出,以及在与认知、情绪和行为有关的基底神经节-皮质回路中发挥作用。

丘脑由几个功能不同的核组成。一些神经核对特定的感官方式,如视觉和听觉起作用。另一些则具有运动整合功能,如通向锥体外系的通路。还有一些具有扩散性,为机体的唤醒系统服务。在任何情况下,治疗师都需要记住,头部外伤者的许多可视缺陷有可能与丘脑相关。

五、治疗前景

传统观念认为,人类大脑中的神经元在刚一出生时就达到了峰值,数量不会再增加,而部分神经元则会随年龄增长逐渐消亡。然而,这个由来已久的观念被一个简单的实验推翻了。瑞典哥德堡大学的 P. S. Eriksson 和加利福尼亚州圣迭戈市 Salk 研究所的 F. H. Gage 证明,根据生物标志物的定义,新的神经元是由成人齿状回的前体细胞分裂产生的。此外,他们还指出,人类海马在整个生命周期中都保有产生神经元的能力。这一实验结果令人们对人类大脑的前景感到兴奋,更深入的研究正在进行。

Cramer 等已证明人脑中存在能够产生神经元、星形胶质细胞和少突胶质细胞的多能前体细胞。此外,这些前体细胞分布广泛,在科学家们研究过的许多大脑区域都出现过,包括颞叶和额叶皮质、杏仁核、海马和室周区。这项工作为研究成人神经发生提供了一个可能的新平台。

关于功能恢复的研究,结果表明,对于受损大脑区域,即使是前体细胞,也需要突触再生。受损环境发生改变,影响了之前不受束缚的培养环境,导致突触再生变得困难。为了使突触再生,寻找轴突时必须找到合适的靶点,突触后膜必须对释放的特定神经递质做出反应,适当的支撑细胞必须保持活性,周围的环境必须保持离子和营养平衡。目前,已经确定了几个限制中枢轴突再生的关键因素,希望通过人工操控增强突触再生。

多能前体细胞的发现以及操控限制中枢轴突再生因素的研究表明,在条件允许的情况下,通过移植和康复治疗,人们有希望帮助个体恢复丧失的机体功能。以活动为基础营造治疗环境,由此刺激突触产生,可以使细胞水平的学习达到人们想要的康复结果。

这些前景虽然很诱人,但仍然没有定论。人们需要进一步努力,完成更多的实验,来开发人类的康复潜力。

最近研究人员还发现了针对脑卒中患者的约束诱导(constraint-induced,CI)疗法。这种疗法限制未受损肢体的运动,以便最大限度地使用受损的身体部位。这种疗法不仅限制肢体运动,对治疗语言障碍(如失语症)也很有用。这种对受损结构的运动限制会引起大脑的变化,改变突触、增强神经元的连接。这些变化可能有多种形式,如:相反大脑半球的同一区域承担了相同功能;感官处理类型从一种形式转变为另一种新的形式;或者由于使用增多,功能性大脑区域扩大。

同理,目前已经证明,运动(不仅仅是肌肉运动)能够使大脑结构产生物理变化。Gómez Pinilla 通过动物实验证明,多做具有挑战性的运动可以增强物理活动对小脑中营养因子的诱发作用;并且,营养因子参与人类行为,可以为与积极生活方式相关的认知功能增强提供分子基础,为改善康复疗法的新策略提供指导。除了实验动物外,神经影像学也证实了人类运动皮质发生的变化。

这种变化来自治疗师对残障人士的理疗,为康复带来了积极结果。治疗师、患者和环境之间的积极互动使大脑结构发生物理变化,这也是现有治疗的基础。直到过去十年左右,人们才能够证明这些变化发生在神经元水平。新的神经影像学技术已经证明了大脑组织中的这些变化。

参 考 文 献

[1] Fellin T,Pascual O,Haydon P G. Astrocytes coordinate synaptic networks:balanced excitation and inhibition[J]. Physiology(Bethesda),2006,21:208-215.

[2] Kandel E R. The molecular biology of memory storage:a dialogue between genes and synapses [J]. Science,2001,294(5544):1030-1038.

[3] Mayford M,Siegelbaum S A,Kandel E R. Synapses and memory storage[J]. Cold Spring Harb Perspect Biol,2012,4(6):a005751.

(杨朝华)

第二节　认知功能的神经解剖学

了解大脑的基本解剖学和生理学对理解颅脑损伤后的行为表现是非常重要的,这同时也成为脑外伤后认知功能障碍治疗方法的理论构建不可缺少的一部分。最基础的认知涉及信息是如何进入中枢神经系统(CNS),并被收集、移动、减少、使用和存储的。一直以来,人们都渴望了解大脑中的结构与区域在认知功能和其他功能中的作用。本节以神经解剖学为基础来帮助大家理解大脑中的信息流动。最近出现了很多探索功能连接性的研究,这些研究提供了更多关于网络或区域功能特异性的信息,同时也提供了一种根据大脑分布活动的特定措施来区分或分类研究对象的方法。通过结构的、功能的和有效连接的整合观察,我们可以进一步深入了解"大脑如何工作"的本质。这里我们将回顾有关信息处理的解剖基础和有关学习和记忆的生理学方面的问题。

一、传感器系统

在认知功能中,整个中枢神经系统的信息流至关重要。触觉感觉通路包括负责痛觉和温觉的通路(脊髓丘脑侧束)、负责意识本体感觉和分辨触觉的通路(背侧柱-内侧丘系)以及导致无意识本体感觉的通路(腹侧和脊髓小脑背束)。外侧脊髓丘脑束突触在丘脑腹后侧核,且通过内囊后肢的丘脑皮质纤维投射到额叶中央后回的感觉皮质。视觉刺激从幕上水平进入传感系统,从视网膜通过视神经,再流向丘脑外侧膝状核。刺激发生于外侧膝状核,再经过 Meyer 环和膝状体距状裂束,然后才分别终止于枕叶的距状裂和舌回。根据其视野象限的不同,视觉刺激通过颞叶和顶叶结构进入枕部初级感觉区域。

听觉刺激首先被记录在脑桥的背侧和腹侧耳蜗核,再从这些细胞核传播到丘脑内侧膝状体,接着继续传播到颞叶的听觉皮质。前庭刺激同样通过第Ⅷ对颅神经进行,其突触位于脑干,位于上髓质和下脑桥的上侧、内侧和外侧前庭核。刺激从这些细胞核投射到脊髓、小脑和网状结构,并通过内侧纵束延伸到眼球运动(Ⅲ)、滑车(Ⅳ)和外展(Ⅵ)颅神经核。前庭信号最终到达顶叶的初级感觉区域,而听觉信号到达上颞回。

嗅觉刺激从嗅球延伸到嗅脑,再投射到颞叶内侧的梨状区,到前穿质和额叶内侧基底末端脑回,再到颞叶内侧表面的前钩回。嗅觉刺激也可以投射到杏仁核和海马回。与视觉刺激一样,嗅觉刺激也从幕上进入中枢神经系统。嗅觉刺激通过梨状区和杏仁核的投射到达丘脑。气味刺激可以通过丘脑直接或间接到达新皮质。嗅觉刺激投射到杏仁核和下丘脑可以证明其对情绪状态的影响。信息素通过同样的途径发出信号。眶额皮质和额叶皮质参与了有意识的气味鉴别。

二、网状结构

到目前为止,我们所回顾的通路都是传递到特定的丘脑核并且通过不同的丘脑核直接作用于初级感觉皮质的系统。然而,网状结构却是通过非特异性丘脑核间接地向皮质提供感觉输入,而来自非特异性丘脑核的投射则与大脑的所有皮质相连接。网状结构输入来自脊髓丘脑和丘系通路的旁分支,以及通过皮质网状通路从皮质下降的信息。皮叶状纤维包括来自脊髓皮质区域的皮质脊髓和皮质延髓束的旁支分支。小脑、基底神经节、下丘脑、颅神经核等也为网状结构提供输入信息。上丘涉及注意隐蔽定向到视觉空间,而中脑则与注意方向和清醒水平的维持有关。网状传出神经将信息从网状结构传递到下丘脑、丘脑的非特异性核和下行网状脊髓通路。从网状结构投射出的通路是上行投射系统的一部分。

三、下丘脑、垂体、丘脑和基底神经节

(一)下丘脑和垂体

下丘脑的基本功能就是调节自主神经系统。下丘脑通过对行为的自主反应和结合内分泌功能来维持某些系统的稳定。通过控制饮水与食盐量可以维持血压和电解质成分;通过控制代谢性产热或个体取暖或降温的行为可以调节人体体温;通过控制进食、消化和代谢率可以调节能量代谢;通过控制激素可以调节繁殖;最后,通过调节肌肉与其他组织的血流释放肾上腺应激激素,可以控制压力下的应激反应。下丘脑接收来自全身的感官信息输入并将这些信息与生物设定点进行比较,在检测到偏离设定点的偏差后,会调整自主神经、内分泌和行为反应以恢复稳态。

下丘脑可直接作用于垂体。垂体则无法直接产生激素,它只能通过一种反馈机制来控制激素的生成。垂体前叶调节性激素、催乳素、生长激素和皮质醇的生成,垂体后叶调节抗利尿激素和胰岛素的生成。垂体前叶或腺垂体来自口腔顶部的外胚层,垂体后叶或神经垂体来自妊娠早期中脑腹侧的外胚层。尽管两者在结构上仍然不同,但最终融合。

颅脑损伤后,垂体功能也经常被破坏。垂体前叶最容易受伤,常由颅内压升高、持续低血压、缺氧和蛛网膜下腔出血引起。颅脑损伤后垂体损伤较常见的后遗症是生长激素缺乏(GHD)、性腺功能减退和甲状腺功能减退。

生长激素缺乏常常引起认知功能障碍(注意、执行功能、记忆和情感障碍)、线粒体功能障碍、疲劳、血脂异常、体力与运动能力下降和骨质疏松。生长激素的纠正有利于损伤后认知功能的恢复。胰岛素样生长因子1(IGF-1)治疗在部分人群中已被证明可减少脱髓鞘以及上调髓鞘相关蛋白基因的表达,并可能在颅脑损伤后的功能恢复和(或)保护过程中发挥作用。研究发现,对于生长激素缺乏的患者,生长激素替代治疗6个月可以提高长期记忆和工作记忆能力。功能磁共振成像研究显示,在工作记忆任务中,与使用安慰剂时的腹外侧前额皮质对比,顶叶、运动和枕叶皮质激活和神经动员减少,神经动员效率更高。生长激素会影响线粒体的功能,而生长激素减少会直接影响细胞体、轴突和树突的能量产生,其中线粒体的功能对于满足整个细胞的能量需求是必需的。适量的生长激素和胰岛素样生长因子1有利于提高信息处理的速度,同时生长激素也与中枢神经系统中髓磷脂的产生有关。在用以模拟脱髓鞘疾病的脊髓损伤模型中轴突损伤时,使用胰岛素样生长因子1可以通过增加髓磷脂蛋白合成来促进髓磷脂生成,通过少突胶质细胞帮助髓磷脂再生。

甲状腺功能对大脑正常发育和少突胶质细胞的正常生成至关重要。此外,甲状腺在脱髓鞘炎性疾病模型早期便发挥功能,可以增加血小板衍生生长因子受体的表达,恢复髓鞘碱性蛋白mRNA和蛋白质的正常水平,并允许髓鞘早期和形态感应的髓鞘重组,增强并加速再髓鞘化。同时甲状腺也可以调节线粒体功能,可以促进慢性炎症性疾病的再髓鞘化。甲状腺和皮质类固醇对神经结构的影响也应受到重视。甲状腺激素可调节神经元生长所必需的细胞骨架蛋白质。甲状腺功能在正常大脑发育中至关重要,甚至会影响编码髓鞘、线粒体、神经营养蛋白和神经营养受体、细胞骨架、转录因子、剪接调节子、细胞基质蛋白、黏附分子和细胞内信号转导涉及的蛋白质的基因调控。而其中这些,甚至全部对颅脑损伤后神经元和星形胶质细胞功能的恢复至关重要。甲状腺激素的过量或缺乏都可能对神经发育造成影响。研究证明,在甲状腺激素对能量代谢和细胞线粒体神经转导的调节作用中,两种碘甲腺原氨酸(T3和T4)是其中的效应分子。

缺乏雄激素对认知和情绪都有明确的影响。研究证明性激素,尤其是对男性来讲,有助于改善工作记忆。而雌激素则可以增加动物海马体的突触数量并且改善女性的言语记忆。雌激素也被证明会影响树突的密度和乙酰胆碱的合成。已经有研究证明雌激素治疗阿尔茨海默病有效。

糖皮质激素受体在边缘系统中尤其重要。边缘系统为信息处理电路的重要组成部分,特别是与内侧颞叶复合体相关,在记忆巩固中发挥了重要作用。杏仁核在中和肾上腺素、去甲肾上腺素和糖皮质激素对记忆的影响中起着重要作用。

(二)丘脑

丘脑由前核、内侧核、腹侧核和后核这四组细胞核组成。前核是一种单独的核,其主要输入来自下丘脑的乳头核和海马结构的前下丘。它与扣带皮质和额叶皮质相连,且与记忆有关。内侧核由背中核组成,分成三类且每一类都投射到额叶皮质的某个特定区域,同时接受来自基底神经节、杏仁核和中脑的输入。内侧细胞核同样与记忆相关。腹侧核主要由腹前核和腹外侧核组成,且这两种都与运动控制相关。这些细胞核接受来自小脑和基底神经节的输入,再输出到运动皮质。腹后核也是腹侧核的一部分,将体感信息发送到新皮质。最后,后核由内侧膝状核、外侧膝状核、后外侧核和丘脑枕组成,而内侧膝状核接收听觉刺激并将其投射到颞上回,而外侧膝状体从视网膜接收信息,并将其投射到初级视觉皮质。

到目前为止,我们所讨论的细胞核都是特异性丘脑核。特异性丘脑核投射到皮质特定的初级感觉区域,而非特异性细胞核发散到几个皮质和皮质下的区域。丘脑从大脑皮质接收到大量的输入。事实上,外侧膝状核的皮质输入相对于视网膜的皮质输入要更多一些,大多数丘脑的细胞核是相似的。单个丘脑核把信息发送到多个皮质区域,皮质区域又将信息返回给另一个丘脑核。此过程中,不相关的信息被抑制,而相关投射的积极反馈则可以促进所谓的"正确输入"。

丘脑被网状丘脑核包围,形成丘脑的外层。网状核使用抑制性神经递质 GABA,而其他丘脑核大多利用兴奋性神经递质谷氨酸。网状核的神经元与皮质神经元并不相连,相反它在离开丘脑时到达其他丘脑核上。通过这种方式,网状核可以调节其他丘脑核的作用。因此,当其他丘脑核的侧支通过网状核外层时,可以监测丘脑皮质的信息流。

（三）基底神经节

基底神经节由多种皮质下核组成:背侧纹状体(由尾状核和壳核组成)、腹侧纹状体(由横状隔核和嗅结节组成)、苍白球、腹侧苍白球、黑质和丘脑下核。纹状体接收来自大脑皮质、丘脑和脑干的输入,并投射到苍白球和黑质。苍白球和黑质轮流形成基底神经节投射的主要输出。基底神经节参与多种行为,包括自主运动,感觉运动协调,反应选择和启动,以及骨骼运动、动眼运动、认知和情绪运动。尾状动物可能参与基于目标价值变化的行为选择,了解哪些行为导致什么结果,和通过与额叶连接的目标导向行动。基底神经节的输出会通过丘脑返回大脑皮质或脑干。基底神经节是连接丘脑和大脑皮质的重要系统。来自特定皮质区域的信息可以从丘脑返回到其他皮质区域。

四、颞叶内侧和海马复合体

颞叶内侧包括海马区域(CA 区、齿状回和海马下托复合体)、内嗅皮质、嗅周区和海马旁皮质。海马由于其在记忆中的作用而得到了广泛的研究。海马回位于颞叶内下侧。

海马或颞叶内连接海马的任何关联区域的损伤将导致外显记忆的缺陷。外显记忆有时也被称为陈述性记忆,包括情景记忆和语义记忆。颞叶内侧的损伤会损害陈述性记忆的形成。语义记忆是获取和回忆事实和其他常识的能力,涉及对从特定事件或情景中提取的事实信息的记忆。情景记忆涉及对事件和经历的记忆。陈述性记忆的特点包括灵活、有意识访问,并整合到广泛的知识存储之中。

颞叶内侧损伤的横向延伸导致语义信息的损伤不断加重。在颞叶内侧完全损伤之后,就算有颞叶内侧之外的结构支持,也无法形成陈述性记忆,新的情景记忆和语义记忆的形成也将受到损害。新的或熟悉的听觉刺激的处理似乎分别激活了前、后海马复合体,而新的或熟悉的视觉信息的处理则似乎被逆转。同样,编码和检索活动也会产生不同的反应,前结构对编码反应更多,而后结构对检索反应更多。

信息处理首先在前额皮质、边缘皮质和顶-枕-颞叶皮质的关联区进行,然后被传递到海马旁皮质和嗅周皮质,再到内嗅皮质。信息从内嗅皮质再被传递到齿状回、海马下托以及海马的 CA3 和 CA1 区。齿状回传递信息到海马 CA3 区,然后到 CA1 区、海马下托。从这里,信息被传送回内嗅皮质,传送到海马旁皮质和嗅周皮质,最后返回皮质。海马广泛地投射到皮质区域。这些连接的本质是帮助检测新刺激、联想记忆,编码外显记忆,检索外显记忆,注意控制行为、空间记忆,甚至可能影响长期记忆的发展。海马的 CA3 区主要处理以前存储的信息,而 CA1 区则主要处理新信息。CA3 还被假设可以提供零散的编码信息,这些信息源于齿状回并被高度处理。CA3 也被看成一个自动密码器和比较器。CA3 似乎能够从部分或退化的输入中检索出整个模式,并将其与来自内嗅皮质的数据进行比较,从而将过滤后的信息发送到 CA1。空间场景的处理涉及海马旁回,而空间记忆则涉及右侧海马。外显记忆在特定环境下改变,更依赖于左侧海马体。

联络皮质和海马体结构的连接对整体认知功能非常重要。来自分散的皮质区域的信息必须被整合,以执行复杂的心理功能。关联区域从高阶感觉区域接收信息,最终将整合的信息传递到高阶运动区域。运动区组织有计划的行为。在海马接收来自其他皮质的输入并将输出投射到其他皮质这一过程中,海马的作用和颞叶内侧和边缘叶结构的作用才得以显现。在新的经验修改旧的经验的过程中,这些通路显示活跃。

海马传出投射到杏仁核、隔、窿、丘脑、乳头体、内侧视前区和下丘脑穹窿周围核。前海马体可以对杏仁核起兴奋性调节作用,抑制穹窿,也可以刺激或抑制丘脑腹内侧核。杏仁核与自我保护活动有关,如寻找食物、进食、战斗和联系感觉信息与情绪状态等。McGaugh 引用了证据,表明杏仁核的基底外侧区域在受情感影响的记忆巩固中至关重要。由这些经历激活产生的应激激素和其他神经调节系统也因此可以通过海马前部投射到杏仁核，再传递到下丘脑和基底前脑，海马后部也通过穹窿投射到下丘脑。杏仁核协调多个系统决定传入刺激的动机来产生相应的反应。

在海马体中发生的长时程增强是突触巩固的组成部分。海马体中的长时程增强在很大程度上依赖于多巴胺能可用性。有研究认为激活多巴胺受体（D1/D5 受体）有助于启动细胞内第二信使的积累，更好地发挥调节作用。实际上，为诱导长时程增强，D1/D5 受体的激活与 N-甲基-D-天冬氨酸（NDMA）受体激活之间可能存在协同作用。

五、颞叶下部

颞叶下部皮质包括颞下回和中回，其后界为枕叶外侧沟前部，前界为颞极后几毫米。它横向延伸到枕颞沟外侧。颞叶下部连接了视觉纹周皮质（V2、V3、V4）、颞上沟的多感觉区、颞极前皮质、前额皮质和边缘系统（由边缘叶、海马和杏仁核组成）。由于其相互连接，因此在结构上倾向于整合视觉的多个方面，接力信息传递到多传感器融合区域，并在决策、短期和长期记忆，以及情绪过程中发挥重要作用。

颞叶下部对物体的识别和分类很重要。分类特异性损伤与颞叶特异性损伤紧密相关。在灵长类动物的颞叶下部，单神经元活动展示了分类识别的视觉特征。神经元对形状和颜色的选择性已被证明。用以对图片进行分类视觉感知的短期记忆出现在颞叶下部。颞叶下部参与了分类敏感性和观察者的专业知识的敏感性的形成过程。灵长类动物的颞叶下部参与了视觉辨别、视觉注意和视觉短期记忆。刺激人的颞叶下部会引起对视觉图像的回忆。颞叶下部的单个记录单位已被证实可以选择性对刺激的形状、方向和颜色做出反应。此外，有证据表明注意和情境变化可以调节颞叶下部单位的反应。颞叶下部并没有直接参与联想记忆，因为没有发现神经元可以根据反馈进行区分。串行识别任务的表现（其中干预刺激发生在新旧表现之间）与颞叶下部相关。

Thomas 等发现，在视觉分类任务中，大约 25% 的颞叶下部神经元只对特定类别的样本有反应。颞叶下部神经元的范例特异性可能表明前额皮质在分类边界确定中发挥了更大的作用。颞叶下部的大多数神经元样本不是类别特异性的，而是"广泛调整"用于分类活动的。与前额皮质中能够编码规则的单个神经元不同，颞叶下部中的神经元不能单独做出反应来推导分类，只能集体发挥作用。

六、额叶

额叶为中央沟前的初级运动皮质（Brodmann 4 区），负责运动功能。初级运动皮质接收到来自前运动皮质（第 6 区和第 8 区）和躯体感觉皮质的信息输入。来自额叶第 4、6、8 区和顶叶第 3、2、1 区的纤维构成了皮质脊髓束。水平凝视由第 8 区控制。左侧大脑半球的第 44 和 45 区管理语言运动，几乎占整个额叶的 2/3，为执行认知功能提供了支持。中央后沟皮质的信息流从初级传递到次级再到三级联络皮质。然而，信息流在额叶发生逆转，流动从三级到次级到初级运动皮质。事实上，额叶在很大程度上是由中央后沟和皮质下结构决定的。

前额皮质在系统发育和个体发生术语中都是新皮质的最高阶，大约代表了新皮质的 1/3。在人类，前额皮质要到成年后才完全成熟，对命题言语、推理、运动和执行记忆、行为的时间组织、跨时间行动突发事件的调解、回顾性（短期和感觉记忆）和预期记忆、环境的积极适应、骨骼和眼球运动、口语、内脏行为的调节和情感行为等都是至关重要的。前额皮质可以细分为三个主要区域：眶部、内侧和外侧部。眶额皮质通过传入神经对下丘脑、基底神经节和其他新皮质区域发挥抑制作用，包括对眶额皮质本身的控制。损害眶额皮质会导致冲动、失控、易怒、易争执、倾向于恶趣味，表现出违背社会和道德原则的行为。

前额皮质内侧包括扣带回的最前端部分。它涉及注意和情感。损伤前额皮质内侧可能会导致运动起始或说话困难以及较大病变中的无动性缄默，注意难集中在行为或认知任务上并且伴随着冷漠、意志力丧失或主动性丧失。

前额皮质外侧对行为、言语和推理的组织和执行很重要。损害这一区域会使制订和执行计划、行动顺序、组织和表达口语以及书面语言顺序等方面有障碍。前额皮质外侧的损伤通常伴有严重的专注障碍。与前额皮质相关的传入联系包括脑干、丘脑、基底神经节、边缘系统、杏仁核、下丘脑、海马联络皮质和前额叶其他区域,但不包括初级感觉或运动皮质。前额叶区域彼此连接,而一些皮质连接是半球间的。

信息收集和保留被划分为后皮质功能,而皮质结构主要负责制定和执行可操作的概念和事件,或细化先前知识。后皮质的记忆网络获取信息与行动关联,并将这些信息转发给前额皮质,以影响执行记忆网络的形成。行使知觉记忆功能的神经元网络位于中央后沟区域,并分层组织于初级感觉皮质。前额皮质的中心前沟区域行使执行记忆的功能,并提供了一个基于皮质和皮质下结构输入层次的运动、行为、言语和推理的组织系统。除了传入网络外,前额皮质还利用这些结构作为传入信息源来实现所需的行为、言语或推理目的。较高的皮质区域可以容纳较高阶的记忆,包括情景记忆和语义记忆,一起构成声明性记忆。记忆或知识单个项的排列层次较少,而更多是依赖于来自混合记忆类型的信息混合。特定事件的记忆依赖于调控各种混合记忆类型的结构网络。

中枢神经系统中的信息流似乎利用了初级或关联的皮质,而这取决于信息的熟悉程度或新颖性。既往信息和新信息相互影响:既往信息既影响新信息的利用,也受到新信息的影响。后皮质是有效的信息处理和存储中心,为前皮质提供了必要的信息,如执行功能。由于大量动员了多个初级感官区域,新的信息需要最大限度地利用皮质资源。一旦信息被了解,皮质资源的利用则会减少,这些信息似乎被更有效地表现在联想皮质中的更小区域。当与先前信息相关的新信息到达时,这些网络被激活和修正,来表现和同化新获取的信息。这种从多到少的皮质资源利用模式,也可以在技能获得阶段检查皮质激活模式的研究中看到。

前额叶网络通过前额叶神经元对现有网络的控制来发挥作用。前额皮质的神经元也可以修改先前获得的信息。网络连接的神经调节偏置,满足了解决问题、推理和其他执行功能中的必要需求。前额皮质内的神经元提供了偏置信号,来引导神经活动沿着路径流动,使给定任务的输入、内部状态和所需输出之间适当关联。以自上而下的方式对现有网络施加认知控制,使其偏置于受控制的活动中,不允许其在当前情况的限制之外的活动。前额皮质通过组织相同的信息和动作网提供自动响应。然而前额皮质通过网络的神经调节偏置不允许反射性反应或自动反应,并促进部分或全新的特定事件反应的创建。

已发现前额皮质中的神经元能够单独编码抽象规则。前额皮质参与了根据以前学习过的规则来指导行为和工作记忆的过程。因为前额皮质从大脑的其他部分接收到经过高度处理的信息,所以它的作用似乎是将这些信息合成到学到的突发事件、概念和任务规则中。前额皮质神经元能够保存任务相关信息,并具有很强的抗干扰能力。

七、连合和连合纤维束

信息需要从一个大脑区域传递到另一个大脑区域。皮质下区域和皮质区域之间的运输是由包括内囊的投射纤维完成的。内囊的纤维携带信息进出皮质。内囊的轴突延伸到皮质的所有区域,被称为放射冠。从丘脑投射到皮质的纤维在内囊内移动。来自丘脑前核和内侧核的投射携带着内脏和其他信息,并通过内囊的前肢投射到额叶。丘脑腹前侧和腹外侧核的投射进入内囊膝和后肢,到达额叶的运动和运动前区。丘脑腹后侧和腹内侧核通过内囊后肢的纤维投射到顶叶的感觉皮质。内囊后肢也含有视觉和听觉纤维。皮质延髓(头部和面部肌肉)和皮质脊髓(颈部和躯干肌肉)的运动通路通过内囊的后肢到达脑干(皮质延髓)和脊髓(皮质脊髓)。大脑半球由胼胝体和两个较小的维束管连接。前连合相互连接着前颞区。海马回通过海马连合相互连接。半球内由连合纤维互连。颞叶和额叶由钩束连接。扣带连接着额叶、颞叶和顶叶的内侧表面,也把扣带回与眶额叶皮质和海马皮质连接起来。从丘脑到这些区域的投射纤维包含在扣带中。前扣带回与注意执行有关,此过程中发出自上而下的信号,并检测信息处理过程中发生的冲突。

在听觉处理过程中,前扣带皮质会在有意识注意中很活跃。它可能提供了不同方面之间的重要联系。前扣带回也与情景记忆检索有关。最后,弓状纤维在新皮质区域连接邻近的脑回。几乎所有创伤引起的颅脑损伤都有一个共同特征——弥漫性轴索损伤。弥漫性轴索损伤会影响皮质和皮质下通路,这些通路服务于皮质区域的离散分布式网络,其中存储了定义物体或体验的特征。弥漫性轴索损伤会影响信息的存储和召回,而且会降低其效率。弥漫性轴索损伤最常见于大脑中线结构的长径路中。扣带则是大脑中信息由分布区域转移到联合皮质整合区的一个重要结构。因此,弥漫性轴索损伤在大脑周围扣带区域的弥漫必然会影响信息传递。

八、神经生理学和认知的原理

长期以来,认知的研究一直是实验心理学的一个领域。人们从精心设计的研究和详细的行为中观察现象,如敏化和习惯化。然而,心理调查的局限性限制了对这种行为生理基础性质进行猜测。人们通过对已知损伤的人的观察,得到了对于认知过程(如早就被研究过的记忆)神经生理问题的早期认识。这些已知损伤的人后来可能在尸检中被研究,以试图用大体解剖术语将病变部位和观察到的病前行为变化联系起来。

随着神经科学的发展,关于神经生理功能和由该功能产生的认知过程的信息也在进一步扩展。现在可以讨论在细胞、基因、离子和神经递质水平上的神经元功能和神经传递。从早期至今,神经解剖学已经有了很大的进展。当时主要的争论是神经元是否通过原生质互连,或者神经元是否单独存在,是否是连续的。

随着神经科学继续发展,关于神经认知功能的概念得到了进一步完善。重要的是,人们开始利用仍然不完整的可用信息,发展出合理的理论结构,来逐步实现认知功能的诊断和治疗。

九、信息处理,神经传递和学习

在细胞水平上,研究证明不同记忆的形成对蛋白质合成的细胞机制有不同的需求。对学习的直接响应中,在神经核内蛋白质合成发生。然而,并不是所有类型的记忆都能发生蛋白质的合成,比如短期记忆就没有蛋白质的合成。短期记忆和临时存储中,所有的蛋白质包括受体、离子通道、酶和载体都是充足的。与之形成鲜明对比的是,长期记忆绝对取决于新蛋白质的合成或增加现有蛋白质的合成。

突触的激活和传递会导致整个神经元的变化。通过细胞核、轴突、树突和突触经历结构变化来支持信息处理、学习和记忆。突触的变化使得它们支持信息处理过程,包括即时、短期或长期需求,并鼓励或阻止进一步的突触传播。当在一个突触上发生传播时,突触会变得"增强",从而使突触对下一个传输有更强的反应。突触的潜能可以是不同的持续时间,从持续几秒到几年。强直后电位持续一分钟或更短,而短期电位持续时间更长。强直后电位和短期电位是由释放的量子体数量的增加和(或)其突触后效应强度的增加引起的结果。长时程增强可以持续数周到数年。长时程增强需要神经元同时接收几个信号,并有效地"加强"突触。

调节性神经递质在信息处理中起着重要作用。这些物质最有可能允许皮质和皮质下的反应性发生偏差。六个主要的调节性神经递质系统包括去甲肾上腺素能(去甲肾上腺素)、肾上腺素能(肾上腺素)、多巴胺能、血清素能、胆碱能和组胺能细胞组。此外,有50多个神经活性肽充当神经递质,当然,并不是所有的肽在大脑中都是活跃的。

大脑是人体最复杂、最精致的器官,一旦受到伤害会引发一系列可预测的,以及迄今为止无法预测的后果,这些后果会表现在各种各样的行为表现中。当今临床实践的大多数干预是应对伤后的行为表现,并且治疗方法主要应用于补偿已丧失或发生改变的功能。本节的目的是为读者提供信息,帮助他们找到解决颅脑损伤问题的替代方法,这些替代方法鼓励寻求利用残存脑组织的可塑性,或增强大脑的可塑性反应,以作为结构来承担额外的职能。现在越来越有必要对颅脑损伤的类型进行更好的分类,而不是将所有损伤归为几个诊断区分,如局灶性、多灶性、弥漫性、穿透性、出血性、缺血性或缺氧性损伤。当然,对颅脑损伤确切区域的了解将有助于区分损伤种类,并对可能造成结果差异的原因进行研究。颅脑损伤后的康复必须要有分类,以便区分哪些干预措施对哪些损伤更有利,哪些干预措施对哪些损伤更不利。有充分的证据表明颅脑损伤后的认知功能恢复程度各不相同,在注意、知觉、学习、记忆、计划和问题解决等方面都有改善。临床实践应集中于如何进一步促进认知功能的恢复,以与身体功能的恢复保持一致。确保认知功能真正恢复的方法,最好来源于与可塑性和目标认知技能相关的神经解剖学和生理学知识。

参 考 文 献

[1] Andrews-Hanna J R. The brain's default network and its adaptive role in internal mentation[J]. Neuroscientist,2012,18(3):251-270.

[2] Cona G,Scarpazza C,Sartori G,et al. Neural bases of prospective memory:a meta-analysis and the "attention to delayed intention"(AtoDI) model[J]. Neurosci Biobehav Rev,2015,52:21-37.

[3] Grahn J A,Parkinson J A,Owen A M. The cognitive functions of the caudate nucleus[J]. Prog Neurobiol,2008,86(3):141-155.

[4] Herrero M T,Barcia C,Navarro J M. Functional anatomy of thalamus and basal ganglia[J]. Childs Nerv Syst,2002,18(8):386-404.

[5] Keuken M C,Müller-Axt C,Langner R,et al. Brain networks of perceptual decision-making:an fMRI ALE meta-analysis[J]. Front Hum Neurosci,2014,8:445.

[6] Mayford M,Siegelbaum S A,Kandel E R. Synapses and memory storage[J]. Cold Spring Harb Perspect Biol,2012,4(6):a005751.

[7] Smith K S,Virkud A,Deisseroth K,et al. Reversible online control of habitual behavior by optogenetic perturbation of medial prefrontal cortex[J]. Proc Natl Acad Sci U S A,2012,109(46):18932-18937.

(杨朝华)

第三节　饮食和运动干预对代谢稳态的促进

越来越多的研究表明,个体在日常生活中的环境和经历能够对其大脑抵御创伤、毒害和疾病产生影响。更重要的是,饮食和运动可以作为增强大脑功能的非创伤性疗法。将饮食和运动计划作为缓解颅脑损伤症状的策略具有可行性。本节将聚焦在代谢平衡条件下,饮食和运动对颅脑损伤后的大脑功能和可塑性的影响及其分子机制,讨论这一领域的研究进展。

颅脑损伤的主要病理特点是有一个代谢紊乱的阶段,因为神经元对能量的需要和能量供应不匹配,神经元的活性和功能受到影响,功能恢复过程也受到影响。能量供应的不匹配在许多神经疾病的发生中都是一个不容忽视的因素。代谢失调和颅脑损伤的病理间密不可分的联系,意味着由于不健康饮食而造成的代谢功能减弱也能够使颅脑损伤患者的情况加重。促进能量代谢是增强大脑功能和抵御颅脑损伤的有效策略。

根据病理学研究,饮食和精神健康之间有着明确的联系,而越来越多的研究也为饮食能对大脑产生影响提供了理论支持。食物中的生物活性成分会影响大脑功能,特别是细胞能量代谢过程,继而对炎症反应、氧化应激反应和突触的可塑组织过程产生影响。同时,运动通过与饮食相似的机制增强着大脑的可塑性和功能,研究表明运动带来的反应有助于抑制由衰老带来的精神功能退化,以及促进神经损伤和疾病后的功能恢复。

一、生活方式和精神健康

大量的临床试验证明健康饮食和运动有助于维持大脑正常功能,同时降低神经退行性疾病的风险。一项系统的meta分析发现,水果、蔬菜、鱼类和全麦食物占比高的地中海式食谱与抑郁存在着相反关系,而零食和糖分占比高的西式食谱则促进精神病样障碍(如焦虑和抑郁)的发生。动物实验表明,持续性饱和脂肪酸和糖分的摄入可以损坏学习和记忆能力,同时加重焦虑样行为和抑郁的症状。人们越来越倾向于认为摄入像 DHA 和 EPA 这样的 n-3 不饱和脂肪酸,或者富含多酚和黄酮类成分的蔬菜提取物能够起到改善大脑功能、提高认知功能和促进情绪健康的作用。因此,对饮食成分的精心管理是长期调节认知功能和情绪健康的好办法。

二、颅脑损伤的代谢病理学

在颅脑损伤的病理中,线粒体的能量合成过程受到影响,与此同时有关能量代谢的一系列大分子体系也受到影响,这似乎说明颅脑损伤的大脑面临代谢紊乱的风险。几个和细胞代谢调节密切相关的大分子体系在神经的再塑过程中也起着关键的作用。最重要的是,颅脑损伤会降低过氧化物酶体增殖物激活受体 γ 共激活因子 1α(PGC-1α)的水平,而这是对维持线粒体代谢平衡的多种转录因子起到调节作用的转录调节剂。PGC-1α 可以激活多种关乎线粒体功能的转录因子,包括核呼吸因子(NRFs)。核呼吸因子可以激活线粒体转录因子 A,进一步调节线粒体 DNA 的转录和复制。PGC-1α 的一系列反应似乎也影响着行为表现,因为实验表明巴恩斯(Barnes)迷宫中的潜伏期时长随着 PGC-1α 水平的变化而改变。而细胞代谢和神经再塑过程之间的联系则表现在 PGC-1α 还可以影响脑源性神经营养因子(BDNF)的产生。脑源性神经营养因子在颅脑损伤后减少,这意味着大脑的可塑性和功能减弱,因为它对许多关乎神经元功能的代谢过程起着重要作用。

三、脑源性神经营养因子:颅脑损伤病理中代谢失调和认知功能障碍之间的联系

脑源性神经营养因子是对维持大脑功能和可塑性较为重要的大分子之一。它可以保护神经元免受创伤,并且可以抵御颅脑损伤疾病谱中的一系列精神病样障碍。新研究表明,脑源性神经营养因子还可以起到治疗认知功能和情绪障碍(抑郁、焦虑、双相情感障碍等)的作用。研究发现,脑源性神经营养因子之所以能对神经可塑性和行为表现起到如此显著的作用,是因为它拥有在代谢过程和神经再塑过程的交界处发挥作用的独特能力。事实上,脑源性神经营养因子对线粒体内能量合成过程和神经元的葡萄糖代谢过程都起着重要的作用。除了这些发现外,脑源性神经营养因子还有我们熟知的在神经元发育过程中调节其生成、生长和分化的功能。在成人的中枢神经系统(CNS)中,脑源性神经营养因子能够调节神经递质释放的效率,促进突触蛋白的合成,以及调节转录因子,这些反应对行为调节都很重要。在海马中,脑源性神经营养因子能够使谷氨酸递质的突触联结发生快速增强,同时引发长时程增强(LTP)。长时程增强被看作学习和记忆在电生理学上的联结点,它会有选择性地增高海马中指导脑源性神经营养因子蛋白质合成的 mRNA 水平。在小鼠实验中,脑源性神经营养因子基因的删除或表达阻碍会损坏学习和记忆功能。而使用外源脑源性神经营养因子作为代替时,这些损伤便能得到修复。此外,使用外源脑源性神经营养因子或者使用表达脑源性神经营养因子基因的腺病毒转染海马切片时,海马长时程增强的能力又得到恢复。

脑源性神经营养因子对于颅神经可塑性和功能有优越的疗效,可是却受限于其不良的药物动力学表现。而能够激活酪氨酸激酶受体 B(TrkB 受体)的治疗药就成了既能解决脑源性神经营养因子的药物动力学问题,又能治疗颅脑损伤的理想选择药物。在颅脑损伤的病理机制中,脑源性神经营养因子和 TrkB 的信号转导减弱,继而导致神经元功能减弱和神经元继发疾病风险上升。7,8-二羟基黄酮(7,8-DHF)属于常见果蔬中的黄酮类成分,它可以模仿脑源性神经营养因子信号与 TrkB 受体结合。不仅如此,7,8-DHF 能够跨过血脑屏障,并且具有安全的药物动力学表现,因此是治疗药物的一个好选择。当 7,8-DHF 与 TrkB 受体在细胞外的半胱氨酸集群-2 富含亮氨酸的区域部分结合时,TrkB 受体便会发生二聚作用和自身磷酸化,像脑源性神经营养因子一样引发下游信号级联反应。最重要的是,7,8-DHF 还表现出抵御由谷氨酸毒性导致的氧化应激反应的能力以及减小脑卒中梗死体积的能力,而且它在帕金森病的实验动物模型中被证明可以减轻毒性作用。在一个颅脑损伤的实验动物模型中,系统给予 7,8-DHF 后发

现 7,8-DHF 能通过激活海马内的 TrkB 受体,显著减轻记忆功能的损伤。这些特点都使得 7,8-DHF 成为抵御颅脑损伤的理想治疗药。

四、日常健康大脑中和颅脑损伤后营养因素的作用

二十二碳六烯酸(DHA)是脑组织中最主要的 n-3 脂肪酸。从结构上看,DHA 是名副其实的大脑养分,因为它约占脑灰质中脂肪酸的 1/3,而且对于大脑的健康发育不可或缺。缺乏 DHA 可以导致一些认知功能障碍,比如焦虑样行为、阿尔茨海默病(AD)、重度抑郁症、精神分裂伴精神紊乱以及注意缺陷等。而 DHA 的补充可以显著缓解焦虑。DHA 在机体生长和发育期间,以及应对衰老和颅脑损伤中尤为重要。研究发现,DHA 能够通过增强突触膜的流动性和功能,以及调节基因表达和细胞信号转导来改善神经元的功能。因为人体合成的 DHA 不能满足需要,所以食用富含 DHA 的膳食作为补充成了保证神经元正常功能和促进损伤后神经元修复的重要手段。n-3 脂肪酸也能减轻氧化应激造成的损害。在正常条件下,富含 DHA 的膳食与运动相结合时可以对啮齿类动物的突触可塑性和认知功能产生额外的效果。

五、细胞膜易受颅脑损伤和饮食的影响

细胞膜形态和功能的完整是颅脑损伤领域的一个关注点,因为质膜很容易受到脂质过氧化的影响。大脑发育过程中 n-3 脂肪酸的缺乏会对认知功能造成影响,但认知表现也可以通过增高大脑中 DHA 的水平而得到改善。动物实验有力地说明了细胞膜中 DHA 含量的减少可以导致认知功能障碍的风险上升。n-3 多不饱和脂肪酸(PUFA)可以显著加深细胞膜的不饱和程度和增强其流动性,而单不饱和脂肪酸和饱和脂肪酸则起到相反效果。摄入饱和脂肪酸越多,认知语言记忆回路的总体情况就越差。此外,饱和脂肪酸的摄入与中年人的记忆受损、女性的 2 型糖尿病以及随衰老出现的认知功能衰退或轻度认知功能障碍有关。不止如此,在六年的实验期间,饱和脂肪酸含量偏高的食谱导致了认知测验分数的下降。尽管从几项认知相关的研究看来,饱和脂肪酸似乎有害无益,但它们对大脑功能产生的影响仍有待进一步研究,因为它们提供了底物(如胆固醇),以促进髓鞘的合成。我们还要注意,多不饱和脂肪酸的效果会受到脂质过氧化的影响,因为脂质过氧化会对细胞功能造成影响。姜黄素可以抑制颅脑损伤后 DHA 的减少,以增强大脑可塑性、减轻氧化损伤。

六、维生素 E 对颅脑损伤的抗氧化作用

维生素 E 大量存在于某些油类(如大豆油和玉米油)中。实验表明,维生素 E 对于颅脑损伤的动物模型起到了防止神经元衰退和氧化的作用。维生素 E 是一种抗氧化剂,能清除阻碍神经元发挥最佳功能的自由基。同时维生素 E 对于老年人的记忆表现有积极影响,这说明它能维持神经健康。另一项以衰老小鼠为对象的实验则揭示了维生素 E 的摄取量对神经功能、生存率以及大脑中线粒体功能的影响,从而证明了维生素 E 的优点。

七、膳食多酚与认知表现:姜黄素

多酚是在植物中发现的一大类化学物质,以具有多个多酚基团为主要特征。印度咖喱酱的主要成分姜黄含有多酚类次生代谢物姜黄素。姜黄素作为一种抗氧化、抗炎、抗淀粉样物质的药物,可以改善阿尔茨海默病(AD)患者的认知功能。一项针对亚洲老年人群的认知功能和精神健康检测结果表明,经常吃咖喱的人比那些几乎从不或很少吃咖喱的人表现得更好,这说明姜黄素可以很好地改善大脑功能。一项液压冲击损伤模型实验发现,在颅脑损伤前后 3 周的饮食中添加姜黄素减轻了损伤对突触可塑性和认知功能任务表现的不良影响。

除了具有极好的抗氧化和抗炎作用外,研究还表明姜黄素可以防止颅脑损伤后 DHA 含量的降低,以增强大脑的可塑性和减少氧化损伤。DHA 是神经细胞膜的重要组成部分,但 DHA 在大脑中的合成非常有限。脑中 DHA 的来源包括膳食来源 DHA(如鱼类),以及在肝脏中由前体合成的 DHA,如

ALA、DPA、EPA 和二十四碳六烯酸。姜黄素和 DHA 一起使用可降低大脑中 DHA 前体 n-3-DPA 的含量,这不禁使人疑惑,姜黄素是否能促进大脑中 DHA 的合成。同时,姜黄素能提高大脑中 DHA 的水平,而这些效应要求饮食中存在 ALA。虽然合成率很低,但大脑似乎有能力由 ALA 合成 DHA。姜黄素能提高肝细胞中 n-3 前体的 DHA 合成,而当饮食中存在 ALA 时,肝脏和大脑组织中 DHA 的含量增加。这些数据表明姜黄素增加了肝脏中由前体合成 DHA 的量。因此,姜黄素也可能通过大脑组织中的从头合成来提高大脑中 DHA 含量。这种可能性值得进一步研究,尽管肝脏合成似乎更有可能导致大脑中 DHA 含量的增加,因为姜黄素在肝脏中是高度代谢的。由于肝脏是体内大部分 DHA 合成的主要部位,这是否可以说明,姜黄素的某些效应在于帮助 DHA 的合成? 这些发现对人类健康和预防认知功能疾病有着重要的意义,特别是对于食素或者不食鱼的人群来说,因为鱼肉是对大脑至关重要的 DHA 的主要来源,而 DHA 的缺乏又与许多类型的神经疾病有关。

八、膳食多酚与认知表现:白藜芦醇

白藜芦醇是一种非黄酮多酚类物质,存在于葡萄、红酒和浆果中。白藜芦醇有两种异构体,一种是生物活性不强的顺式白藜芦醇,另一种是生物活性很强的反式白藜芦醇(反式 3,4,5-三羟基二苯乙烯)。白藜芦醇可以很好地改善多种颅脑损伤疾病,也被许多研究证实具有抗氧化、抗炎、抗突变和抗致癌的作用。一些流行病学研究表明饮用葡萄酒与阿尔茨海默病的发生率成反比。节食和减少能量的摄入可以延长多种物种的寿命。而研究已经发现,白藜芦醇可以模拟节食,并且触发去乙酰化酶(sirtuin)。去乙酰化酶是一个保守的酶家族,催化依赖 NAD 的蛋白质的去乙酰化反应。同时,去乙酰化酶-2 可以通过对能量摄入的限制而延长寿命以及应对其他各种压力,包括体温升高、氨基酸限制和渗透性休克。

九、膳食黄酮类化合物及认知功能

黄酮类化合物存在于许多水果和蔬菜或其副产品中,比如浆果(如蓝莓、草莓)、茶和红酒。黄酮类化合物对认知功能有积极作用,可用于治疗各种脑部疾病,包括颅脑损伤以及啮齿类动物伴随年龄增长出现的认知功能衰退。黄酮类化合物在神经修复中发挥作用的机制多种多样,如促进神经信号转导、增加抗氧化剂和抗炎剂的产生。目前已证明,膳食黄酮类化合物能促进激活生长因子信号通路,并增强空间记忆。蓝莓和草莓浆果中富含黄酮类化合物。对人类来说,浆果的摄入量越高,认知能力下降的速度就越慢。这一点在啮齿类动物中得到了验证。研究表明,提高草莓和蓝莓提取物的摄入量可以减轻认知功能障碍,并且有助于形成突触可塑性。绿茶中含有强有效的膳食黄酮类,长期饮用绿茶可逆转小鼠海马中由于衰老而产生的某些退化。绿茶富含黄酮类化合物(黄酮类占叶片干重的 30%),主要包括表没食子儿茶素没食子酸酯(EGCG)、(—)-表没食子儿茶素(EGC)、(—)-表儿茶素(EC)和(—)-表儿茶素-3-没食子酸酯(ECG)。经证明,EGCG 能减轻培养基中的线粒体功能障碍,并能保护脑源性神经营养因子系统免受氧化损伤的影响。摄入儿茶素可为健康带来多种益处。已证明,每日摄入绿茶儿茶素能预防记忆下降,还能防止 DNA 氧化损伤,还可以预防年龄增长导致的啮齿类动物空间记忆衰退。在对 5910 名个体进行的为期 4 年的随访研究中,绿茶对脑血管疾病或脑卒中的预防作用得到了证实。每日饮用不足 5 杯绿茶的人的脑出血和脑卒中发生率是每日饮用 5 杯或以上的人的两倍。在 552 名年龄在 50～69 岁的男性试验组中,红茶饮用量与脑卒中发生率同样呈负相关,研究人员还对这一试验组展开了长达 15 年的随访。7,8-DHF 是黄酮类化合物的一种衍生物,作用相当于一种小分子 TrkB 受体激动剂。7,8-DHF 很容易穿过血脑屏障,并且相对于脑源性神经营养因子可以在较长时间内保持活性,这使其成为脑源性神经营养因子治疗范围内相关疾病的一剂良药。近期有研究显示,7,8-DHF 通过激活 TrkB 受体,可以改善由颅脑损伤引起的认知能力受损。其他天然黄酮类化合物可能通过脑源性神经营养因子信号途径发挥作用,例如柑橘黄酮类七甲氧基黄酮,它可以提高脑源性神经营养因子的含量,并增加分化神经元前体细胞的数量。

十、代谢紊乱——颅脑损伤的标志

尽管某些食物可以增强大脑功能和可塑性,但持续摄入饱和脂肪酸和糖会适得其反。最初,Molteni 及其同事认为,给小鼠喂食高饱和脂肪酸和精制糖(成分与"垃圾食品"类似)饮食 $1 \sim 2$ 个月,会导致小鼠在空间学习迷宫测试中表现不佳。这类饮食会导致氧化应激水平升高,抗氧化剂治疗或运动可以逆转这一趋势。这些发现在如今的大背景下令人尤为震惊。据报道,摄入较多的高热量食品可导致代谢异常,据估计美国有超过 40% 的人口患有或即将患有糖尿病。由此,文献报道了摄入果糖对大脑应对颅脑损伤能力的影响。研究发现高果糖饮食会使代谢性疾病的几个生理参数发生改变,如对胰岛素的敏感性降低,以及人类和啮齿类动物患心脏代谢性疾病的风险因素增多。过量摄入膳食果糖一段时间,会破坏外周代谢从而加剧颅脑损伤引起的认知功能障碍,并降低与大脑可塑性和细胞能量代谢相关的蛋白质水平。越来越多的证据表明,膳食引发的代谢性疾病会对大脑功能构成威胁,并可能增加患神经和精神疾病的风险。目前的数据集展示了一种潜在机制的框架,在这种机制的作用下,膳食果糖可能在颅脑损伤期间通过破坏氧化代谢干扰认知功能,从而干扰激活支持突触可塑性的系统。

此外,高果糖饮食的动物或患有颅脑损伤的动物的细胞能量代谢标志物(PGC-1α、TFAM 和 SIRT1)和神经可塑性标志物(突触素、GAP43、BDNF-TrkB 信号)含量下降,脂质过氧化标志物 4-羟基壬烯酸(4HNE)含量上升。这些分子系统处于细胞代谢和突触可塑性交互的关键界面,因此对认知功能有很大影响。这些数据共同揭示了一种可能性,即由饮食引起的代谢紊乱可能是创伤引起的认知功能受损的一个前兆因素。一系列针对人类的研究表明,代谢性疾病与认知功能障碍、情绪健康和生活质量下降之间存在关联。

果糖和颅脑损伤的作用似乎会影响脑源性神经营养因子信号级联中关键因素的作用。脑源性神经营养因子功能受损与几种神经心理疾病(如抑郁症和精神分裂症)的病理生理学有关。脑源性神经营养因子/TrkB208 和胰岛素受体通路均通过 PI3K/AKT/mTOR 信号发挥作用,PI3K/AKT/mTOR 信号是突触可塑性和认知功能的重要途径。突触生长标志物突触素和生长相关蛋白 43(GAP-43)水平的变化是突触可塑性变化的指标。该蛋白质在神经元生长期间表现活跃,且与轴突发芽有关。实验结果表明,果糖和颅脑损伤会各自降低突触素水平,同时果糖会使颅脑损伤引起的突触素水平降低的幅度更大。综上所述,这些数据表明果糖会加剧颅脑损伤对神经元生长和突触可塑性的影响。

对胰岛素作用的敏感性降低被认为是颅脑损伤患者临床治疗结果不佳的前兆因素。胰岛素的作用与线粒体功能调节有关,这意味着胰岛素可以影响一系列细胞过程。现有的数据表明,果糖会减弱海马体中的胰岛素受体信号,并增强颅脑损伤对行为功能障碍和可塑性的影响。胰岛素受体在认知功能中发挥作用,因此海马体中该受体的活性降低会损害长时程增强,造成识别记忆不佳。同样,数据表明,果糖对海马体中胰岛素受体信号的有害影响与巴恩斯(Barnes)迷宫中小鼠的不佳表现相符。线粒体异常被公认为神经系统疾病的一个共同特征。线粒体功能衰竭则是颅脑损伤的主要后遗症,意味着代谢紊乱可加重颅脑损伤的病理生理学后果。研究发现,在摄入果糖和颅脑损伤两种情况下,线粒体功能均下降,这一点可以通过与 ATP 周转有关的线粒体呼吸能力降低来证明。

十一、膳食与实验胚胎学:实现反应和改善认知功能障碍的平台

流行病学研究结果表明,饮食可以影响患糖尿病等代谢性疾病的风险,并且可以跨代传播。一些如抑郁症等精神障碍的病理生理学原理在于基因组的表观修饰。表观遗传学最初的概念是指 DNA 表达和功能的改变可以影响信息的遗传。而其中一些观点得到了部分支持,例如,早期应激对行为的负面影响可以跨代传递,以及早期应激对 DNA 甲基化的调控在种系中得到表现。表观遗传修饰包括染色质重塑、组蛋白尾修饰、DNA 甲基化、非编码 RNA 和微小 RNA 基因调控。已经有证据表明各种表观修饰是可以遗传的,以及饮食因素可以在多个层次影响表观遗传机制。更重要的是,DNA 甲基化和组蛋白乙酰化特别容易受到环境条件的影响,继而影响认知功能和情绪状态。例如,研究发现在反馈调节的基础上,

长期食用饱和脂肪酸和糖占比高的食物能增加阿片受体的 DNA 甲基化。与基因突变不同,表观遗传标志具有潜在可逆性,因此可以研发营养补充剂和治疗药以预防和治疗神经功能障碍。

研究发现,一种以增强学习记忆能力著称的运动疗法能促进含有脑源性神经营养因子基因的染色质的重塑,同时提高 p-Ca^{2+}/钙调蛋白依赖性蛋白激酶Ⅱ(CaMKⅡ)和 p-cAMP 反应元件结合蛋白(CREB)的水平,这些分子通过表观遗传调节机制促进脑源性神经营养因子的转录。这些研究的结果显示出代谢信号对表观基因组的影响,以及代谢信号改变摄食行为的能力。近期一些研究表明,DHA 饮食带来的影响可以表现在脑源性神经营养因子基因的 DNA 甲基化中,从而对代谢紊乱起到长期的抵御作用。综合来看,脑源性神经营养因子基因似乎是与环境因素相关的表观遗传修饰的主要着手点,如早期的损伤和后天的补充等。

十二、运动对大脑的健康和修复的影响

人们现在的基因组大部分与我们刀耕火种的祖先是相同的。体育活动的缺乏和不健康的饮食是现代工业化社会肥胖症流行的主要原因,也是导致像 2 型糖尿病这样的代谢性疾病的主要原因。而久坐不动的生活方式或运动缺乏似乎也导致了冠心病、癌症和 2 型糖尿病患者的死亡。运动可以在各种条件下增强学习和记忆能力,因此运动可以减轻人因衰老带来的精神衰退,并增强青少年的精神健康。运动可以激活与能量代谢和突触可塑性有关的多种海马蛋白,如脑源性神经营养因子和胰岛素样生长因子-1(IGF-1)。而在自主运动中阻断脑源性神经营养因子的作用会导致运动对能量代谢大分子的影响减弱,如腺苷一磷酸(AMP)激活的蛋白激酶(AMPK)这样的大分子,说明细胞能量代谢与脑源性神经营养因子调节的可塑性关系密切。运动可以在各种条件下增强学习和记忆能力,包括缓解随着年龄增长而出现的精神衰退,以及促进颅脑损伤后的功能恢复。就像健康的饮食一样,运动也可以改善神经元的功能,它在调节神经突起的发育、突触结构的维持、轴突的伸长、成人大脑中和脊髓损伤后的神经发生等方面发挥着重要作用。运动也对帕金森病动物模型表现出了积极作用。研究也发现运动有助于功能恢复:当使用物理手段治疗帕金森病时,患者表现出运动能力增强的迹象。在实验中,颅脑损伤后进行的运动也显示出了有益的效果,但这些效果似乎取决于损伤后的休息时间和损伤的严重程度。

十三、饮食和运动的共同作用

在几千年进化史中,环境对现代人脑造成影响的部分因素是饮食和运动。对啮齿类动物的实验研究表明,运动与富含 DHA 的饮食相结合可以影响认知功能依赖的大分子体系。这种互补作用可能是通过恢复颅脑损伤后的膜稳态而达到的,也是支持突触可塑性和认知功能所必需的。富含黄酮类化合物的饮食和运动的共同作用巩固了通常有益于神经元可塑性和健康的基因,同时减少了与炎症和细胞死亡等有害过程有关的基因。研究发现,运动还可以有效地降低不健康饮食的影响,比如防止摄入饱和脂肪酸后小鼠的海马脑源性神经营养因子介导的突触可塑性及其空间学习能力的下降。

综上所述,生活条件(比如饮食和运动)可以改善大脑应对神经障碍的能力。研究已经证明,特定的饮食和运动习惯能影响一些特定的因素,从而使得大脑更好地应对创伤、促进突触传递,以及提高认知能力。有计划的饮食和运动在治疗方面具有很大的潜力,这可以用来改善颅脑损伤。饮食和运动激活了与全身代谢和大脑可塑性有关的系统。颅脑损伤治疗非常棘手,主要是因为它多方面损害了大脑代谢的能力。而如果颅脑损伤患者在脑糖代谢过程中出现突然异常,继发性颅脑损伤的风险便会上升。摄入高热量的食物或久坐的生活方式会导致已经被破坏的大脑代谢调节雪上加霜,继而使得颅脑损伤更加恶化,并可能增高长期神经和精神疾病的发生率。而更严重的是,颅脑损伤和相关认知功能障碍的发生率正在上升,代谢性疾病的发病率也在上升。促进健康生活方式和利用饮食和运动设计康复方案,可以改善颅脑损伤患者的病情。

参 考 文 献

[1] Agrawal R,Noble E,Tyagi E,et al. Flavonoid derivative 7,8-DHF attenuates TBI pathology via TrkB activation[J]. Biochimi Biophys Acta,2015,1852(5):862-872.

[2] Cataldo A M,McPhie D L,Lange N T,et al. Abnormalities in mitochondrial structure in cells from patients with bipolar disorder[J]. Am J Pathol,2010,177(2):575-585.

[3] Gomez-Pinilla F,Tyagi E. Diet and cognition:interplay between cell metabolism and neuronal plasticity[J]. Curr Opin Clin Nutr Metab Care,2013,16(6):726-733.

[4] Jacka F N,Pasco J A,Mykletun A,et al. Association of Western and traditional diets with depression and anxiety in women[J]. Am J Psychiatry,2010,167(3):305-311.

[5] Jacka F N,Rothon C,Taylor S,et al. Diet quality and mental health problems in adolescents from East London:a prospective study[J]. Soc Psychiatry Psychiatr Epidemiol,2013,48(8):1297-1306.

[6] Lai J S,Hiles S,Bisquera A,et al. A systematic review and meta-analysis of dietary patterns and depression in community dwelling adults[J]. Am J Clin Nutr,2014,99(1):181-197.

[7] Le Port A,Gueguen A,Kesse-Guyot E,et al. Association between dietary patterns and depressive symptoms over time:a 10-year follow-up study of the GAZEL cohort[J]. PLoS One,2012,7(12):e51593.

[8] Mattson M P,Gleichmann M,Cheng A. Mitochondria in neuroplasticity and neurological disorders[J]. Neuron,2008,60(5):748-766.

[9] O'Neil A,Quirk S E,Housden S,et al. Relationship between diet and mental health in children and adolescents:a systematic review[J]. Am J Public Health,2014;104(10):e31-e42.

[10] Parletta N,Milte C M,Meyer B J. Nutritional modulation of cognitive function and mental health[J]. J Nutr Biochem,2013,24(5):725-743.

[11] Psaltopoulou T,Sergentanis T N,Panagiotakos D B,et al. Mediterranean diet,stroke,cognitive impairment,and depression:a meta-analysis[J]. Ann Neurol,2013,74(4):580-591.

[12] Padwal R S. Obesity,diabetes,and the metabolic syndrome:the global scourge[J]. Can J Car,2014,30(5):467-472.

[13] Shao L,Martin M V,Watson S J,et al. Mitochondrial involvement in psychiatric disorders[J]. Ann Med,2008,40(4):281-295.

[14] Vaynman S,Gomez-Pinilla F. Revenge of the "sit":how lifestyle impacts neuronal and cognitive health through molecular systems that interface energy metabolism with neuronal plasticity[J]. J Neurosci Res,2006,84(4):699-715.

(杨朝华)

第四节　静息状态功能磁共振成像与神经康复

由于设备兼容性等原因,磁共振成像(MRI)在颅脑损伤的急性期并不常规使用。在患者病情稳定后,可以使用 MRI 来获得更清晰的损伤程度和预后信息。意识障碍可见于各种神经系统疾病,包括脑外伤、脑血管疾病、脑炎、脑肿瘤、缺血缺氧性脑病、中毒和代谢性脑病等。随着生命维持技术的发展,越来越多的患者可存活。然而,部分患者未能完全恢复意识状态,以致自身生活质量显著下降,并给家庭带来沉重的经济压力,给照料者带来情感挫伤和倦怠感,同时引发社会道德讨论。

目前,意识障碍患者的有效诊治较为迫切,已然成为神经科学领域的挑战之一。长久以来,临床工作者大多通过行为学评估来判断意识障碍患者的意识状态,主要包括改良的昏迷恢复量表(coma recovery scale-revised,CRS-R)和格拉斯哥昏迷量表(Glasgow coma scale,GCS)。GCS 是一项通过评估睁眼、言语和运动反应以判定患者意识状态的量表,主要适用于急性意识障碍中昏迷状态的评估。在此基础上应运而生的 CRS-R 可综合评估患者听觉能力、视觉能力、运动能力、口部运动能力、交流能力和唤醒度,更适用于慢性意识障碍中的植物状态和最低意识状态的判定。毋庸置疑,上述两项量表可协助临床工作者在床旁快速识别患者的意识状态,但不可否认,行为学评估误诊率较高,部分判定为植物状态的患者实际上存在残存的意识,重复床旁检测可降低误诊率。换言之,仅仅采用行为学评估,可能会低估意识障碍患者的意识程度。一方面源于临床评估者的主观性差异;另一方面在于意识障碍患者意识状态易受多种因素干扰,包括睡眠、言语听觉视觉功能、合并内科疾病等。

由此可见,精准评估意识障碍患者的意识水平是意识障碍领域的一个难题,也是促进该领域研究进展的一个基础。鉴于治疗策略和医学伦理决策,意识转归的早期预测尤为重要,此为意识障碍领域的第二个难题。

功能磁共振成像(fMRI)是用实时成像技术进行神经解剖定位以揭示脑功能的一种成像方法。血氧水平依赖(BOLD)技术为 fMRI 最常用的技术,基于脱氧血红蛋白比氧合血红蛋白具有更强的磁化易感性。增强区域神经元活性涉及灌注量和剩余血红蛋白的增加过程。氧合血红蛋白与脱氧血红蛋白的比率变化为 BOLD 对比的基础。应用 BOLD 对比的 T2 回波平面图像生成并与 3-DT1 加权像解剖定位对比。对比 PET 和单光子发射计算机断层扫描(SPECT),fMRI 具有优先的时间和空间处理特性并无放射性的暴露,可用于非侵袭性的重复性脑部成像。其缺点是易被患者活动影响、过程复杂以及存在内表面(比如在额叶内侧)气-脑易感性伪影,这些使其在对颅脑损伤患者的评估中明显受到限制。

颅脑损伤患者在静息状态下的 fMRI,揭示了功能连接的显著改变,特别是由腹内侧前额皮质、后扣带皮质、外侧顶叶皮质组成的默认模式网络(DMN)。此外,DMN 和其他网络功能连通性的增加可能反映了颅脑损伤后大脑恢复的过程。例如,Palacios 等发现弥漫性轴索损伤后患者 DMN 额叶节点附近区域的功能性连接增加,可认为是针对颅脑损伤后弥散张量成像(DTI)中发现的神经纤维束缺失的一种代偿机制。

从功能影像学角度来看,DOC 状态实为"功能性失联综合征",有效核团或网络整合不良可导致意识损伤。众所周知,脑干、下丘脑是觉醒的有效核团,而与觉知相关的有效核团或网络较为复杂。有研究表明,调节意识的网络包含两部分,其一为调节内在意识的网络,即 DMN;其二为调节外在意识的网络,即执行控制网络。

fMRI 应用于颅脑损伤患者可以对其注意、记忆和感觉运动功能进行评估检查。fMRI 特别有助于判断颅脑损伤患者的预后。在 2001 年,Moritz 等初次应用 fMRI 对一位昏迷的颅脑损伤者进行脑功能评估并显示出了其与刺激的内在相关联系,而且在 3 个月时患者的认知和感觉运动功能恢复了许多。活动性 fMRI 显示出颅脑损伤患者所有低和高活性的区域。fMRI 与神经心理评估比较,对震荡和记忆缺失的敏感性增强,可以作为评估手段使用。多名研究人员发现,招募的受试者有其他脑部区域参与工作,这与在对照组中发现的不同。颅脑损伤患者相关的感觉或运动工作显示受伤区脑组织邻近的活性与受试者对侧大脑半球区域活性相同。这些结果表明有些患者通过对脑组织进行重组和神经调节来进行行为功能的康复。

fMRI 是神经科学领域进展较为快速的技术之一,可客观评估患者的脑活性及功能连接程度,为量化意识障碍患者的意识水平、检测其残存意识以及早期判断其意识结局提供了客观依据,对下一步的促醒、康复有指导意义。

参 考 文 献

[1] Veeramuthu V, Narayanan V, Kuo T L, et al. Diffusion tensor imaging parameters in mild traumatic brain injury and its correlation with early neuropsychological impairment: a longitudinal

study[J]. J Neurotrauma,2015,32(19):1497-1509.

[2] Mannion R J,Cross J,Bradley P,et al. Mechanism-based MRI classification of traumatic brainstem injury and its relationship to outcome[J]. J Neurotrauma,2007,24(1):128-135.

[3] Smitherman E,Hernandez A,Stavinoha P L,et al. Predicting outcome after pediatric traumatic brain injury by early magnetic resonance imaging lesion location and volume[J]. J Neurotrauma, 2016,33(1):35-48.

[4] Abu Hamdeh S,Marklund N,Lannsjö M,et al. Extended anatomical grading in diffuse axonal injury using MRI:hemorrhagic lesions in the substantia nigra and mesencephalic tegmentum indicate poor long-term outcome[J]. J Neurotrauma,2017,34(2):341-352.

[5] Huisman T A. Diffusion-weighted imaging:basic concepts and application in cerebral stroke and head trauma[J]. Eur Radiol,2003,13(10):2283-2297.

[6] Huisman T A,Sorensen A G,Hergan K,et al. Diffusion-weighted imaging for the evaluation of diffuse axonal injury in closed head injury[J]. J Comput Assist Tomogr,2003,27(1):5-11.

[7] Hou R,Moss-Morris R,Peveler R,et al. When a minor head injury results in enduring symptoms: a prospective investigation of risk factors for postconcussional syndrome after mild traumatic brain injury[J]. J Neurol Neurosurg Psychiatry,2012,83(2):217-223.

[8] Giacino J T,Katz D I,Schiff N D,et al. Practice guideline update recommendations summary: disorders of consciousness:report of the guideline development,dissemination,and implementation subcommittee of the American Academy of Neurology;the American Congress of Rehabilitation Medicine;and the National Institute on Disability, Independent Living, and Rehabilitation Research[J]. Neurology,2018,91(10):450-460.

[9] Kondziella D,Bender A,Diserens K,et al. European Academy of Neurology guideline on the diagnosis of coma and other disorders of consciousness[J]. Eur J Neurol,2020,27(5):741-756.

[10] Logothetis N K,Pauls J,Augath M,et al. Neurophysiological investigation of the basis of the fMRI signal[J]. Nature,2001,412(6843):150-157.

[11] Kinoshita T,Moritani J,Hiwatashi A,et al. Conspicuity of diffuse axonal injury lesions on diffusion-weighted MR imaging[J]. Eur J Radiol,2005,56(1):5-11.

[12] Ezaki Y,Tsutsumi K,Morikawa M,et al. Role of diffusion-weighted magnetic resonance imaging in diffuse axonal injury[J]. Acta Radiol,2006,47(7):733-740.

[13] Schaefer P W,Huisman T A,Sorensen A G,et al. Diffusion-weighted MR imaging in closed head injury:high correlation with initial Glasgow coma scale score and score on modified Rankin scale at discharge[J]. Radiology,2004,233(1):58-66.

[14] Hannawi Y,Lindquist M A,Caffo B S,et al. Resting brain activity in disorders of consciousness: a systematic review and meta-analysis[J]. Neurology,2015,84(12):1272-1280.

[15] Sharp D J,Beckmann C F,Greenwood R,et al. Default mode network functional and structural connectivity after traumatic brain injury[J]. Brain,2011,134(Pt 8):2233-2247.

[16] Palacios E M,Sala-Llonch R,Junque C,et al. Resting-state functional magnetic resonance imaging activity and connectivity and cognitive outcome in traumatic brain injury[J]. JAMA Neurol,2013,70(7):845-851.

[17] Eierud C,Craddock R C,Fletcher S,et al. Neuroimaging after mild traumatic brain injury:review and meta-analysis[J]. Neuroimage Clin,2014,4:283-294.

[18] Irimia A,Van Horn J D. Functional neuroimaging of traumatic brain injury:advances and clinical utility[J]. Neuropsychiatr Dis Treat,2015,11:2355-2265.

[19] Lang S,Duncan N,Northoff G. Resting-state functional magnetic resonance imaging:review of neurosurgical applications[J]. Neurosurgery,2014,74(5):453-465.

[20] Moen K G,Brezova V,Skandsen T,et al. Traumatic axonal injury:the prognostic value of lesion load in corpus callosum, brain stem, and thalamus in different magnetic resonance imaging sequences[J]. J Neurotrauma,2014,31(17):1486-1496.

[21] Chan J H,Tsui E Y,Peh W C,et al. Diffuse axonal injury:detection of changes in anisotropy of water diffusion by diffusion-weighted imaging[J]. Neuroradiology,2003,45(1):34-38.

[22] Lee J W,Choi C G,Chun M H. Usefulness of diffusion tensor imaging for evaluation of motor function in patients with traumatic brain injury:three case studies[J]. J Head Trauma Rehabil,2006,21(3):272-278.

[23] Mayer A R,Mannell M V,Gasparovic C,et al. A prospective diffusion tensor imaging study in mild traumatic brain injury[J]. Neurology,2010,74(8):643-650.

[24] Kraus M F,Susmaras T,Caughlin B P,et al. White matter integrity and cognition in chronic traumatic brain injury:a diffusion tensor imaging study[J]. Brain,2007,130(Pt 10):2508-2519.

[25] Ling J M,Peña A,Yeo R A,et al. Biomarkers of increased diffusion anisotropy in semi-acute mild traumatic brain injury:a longitudinal perspective[J]. Brain,2012,135(Pt 4):1281-1292.

[26] Hulkower M B,Poliak D B,Rosenbaum S B,et al. A decade of DTI in traumatic brain injury:10 years and 100 articles later[J]. AJNR Am J Neuroradiol,2013,34(11):2064-2074.

（蒲 军）

第五节 最低意识状态的临床管理

一、概述

意识障碍(disorder of consciousness,DoC)是临床面临的重大难题之一,近些年由于急诊与重症医学的发展,死亡率明显下降,但是昏迷患者比例越来越高,在这种情况下如何正确诊断治疗,早期预警,降低发病率和致残率,是目前临床亟待解决的问题。

意识障碍是指各种严重脑损伤导致的意识丧失状态,如昏迷、植物状态(vegetative state,VS)和最低意识状态(MCS)。慢性意识障碍(prolonged DoC,pDoC)是指意识丧失超过28天的意识障碍。脑外伤是意识障碍的首位病因,非外伤性病因主要包括脑卒中和缺氧性脑病(如心肺复苏后、中毒等)。pDoC发病机制目前尚不十分清楚,一般认为丘脑-皮质和皮质-皮质连接的破坏是主要原因。中央环路假说提出丘脑-额叶-顶叶、枕叶、颞叶感觉皮质的连接是意识的基本环路,该环路完整性的破坏将导致慢性意识障碍。

二、定义

MCS是一种神经系统疾病,特点是患者出现一系列意识的重大改变,但表现出明确的和可重复的意识迹象,可感知自己或所处的环境。最低意识状态的诊断标准如下:①可进行简单的遵嘱运动;②可进行是或否的应答(手势或口头);③可发出令人理解的语言表达;④对环境刺激有目的地反映(不是反射性的),如适当的微笑或哭泣以回应情感上有意义的听觉或视觉刺激;发声或手势直接回答问题;表达出对象的位置和运动方向之间的明确关系;摸索或握持物体;视物追踪或凝视物体,对其运动做出直接反应。

三、临床行为评估

pDoC患者评定要点是通过鉴别对刺激的反应是反射性的,还是来自部分觉知能力参与的主动行为,来确定患者的意识水平。pDoC患者每日觉醒状态及意识水平存在明显的波动性,需要系统、细致的检查和多次重复评定。评定前务必排除镇静、抗癫痫、神经兴奋等药物对意识的影响,此外感觉缺失、运动障碍、失语、抑郁等会限制患者对检查做出的反应,需要加以鉴别。

（一）pDoC程度评定量表

改良的昏迷恢复量表(CRS-R)是目前pDoC检查与评估的标准临床量表,能够客观评定pDoC患者意识状态,尤其是鉴别VS与MCS。其他量表包括韦塞克斯头部损伤量表(WHIM)、全面无反应性量表(FOUR评分)、感觉形态评估与康复技术量表(SMART)、意识障碍评定量表(DoCS)等,南京评分量表(2012年修订版)在国内也有一定范围的使用。针对疼痛的评估量表有伤害性昏迷量表(NCS)。格拉斯哥昏迷量表(GCS)尽管在临床使用广泛,但主要适用于早期意识障碍的评定。

（二）pDoC结局评定量表

长期随访的患者预后存在诸多影响因素,在随访上要求细致和密集地采集信息,仔细甄别导致结果偏倚的影响因素,准确合理评定预后及疗效。格拉斯哥预后量表(GOS)及其扩展版(GOSE)是目前预后的主要评定工具,但无法区分VS和MCS。鉴于意识障碍患者意识由VS提高为MCS－或MCS＋对预后及临床干预判定具有重要意义,建议使用CRS-R作为预后评定的主要工具。残疾评定量表(DRS)使用相对较少,对评定GOSE评分3分以上的患者更具优势。

四、神经影像学评估

（一）MRI

结构成像T1、T2检测pDoC患者的脑萎缩程度,明确脑损伤部位、缺血缺氧性病变以及弥漫性轴索损伤等病变程度。通常脑萎缩程度及速度与大脑活动水平相关,结合病程分析可推测残余意识水平。丘脑与脑干上部(脑桥、间脑)是意识通路的重要结构基础,其损伤程度是影响预后的因素。弥散张量成像(DTI)检测关键区域(脑干、丘脑、皮质下等)的各向异性分数(FA)是判断pDoC预后的参考指标。

静息状态功能磁共振成像(fMRI)的默认模式网络(DMN)连接强度与pDoC患者的意识水平显著相关,后扣带回区域的激活强度可区别MCS与VS诊断,并可间接提示患者预后水平。全脑多网络综合分析有助于提高预测准确度。被动刺激和主动命令范式fMRI可能提高结果的特异性,但操作要求高,临床检测中可尝试应用。

（二）正电子发射体层成像

可通过测量关键脑区(内侧前额皮质、后扣带回等)的葡萄糖摄取与代谢水平,采用标准摄取值(standard uptake value,SUV)等指标有效评估pDoC患者不同脑区活动水平及相应的残余意识,帮助判断预后。结合fMRI脑网络分析可能可以提供更多预测信息。

五、神经电生理评估

（一）标准脑电分析

标准脑电分析可通过观察波幅、节律及对外界条件刺激(疼痛、声、光等)的反应性来评估pDoC患者的病情,通常清醒状态下的反应性枕部α节律对评估意识水平有帮助。各种脑电模式的发生如睡眠纺锤波、慢波活动和脑电节律的变化与患者的意识水平相关。Synek分级标准与Young分级标准对于早期意识障碍患者的脑功能水平的划分和预后判断有一定帮助。

量化脑电图(qEEG)通过对EEG信息进行识别与量化分析,可获得更为丰富的判断信息。振幅整合反映了振幅的变异,其分级越差则预后不良可能性越大。功率谱分析提示意识水平低的患者高频能量减少而低频能量增加。谱熵、脑电复杂度、功能连接等相关的指标也可在组间水平上区分VS和MCS。但qEEG对分析技术及人员有一定要求。

（二）经颅磁刺激联合脑电图

经颅磁刺激联合脑电图（TMS-EEG）能够直接检测 TMS 刺激下的大脑活动及反应性。通过复杂干扰指数（PCI）来描述不同意识水平下 TMS 诱发脑活动的复杂程度，PCI 能够在个体水平区分意识程度，清醒状态、MCS 的 PCI 值＞0.3，而深度睡眠和 VS 的 PCI 值＜0.3。

（三）诱发电位

早期成分如视觉诱发电位（VEP）、听觉诱发电位（AEP）和躯体感觉诱发电位（SEP）有助于评定意识相关传导通路的完整性，但对高级认知活动的评价意义有限。N100 是反映患者脱离 VS 的敏感指标，事件相关电位（ERP，又称诱发电位）中的 P300 能反映 pDoC 患者的意识状况；N400 主要反映与语言加工有关的过程。失匹配负波（MMN）反映了听觉刺激被大脑加工的过程，对于辅助诊断具有量化提示作用，波幅参考值如下：≤0.5 μV 为昏迷，0.6～0.9 μV 为植物状态，1.0～1.7 μV 为微意识 MCS－状态，1.8～2.0 μV 为 MCS＋状态。

六、治疗

慢性意识障碍（pDoC）目前缺乏确切而有效的治疗方法。尽管缺乏系统性研究及足够的循证医学证据，但鉴于大量的 pDoC 患者人群及巨大的治疗需求，临床对 pDoC 治疗的研究与尝试一直在进行。

（一）药物治疗

目前尚无足够的证据支持使用药物能提高 pDoC 患者的意识水平。有报道显示一些药物可在 pDoC 患者身上观察到暂时或长期的改善。一项大型 Ⅱ 类随机对照试验证明金刚烷胺（多巴胺受体激动剂和 N-甲基-D-天冬氨酸拮抗剂）可加速外伤后意识障碍患者的意识恢复。唑吡坦［非苯二氮 γ-氨基丁酸（GABA）受体激动剂］可改善部分 pDoC 患者意识并恢复其功能。以上 2 种药物通过调节中央环路促进意识的复苏，金刚烷胺的临床改善与额顶叶脑代谢的增加有关，唑吡坦可能通过抑制苍白球而产生广泛兴奋。鞘内巴氯芬（GABA 受体激动剂）主要用于痉挛的治疗，但在少数非对照研究和病例报告中被用作一种潜在的促进意识恢复的药物。其他报道对 pDoC 患者意识有改善作用的药物包括溴隐亭、左旋多巴、咪达唑仑、莫达非尼和纳美芬等。哌甲酯、拉莫三嗪、舍曲林和阿米替林等更适用于脑损伤但意识仍存在的患者，可分别产生短或长期效应以改善注意缺陷。

常用辅助药物包括神经营养药物与扩血管药物两个大类。中医通过辨证施治，施以醒脑开窍的单药或组方（如安宫牛黄丸等），虽在国内临床经常使用，但机制及疗效均缺乏充分证据。

（二）高压氧治疗

高压氧治疗可提高脑组织氧张力，提高脑干-网状结构上行激动系统的兴奋性，促进开放侧支循环，有利于神经修复、改善认知功能，是 pDoC 治疗中广泛使用的一种方法，建议在早期 1～3 个月开始实施，具体治疗次数尚无定论。

（三）神经调控治疗

神经调控治疗是通过特定的设备，有针对性地将电磁刺激或化学刺激物输送到神经系统特定部位，来改变神经活动的治疗方法，包括无创与植入方式。由于直接参与了神经环路的功能调制，又具有可逆可控的优点，近年来其在难治性神经系统疾病的治疗中扮演越来越重要的角色。

1. 无创神经调控治疗

（1）重复经颅磁刺激（rTMS）：TMS 基于电磁感应原理在大脑中形成电场，诱发去极化神经元，起到调节皮质兴奋性的效果。在原发病情稳定及脑水肿消退后可尽早实施，存在靶区不稳定病变、癫痫病史、治疗部位颅骨缺损或体内有金属植入物的患者不建议应用。MCS 患者经 rTMS 治疗后总体获益好于 VS 患者，严重并发症并不常见。目前 rTMS 治疗 pDoC 的参数尚无一致意见，推荐使用 5～20 Hz rTMS 刺激背外侧前额叶（dLPFC）、顶枕交界区或运动区 M1 区，刺激强度为 90%～100% 运动阈值，共刺激 300～1500 个脉冲，疗程为 1～20 天，也可针对病情恢复特点进行多疗程治疗。

（2）经颅直流电刺激（tDCS）：利用微弱的直流电来调节皮质的兴奋性及连接性，MCS可从治疗中获益更多。长时程tDCS调控的累积效应可重塑意识网络。目前关于tDCS治疗pDoC患者的刺激部位、时间、参数及疗程尚无统一标准，推荐刺激部位选择dLPFC或后顶叶皮质，10～20分/次，1～2 mA，10～20天。有癫痫病史或颅内有金属植入物的患者慎用。

（3）周围神经电刺激：正中神经电刺激（MNS）增加脑血流量，增强脑电活动，影响神经递质的分泌，提高觉醒及觉知水平。可早期使用，选用右侧MNS，电流10～20 mA，频率40～70 Hz，1次/天，每次30 min～8 h，持续7～30天。经皮迷走神经电刺激（taVNS）通过迷走神经耳支进入脑干孤束核，加入上行网状激活系统，参与意识环路的调制。目前尚无大样本量的研究，推荐刺激多为双侧耳甲缘中和脑干穴位，电流6 mA，连续刺激，每次20 min，10天为一疗程。

2. 有创神经调控治疗　pDoC的神经调控手术应作为常规治疗的补充手段。

进入手术评估前，应推荐患者优先接受常规康复促醒治疗。手术前应向患者亲属充分解释评估结果，并明确告知可能的疗效。

（1）手术适应证　①突发意识障碍且符合MCS诊断者。②患病时间须超过3个月，且连续4周以上意识无进行性提高或恶化者；建议手术时间延至外伤后6个月，且连续8周无意识改善者。③无严重并发症及手术禁忌证者。

（2）具体方式　①脑深部电刺激（DBS）：DBS基于意识的中央环路机制，通过刺激环路关键节点双侧中央丘脑，提高颅脑损伤后低下的神经活动水平。程控参数推荐设置为频率2～100 Hz，脉宽100～200 μs，电压1.0～4.0 V。颅内结构破坏严重或脑萎缩明显的患者不适宜使用DBS方式。②脊髓电刺激（SCS）：SCS通过在脑干网状激活系统增强刺激输入、增加脑血流量等，提高意识环路的兴奋性。一般采取俯卧位或侧卧位。将外科电极放置于C2～C4水平硬膜外正中部。频率5～100 Hz，脉宽100～240 μs，电压1.0～5.0 V。③其他刺激方式：皮质电刺激、迷走神经电刺激（VNS）及巴氯芬泵植入促醒，仅见个案报道，疗效尚未明确。

（四）并发症治疗

1. 颅骨缺损　尽早进行颅骨修补有助于恢复颅腔正常结构和容积，解除大气压对脑组织的直接压迫，纠正脑脊液循环失常或受阻，避免脑组织牵拉摆动，间接促进意识的恢复。建议病情稳定后尽早实施。颅骨修补后应注意颅内压变化情况，必要时进行分流手术。

2. 脑室扩大与脑积水　pDoC患者脑室扩大以脑萎缩引起的被动性牵拉最为常见，临床需与脑积水仔细甄别。除影像学证据外，行腰椎穿刺测定脑积水时，可多次进行腰椎穿刺测压及放液实验，必要时进行腰大池引流，观察引流期间临床症状变化。一旦确诊脑积水，应及早实施手术，推荐脑室腹腔分流术，建议选择可调压分流装置。术后根据临床症状进行动态压力调节。

3. 阵发性交感神经过度兴奋　阵发性交感神经过度兴奋（PSH）以阵发的交感神经兴奋性增加（心率增快、血压升高、呼吸增快、体温升高、出汗）和姿势或肌张力障碍为特征，临床上与全身性发作的癫痫或癫痫持续状态极易混淆。量化的PSH评估量表能明确诊断并做出分级。常用药物有苯二氮䓬类药物咪达唑仑、氯硝西泮以及β受体阻滞剂普萘洛尔，也可以给予加巴喷丁、巴氯芬等。

4. 癫痫　有临床发作并经EEG确诊的慢性意识障碍患者，选择单一药物治疗或多药联合治疗。EEG常显示少量痫样放电，但无临床症状的临床下发作，一般不建议进行过强干预，以防止干扰意识恢复。

5. 疼痛与精神异常　长期的不当体位、过度的被动运动、持续的痉挛发作，可能导致严重的疼痛问题。当临床出现难以控制的体位诱发痉挛发作时，需要进行必要的疼痛评估与干预。当无明确诱因出现意识水平的再次下降，需排除颅脑损伤后意识障碍合并精神、情绪、认知功能异常。目前缺乏有效的评定量表。试验性治疗可考虑非典型抗精神病药物。

6. 深部静脉血栓　pDoC患者长期卧床而被动活动不充分时，易出现静脉血栓栓塞（VTE），包括深静脉血栓形成（DVT）、肺栓塞（PTE）、肌间静脉血栓形成等。应早期给予弹力袜、肢体气压、被动运动等措施预防。一旦诊断 DVT 需暂停肢体主动或被动运动并进行抗凝治疗。

7. 其他并发症　pDoC 患者长期气管切开,肺部感染反复发生,推荐间断开放,以减少暴露时间。需要在呼吸康复的基础上加强气道保护,拔管前应充分评估呼吸和吞咽功能,以及气道有无梗阻可能。导尿管在进入康复阶段有条件时应尽早拔除。肌少症在早期 ICU 救治阶段表现为 ICU 获得性衰弱,进入慢性恢复阶段突出表现为肌少症,推荐加强营养支持中的蛋白质供给,及早运动治疗。压疮是 pDoC 患者常见并发症,需通过体位变换、营养支持及局部按摩等加以预防。

（五）康复治疗

pDoC 患者的康复从 2 个角度考虑,一是有助于患者整体功能状况的维持,减少并发症,为患者意识的恢复及恢复后可能的重返家庭、社会行为做好准备;二是采用各种康复技术促进意识的恢复。康复实施过程本身就包含了各种感觉刺激,有助于提高上行网状激活系统、皮质下、皮质的兴奋性,包括运动功能障碍的康复(关节活动度训练、站立训练、康复踏车训练)、吞咽功能的康复、呼吸功能的康复、感官及环境刺激疗法、音乐治疗等。同时,中国传统康复疗法如针灸具有醒脑开窍、改善大脑血液循环、促进大脑神经元的恢复与再生以及解除大脑皮质抑制的作用。经络穴位的强刺激,如刺激感觉区、运动区等穴位,可激活脑干网状觉醒系统的功能,促进意识恢复。

七、总结

重型颅脑损伤引起的损害和残疾的复杂性是患者康复的根本障碍。随着临床治疗需求急剧增加,pDoC 的检测、评估以及干预方式都得到了快速的发展,并引起了高度的重视。神经影像脑网络功能、神经电生理等技术的进展,大大提高了临床的诊断精度以及对疾病的认识水平。以神经调控为中心的综合治疗,也为未来 pDoC 患者的治疗带来了希望。

参 考 文 献

[1] Giacino J T,Katz D I,Schiff N D,et al. Practice guideline update recommendations summary: disorders of consciousness:report of the guideline development,dissemination,and implementation subcommittee of the American Academy of Neurology;the American Congress of Rehabilitation Medicine; and the National Institute on Disability, Independent Living, and Rehabilitation Research[J]. Neurology,2018,91(10):450-460.

[2] Kondziella D,Bender A,Diserens K,et al. European Academy of Neurology guideline on the diagnosis of coma and other disorders of consciousness[J]. Eur J Neurol,2020,27(5):741-756.

[3] Schiff N D. Recovery of consciousness after brain injury:a mesocircuit hypothesis[J]. Trends Neurosci,2010,33(1):1-9.

[4] Monti M M,Laureys S,Owen A M. The vegetative state[J]. BMJ,2010,341:c3765.

[5] Giacino J T, Kalmar K, Whyte J. The JFK coma recovery scale-revised: measurement characteristics and diagnostic utility[J]. Arch Phys Med Rehabil,2004,85(12):2020-2029.

[6] Owen A M. Improving diagnosis and prognosis in disorders of consciousness[J]. Brain,2020,143 (4):1050-1053.

[7] Weiss N,Galanaud D,Carpentier A,et al. Clinical review:prognostic value of magnetic resonance imaging in acute brain injury and coma[J]. Crit Care,2007,11(5):230.

[8] Sitt J D,King J R,El Karoui I,et al. Large scale screening of neural signatures of consciousness in patients in a vegetative or minimally conscious state[J]. Brain,2014,137(Pt 8):2258-2270.

[9] Owen A M,Coleman M R,Boly M,et al. Detecting awareness in the vegetative state[J]. Science, 2006,313(5792):1402.

[10] Striano P,Zara F,Minetti C. Willful modulation of brain activity in disorders of consciousness [J]. N Engl J Med,2010,362(20):1937.

[11] Bodart O,Gosseries O,Wannez S,et al. Measures of metabolism and complexity in the brain of patients with disorders of consciousness[J]. Neuroimage Clin,2017,14:354-362.

[12] Rosanova M,Fecchio M,Casarotto S,et al. Sleep-like cortical OFF-periods disrupt causality and complexity in the brain of unresponsive wakefulness syndrome patients[J]. Nat Commun,2018,9 (1):4427.

[13] Sergent C,Faugeras F,Rohaut B,et al. Multidimensional cognitive evaluation of patients with disorders of consciousness using EEG:a proof of concept study[J]. Neuroimage Clin,2017,13: 455-469.

[14] Casarotto S,Romero Lauro L J,Bellina V,et al. EEG responses to TMS are sensitive to changes in the perturbation parameters and repeatable over time[J]. PLoS One,2010,5(4):e10281.

[15] Daltrozzo J,Wioland N,Mutschler V,et al. Predicting coma and other low responsive patients outcome using event-related brain potentials:a meta-analysis[J]. Clin Neurophysiol,2007,118 (3):606-614.

[16] Gui P,Jiang Y,Zang D,et al. Assessing the depth of language processing in patients with disorders of consciousness[J]. Nat Neurosci,2020,23(6):761-770.

[17] Naccache L,Puybasset L,Gaillard R,et al. Auditory mismatch negativity is a good predictor of awakening in comatose patients:a fast and reliable procedure[J]. Clin Neurophysiol,2005,116 (4):988-989.

[18] Wijnen V J,van Boxtel G J,Eilander H J,et al. Mismatch negativity predicts recovery from the vegetative state[J]. Clin Neurophysiol,2007,118(3):597-605.

[19] Pistoia F,Mura E,Govoni S,et al. Awakenings and awareness recovery in disorders of consciousness:is there a role for drugs? [J]. CNS Drugs,2010,24(8):625-638.

[20] Thibaut A,Schiff N,Giacino J,et al. Therapeutic interventions in patients with prolonged disorders of consciousness[J]. Lancet Neurol,2019,18(6):600-614.

[21] Bai Y,Xia X,Kang J,et al. TDCS modulates cortical excitability in patients with disorders of consciousness[J]. Neuroimage Clin,2017,15:702-709.

[22] Yu Y T,Yang Y,Wang L B,et al. Transcutaneous auricular vagus nerve stimulation in disorders of consciousness monitored by fMRI:the first case report[J]. Brain Stimul,2017,10(2):328-330.

[23] 中华医学会神经外科学分会功能神经外科学组,中国医师协会神经调控专业委员会,中国神经科学学会意识与意识障碍分会.慢性意识障碍的神经调控外科治疗中国专家共识(2018 年版)[J]. 中华神经外科杂志,2019,35(5):433-437.

[24] Vanhoecke J,Hariz M. Deep brain stimulation for disorders of consciousness:systematic review of cases and ethics[J]. Brain Stimul,2017,10(6):1013-1023.

[25] 中华医学会神经外科学分会颅脑创伤专业组,中华医学会创伤学分会神经损伤专业组.颅脑创伤长期昏迷诊治中国专家共识[J]. 中华神经外科杂志,2015,31(8):757-760.

[26] Lucca L F,Pignolo L,Leto E,et al. Paroxysmal sympathetic hyperactivity rate in vegetative or minimally conscious state after acquired brain injury evaluated by paroxysmal sympathetic hyperactivity assessment measure[J]. J Neurotrauma,2019,36(16):2430-2434.

[27] 倪莹莹,王首红,宋为群,等.神经重症康复中国专家共识(中)[J]. 中国康复医学杂志,2018,33 (2):130-136.

[28] 中华医学会神经外科学分会,中国神经外科重症管理协作组.中国重型颅脑创伤早期康复管理专家共识(2017)[J]. 中华医学杂志,2017,97(21):1615-1623.

（蒲　军）

第六节　轻型颅脑损伤的评估和处理

一、概述

轻型颅脑损伤(mTBI)是急诊科的常见病。大多数情况下,患者可以在当天检查后出院,且短期内任何残留症状都将得到解决。然而,相当一部分被诊断为 mTBI 的患者会出现一系列症状,包括疲劳、易怒、情绪不稳定、无法集中注意、头痛、头晕、对噪声和光线敏感、抑郁和焦虑。大多数情况下,这些症状将在 3 个月内消退,但仍有高达 30% 的 mTBI 患者上述症状可以持续 6 个月以上,对患者的生活、工作造成一定影响。最近有研究从病理生理、影像学、血清标志物等多途径阐述 mTBI 的发病机制,这将有助于进一步甄别高风险患者。

二、定义

传统意义上的 mTBI 包括以下几点:伤后意识丧失短于 30 min;格拉斯哥昏迷量表(GCS)评分大于 13 分;创伤后顺行性失忆持续未超过 24 h。

这个定义简单易懂,主要依据 GCS 评分,但并不能反映所有年龄组中损伤的严重程度。对于年龄较大的患者,GCS 评分较高,但 CT 扫描可能发现颅内出血等严重损伤。这可能与年龄大的患者脑萎缩程度较高有关。

梅奥 TBI 分类系统叙述如下。

1. 标准 1　如果存在以下一个或多个标准,则将其归类为中重型(定义)TBI。

(1) 死于 TBI。

(2) 昏迷时间长于 30 min 或存在 30 min 以上的意识丧失。

(3) 创伤后顺行性失忆持续时间长于 24 h。

(4) 第一个 24 h GCS 评分最低分<13 分(因中毒、镇静、全身性休克等原因导致的昏迷除外)。

(5) 存在以下一条或多条:

①脑内血肿。

②硬脑膜下血肿。

③硬脑膜外血肿。

④脑挫伤。

⑤出血性挫伤。

⑥穿透性脑损伤(硬脑膜穿透)。

⑦蛛网膜下腔出血。

⑧脑干损伤。

2. 标准 2　如不符合标准 1,符合以下一个或多个标准,则归类为轻型(可能)TBI。

(1) 意识丧失短于 30 min。

(2) 顺行性失忆时间短于 24 h。

(3) 凹陷性、颅底或线性颅骨骨折(硬脑膜完整)。

3. 标准 3　如果标准 1 或 2 均不适用,存在以下一个或多个症状,则将其归类为有症状的(可能的)TBI。

(1) 视物模糊。

(2) 精神错乱(精神状态发生变化)。

(3) 头晕、眩晕。

(4) 局灶性神经系统症状。

（5）头痛。

（6）恶心。

梅奥 TBI 分类结合了 CT 的颅内表现和临床特征。在这一分类下,初始 GCS 评分为13～15分,创伤后 24 h 内失忆恢复,但在 CT 上有颅内损伤的客观证据,将被归类为中重型 TBI。这组患者有时被称为"复杂的 mTBI"。这组患者适合留院观察,同时完成对康复需求的全面评估。经梅奥 TBI 分类确定为轻型(可能)TBI 的患者,一旦 GCS 评分恢复到 15 分,且创伤性遗忘已缓解,则可考虑让患者出院。该类患者很少会进行具体的随访,然而,有相当一部分患者会继续出现局灶性神经系统症状。因此,完善诊断策略可能会使此类患者获益。

三、mTBI 流行病学

大多数 TBI 患者伤后到基层医院就诊,因此具体发病率很难被确切估计。在 20 世纪 70 年代,英国每年约有 100 万人因头部受伤到急诊室就诊。最近,英国国家健康与临床卓越研究所(NICE)引用了英格兰和威尔士每年约 70 万人次的就诊数据,相当于每 10 万人口中有 1200 人因 TBI 就诊,而欧洲其他国家的发病率甚至更高。绝大多数此类伤害(约 90%)将被归类为 mTBI。

自 2012 年英国主要创伤网络出现以来,国家创伤数据收集的准确性显著提高。值得注意的是,关于老年人遭受重大创伤的报告有所增长。75 岁至 100 岁的老年患者遭受重大创伤较高发,摔伤甚至超过了交通事故成为最常见的创伤原因。大约 75% 的受伤老年患者合并有 TBI。与年轻患者相比,老年患者接受专科治疗、CT 扫描的平均时间随着年龄的增长而增加,结果也较差。同时,老年 TBI 患者的 GCS 评分可能相对较高。最近一项使用英国创伤登记的研究发现,在解剖上严重 TBI 的老年患者(创伤量表 5 分(满分为 6 分)通常表明较大占位效应伴中线移位)的 GCS 评分中位数为 14 分。然而这些患者仍符合 mTBI 的标准定义。

TBI 对于儿童也是一个重大问题。2012 年的一份英国国家机密报道公布了 15 岁以下儿童 6 个月来因 TBI 就医记录的分析结果。结果表明一半以上的病例为 5 岁以下儿童,发病率最高的是婴儿。60% 以上的为男性,女性受伤比例随着年龄的增长而增加。头部损伤的发生率与贫富差距有关。跌倒为主要受伤原因占 60%,运动和玩耍是第二大致伤原因,为 13.7%。高短暂住院率(88%)和低 CT 扫描率(30%)反映了对于儿童患者的小心谨慎,并希望尽量减少潜在的有害辐射暴露。

四、病理生理学

在 mTBI 患者中,主要损伤机制包括直接冲击或加速度/减速力或旋转剪切力。与其他严重的 TBI 一样,在局部炎症的驱动下,随后会发生继发性损伤。在动物研究中,初级损伤周围的半暗带含有丰富的激活炎症和免疫调节级联的信号分子。数小时内,局部水肿和内皮功能障碍发生,并可发生凝血功能障碍,导致小挫伤的出血进展。小胶质细胞的激活进一步驱动了炎症和细胞凋亡的发生。在伤后 3 天内发生脱髓鞘改变,导致了传导束的损伤。

动物模型表明,最初的几小时预防破坏性神经炎症的药物干预对于 TBI 的治疗是有益的,包括新化合物和一些现有药物,如他汀类药物、促红细胞生成素类似物和血管紧张素受体拮抗剂等,被证实具有神经保护作用。虽然此类药物已经在 mTBI 动物模型中被证明具有降低炎症反应和减少稳定损伤的作用,甚至在改善功能结果方面显示出益处,但尚未在临床试验中被证明是有益的。

五、临床评价及诊断策略

确诊 mTBI 比较困难,因为很少有患者在受伤后 30 min 内就诊。因此,根据定义,mTBI 患者在到达医院前已恢复意识。在某些患者中,"脑震荡"的一些症状将会持续存在。这些症状包括意识混乱、定向障碍、重复言语、烦躁不安。大多数情况下,患者在到达急诊科后,临床症状在很大程度上已经缓解。常见的临床表现包括头痛、恶心和头晕。

诊断策略包括两步,首先是快速识别需要手术和 TBI 可能加重的高风险患者。其次需要识别在初始影像学检查中损伤很小或基本正常,但有进一步加重可能的高风险患者。这是一个正在发展的领域,可以使用专业的 MRI 和 TBI 后产生的血清标志物(尚未进入常规临床实践)进行诊断,同时,认知筛查工具的使用可提高此类患者的确诊率。

（一）临床评估

患者到达急诊科后,进行完整的病史采集和系统的体格检查,特别是了解受伤方式和进行详细的神经系统检查。目击者的描述对于理解暴力方式、细节及随后的昏迷意识是非常重要的。体格检查应系统、全面,以发现颈椎等复合损伤。如需心肺复苏,应遵循标准原则,并应特别注意防范低血压和缺氧。随后应定期进行一系列的神经系统观察,包括 GCS 评分、瞳孔大小和对光反射、肢体运动、脉搏、呼吸频率和血压、体温和血氧饱和度。英国国家健康与临床卓越研究所(NICE)指南建议每半小时观察一次,直到 GCS 评分达到 15 分。然后在接下来的 2 h 继续每半小时观察一次,接下来的 4 h 每小时观察一次,再之后 2 h 观察一次。

（二）辅助检查

CT 检查快速简单,可发现硬脑膜外血肿、硬脑膜下血肿、蛛网膜下腔出血和脑挫伤等损伤。合并此类损伤的患者在急性期内临床恶化的风险较高,应留院观察并进行密切的神经系统观察。应特别警惕接受抗凝或抗血小板治疗的患者,针对具体病情,综合评估后采取个体化治疗。

在大多数临床急性期,对 CT 检查未发现异常的患者将不会进行进一步的神经影像学检查。诊断目的主要是明确可能需要外科手术干预的患者,而不是诊断 mTBI 本身。MRI 检查因检查时间长、费用高,很少用于急诊检查 TBI 患者。而 CT 检查用于判断后期可能发生并发症的高风险患者有独特优势。特殊的 MRI 序列,如弥散张量成像(DTI)、fMRI 和磁敏感加权成像(SWI),可识别细微的轴突和血管损伤。据推测,mTBI 患者的额叶区域特别容易损伤。通过 fMRI 可检测到急性期脑血流的变化。在涉及更高认知功能的额叶区域,活动持续减少,包括工作记忆。同时,小脑的某些区域的活动增加,这些区域对工作记忆、执行功能、行为控制和姿势平衡也很重要。

也许最有研究价值的 MRI 技术是 DTI,它可以显示白质中轴突的微观结构被破坏。在损伤的急性期,可以检测到各向异性分数的增加,最常见的是在额叶区域,而更长期的是各向异性分数的降低。这些技术尚未成为急诊科 mTBI 患者常规检查的一部分,但许多人提议它们应该成为诊断标准的一部分。

（三）血清标志物

mTBI 在显微镜水平下发生的组织损伤可能会驱动局部继发性损伤,如炎症、水肿和血管改变。这种损伤可能通过血清损伤标志物来反映,有助于识别短期和长期并发症发生风险较高的患者。蛋白质 S100B 是研究较多的标志物之一。它是星形胶质细胞中主要的低亲和力钙结合蛋白,研究显示它是星形胶质细胞损害或死亡的标志物。它的生理功能并没有完全清楚,但是最近的研究显示 S100B 能够通过结合神经元上的受体来抑制突触可塑性。S100B 血清半衰期是 112 min,TBI 后其浓度迅速且短暂性升高。成人的 S100B 浓度升高在伤后 6 h 内出现,能够强烈地提示颅内损伤,有助于预后判断。长期以来,它已经成为原发性和继发性 TBI 和脑卒中很好的鉴别物。人们还发现它与 mTBI 后不良的短期预后有关。以前的研究显示成人中 S100B 浓度升高较 CT 评价 TBI 敏感性更高。一些最近的研究表明可能有颅外来源的 S100B,但这些研究方法的可靠性目前还是具有争论的话题。

（四）神经认知筛查

临床有许多经过验证的神经认知测试工具,主要针对 TBI 后几周或几个月,已经出现脑震荡后症状的患者。然而,这些筛查工具对于高危患者的出院前评估更有意义。这些工具包括加尔维斯顿定向失忆症测试(GOAT)和脑震荡后调查问卷(RPCSQ)。GOAT 由 11 个领域的问题组成。回答错误则被扣分,最终分数为 100 减去答案错误的扣分,得分小于 75 分表明存在创伤后失忆症。RPCSQ 包括 30 个问题,得分从 0 分到 65 分。在一项研究中,急诊科患者中较低的 GOAT 评分与晚期随访时较高的住院需求和脑震荡后症状的发展显著相关,而较高的 RPCSQ 评分与住院和早期症状的发展相关。

基于计算机的神经认知评估工具也显示出在急诊科中筛查患者的前景。许多工具是从运动医学中开发出来的,它们被用于监测运动员脑震荡的严重程度,并客观评估运动员何时可安全返回接触运动,通常使用运动员个体的受伤前评估作为基线。其中一项是脑震荡后即时评估和认知测试(ImPACT™),将人口统计学数据与脑震荡后症状的调查和六项神经心理测试相结合,得出 5 个领域报告的综合得分。从反应时间、处理速度和言语记忆三个方面来看,该测试结果与已有的评分工具有很强的相关性。该测试足够简短和方便,它可以非常合理地构成常规急诊科评估的一部分,并可能检测到细微的临床表现,以预测延迟恢复风险较高的个体。一些专家现在提倡在急诊科 mTBI 患者中常规进行神经认知筛查。

六、出院建议和随访

在哪些患者应该安排常规随访方面,不同机构之间有相当大的差异。在参与中心-TBI 研究的神经外科医院中,对出现 mTBI 的患者,只有 10% 提供了常规随访,甚至对需要住院的患者,也只有一半以上的患者安排了随访。

在当地条件允许的情况下,应对已被确定为延迟恢复风险更高的 mTBI 患者进行常规随访。随访时可通过神经成像来确认解剖性脑损伤,或通过神经认知筛查来识别有更大功能损伤的患者。出院告知时最重要的内容是让患者得到明确的书面指导,使他们知道可能出现的症状和合理的随访时间,症状何时可以缓解、症状没有缓解时如何做等。

可向患者发放出院健康建议传单,提供关于逐步重新恢复正常活动的一般建议。目前认为,如果症状有所改善,应在随后的几天缓慢和渐进地增加活动,以避免加重身体和精神压力。

七、总结

在过去,mTBI 一直未被重视。其在大多数急诊科诊断困难,治疗方案有限,关于脑震荡后遗症的诊断和性质仍存在争议,这些问题与脑震荡后遗症重叠,有时与创伤后应激障碍等精神障碍共存。在过去的十年中,研究揭示了我们在分子和微观层面对病情的理解有快速进展,并对可能随之而来的功能问题有更深的认识,对于解决这些问题大有帮助。

在接下来,这些科学进展应该转化为常规的临床实践,急诊科先进的血清生物标志物和成像检查能够清楚地确定 mTBI 中解剖损伤的存在和位置,辅以计算机辅助神经认知筛查,可以识别有早期功能问题的患者。这可能会增加对在军事冲突、接触性运动和日常生活中造成的 mTBI 患者的关注和研究,希望药物干预最终被证实有效。

参 考 文 献

[1] Hou R, Moss-Morris R, Peveler R, et al. When a minor head injury results in enduring symptoms: a prospective investigation of risk factors for postconcussional syndrome after mild traumatic brain injury[J]. J Neurol Neurosurg Psychiatry, 2012, 83(2): 217-223.

[2] Stulemeijer M, van der Werf S, Borm G F, et al. Early prediction of favourable recovery 6 months after mild traumatic brain injury[J]. J Neurol Neurosurg Psychiatry, 2008, 79(8): 936-942.

[3] Malec J F, Brown A W, Leibson C L, et al. The mayo classification system for traumatic brain injury severity[J]. J Neurotrauma, 2007, 24(9): 1417-1424.

[4] Kay A, Teasdale G. Head injury in the United Kingdom[J]. World J Surg 2001, 25(9): 1210-1220.

[5] Hodgkinson S, Pollit V, Sharpin C, et al. Early management of head injury: summary of updated NICE guidance[J]. BMJ, 2014, 348: g104.

[6] Majdan M, Plancikova D, Brazinova A, et al. Epidemiology of traumatic brain injuries in Europe: a cross-sectional analysis[J]. Lancet Public Health, 2016, 1(2): e76-e83.

［7］ Kanakaris N K,Giannoudis P V. Trauma networks:present and future challenges[J]. BMC Med, 2011,9:121.

［8］ Kehoe A,Smith J E,Edwards A,et al. The changing face of major trauma in the UK[J]. Emerg Med J,2015,32(12):911-915.

［9］ Kehoe A,Smith J E,Bouamra O,et al. Older patients with traumatic brain injury present with a higher GCS score than younger patients for a given severity of injury[J]. Emerg Med J,2016,33 (6):381-385.

［10］ Trefan L,Houston R,Pearson G,et al. Epidemiology of children with head injury:a national overview[J]. Arch Dis Child,2016,101(6):527-532.

［11］ Fehily B,Fitzgerald M. Repeated mild traumatic brain injury:potential mechanisms of damage [J]. Cell Transplant,2017,26(7):1131-1155.

［12］ Lozano D,Gonzales-Portillo G S,Acosta S,et al. Neuroinflammatory responses to traumatic brain injury:etiology, clinical consequences, and therapeutic opportunities[J]. Neuropsychiatr Dis Treat,2015,11:97-106.

［13］ Perez-Polo J R,Rea H C,Johnson K M,et al. Inflammatory consequences in a rodent model of mild traumatic brain injury[J]. J Neurotrauma,2013,30(9):727-740.

［14］ Juratli T A,Zang B,Litz R J,et al. Early hemorrhagic progression of traumatic brain contusions: frequency,correlation with coagulation disorders,and patient outcome:a prospective study[J]. J Neurotrauma,2014,31(17):1521-1527.

［15］ Flygt J,Djupsjö A,Lenne F,et al. Myelin loss and oligodendrocyte pathology in white matter tracts following traumatic brain injury in the rat[J]. Eur J Neurosci,2013,38(1):2153-2165.

［16］ Timaru-Kast R,Wyschkon S,Luh C,et al. Delayed inhibition of angiotensin Ⅱ receptor type 1 reduces secondary brain damage and improves functional recovery after experimental brain trauma[J]. Crit Care Med,2012,40(3):935-944.

［17］ Julien J,Tinawi S,Anderson K,et al. Highlighting the differences in post-traumatic symptoms between patients with complicated and uncomplicated mild traumatic brain injury and injured controls[J]. Brain Inj,2017,31(13-14):1846-1855.

［18］ van der Naalt J,Timmerman M E,de Koning M E,et al. Early predictors of outcome after mild traumatic brain injury(upfront):an observational cohort study[J]. Lancet Neurol,2017,16(7): 532-540.

［19］ Delouche A,Attyé A,Heck O,et al. Diffusion MRI:pitfalls, literature review and future directions of research in mild traumatic brain injury[J]. Eur J Radiol,2016,85(1):25-30.

［20］ Topolovec-Vranic J,Pollmann-Mudryj M A,Ouchterlony D,et al. The value of serum biomarkers in prediction models of outcome after mild traumatic brain injury[J]. J Trauma,2011,71(5 Suppl 1):S478-S486.

［21］ Spaite D W,Hu C,Bobrow B J,Chikani V,et al. The effect of combined out-of-hospital hypotension and hypoxia on mortality in major traumatic brain injury[J]. Ann Emerg Med,2017, 69(1):62-72.

［22］ Eierud C,Craddock R C,Fletcher S,et al. Neuroimaging after mild traumatic brain injury:review and meta-analysis[J]. Neuroimage Clin,2014,4:283-294.

［23］ Mayer A R,Mannell M V,Ling J,et al. Functional connectivity in mild traumatic brain injury [J]. Hum Brain Mapp,2011,32(11):1825-1835.

[24]　Heidari K,Vafaee A,Rastekenari A M,et al. S100B protein as a screening tool for computed tomography findings after mild traumatic brain injury:systematic review and meta-analysis[J]. Brain Inj,2015,29(10):1-12.

[25]　Posti J P,Takala R S,Runtti H,et al. The levels of glial fibrillary acidic protein and ubiquitin C-terminal hydrolase-L1 during the first week after a traumatic brain injury:correlations with clinical and imaging findings[J]. Neurosurgery,2016,79(3):456-464.

[26]　Heidari K,Asadollahi S,Jamshidian M,et al. Prediction of neuropsychological outcome after mild traumatic brain injury using clinical parameters,serum S100B protein and findings on computed tomography[J]. Brain Inj,2015,29(1):33-40.

[27]　Ganti L,Daneshvar Y,Ayala S,et al. The value of neurocognitive testing for acute outcomes after mild traumatic brain injury[J]. Mil Med Res,2016,3:23.

[28]　Hartwell J L,Spalding M C,Fletcher B,et al. You cannot go home:routine concussion evaluation is not enough[J]. Am Surg,2015,81(4):395-403.

[29]　Foks K A,Cnossen M C,Dippel D W J,et al. Management of mild traumatic brain injury at the emergency department and hospital admission in Europe:a survey of 71 neurotrauma centers participating in the center-TBI study[J]. J Neurotrauma,2017,34(17):2529-2535.

（蒲　军）

第七节　慢性创伤性脑病

慢性创伤性脑病(chronic traumatic encephalopathy,CTE)是一种由轻型颅脑损伤(mTBI)反复发生而导致的神经退行性脑功能障碍。最初的症状常表现为非特异性的认知功能及神经精神障碍,包括抑郁和攻击性增强,最终发展为运动功能障碍和认知功能下降。一个多世纪以来,这种综合征的术语一直在变化,如曾称为"拳打醉酒综合征"和"拳击痴呆"等。风险最高的个体为进行接触性运动者,如橄榄球、拳击和足球运动员。数据显示参加美式足球的运动员风险特别高,美国国家橄榄球联盟(NFL)球员患CTE相关痴呆症的概率是同年龄其他人群的五倍。一项研究剖析了NFL球员捐赠的死后大脑样本,高达87%的样本显示出CTE的病理证据,且CTE严重程度的组织学标志随运动年限的延长而增加。此外,反复暴露于脑震荡和爆炸中的军事人员也有较高风险发展成CTE。

一、病理

早期或轻度CTE中,脑组织常无明显典型变化,偶可见透明隔间腔和侧脑室前角颞角轻度增大。脑白质可能有血管周围间隙增宽,尤其是颞叶。中晚期CTE中,肉眼可见的改变包括脑质量减轻,灰质和白质萎缩(通常较严重的是额叶和前颞叶),侧脑室和第三脑室增大,透明隔间腔增宽,丘脑、下丘脑和乳头体萎缩,胼胝体间峡部变薄,蓝斑和黑质脱色。尽管在最初影响拳击手的CTE报告中描述了小脑的明显异常,但宏观上小脑异常很少出现在伴有其他运动或活动的CTE患者中。根据病理结果,主要将CTE分为四期(图9-1)。

(一) Ⅰ期

Ⅰ期CTE的大脑损伤非常不明显,显微镜下可显示罕见的、孤立的p-tau神经营养因子和神经轴突的血管周围局灶性外膜。神经营养因子和神经胶质神经突起占优势,神经突起的特点是呈点状和线状。p-tau病理常见于额叶、颞叶、岛叶、中隔和顶叶皮质的脑沟深处,尽管也可能有稀疏的神经原纤维缠结(NFT)散在邻近皮质中。在脑沟深处也可能有簇状的p-tau星形细胞缠结。蓝斑中也可见非功能性突起和神经突起。大约一半的Ⅰ期p-tau病理病例显示罕见的TDP-43神经突起。白质中发现反应性小胶

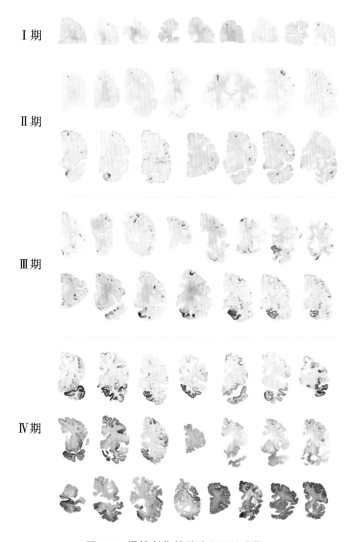

图 9-1 慢性创伤性脑病(CTE)分期

Ⅰ期 CTE 中,p-tau 病理表现为大脑皮质的离散灶,较常见的是在上额叶皮质或外侧额叶皮质,典型的是在脑沟深处的小血管周围;在Ⅱ期 CTE 中,在脑沟深处有多个 p-tau 灶,并有神经纤维病变从这些中心点向邻近皮质的浅表层扩散。内侧颞叶未见神经原纤维 p-tau病理改变;在Ⅲ期 CTE 中,p-tau 病理普遍存在,额叶、岛叶、颞叶和顶叶表现为广泛的神经纤维变性,较严重的是额叶和颞叶,集中在沟的深处。同样在Ⅲ期 CTE 中,杏仁核、海马和内嗅皮质表现出在早期 CTE 中就发现的大量神经纤维病理;在Ⅳ期 CTE 中,有广泛的严重的 p-tau 病理影响大脑皮质和内侧颞叶的大部分区域,除最严重的病例外,其余病例均未影响距骨皮质。所有图像均为 CP-13 免疫染色 50 μm 组织切片

质细胞簇,其轴突肿胀,皮质下的 U 纤维轮廓扭曲。除非年龄超过 50 岁,否则 Aβ 斑块不会在Ⅰ期 CTE患者中出现。含铁血黄素巨噬细胞特征性地存在于白质的小血管周围,通常与 p-tau 异常无关。

（二）Ⅱ期

Ⅱ期 CTE 病例中可以发现细微的宏观变化,包括侧脑室和第三脑室的前角轻度增大,透明隔间腔和蓝斑及黑质呈苍白色。显微镜下,在额叶、颞叶、顶叶、岛叶和中隔皮质的深处发现了多个 p-tau NFT 血管周围病灶的外膜和神经突起。这些大脑中膜由血管周围的 p-tau NFT、前缠结、神经突起和偶尔的胶质细胞组成,并且可能与覆盖在下膜区域的 p-tau 星形胶质细胞缠结相关。在邻近病灶中心的皮质中,NFT 分布于大脑各层,在皮质浅层中数量最多。蓝斑和黑质中也有 NFT。轻微的 TDP-43 病理状态可在Ⅱ期 CTE 病例中发现,表现为异常的神经突起和神经元内含物。在皮质下白质中经常发现反应性小胶质细胞簇,其轴突肿胀,皮质下 U 纤维轮廓扭曲。19% 的Ⅱ期 CTE 者存在 Aβ 斑块,前提是年龄大于50 岁。

(三) Ⅲ期

大多数Ⅲ期CTE患者的大脑表现出宏观变化,尽管总体结构变化相对于显微镜下发现的变化较小。典型表现为脑质量减轻,额颞叶轻度萎缩,侧脑室和第三脑室增大。一半的受试者有隔膜异常,包括透明隔间腔、隔膜穿孔或开窗。蓝斑和黑质苍白,乳头体、丘脑和下丘脑萎缩以及胼胝体变薄是特征性的。显微镜下,在脑沟深处的血管周围,以及皮质浅层的线性排列中,可以发现NFT斑、NFT和星形胶质细胞缠结的融合斑。NFT见于额上、背外侧、间隔、岛叶、颞极、颞上、颞中、颞下和顶下皮质,也可见于嗅球、海马、内嗅皮质、杏仁核、下丘脑、乳头体、黑质、中缝背核和中缝核以及蓝斑。海马中的神经纤维变性包括CA4和CA2区,以及CA1区。

大约1/3的Ⅲ期病例在小脑齿状核和脊髓灰质中偶有NFT。大多数病例中发现TDP-43阳性神经突起和内含物。13%的Ⅲ期CTE病例显示稀疏的弥漫性神经突起Aβ斑块。脑白质异常、有髓神经纤维缺失、轴突营养不良和轴突缺失可能很明显。

(四) Ⅳ期

Ⅳ期CTE患者的大脑显示出脑质量的下降,在某些情况下可能是显著的,大脑质量为1000 g或更少并不罕见。除全身性脑萎缩外,额叶、颞叶、内侧颞叶和丘脑前部也有明显萎缩。白质弥漫性萎缩,胼胝体,特别是峡部变薄。典型的下丘脑底严重变薄,乳头体萎缩。大多数Ⅳ期CTE病例表现为间隔异常,包括间隔空洞、穿孔、开窗或后隔完全缺失。蓝斑和黑质呈苍白色。镜下,在Ⅳ期CTE中,在大脑皮质、海马和黑质中有广泛的髓鞘丢失、白质星形胶质细胞增多和神经元丢失。与Ⅱ层微空泡化相关的额叶和颞叶皮质的神经元缺失和星形胶质细胞增多也很明显。p-tau病理密集分布于大脑、丘脑、下丘脑、乳头体、基底神经节、脑干、小脑齿状核,偶尔也分布于脊髓。初级视觉皮质通常被保留。NFT大部分在细胞外,遍布海马结构,包括齿状回、CA3区、CA2区和CA4区。CA1区通常表现为神经元严重缺失,细胞外大量缠结。p-tau病理学也涉及小脑,包括齿状核、颗粒细胞层,有时还涉及浦肯野细胞。不规则的tau神经突起常见于第四脑室前小脑蚓部的白质。有髓神经纤维明显缺失,轴突营养不良,大脑和小脑白质全部缺失。

二、临床表现

CTE临床表现主要体现在情绪、行为、认知和运动四个方面,可以单个或多个方面同时存在。

(1) 情绪特征:包括抑郁、易怒和绝望,并伴有其他症状,如焦虑和冷漠。

(2) 行为方面:往往包括爆发性和攻击性、冲动控制不佳、洞察力差、偏执、冒险行为、不适当的性行为和物质滥用等。

(3) 认知方面:较突出的缺陷往往是记忆和执行功能缺陷,其他认知症状包括注意不集中、判断和解决问题能力差、言语和视觉空间缺陷,以及晚期痴呆。

(4) 运动症状:包括构音障碍、吞咽困难、协调问题和帕金森综合征(震颤、面部表情减少、僵硬和步态不稳),这可能反映了脑震荡损伤对运动束的中脑损害。

慢性头痛在CTE患者中很常见。此外,在68%的病例中描述了一个进行性过程,大量病例在暴露和临床表现之间有一段潜伏期,即临床特征随着神经病理分期的发展而发展。在Ⅰ期CTE(最轻微的神经病理学)中,常见的临床特征包括头痛和注意不集中;Ⅱ期患者症状常包括抑郁、爆炸性和短期记忆丧失等;Ⅲ期患者表现为执行功能障碍和认知功能障碍;Ⅳ期患者可以表现为找词困难、攻击行为,最终出现痴呆。

针对其临床表现,CTE常需与以下疾病区分:①神经梅毒,其特征是精神变态、人格改变和痴呆;②多发性硬化,以震颤和进行性认知功能下降等为特征;③额叶肿瘤,表现为执行功能障碍、头痛和眼痛;④以肌张力增高、随意运动减少和震颤为特征的纹状体帕金森病。

三、诊断

CTE的诊断标准中,神经病理学特征定义明确,但是完善CTE的体内诊断仍然难以实现,CTE只有在尸检时才能确诊。对神经行为共性、神经病理学、认知和功能症状学、影像学发现和生物标志物的研究,有助于其临床诊断。

（一）临床诊断标准

超过 70% 的无合并症的 CTE 确诊病例的核心诊断特征分为三个方面:认知、行为、情绪。

1. 认知症状　包括记忆和执行功能受损。

2. 行为症状　包括言语和身体暴力行为、爆发性和冲动。

3. 情绪症状　通常包括抑郁。

CTE 的这些临床表现与其他形式的 TBI(如脑震荡后综合征)的鉴别仍然很困难,而且尚不清楚它们是否具有相同的神经病理学特征。虽然临床特征明确,但 CTE 的明确诊断仍然需要尸检。Montinegro 等提出了一种新的诊断标准,称为创伤性脑病综合征(TES)诊断标准。

TES 诊断标准基于 CTE 常见的临床特征,由五个标准组成。

（1）有多重影响史。

（2）无可解释症状的共病。

（3）至少 12 个月内有症状。

（4）至少存在核心临床特征(如情绪、认知或行为障碍)。

（5）至少 12 个月内有支持特征(如头痛或冲动)。

尽管如此,仍有各种各样的临床分类和不同的诊断标准,目前学术界仍没有达成共识。

（二）影像学检查

虽然 CTE 依靠组织学诊断,但影像学检查在诊断及评估疾病严重程度方面仍然有重要意义。

1. MRI　评估 CTE 结构变化的首选成像方式,因为它比 CT 具有更高的敏感性,同时有检测弥漫性轴索损伤的能力。不幸的是,病理性的结构性表现,如灰质萎缩、脑室扩大和透明隔间腔,对 CTE 来说并不是特异性的,因此结构性的表现特征仍不足以诊断 CTE。

使用弥散张量成像(DTI)来评估脑白质完整性已经成为辅助诊断 CTE 的流行工具。研究表明,它可能有助于确定认知功能缺陷与 TBI 之间的关系,以及区分脑损伤的范围,即使损伤是多年前持续的。尸检分析证实了轴突损伤与各向异性分数降低之间的关系。

2. 血氧水平依赖脑功能磁共振成像(BOLD-fMRI)　可以检测血红蛋白的氧合变化,同时与特定任务中的脑功能相关。尽管由于 TBI 时脑血流量会减少,这对 BOLD-fMRI 用于 TBI 研究提出了挑战,但它仍然是分析大脑特定区域活动的新工具。随着在 CTE 中使用结合病理学的配体,将 PET 用于诊断 CTE 正在研究中,研究最充分的是 FDDNP,它可与 NFT 结合。然而,它是非特异性的,因为除了过度磷酸化的 tau 之外,它还与 β-淀粉样蛋白结合。其他示踪剂包括 T807、AV1451 和 flortaucipir,尽管它们的发展还处于初级阶段,但它们有望成为 CTE 生物标志物成像领域中有前景的工具。虽然对这种成像方式的研究显示了不同的摄取区域,但它们始终显示边缘系统和颞叶的示踪剂摄取量增加。

（三）流体生物标志物测定

最新研究发现血液或脑脊液中的流体生物标志物有助于 CTE 的初步诊断。虽然没有单一的流体生物标志物足以或被批准用于诊断,但是有几项研究正在持续进一步研究流体生物候选标志物。虽然也与慢性神经退行性疾病(如阿尔茨海默病)相关,但初步研究支持使用血浆 t-tau 蛋白作为重复头部创伤后损伤严重程度的标志物。多项研究表明,血浆和脑脊液 tau 浓度与暴露于运动性头部撞击的次数相关。Stern 等证明,外泌体 tau 蛋白可以将前橄榄球运动员与健康对照组区分开来,其水平与认知和精神运动能力相关。髓系细胞上表达的触发受体 2(TREM2)是一种参与中枢神经系统炎症小胶质细胞分解的蛋白质,已知与阿尔茨海默病的严重程度相关。小胶质细胞是已知的神经炎症介质,并被发现有助于 CTE 中 tau 蛋白的积累。Alosco 等检测脑脊液中可溶性 TREM2(sTREM2)浓度作为小胶质细胞激活的标志,发现 sTREM2 与总 tau 水平相关,并在回归模型中加强了与 tau 和头部创伤的关系。小胶质细胞也表达趋化因子 CCL11/eotaxin 的同源受体,这是一种与神经变性相关的炎症标志物。CCL11 在美国前足球运动员的背外侧额叶皮质(DLFC)中显著升高,而在脑脊液中无显著升高,能可靠地区分 CTE 和阿尔茨海默病。正在研究的其他有前途的流体生物标志物包括神经丝轻链(NFL)和胶质纤维酸性蛋白(GFAP)。

四、治疗

预防或避免头部遭受创伤,是预防 TBI 发生的唯一方法。接触性运动是重复性轻型颅脑损伤(rmTBI)的常见诱因。预防措施包括接触运动规则的改变和防护装备的改进等,但是直到目前仍然没有任何防护装备可以预防脑震荡。在严格的监督下立即停止比赛和进行适当的医疗管理仍然是预防二次撞击综合征和其他后遗症的关键因素。

虽然对动物模型 CTE 神经生物学机制的多项研究已经取得较大进展,但目前对 CTE 的临床治疗仍然以支持治疗为主。以下总结了目前推荐的治疗方法和有希望的创新方法。

(一)支持治疗

非药物治疗建议包括认知康复、运动疗法、情绪和行为疗法、专注力训练、地中海饮食和有氧运动。前庭康复治疗也推荐用于 rmTBI 所致的内耳损伤。对于那些有视力障碍的患者,建议到职业眼科治疗。暂时没有 FDA 批准的治疗 CTE 的药物。现今使用的药物主要针对症状,用于治疗记忆障碍的药物与治疗阿尔茨海默病的药物类似,如加兰他敏等。除了像哌甲酯这样的兴奋剂,卡比多巴/左旋多巴、普拉克索、金刚烷胺、美金刚这样的多巴胺激动剂也可以治疗冷漠。此外,它们也可以用来治疗注意受损。抗抑郁和焦虑药物包括舍曲林和艾司西酞普兰,尽管医生考虑到自杀的风险并对其进行了一些预防,但还是广泛存在 CTE 患者自杀。

此外,建议优化药物方案,以最大限度地减少药物相互作用,减少可能加剧症状并导致进一步认知功能障碍的药物,如镇静剂和抗胆碱能药物。

(二)免疫治疗

单克隆抗体(单抗)治疗是治疗 CTE 有希望的策略之一。Tau 积累可能是 CTE 最显著的特征,因此是抗体治疗干预最直观的靶点,鉴于磷酸化 tau 蛋白在 CTE 中强烈的神经元内定位性,可以推断细胞内作用抗体在对抗 tau 病方面可能更有效。然而,单克隆抗体的胞内转运具有挑战性,并且高度依赖于受体亲和力和电荷。研究表明 tau 病理通过细胞外机制发生。因此,在细胞外发挥作用或仅仅阻断神经元 p-tau 输入的抗体可能是一种可行的替代方案。理想情况下,有效的单抗免疫疗法将优先针对 tau 蛋白的致病形式,因为 tau 蛋白在促进微管运输组装和轴突运输中具有重要的天然作用。

除了磷酸化外,tau 病理的一个早期标志是它从反式到顺式异构化。最近对阿尔茨海默病患者中脯氨酸异构酶 Pin1 的研究表明,tau 蛋白的异构体特异性的特性可能驱动 tau 蛋白导致异构体病。通常,tau 蛋白通过 Pin1 从顺式转化为反式,但在应激或缺氧条件下可能还原为顺式。与反式 tau 蛋白不同,病理性顺式 tau 蛋白变异与微管无关,并导致整个大脑的顺式 tau 蛋白变性。事实上,顺式 tau 蛋白被发现是在 CTE 患者大脑中的主要亚型。因此,亚型特异性抗体代表了一种选择性靶向 tau 蛋白致病形式的可行方法,目前已经利用对反式 tau 蛋白或非磷酸化 tau 蛋白没有交叉反应性的顺式磷酸化 tau 抗体在体外预防应激诱导的顺式 tau 病。此外,顺式 tau 蛋白导向的单克隆抗体可防止 TBI 诱导的顺式 tau 病,并减少 TBI 依赖的小鼠冒险行为。

许多因素阻碍了人类使用抗体来预防 tau 病。特别是抗体必须有效地穿过血脑屏障,因此抗体必须是人源化的,以防止人类免疫系统对抗体的直接攻击。鉴于大多数致病性 tau 蛋白位于细胞内,tau 抗体的人嵌合化已被证明会改变电荷,最终结合效率降低。虽然目前还没有专门针对 CTE 的临床试验,但至少有 6 项临床试验在探索各种 tau 抗体对阿尔茨海默病患者的治疗效果,如果它们在阿尔茨海默病患者的治疗中显示成功,其中任何一个都可能治疗 CTE 患者的 tau 病。

血脑屏障(BBB)的通透性是影响抗体治疗 CTE 等神经系统疾病效果的主要因素之一。超声技术的最新进展可用于帮助免疫反应或通过血脑屏障的药物传递。此外,单侧聚焦超声(FUS)通过在内皮紧密连接中产生短暂的开口来增加血脑屏障的通透性,已经成为一种候选方法。在阿尔茨海默病模型中,FUS已被证明可协助淀粉样抗体的递送。与FUS联合,顺式p-tau单抗可以治疗CTE模型中的tau病。令人惊讶的是,FUS甚至可以在没有药理学干预的情况下减少tau蛋白。虽然解释这一现象的机制尚不清楚,但一种假设认为,血脑屏障通透性的增加可能会增强CA1锥体神经元过程周围的抗p-tau小胶质细胞活动。低强度脉冲超声(LIPUS)是一种额外的技术,在TBI和阿尔茨海默病的临床前研究中均显示成功,最近被提议用于CTE的非侵入性治疗。在阿尔茨海默病大鼠模型中进行LIPUS治疗后,包括β-淀粉样蛋白、乙酰胆碱酯酶和记忆在内的多项CTE相关指标均有显著改善。

(三)激酶抑制剂

从功能性tau蛋白转变为致病性tau蛋白的主要机制是过度磷酸化。不同位点的磷酸化导致tau蛋白从微管中分离并形成NFT。Tau蛋白的过度磷酸化发生在八个或更多的位点,每个位点都可以通过激酶抑制来行靶向治疗,较关键的磷酸化位点是Thr175和Thr231。Tau蛋白的过度磷酸化激活糖原合成酶激酶-3β(GSK-3β),导致进一步的tau蛋白苏氨酸磷酸化和NFT的形成。GSK-3β之所以成为治疗干预的合理靶点,不仅是因为tau蛋白磷酸化,还因为它在下调抗氧化防御中的作用。GSK-3β抑制血红素加氧酶-1转录所需的转录因子Nrf2,该酶能够代谢与多种神经退行性过程相关的活性氧(ROS)。因此,选择性GSK-3β抑制剂已被探索用来治疗CTE。富马酸二甲酯(DMF)就是这样一种抑制剂,它在一个非TBI的tau病模型中显示了临床前的成功。DMF给药成功激活了Nrf2通路,并预防了p-tau依赖的星形胶质细胞增生和小胶质细胞增生。除了DMF,大多数GSK-3β抑制剂的研究集中在锂治疗上。锂通过结合GSK-3β的镁结合位点直接抑制GSK-3β,也通过激活GSK-3β上游抑制剂磷脂酰肌醇3激酶(PI3K)和蛋白激酶B间接抑制GSK-3β活性。在多种体外和体内模型中,锂治疗已被证明可以改善tau蛋白磷酸化、小胶质细胞激活、神经元死亡、β-淀粉样蛋白形成和神经炎症,同时保留认知功能和血脑屏障完整性。

其他激酶,如周期蛋白依赖性激酶(CDK)也参与了致病性tau蛋白的过度磷酸化。在TBI模型中研究了CDK有效抑制剂roscovitine,并在皮质撞击小鼠模型中证明了神经退行性变的衰减。结合多种激酶的靶向疗法可以提供协同效应,一项研究发现,锂和roscovitine的组合比单独使用单一激酶抑制剂能更好地预防rmTBI中tau病理的发生与进展。这些结果与rmTBI后血清和皮质中磷酸化tau蛋白的显著减少以及运动功能和空间记忆的可挽救性损伤相关。

(四)抗炎

除了tau蛋白的过度磷酸化外,CTE的进展被认为包括继发性炎症和代谢变化的复杂级联,这也可能是治疗干预的潜在靶点。神经元损伤后会发生离子失衡和功能失调的神经递质释放导致的小胶质细胞和星形胶质细胞募集。TBI本身会导致血脑屏障通透性增加,从而导致更大的潜在毒性分子渗入实质,进一步放大神经炎症。小胶质细胞和星形胶质细胞分泌促炎症细胞因子和趋化因子,具有神经毒性或神经保护作用。小胶质细胞通常被认为在TBI中具有保护作用,但慢性小胶质细胞激活、释放与神经退行性变相关的微粒进入循环,这些细胞外囊泡激活促炎症介质,如IL-1β、TNF-α、CCL2、IL-6和NOS2。原发性神经元损伤后电压门控通道的激活也会导致钙离子的涌入,引发复杂的神经退行性变过程。为了维持钙稳态,线粒体必须以细胞呼吸为代价释放细胞内的钙储备。这种线粒体代偿导致高度神经毒性氧化物的形成,诱导DNA损伤、线粒体死亡和细胞凋亡。

活性氧的产生和线粒体应激可能在CTE驱动神经元缺血中起关键作用。这些途径可以通过给予线粒体保护性嘧啶衍生物来阻断。在rmTBI大鼠模型中,腹腔注射一种缩写为"OCH"的嘧啶衍生物可显著保护线粒体呼吸和糖酵解活性。此外,经OCH处理的大鼠显示出CTE相关标志物GFAP、NSE、S100B和β-淀粉样蛋白的减少,以及通过光束行走任务评估的感觉运动控制功能的改善。另一种有希望的控制rmTBI后神经炎症的策略可能是调节花生四烯酸代谢,这一途径在tau病中的作用尚不完全清楚。一项研究发现,花生四烯酸的应用可以延缓阿尔茨海默病患者的神经退行性变,而其他研究表明花生四烯酸是神经退行性变的主要驱动因素。最近的 rmTBI 模型集中于花生四烯酸代谢的产物——内源性大麻素 2-花生四烯酰甘油(2-AG)。抑制单酰甘油脂肪酶(MAGL)可以保持 2-AG 水平,导致促炎症细胞因子、淀粉样蛋白前体和星形胶质细胞反应性的降低。令人鼓舞的是,在 rmTBI 鼠模型中,通过MAGL 抑制剂 JZL184 抑制这一途径也导致相应的神经退行性变、tau 磷酸化和 β-淀粉样蛋白合成的相应减少。

五、总结

CTE 是一种独特的神经退行性疾病,目前只能通过尸检神经病理学检查来确诊。mTBI 的急性后果,包括脑震荡和冲击伤,会导致轴突损伤、微血管破裂、血脑屏障破裂、神经炎症,在某些情况下还会导致少量 p-tau 沉积。需要进一步的研究来确定急性 rmTBI 后发生长期、经常进行性神经退行性变的致病机制。临床上对 CTE 相关特征的研究有限,其临床综合征的临时诊断标准已经提出,并正在根据最新的循证发现进行实质性修订。已有初步研究旨在开发体内流体和神经影像学生物标志物的潜力,以检测潜在的 CTE 神经病理学特征。尽管目前有很多方法旨在改善 CTE 患者的临床症状,但考虑到缺乏循证医学证据的支持,CTE 的最佳治疗方法仍然是支持治疗和预防。因此,需要继续研究防护装备的效能,开发新的防护装备或提高防护装备的防护水平,以最大限度地预防 CTE 的发生。

参 考 文 献

[1] 卢锦江,张志浩. 慢性创伤性脑病的 MRI 研究进展[J]. 中国临床神经外科杂志,2020,25(11):801-804.

[2] 李昱静,陈君涵,蔡凯宇,等. 对抗性运动诱发慢性创伤性脑病的病理机制及其研究进展[J]. 中华创伤杂志,2021,37(4):359-365.

[3] DeFord S M, Wilson M S, Rice A C, et al. Repeated mild brain injuries result in cognitive impairment in B6C3F1 mice[J]. J Neurotrauma,2002,19(4):427-438.

[4] McKee A C, Stern R A, Nowinski C J, et al. The spectrum of disease in chronic traumatic encephalopathy[J]. Brain,2013,136(pt 1):43-64.

[5] Mouzon B C, Bachmeier C, Ferro A, et al. Chronic neuropathological and neurobehavioral changes in a repetitive mild traumatic brain injury model[J]. Ann Neurol,2014,75(2):241-254.

[6] Iverson G L, Gardner A J, McCrory P, et al. A critical review of chronic traumatic encephalopathy [J]. Neurosci Biobehav Rev,2015,56:276-293.

[7] Hay J, Johnson V E, Smith D H, et al. Chronic traumatic encephalopathy: the neuropathological legacy of traumatic brain injury[J]. Annu Rev Pathol,2016,11:21-45.

[8] Kanaan N M, Cox K, Alvarez V E, et al. Characterization of early pathological tau conformations and phosphorylation in chronic traumatic encephalopathy[J]. J Neuropathol Exp Neurol,2016,75(1):19-34.

[9] Alosco M L, Mez J, Tripodis Y, et al. Age of first exposure to tackle football and chronic traumatic encephalopathy[J]. Ann Neurol,2018,83(5):886-901.

[10] Brett B L, Wilmoth K, Cummings P, et al. The neuropathological and clinical diagnostic criteria of chronic traumatic encephalopathy: a critical examination in relation to other neurodegenerative diseases[J]. J Alzheimers Dis,2019,68(2):591-608.

[11] Lee E B, Kinch K, Johnson V E, et al. Chronic traumatic encephalopathy is a common co-morbidity, but less frequent primary dementia in former soccer and rugby players[J]. Acta Neuropathol,2019,138(3):389-399.

[12] Cherry J D, Kim S H, Stein T D, et al. Evolution of neuronal and glial tau isoforms in chronic

traumatic encephalopathy[J]. Brain Pathol,2020,30(5):913-925.

[13] Mariani M,Alosco M L,Mez J,et al. Clinical presentation of chronic traumatic encephalopathy [J]. Semin Neurol,2020,40(4):370-383.

[14] McKee A C. The neuropathology of chronic traumatic encephalopathy:the status of the literature [J]. Semin Neurol,2020,40(4):359-369.

[15] McKee A C,Stein T D,Crary J F,et al. Practical considerations in the diagnosis of mild chronic traumatic encephalopathy and distinction from age-related tau astrogliopathy[J]. J Neuropathol Exp Neurol,2020,79(8):921-924.

[16] Veksler R,Vazana U,Serlin Y,et al. Slow blood-to-brain transport underlies enduring barrier dysfunction in American football players[J]. Brain,2020,143(6):1826-1842.

[17] Asken B M,Rabinovici G D. Identifying degenerative effects of repetitive head trauma with neuroimaging:a clinically-oriented review[J]. Acta Neuropathol Commun,2021,9(1):96.

[18] Bieniek K F,Cairns N J,Crary J F,et al. The second NINDS/NIBIB consensus meeting to define neuropathological criteria for the diagnosis of chronic traumatic encephalopathy [J]. J Neuropathol Exp Neurol,2021,80(3):210-219.

[19] Shively S B,Priemer D S,Stein M B,et al. Pathophysiology of traumatic brain injury,chronic traumatic encephalopathy,and neuropsychiatric clinical expression[J]. Psychiatr Clin North Am, 2021,44(3):443-458.

(张永明 赵鹏程)

第八节 颅脑损伤后的神经心理干预

颅脑损伤后的神经心理缺陷包括认知功能障碍、情感障碍、自我认同改变、洞察力障碍、行为挑战和个性改变等,这些问题严重影响颅脑损伤患者的日常生活及工作。神经认知和神经行为障碍是颅脑损伤的常见后遗症,不同年龄段人群颅脑损伤后神经心理缺陷症状及恢复程度不尽相同,轻型颅脑损伤/脑震荡的急性神经认知后遗症可能包括信息处理速度减慢、注意不集中、执行功能障碍和学习/记忆障碍等。一项研究发现,与大学生运动员相比,青少年运动员在轻型颅脑损伤/脑震荡后可能表现出相对较长的恢复时间,但颅脑损伤后持续2个月以上的神经心理症状在儿童群体中并不常见。

一般情况下,颅脑损伤后神经认知缺陷是短暂的,运动员通常在10天内就能痊愈,而大多数情况下创伤患者在1~3个月就能痊愈,这与动物模型相关研究结论相同,动物实验也显示颅脑冲击损伤后神经代谢从紊乱到稳定的相似的发展过程。但一小部分人,包括青少年和成人,将继续经历脑震荡后综合征(postconcussional syndrome,PCS),这是并非特定于头部和(或)脑损伤的一系列症状,特别是随着伤后时间的延长仍然持续存在,被认为更多地由发病前和其他共病因素(如心理因素)造成而不是轻型颅脑损伤/脑震荡的症状,这一论断一直存在争议。但是很明显PCS是一个复杂的病理过程,可能是由许多不同因素的相互作用维持的。

一、颅脑损伤后神经心理干预的影响因素

20世纪90年代早期,Kay和他在Rusk康复医学研究所的同事提出了颅脑损伤后功能障碍的神经心理学模型,并确定了与功能障碍相关的多种影响因素。这些因素包括神经、生理、心理、人格变量、心理社会问题和诉讼。他们的模型表明,颅脑损伤患者不仅可能有神经损伤,还可能有外周损伤、疼痛、先前存在的心理或个人因素、对损伤的心理反应,以及包括诉讼在内的个人和家庭压力因素。轻型至重型颅脑损伤后心理障碍较为常见。这些情绪变化可能是新生的,可能是对损伤调整的结果,也可能是发病前

精神病史的加重。特别是在颅脑损伤后,焦虑和抑郁的症状经常被报道。

(一) 焦虑

焦虑作为颅脑损伤后常见的神经心理缺陷之一,由于其在使康复复杂化方面的重要性而得到广泛讨论。最近对颅脑损伤多变量预后模型的综述表明,多变量模型中较为可靠的预测因子是伤前心理健康、伤后急性神经心理功能、伤后早期焦虑和女性性别。在一篇综述中,Mallya 和他的同事报道,焦虑是颅脑损伤后常见的精神变化之一,患病率高达 70%。此外,先前有焦虑病史的人出现创伤后焦虑的风险也会增加。因此,患有颅脑损伤并有焦虑病史的患者应进行早期认知行为干预。此外,有文献证明,颅脑损伤后并发 PCS 较强的指标是焦虑和年老。Kay 和他的同事详细介绍了心理因素是如何积累和影响颅脑损伤后的症状表现的。例如,颅脑损伤后的认知能力受损会导致严重的挫败感、心理困扰、社交孤立和自我形象的改变。因此,患者可能会产生焦虑,然后想避免引发焦虑的情况。随着心理压力的加剧,患者可能会经历更大的认知功能障碍,进而加剧他们的情绪障碍,造成比伤害本身更严重的功能障碍。鉴于这些因素,管理脆弱个体的焦虑症状可能是重要的,以尽量缩短症状的持续时间。尽管颅脑损伤后任何程度的焦虑都可能破坏日常功能,但一些人可能会发展为与损伤机制相关的创伤后应激障碍(PTSD)。

(二) 抑郁

抑郁通常与颅脑损伤严重程度有关。有些患者最初可能会经历抑郁,而对另一些患者来说,抑郁会随着时间的推移而发展,因为他们无法恢复到以前的功能水平和(或)在康复过程中变得沮丧。在那些参与诉讼或寻求赔偿的患者中,抑郁是与不良结果密切相关的变量之一。在一项研究中,在急诊科入组的轻型颅脑损伤患者,抑郁与 1 个月和 1 年的 PCS 相关。在一项针对轻型至中型颅脑损伤患者的研究中,自我报告的认知担忧与重度抑郁有关,尽管控制抑郁并不能完全消除所有主观认知担忧。在一项研究中,抑郁也与左侧前扣带回和双侧眶额皮质的区域萎缩有关,该研究对颅脑损伤(主要是机动车碰撞)患者的脑萎缩程度和抑郁症状进行了检查。鉴于额叶-边缘-皮质下结构的损害在脑外伤中很常见,抑郁在所有严重程度的颅脑损伤中都是常见的后果。在对重型颅脑损伤患者进行的一项研究中,与认知缺陷相比,抑郁和焦虑等心理因素与社会和职业功能的持续挑战的相关性更强。这些结果表明,即使在受伤几年后,抑郁也会对功能产生显著的有害影响,而且严重影响残疾康复。心理因素对损伤恢复和调整的影响怎么强调都不为过,应该成为临床干预的主要焦点。

(三) 疼痛

许多遭受颅脑损伤的人还会经历骨科问题、组织损伤和(或)头痛。评估疼痛是治疗计划中至关重要的一步,因为慢性疼痛会导致日常功能紊乱。先前的研究也发现了与慢性疼痛相关的客观神经心理损伤,尽管文献中有相互矛盾的信息。虽然颅脑损伤后的疼痛可以在身体的任何地方出现,但经常发生的是创伤后头痛(PTH)。在一项大型队列研究中,在颅脑损伤后第一年的任何给定时间点,PTH 的发病率为 40%,累积发病率达到 71%。与之前的研究一致,该研究还发现,病前头痛与颅脑损伤后 PTH 的发展有关。从神经认知的角度来看,慢性疼痛会使一个人处于认知功能障碍的风险中,特别是如果伴有抑郁。因此,对有慢性疼痛问题的患者来说,转介到疼痛管理诊所可能是有利的。此外,针对疼痛管理和痛苦耐受性的团体或个人治疗也可能是有益的。

(四) 睡眠障碍

充足的睡眠对于促进身体、认知和心理健康都是至关重要的。各种急性和慢性颅脑损伤经常会导致睡眠中断。例如,在颅脑损伤急性阶段出现嗜睡现象的人很多,然而颅脑损伤慢性恢复期可能出现失眠等睡眠障碍,会对日常功能的各个方面产生负面影响。需要注意的是,颅脑损伤会加剧现有的睡眠问题,或可能引发新的睡眠中断。事实上,据报道,颅脑损伤后睡眠障碍的发生率可能达 30%~70%。睡眠中断可以从轻微到严重,通常涉及睡眠开始和(或)维持困难。睡眠障碍有多种类型,如嗜睡症、阻塞性睡眠呼吸暂停、睡眠行为障碍(如梦游、夜惊)和失眠。

从神经认知的角度来看,失眠会有各种各样的负面后果,比如扰乱日常认知过程。例如,许多人描述在疲劳的情况下感到头昏眼花或信息处理缓慢。Fortier-Brochu 和同事发现，与健康对照组相比，失眠的患者的认知结果更差（低到中等程度）。特别是，在情景记忆、工作记忆、注意方面（即反应时间、信息处理）和问题解决方面的认知功能下降。如果睡眠问题持续存在，建议由专家进行评估，以制订针对睡眠的适当治疗计划，并可能考虑通过药物管理进行急性干预。

（五）酒精及药品滥用

研究发现过度使用酒精及药品与颅脑损伤后神经心理行为、职业和生活满意度差相关，这也是为什么临床医生必须考虑和评估颅脑损伤患者的酒精和药品使用情况。对颅脑损伤患者来说，较严重滥用的物质之一是酒精，据估计，大约 40％的颅脑损伤康复患者在受伤前有严重饮酒史。此外，研究表明，10％～20％的颅脑损伤患者在损伤后会发展为非法药物滥用（此外还有大量在颅脑损伤前有药物滥用史的患者在颅脑损伤后又恢复到药物滥用状态）。使用定量神经成像的研究发现，与不使用酒精或药品的颅脑损伤患者相比，有酒精或药品滥用史的颅脑损伤患者可能出现更严重的非特异性萎缩，这可能暗示了滥用酒精或药品对颅脑损伤的附加影响。虽然一些研究表明，急性酒精中毒可能在颅脑损伤后具有神经保护作用，但其他研究表明，在颅脑损伤时有酒精中毒的人往往比未发生酒精中毒的人认知恢复更差。具体来说，这些人的缺陷包括视觉空间能力受损，即时和延迟记忆、处理速度和执行功能降低。然而，急性酒精中毒可能不是导致颅脑损伤后认知功能不良的主要因素，因为这些人更有可能在颅脑损伤前有长期的慢性饮酒史。因此，不良的认知结果可能反映，或至少提示了颅脑损伤前长期饮酒的有害影响。总之，颅脑损伤前和颅脑损伤后酒精和药品使用与颅脑损伤后认知功能的不同方面呈负相关。

二、颅脑损伤急性期神经心理康复的干预

在重型颅脑损伤急性期，患者如果有反应，则表现出唤醒、反应性改变、行为障碍和精神症状的变化。大约 1/3 的患者表现出意识受损，大约同样比例的患者可能表现出激动的行为和对自己的伤害缺乏了解。这是一种意识、感知和认知改变的状态（Goldstein，1952）。主要表现出与沟通相关的症状，如言语攻击、亵渎、大喊大叫以及污言秽语等，有时还用身体及肢体攻击作为沟通缺陷的替代。但也有患者表现为相反的症状，如冷漠、退缩和被动隐藏等。因此，在急性颅脑损伤的情况下，神经心理学家的任务有以下五个方面。

（1）诊断（认知、情感）。

（2）为患者提供治疗支持。

（3）计划和管理行为干预，包括教导其他团队成员。

（4）在团队合作中体现神经心理学的观点，包括对员工的监督和教学。

（5）为患者家庭提供支持。

积极干预的原则应渗透到治疗急性重型颅脑损伤患者的整个医疗过程（包括医疗环境、治疗理念、医患关系、人员教育等）。

损伤后早期的神经心理评估旨在提供有关患者认知状态、资源和局限性的详细信息。如果患者在其他认知维度（如注意、沟通、空间能力、新信息的学习和执行功能）方面能够合作，则可以在患者仍处于 PTA 状态时进行神经心理检查。然而，考虑到注意下降、疲劳感强、运动能力下降和其他限制，检查需要量身定制。在办公室进行神经心理学评估的传统模式需要抛弃，这种评估需要大量标准化的心理测量试验。卢里亚的神经心理学调查，是一种床旁评估或病房早期评估，就是在这种要求上发展起来的，基本方法是系统地评估认知功能，从简单的任务开始，然后增加复杂性，可以通过使用不同教科书中提供的更容易的任务来完成。对于认知能力较强的患者，有较短的固定神经心理测试体系，例如可重复使用的神经心理状态评估测试组系（RBANS），这是一种颅脑损伤后的筛查工具。这种工具提供了以下测量：即时和延迟记忆、视觉空间和构造能力、注意和言语功能。它由 12 个子测试组成，大约需要 30 min 来完成。建议将 RBANS 用于急性护理环境中的筛查，并通过重复实施措施来跟踪康复情况。

孤立的症状，如忽视、执行障碍，以及日常注意和记忆的损害等，与日常问题密切相关。职业治疗师

也可以使用执行障碍综合征(BADS)的行为量表来评估,包括计划、组织、解决问题和注意方面的障碍测试。该测试测量六个认知领域:时间判断、思维灵活性、解决问题、计划、策略形成和表现监控。此外,执行障碍问卷(DEX)也可以用来评估有关人格、动机和行为问题等领域。Rivermead 行为记忆测试包括十四个子测试,评估视觉、言语、回忆、识别以及即时和延迟的日常记忆等。此外,前瞻记忆技能和学习新信息的能力也可以被评估。行为忽视测试(BIT)的目的是评估是否存在偏侧视觉忽视缺陷及其程度,以及对日常生活的影响。日常注意测试(TEA)旨在测量注意功能的三个方面:选择性和持续性注意和心理转移。

当洞察力严重受损时,患者可能会否认自己受到了伤害,有明显的精神疾病症状、误解等。尽管有明显的问题,但他们可能想要回家或工作,经常烦躁不安,甚至试图拔掉各种医疗导管。当能够四处走动时,他们可能会进入其他患者的房间或离开病房。应用行为分析(ABA)是一种行为治疗的应用形式,旨在开发可观察到的行为变化的程序,从而用来改变具有不同认知和沟通能力的人及进行异常行为治疗。最初的治疗主要集中在降低伤后异常行为负面后果的严重程度或改善行为改变的预后上,最近重点已转向采用积极的干预措施来构建环境和增加沟通,以最大限度地减少异常行为,即积极行为干预和支持的方法(PBIS)。

Ylvisaker 和他的同事总结了这种方法的积极因素。

(1)有针对性地规划环境结构。

(2)主动调整任务和预期。

(3)提供有意义且易于理解的日常事务(可能包括使用外部图形管理器,以确保符合任务、日程安排和习惯要求)。

(4)保证有足够的选择和控制。

(5)参与对个人有意义的活动。

(6)与伙伴一起锻炼。

(7)在困难的任务前有计划地发展积极的行为。

(8)在适当的先行支持/提示下确保无错误学习。

(9)有计划地与沟通伙伴进行积极、支持性的沟通。

(10)发展积极沟通替代消极行为。

一般情况下,行为干预应该被视为颅脑损伤后影响儿童和成人的行为问题的实践指南。应根据功能行为个性化评估的现有证据,为颅脑损伤后有攻击行为的个体提供系统的有组织的行为干预和支持。

早期阶段,为患者提供一个相对安静、结构合理的环境是至关重要的。构建良好住院环境,减少外部刺激有助于重新确定地点、时间和人,建议使用单间或稳定的隔离病房与其他患者隔离开,并在门上标上清晰而简单的标志,以确定谁住在哪个房间。墙上挂一张大日历,上面显示当前的日期,这可能有助于恢复患者对时间的感知。贴上患者生活中最重要的人的大照片,为患者提供与其身份等相关的信息。一些情感相关的物品可能也会有帮助。为了让患者记住生命中的这个关键时期,可以提供一个简单的笔记本,鼓励患者亲属和其他探视者记录一次探视或记录患者在健康状况良好的情况下可能感兴趣或想参加的活动。建议提供充裕的探访时间。清晰的楼层平面图和靠近理疗和职业治疗训练区域,有助于患者恢复空间学习和记忆能力,增强独立性。应避免噪声干扰,杂物和危险物体应由工作人员以安全的方式处理。

颅脑损伤急性期患者往往注意持续时间较短,记忆及认知能力差,身体容易疲劳,对神经心理康复时间必须严格限制。住院患者建议短时间重复训练,训练时间建议不超过 45 min。训练时间在上午 9 时到下午 4 时之间,下午和晚上对于那些需要外部刺激才能恢复精神的焦躁不安、迷失方向的患者来说是非常长的时间。

三、颅脑损伤后期神经心理康复的干预

(一)认知功能障碍的干预

认知评估的目的是确定任何认知、情感、行为或功能障碍的性质,并根据患者参与日常生活、工作、教

育、社交和休闲活动的能力来确定功能状况。康复小组成员必须参与认知功能的评估,包括临床心理学家、语言治疗师和职业治疗师。团队所有成员参与,有助于发现患者日常活动中的功能性心理缺陷问题,但职业治疗师在这个过程中起着最主要的作用。

颅脑损伤可能导致洞察力受损。克莱尔提出了阿尔茨海默病的生物-心理-社会意识模型,适用于大多数神经损伤意识障碍患者,另一个有用的模型是 Crosson 等提出的分层模型。这表明意识可能是智力的、紧急的或可预见性的。智力意识指的是知道你有缺陷,但不一定在问题发生时意识到问题的发生。紧急意识是指问题发生时的"在线"意识,而预见性意识是指利用对意识的了解来预测问题并采取措施防止问题发生。有多种工具可以用来检查洞察力,包括洞察力访谈。

情绪、情感和行为的评估对康复计划至关重要。首先,情绪障碍是颅脑损伤后常见的疾病,它本身就是重要的治疗靶点。其次,情绪障碍可能对认知有影响,因此对情绪的评估对于解释认知测试中的表现很重要。最后,情绪障碍可能是限制患者参与日常生活活动的主要因素,因此,确定这一点很重要,以便适当指导治疗工作。

认知功能障碍的康复有几种方法。世界卫生组织《国际功能分类》从身体结构、身体功能、活动和参与的角度来考虑健康问题,这也与康复干预有关。因此,我们可以通过药物疗法或干细胞植入等旨在让大脑修复的干预措施,针对身体结构进行康复努力,但这些仍主要停留在研究领域,而不能常规用于临床治疗。临床治疗可以特定的认知功能为目标,以恢复正常功能,或者以教学策略为目标,在广泛的情况下弥补缺陷。让我们设想一下,有一个患者,他的记忆有问题,导致他的日常生活包括工作活动都有困难。如果我们能从总体上改善他的记忆功能,那么他的记忆受损所影响的各个方面的功能都会随之改善。但如果我们不能改善记忆本身,我们可能需要查看受影响的具体任务,并使患者能够弥补与每项任务相关的记忆受损。前一种方法如果有效,会更有效率,但如果我们不能以非常普遍的方式改善记忆,那么后一种方法将更有可能带来日常功能的真正改善,尽管可能仅限于康复背景下的一些特定情况。

为了确定哪种康复方法是最合适的,重要的是参考与特定认知功能障碍治疗相关的证据基础。这一证据基础仍然有限,但足够大,已经进行了几次系统综述并产生了临床指南文件。

如前所述,意识在康复中是一个关键问题,这在很大程度上依赖于患者独立地实施策略来弥补日常生活中的缺陷。如果患者缺乏洞察力,那么应该仔细注意可能导致这种情况的因素。对于一些人来说,洞察力的不足来自注意不集中,这阻碍了自我监控,因此患者在出现问题时无法注意到问题(这与社交能力差特别相关)。同样,记忆受损也可能意味着患者不能记住错误的性质或频率。执行功能的缺陷可能意味着患者无法预见行为的后果。尚未重返工作岗位的患者可能很难理解日常工作过程中提出的认知要求,直到他们真正置身于那种情况(或类似的情况)才能理解。根据洞察力问题的原因,干预方式会有所不同。然而,对于大多数洞察力不足的患者,应适当地结合一些关于颅脑损伤的教育,强调积极应对。提高洞察力的训练目标,必须在明确功能性的目标的前提下积极设置,尽管通常情况下,患者的最终目标可能无法实现。对于一些患者来说,改善洞察力是不可能的,因此有必要关注环境的改变,以减少对患者的认知需求。

(二)记忆障碍

很少有证据表明,记忆可以通过简单的脑力锻炼或练习(如记忆列表或物体,玩电脑游戏)来改善。人们在记忆练习方面可以取得更好的成绩,但这可能不会转化为日常记忆功能的改善。有更有力的证据支持使用策略/辅助来弥补记忆损害。Cicerone 等和 Velikonja 得出结论,对于那些有轻型颅脑损伤的患者来说,使用内部记忆策略的训练以及使用笔记本或日记等外部记忆辅助工具的训练应该成为标准训练。内部记忆策略包括使用视觉意象和其他旨在改善信息编码的心理联想策略。对于那些有更严重损害的人,建议使用外部记忆辅助工具,包括使用电子提醒设备。最广泛评估的电子提醒系统是 NeuroPage,但许多不同形式的提醒技术已经被证明可以提高患者对日常活动的记忆能力。在记忆康复中,一种方法并不适用于所有人。重要的是要与患者及其亲属一起构建一个记忆辅助/策略系统,以满足患者(或患者及其亲属想要患者拥有的)日常记忆需求。

（三）注意障碍

尽管早期有一些证据表明,使用计算机认知培训计划能够改善特定的注意功能障碍,但这些培训计划的证据很少。最近的审查和指南文件不推荐使用去情境化的计算机培训,因为缺乏对日常功能的通用性。但也有人提出了其他一些具体建议,包括使用元认知策略;通过实践训练双重任务处理,以促进任务自动化;使用认知行为疗法可能干扰注意集中的情绪和睡眠障碍;改变或管理环境,以减少注意需求。Ponsford 和他的同事还得出结论:哌甲酯可以提高颅脑损伤患者的处理速度(根据标准化测试进行测量),但对日常功能的影响尚未确定。通过直接进行功能性活动,患者可能会发展出一些策略来弥补注意障碍,或者在某些情况下,对某一特定任务变得熟练,这样该任务则可能只需要更少的有意识注意,更少因注意不佳而导致发生错误。通常,在一个功能性情境中学习到的策略可以应用到其他情境中。例如,在执行一项任务时,使用大声说话的策略来管理注意,这种方法可以应用于多种情况。

（四）执行力障碍

"执行力"一词涉及有效地计划解决问题和实现预期目标所需的认知技能。几项研究表明,解决问题的培训可能是有用的,至少对于那些受损害更大的人来说肯定是有帮助的。培训涉及患者解决问题时所要经历的一系列阶段(识别问题,确定目标,确定可能的解决方案,选择解决方案,制订计划,实施计划,监测进度等)。目标管理培训使用自我教学方法,并根据教导患者使用"精神黑板"来编写预期目标/任务的概念,开发精神检查程序以更有效地维持注意集中于任务和预期目标完成上。这是元认知策略的一个很好的例子,现在有足够的证据表明其在几个指南文件中得到了较高级别的推荐。

（五）情绪障碍

颅脑损伤后的情绪变化是很常见的,其中一些变化则是对伤病及其后果的正常反应和调整。然而,很大一部分人在颅脑损伤后会患上情绪障碍。在英国,人群患病率调查显示,广泛性焦虑症(GAD)的患病率为 5.9%,抑郁症的患病率为 3.3%;然而,对颅脑损伤人群的研究表明,这一比例要高得多,在 Zaninotto 等的系统综述中,据报道抑郁症的发病率高达 77%,而 Kreutzer 等、Jorge 等和 Seel 等发现颅脑损伤患者的抑郁症发病率分别为 42%、33% 和 27%。神经心理测试还表明,抑郁症患者的认知功能障碍程度更高。Whelan-Goodinson 等发现受伤后长达 5.5 年的抑郁症患病率为 65%,焦虑症患病率为 38%。Osborne-Crowley 等发现,11% 的人被诊断为广泛性焦虑症,37% 的人在颅脑损伤后有明显的临床焦虑,并且在受伤后 2~5 年焦虑状态最为普遍。

研究表明,有颅脑损伤病史的人死于自杀的可能性是普通人群的 1.55~4.05 倍。他们的自杀意念水平也是一般人(2.1%~10%)的 1.25 倍。患者患创伤后应激障碍(PTSD)的风险也更高。Calson 等在系统回顾中发现,与非军事创伤相关的颅脑损伤患者发生 PTSD 的概率为 14%~56%。

颅脑损伤后情绪障碍的发展可能是多种因素综合作用的结果,包括伤害对认知和身体的影响,导致就业、人际关系、活动和社会支持等方面的变化。发病前的风险因素,如先前存在的情绪障碍、生活应激源和不适应的应对行为也可能起到作用。此外,损伤导致的神经解剖学变化也可能造成影响,尽管具体机制还不完全清楚。人们认为,涉及前额皮质、杏仁核、海马、基底节和丘脑的结构或回路的破坏可能会对神经递质系统产生影响和破坏。

情绪障碍的识别和治疗是颅脑损伤康复不可或缺的一部分,可能会影响个体接受其他康复治疗。情绪障碍的评估应该在康复过程的每个阶段进行,包括早期阶段,在这一阶段,PTSD 等因素可能会对个人参与康复的能力产生更大的影响。应该使用多方面的评估方法。由于认知症状、损伤后症状和焦虑/抑郁症状的重叠,仅仅依靠一种衡量标准既可能无济于事,也可能会导致对精神障碍水平的高估。相反,应该考虑到发病前的因素、受损区域、认知特征、个体对其经历的描述,如果可能,还应该考虑来自其他人的重要信息以及参与个体护理的其他专业人员的观察结果,从而使用一种公式化的方法进行情绪障碍评估。在监测的同时,应该向个体和其他参与护理的人提供教育和支持,以确保情绪障碍不会随着时间的推移而发展。

　　颅脑损伤中情绪障碍的治疗是复杂的,单独治疗不太可能有效。干预通常涉及认知行为治疗(CBT)、系统和行为方法。通常,除了药物干预外,还需要多种治疗方法结合应用。心理干预可能需要一个全面的整体康复计划,同时还需要个体治疗才能起效。颅脑损伤的认知后果,如处理速度下降、记忆、执行功能和注意缺陷,可能意味着治疗的措施需要调整。可以采取更短的会话、较少的书面信息、增加会话的结构以及让其他人参与作为会话内容的记忆辅助等形式辅助治疗颅脑损伤患者。在治疗中应用的往往是 CBT 的原则,而不是完全的手动方法。一些随机对照试验(RCT)显示了良好的结果,证明 CBT 在焦虑方面的有效使用是积极的。Verberne 等在一篇关于治疗获得性颅脑损伤神经精神后果的心理干预的系统综述中,引用了四项高质量的研究,表明 CBT 后获得性颅脑损伤患者的焦虑程度降低。也有证据表明 CBT 可用于患抑郁症的颅脑损伤患者。Ponsford 报道了一项随机对照试验来评估一种 CBT 方案,该方案发现,在干预18周后,患者的焦虑和抑郁症状有所减轻,社会心理功能有所改善。

　　近年来,接纳承诺疗法(ACT)已被更广泛地用于治疗心理疾病,特别是与慢性健康状况有关的心理疾病。ACT 的目的不是改变困难经历的内容,因为通常健康状况本身是无法改变的,治疗的重点是能够管理对困难的想法和经历,同时继续从事与个人价值体系相一致的活动。对于有颅脑损伤的人来说,这种方法可能有助于他们适应由于颅脑损伤而产生的变化,使他们能够继续正常生活。综述强调了在颅脑损伤人群中使用 ACT 可能是合适的。其他方法在颅脑损伤患者的心理干预方面也显示出一些效用,包括正念和同情心聚焦疗法。

(六)自我认同障碍

　　自我认同可以被描述为一组我们在任何特定时刻对自己的态度和信念。因此,自我认同是我们对自己的看法或建构。自我意识基于我们的过去和现在,以及我们预期的未来,是一个可以随着时间而改变的多方面的、流动的结构。自我认同也与我们的社会认同密切相关。Ownsworth 描述了促成自我认同构建的因素和模型,提出自我认同本质上是社会性的,因为个体从群体成员中获得自我认同。

　　颅脑损伤对自我认同提出了挑战,因为它经常与社会、情感、认知和身体功能的丧失或改变以及角色、社会关系的丧失或改变有关,有时还与身体外表有关。这些变化被认为是一种威胁,因为它们可以改变或挑战我们的身份。Ben-Yishay 描述了一种灾难性的反应,这是对受伤后自我表征与受伤后现实之间存在差异威胁的反应。将身份重建为有组织的、令人信服的和合理的过程被认为是康复过程的核心。

　　因此,自我认同是评估颅脑损伤患者时需要考虑的一个重要因素,并且应该是整体神经心理康复项目的核心。例如,Oliver Zangwill 中心的 Y 型康复模型就是基于颅脑损伤后发生的自我认同差异而构建的。传统上,颅脑损伤后的结果是由心理健康、认知或功能结果来衡量的,自我认同的改变被认为是颅脑损伤适应和调整的重要因素,因此,为颅脑损伤患者提供康复服务的多学科团队应该考虑自我认同的变化。

(七)神经行为和人格改变

　　颅脑损伤后的神经行为和人格改变是复杂的、相互作用的产物,涉及神经功能障碍、社会需求、先前建立的行为模式和个人对这些因素的综合反应。复杂性突出体现在需要考虑颅脑损伤的神经、心理和社会方面的影响,包括人际关系、社会参与和职业活动。颅脑损伤患者独立生活的能力被削弱,影响其家庭动态和作用,限制其康复和重返社区。

　　颅脑损伤后的行为障碍可表现为不恰当的发声(如频繁尖叫、大喊)、对医疗管理或设备不耐受、定向或扩散的攻击性、放纵或性行为。激动的颅脑损伤患者可能对自己、家人、工作人员构成危险,偶尔也会对其他患者构成危险。颅脑损伤后的行为改变也可能表现为冷漠或缺乏初始化,导致退出活动,这是不太明显的,但同样重要的是,应认识到这是一种具有挑战性的行为形式。报道的神经行为改变(NBC)的患病率从10%到96%不等,根据使用的确切定义和研究环境的不同而不同。NBC 给患者家庭和护理人员带来了负担,其有直接和长期的影响。

　　无论何时发现 NBC,第一个关键步骤总是评估和排除可进行医学治疗的焦虑或痛苦来源,如疼痛/不适、酒精/药品戒断、情绪障碍、尿潴留、便秘。下一个关键步骤是评估患者行为是否具有攻击性,是否需要干预。

专家经神经心理评估后建议进行行为管理和认知康复。临床神经心理学家可能参与协调行为管理计划,为所有与患者互动的人持续提供帮助。他们还在确保系统信息共享和提供有关颅脑损伤的心理教育方面发挥着关键作用。建议使用降级技术,但没有普遍接受的模型,核心技能集也没有明确定义。

若患者有严重的攻击行为,可以考虑用药物干预,但必须进行个性化调整,从低剂量开始,并监测不良反应。带有镇静作用的药物应尽可能避免使用,应在提供药物干预的同时提供专家行为评估和管理。

行为评估的主要目标是确定驱动和维持所关注的特定行为的因素,并了解行为的功能。评估包括从多个来源收集各种信息。进行神经心理学评估可以了解患者个人的强项和弱点的概况。正式的评估可能不会突出颅脑损伤对功能的真正影响。

颅脑损伤患者可能表现出类似类型的 NBC,但潜在原因可能存在很大差异。

最近的研究表明,行为方法,如积极行为支持(PBS)和应急管理在一系列环境中都是有效的。个性化的 PBS 包括最大限度地选择计划活动,使用时间表,进行每日反馈,强调优势和成就,学习颅脑损伤的相关知识和培训管理焦虑等。应急管理包括干预措施,如在安全的情况下不对攻击行为做出反应,以及在患者表现出所需的非攻击行为时提供社会互动和强化,以强化这些行为。这种干预在具有治疗环境的神经行为环境中最有效;可以营造一种社会氛围和文化,提高积极性,鼓励成功,最大限度地减少认知功能障碍,并定期加强适当的行为意识和提高技能水平,有多学科团队参与。从长远来看,以这种方式进行神经行为康复可以节省医疗费用。

(八)群体康复

自 20 世纪 40 年代以来,小组治疗已经成为颅脑损伤康复的一个公认特征。在整体康复计划中,除了个体元素外,还经常使用小组。例如,Oliver Zangwill 中心将小组学习作为其强化门诊项目管理的一部分,包括对认知、情绪管理和沟通的干预。

整体神经心理康复的核心组成部分之一是建立一种治疗环境,一种支持和治疗水平高的社会环境。Ben-Yishay 认为,这种社会环境有助于患者发展他们的认同感,他们可以将这种认同感应用到其他社会环境中。

有几种方法可以使群体方法对个体产生有益的影响。由于自我认同与群体成员联系在一起,因此群体方法在颅脑损伤后的身份重建中发挥作用。研究表明,颅脑损伤后的群体干预产生积极自我概念的可能性是单独进行康复治疗的 2 倍。颅脑损伤可能与耻辱感和羞耻感有关,而认识那些与他们对颅脑损伤的看法不一致的人,可能有助于扩大患者对颅脑损伤的理解,并使经验正常化,从而消除这些患者对颅脑损伤的耻辱感,减少相关的羞耻感。von Mensenkampff 等报道了他们对颅脑损伤群体进行治疗干预时参与者获得的一些好处,包括正常化效果、接受帮助、发现新的身份和积极的心理健康变化。Patterson 等得出结论,群体干预有助于分享经验、减少孤立、接受帮助和反馈,以及协助患者调整和适应颅脑损伤后的生活。

团体疗法也可能对康复的其他方面产生有益的影响。小组成员被认为是在一个安全的环境中体验社会学习,然后可以转移到一个人生活的其他领域。加强社会联系已被确定为获得性颅脑损伤幸存者的首要目标。群体方法可以提供超越康复环境范围的社会机会和群体成员资格,使他们有机会建立友谊和进行有意义的日常活动,这些活动除可以在有限时间内提供保健之外,还会对生活质量产生积极影响。

四、总结

颅脑损伤导致一系列认知、情感、行为和功能障碍,这些障碍相互作用而产生复杂、独特的问题,这些问题严重影响颅脑损伤患者日常生活及工作。神经心理学评估可以为了解患者目前的功能提供一个框架,并可用于通知和指导康复干预。考虑到颅脑损伤的严重程度和影响功能的许多个体因素,神经心理学评估有助于评估发病前的能力、认知能力的强弱和共病因素。识别复杂的合并症,可以指导其他干预措施。对这些复杂因素进行针对性治疗,可显著促进患者的功能恢复和提高生活质量。神经心理学评估在识别每个患者独特的认知特征方面非常有指导意义,可以用来指导个性化的康复治疗和认知功能的恢复治疗方案的制订。

参 考 文 献

［1］ Dikmen S S,Ross B L,Machamer J E,et al. One year psychosocial outcome in head injury[J]. J Int Neuropsychol Soc,1995,1(1):67-77.

［2］ Parry-Jones B L,Vaughan F L,Miles Cox W. Traumatic brain injury and substance misuse:a systematic review of prevalence and outcomes research(1994-2004)[J]. Neuropsychol Rehabil, 2006,16(5):537-560.

［3］ Bornhofen C,McDonald S. Emotion perception deficits following traumatic brain injury:a review of the evidence and rationale for intervention[J]. J Int Neuropsychol Soc,2008,14(4):511-525.

［4］ Babikian T,Satz P,Zaucha K,et al. The UCLA longitudinal study of neurocognitive outcomes following mild pediatric traumatic brain injury[J]. J Int Neuropsychol Soc,2011,17(5):886-895.

［5］ Moretti L,Cristofori I,Weaver S M,et al. Cognitive decline in older adults with a history of traumatic brain injury[J]. Lancet Neurol,2012,11(12):1103-1112.

［6］ Barnes D E,Kaup A,Kirby K A,et al. Traumatic brain injury and risk of dementia in older veterans[J]. Neurology,2014,83(4):312-319.

［7］ Tsaousides T,D'Antonio E,Varbanova V,et al. Delivering group treatment via videoconference to individuals with traumatic brain injury:a feasibility study[J]. Neuropsychol Rehabil,2014,24(5): 784-803.

［8］ Batty R,Francis A,Thomas N,et al. Executive dysfunction in psychosis following traumatic brain injury(PFTBI)[J]. J Clin Exp Neuropsychol,2015,37(9):917-930.

［9］ Nelson L D,LaRoche A A,Pfaller A Y,et al. Prospective,head-to-head study of three computerized neurocognitive assessment tools(CNTs):reliability and validity for the assessment of sport-related concussion[J]. J Int Neuropsychol Soc,2016,22(1):24-37.

［10］ Smeets S M,Vink M,Ponds R M,et al. Changes in impaired self-awareness after acquired brain injury in patients following intensive neuropsychological rehabilitation [J]. Neuropsychol Rehabil,2017,27(1):116-132.

［11］ Curvis W,Simpson J,Hampson N. Factors associated with self-esteem following acquired brain injury in adults:a systematic review[J]. Neuropsychol Rehabil,2018,28(1):142-183.

［12］ Bivona U,Costa A,Contrada M,et al. Depression,apathy and impaired self-awareness following severe traumatic brain injury:a preliminary investigation[J]. Brain Inj,2019,33(9):1245-1256.

［13］ Osborne-Crowley K,Wilson E,De Blasio F,et al. Preserved rapid conceptual processing of emotional expressions despite reduced neuropsychological performance following traumatic brain injury[J]. Neuropsychology,2019,33(6):872-882.

［14］ Sander A M,Hanks R A,Ianni P A,et al. Sociocultural factors influencing caregiver appraisals following traumatic brain injury[J]. Arch Phys Med Rehabil,2019,100:S58-S64.

［15］ Slowinski A,Coetzer R,Byrne C. Pharmacotherapy effectiveness in treating depression after traumatic brain injury:a meta-analysis[J]. J Neuropsychiatry Clin Neurosci,2019,31(3): 220-227.

［16］ Vos L,Poritz J M P,Ngan E,et al. The relationship between resilience,emotional distress,and community participation outcomes following traumatic brain injury[J]. Brain Inj,2019,33(13-14):1615-1623.

[17] Beadle E J,Ownsworth T,Fleming J,et al. The nature of occupational gaps and relationship with mood,psychosocial functioning and self-discrepancy after severe traumatic brain injury[J]. Disabil Rehabil,2020,42(10):1414-1422.

[18] Shany-Ur T,Bloch A,Salomon-Shushan T,et al. Efficacy of postacute neuropsychological rehabilitation for patients with acquired brain injuries is maintained in the long-term[J]. J Int Neuropsychol Soc,2020,26(1):130-141.

[19] Wearne T A,Osborne-Crowley K,Logan J A,et al. Understanding how others feel:evaluating the relationship between empathy and various aspects of emotion recognition following severe traumatic brain injury[J]. Neuropsychology,2020,34(3):288-297.

[20] Verberne D P J,Ponds R W H M,Kroese M E A L,et al. Long-term psychosocial outcome following mild traumatic brain injury and minor stroke:a direct longitudinal comparison[J]. J Neurol,2021,268(6):2132-2140.

（张永明　赵鹏程）

第九节　颅脑损伤后视觉功能障碍的康复与治疗

　　视觉功能障碍及视觉相关症状是颅脑损伤（TBI）常见但经常被忽视的后遗症。大约 70％的大脑要么直接参与视觉处理,要么是其他感官处理的组成部分。12 对颅神经中有 6 对与视觉和眼功能有关。此外,在颅脑损伤中较容易受伤的大脑区域（额叶、枕叶、颞叶和顶叶,以及连接中脑和皮质的长轴突纤维）与视觉有关。因此,即使是轻型颅脑损伤,也可能导致严重的视力障碍,对患者身体健康及生活质量产生不利影响。

一、视觉功能的生理机制

　　根据大脑皮质表面映射的估计,大约有 1/3 的人类新皮质用于处理视觉。研究发现大约有 305 条皮质内通路,连接着与视觉功能相关的 32 个不同皮质区域（其中 25 个被认为主要参与或专门涉及视觉功能,7 个被认为是视觉关联区域）。每个视网膜上的 100 万个神经节细胞约占大脑所有感觉输入纤维的 70％,相比之下,听觉神经只由大约 35000 根神经纤维组成。12 对颅神经中有 4 对辅助视力（CN Ⅱ、CN Ⅲ、CN Ⅳ 和 CN Ⅵ）,另外 2 对颅神经供应从眼球（CN Ⅴ）到眼睑（CN Ⅶ）的感觉和运动功能。多个皮质下视觉基底参与双眼协调、视觉注意、整合多模态刺激、知觉连贯以及参与日间调节的非视觉光加工。除了这些皮质下区域外,多个脑回及脑叶参与视觉处理。枕叶包含初级视觉皮质,用于视觉的初始加工,如轮廓、对比和深度。颞下叶参与物体识别,颞中叶参与运动加工,顶叶参与空间组织和视觉注意加工。枕侧颞叶皮质与字形识别有关,从该区域到语言和阅读区域的垂直枕叶束受损会导致纯粹的字形盲。额叶和前额叶相邻区域参与运动规划和自我定向眼球运动的启动以及视觉搜索。腹外侧前额皮质参与视觉工作记忆。此外,简单的视觉意识需要初级视觉皮质、后顶叶皮质和额叶之间的相互作用。来自边缘系统（尤其是扣带回）的输入可能介导外部刺激的动机相关性,引导视觉系统中注意激活的维持。来自视网膜的非视觉传入神经节细胞在视交叉上核介导昼夜节律,它向松果体发送褪黑素所表达的信息。

　　最新研究发现,除了枕叶初级视觉皮质外,存在两个通路（腹侧通路和背侧通路）参与视觉,对理解视觉康复的神经解剖学和神经生理学非常有价值。此理论由 Kravitz 等总结提出,他们提出的证据表明,在灵长类动物中,腹侧通路不是一个简单的等级通路,而是一个反复出现的枕颞网络,它包含了物体质量的神经表征,并被至少 6 个不同的皮质和皮质下系统所利用和约束,这些系统服务于行为、认知或与物体感知相关的情感功能。背侧通路应被视为产生至少三种支持有意识和无意识视觉空间处理的不同通路:顶叶-前额叶、顶叶-运动前区和顶叶-内侧颞叶,主要支持空间工作记忆、视觉引导动作和空间导航。

二、颅脑损伤后视觉功能障碍概述

颅脑损伤后，当视力下降或视野缩小时，就会发生视力损害或失明，流调数据研究发现，由颅脑损伤导致的视力损害和失明的发生率为 9%～38%，大多数病例发生的是与爆炸相关的中型至重型颅脑损伤。

视觉功能障碍是指任何视觉功能的障碍，如动眼和调节、视觉空间缺陷和光敏性异常。尽管视力很好，但颅脑损伤后通常会出现视觉功能障碍和相关症状。它们会导致头痛和头晕、畏光、复视、眼睛疲劳和无法集中注意，对阅读和所有近期任务产生不利影响。如果未确诊，视觉后遗症会影响学习、工作和其他日常生活活动。

颅脑损伤患者自述的视力问题包括视物模糊、眼睛疲劳、眼睛疼痛、复视、撞到物体、阅读困难和对光敏感。阅读困难是一种较常见的问题（32%～66%），光敏感也是一种常见的问题（33%～69%）。视觉功能障碍较常见的是会聚不足、调节性功能障碍和光敏性异常。其他视觉异常，如视野丧失、颅神经障碍、斜视、追踪/扫视障碍、复视和眼部损伤，很少被诊断出来，其在中型至重型颅脑损伤中更常见。颅脑损伤患者出现视觉功能障碍的概率有很大的差异，这很可能是由于环境和患者人群的不同。

由于大脑中视觉功能区的广泛分布，许多颅脑损伤患者存在某种视觉功能障碍。除了损伤早期会出现的症状外，有两种情况在损伤后几周或几个月症状才可能出现。第一，患者通常意识不到颅脑损伤后的视力障碍，只有当功能需求增加时，他们才意识到自己的缺陷。例如，患者会说他们阅读没有困难，但当问到他们受伤后是否阅读，他们会说他们没有阅读。他们往往无法阅读，却没有意识到这一点，因为他们的康复和日常生活活动处于更基础的水平。随着患者功能需求的提高，即出现新的症状。第二，在损伤后的几个月出现新的视觉症状，与治疗颅脑损伤的药物相关，因为许多药物有视觉副作用。这也是与颅脑损伤相关的症状，因为损伤需要药物治疗。

并非所有康复机构都会有验光师或眼科医生为轻型颅脑损伤患者提供视力检查。在这种情况下，需要采用一种方法来筛查颅脑损伤患者可能出现的视觉症状。颅脑损伤视力症状调查（brain injury vision symptom survey，BIVSS）问卷是一项与颅脑损伤相关的视力症状的 28 项自填调查表。它探索了视力相关行为的多个维度，包括视力清晰度、视觉舒适度、复视、深度知觉、干眼、周边视觉、光敏感和阅读，是筛查轻度创伤相关视觉症状的首选工具。但更深入的筛查方案则需要由验光师或眼科医生进行。职业治疗师、视力康复治疗师和盲人康复门诊专家可以在 VA 系统内进行额外的筛选测试，以促进适当的转诊。

三、颅脑损伤后视觉功能障碍康复评估

在康复环境中视觉功能障碍的评估和治疗，传统上以高阶知觉障碍为中心，倾向于忽略接收。重要的是要记住，许多高阶视觉能力依赖于感觉输入和接收中涉及的眼球运动功能。

（一）眼球运动障碍

眼球运动可分为改变注视方向的运动（即扫视、平滑追逐和收敛）和保持注视方向稳定的运动（即前庭驱动、视动、颈眼和固定机制）。视动性眼震（OKN）可用于其他视觉功能障碍的检测和治疗，但 OKN 缺陷在颅脑损伤人群中一般不被认为是视觉缺陷，这可能是因为 OKN 缺陷的检测比大多数视觉缺陷的检测更复杂。

扫视是人们为了改变注视的对象而进行的快速眼球运动。眼睛似乎从一个目标跳到另一个目标。它是让我们在阅读时从一个词到另一个词，驾驶时从一个物体到另一个物体的运动。阅读时的扫视行为可能受到自下而上的影响，即眼球运动控制器受损；或者是自上而下的影响，即理解文本的能力受损，由于对下一个内容的猜测不准确，导致更多的后退和更不准确的注视。获得性原发性眼跳困难（即眼跳超过或低于目标）的患者经常会抱怨阅读速度慢且不准确。

自愿性扫视（允许我们随意改变视线）和反射性扫视（我们纠正视线或扫视到吸引我们视线的目标）在一定程度上是由不同的大脑中心控制的，应该分别处理。同样重要的是要评估扫视能力。简单观察，

当患者在两个目标之间进行自愿性扫视或反射性扫视交替观察目标时，就可以定性地测量扫视的潜伏期、速度和准确性。至少应对左右注视方向的侧跳进行手术治疗。每只眼睛都应该独立观察。目标应该相对靠近，因为大多数自愿性扫视幅度小于15°。

发展性眼动测试（DEM）提供了一种定量的方法，可以提供更多的数据。这是一种定时测试，患者必须快速浏览排列在一页上的数字，并尽快命名它们。DEM 对比早期的眼跳测试有了实质性的改进，因为定时基线测量由患者阅读等距垂直数字列进行，从而可以将解码或口头表达困难与眼动任务困难区分开来。接下来，读取一系列水平排列的数字。在垂直和水平任务中，错误的数量和阅读所有数字所需的时间被分别合并成单独的分数，分数越高，表现就越慢或准确率越低。水平分数与垂直分数的比值高，说明有眼跳问题。DEM 不能区分速度、延迟或准确性方面的困难。此外，这个测试集中于阅读型扫视，大部分是从左到右，应该与其他测试一起使用。

（二）调节性功能障碍

调节性功能障碍在颅脑损伤人群中很常见。它们会导致近处的视物模糊或弱视症状，以及从远处到近处和背面的缓慢焦点变化。一个简单的近点视力测试不能排除适应性问题，因为它只表明患者是否能暂时保持近点的焦点。这并不意味着患者可以保持注意。客观技术，如在患者处理视觉信息（如阅读或观看图片）时进行的近点检影镜检查，可以对患者的适应延迟和近点任务中维持适应能力进行准确评估。使用诸如透镜翻转器之类的工具可以提供帮助。调节困难会导致会聚功能障碍，而会聚困难会导致调节性功能障碍。在许多情况下，无法判断哪个问题是主要问题。

调节性功能障碍的典型治疗方法是视觉治疗或戴合适的眼镜，根据不同状况，可选择的眼镜包括单视阅读眼镜、双光眼镜及远视镜。在远视眼患者中，视觉治疗是一种提高调节幅度和方便性的有效方法，前提是辅助功能的神经支配足够完整。近点目标的近远聚焦跳跃和凹凸透镜跳跃可以增加振幅和方便性。如果年轻患者的调节功能不能恢复，则应使用代偿性凸透镜，一般采用双焦格式。一些医生建议，有颅脑损伤的患者不应该使用双光眼镜，或者只应该使用内衬双光眼镜。但双光眼镜的阅读部分设置较低，因此在移动过程中不会造成安全隐患。在使用镜片但没有进行主动视力康复治疗或仅使用家庭视力康复治疗的情况下，双焦点应被规定为标准内衬双焦点。在双焦点增加小于＋2.00 D 并且患者正在接受办公室视力康复治疗的情况下，许多患者使用"无线"渐进双焦点的效果很好，因为该疗法帮助他们适应渐进式中的扭曲双焦点，并且在中间距离处获得了清晰度高的额外优势。当然，在某些情况下，患者的向下凝视受到限制，或者双焦点会产生太多的视觉混乱而无法应用。在这些情况下，需要单独的远视眼镜。

非斜视性双眼疾病是那些不会导致明显斜视（转眼）的眼睛组合困难。会聚不足（在近距离工作时难以将眼睛向内拉）可能是颅脑损伤患者最常见的非斜视性双眼疾病表现。会聚不足往往会被简单的收敛点附近的测试遗漏。Krohel 等发现 23 例会聚不足的颅脑损伤患者中有 6 例有正常的近会聚点，但在棱镜测试中显示出异常的会聚储备。在对颅脑损伤患者进行视觉评估时，棱镜聚散度范围应该是强制性的。会聚不足会导致疲劳、头痛、流泪、视物模糊和眼睛疲劳。

高度外斜视（即眼睛的非斜视外向休息姿势）也是颅脑损伤患者的常见表现。Padula 假设颅脑损伤后眼睛的外斜是由整合环境视觉和空间定向的中脑结构受损引起的。这在解剖学上与会聚控制中涉及的中脑结构的同时损伤是一致的。Padula 等描述了 PTVS，一组常见的创伤后视觉缺陷，可能包括高度外斜视、会聚不足和调节性功能障碍。Padula 等使用脑反应测试证明，视觉诱发电位（VEP）的幅度在 PTVS 中降低，双鼻贴片或棱镜中少量碱基的应用会导致 VEP 的幅度显著增加。Ciuffreda 等还发现，佩戴双鼻贴片的重复颅脑损伤患者症状减轻，视觉运动功能得到改善。

（三）视力下降

颅脑损伤患者视力下降，不能通过屈光或增强对比度来改善，一般将受益于标准的低视力康复技术。为了放大远处的物体，人们研制了许多小型望远镜。这些可以是手持的，用于固定观看或识别。放大倍数增加导致视野缩小。因此，仅用于发现或识别的望远镜通常比用于远距离观察的望远镜有更高的放大率。在驾驶和做笔记等任务中,望远镜也可以安装在眼镜镜头的顶部,以便经常作为点参考。

对于近点任务,辅助设备的范围可从高性能凸透镜(允许患者更近地拿着阅读材料)到通过闭路电视,这些设备可对图像进行视频增强。条形放大镜可以帮助低视力患者在阅读过程中保持原地不动。为了稳定,手持式或立式的数字或光学放大镜也经常使用。

给视力中度下降的患者开处方的困难之一是许多放大技术会减缓阅读的速度。人们必须判断患者是否可以通过凸透镜和适当的训练来康复,或者放大镜是否更有帮助。通过反复试验来找到患者最舒服的矫正方法是很重要的。

(四)对比敏感度下降

对比敏感度是区分相邻区域亮度差异的能力。低对比敏感度的情况发生在有雾、光线不足以及眼睛的介质混浊(如白内障)时。当视力良好的患者抱怨视力不好时,应怀疑对比敏感度降低。视觉系统的神经损伤也可能导致对比敏感度下降。Magno 系统的损伤会导致中低频空间频率(较大的轮廓)对比敏感度下降。对细小系统的损伤会导致对详细目标的对比敏感度下降,并可能导致视力下降。在高频率范围内对比敏感度降低导致视力下降的患者可能会发现低视力康复技术的好处。但这些技术对中低空间频率对比敏感度降低的人来说并没有帮助。为这些患者打印的材料应该是质量好、对比度高的。在光线充足的情况下,可以使用增强对比度的色调(通常是黄色到琥珀色,用来屏蔽蓝光)或叠层。色调的选择通常基于患者对其视力质量的主观评估。Cerium 直觉色度计是一种允许呈现彩色波长滤光片的仪器,可以通过色调光谱进行测试,通过改变饱和度和亮度来找到提供最大舒适性、效率或对比敏感度的镜头色调。

(五)视野缺损

许多颅脑损伤患者会出现视野缺损。对视野缺损的认识对于帮助患者调整行为是很重要的。视野缺损可以是绝对的,即盲点内没有光感或运动感,也可以是相对的,即盲点内仍能感觉到更亮、更大或运动的刺激。评估范围可能从简单的对抗测试到动力学场,如切线屏幕或 Goldmann 视野测量,再到使用固定监视器的自动视野测量。每种方法都有各自的优点和缺点。对眼测试可以在没有特殊设备的情况下进行。动态视野测试允许检查者非常详细地绘制视野内的小暗点和视岛,并且可能由于与静态视野相比的运动感知而给出扩展的视野,带有固定监测的自动周长提供了一个相对可靠的测量。人们可以通过随时间重复测量来记录视野的变化。对于普通人群来说,30°自动视野已成为护理的标准,但在颅脑损伤患者中,60°视野往往能更好地了解患者的视觉世界。

四、颅脑损伤后视觉功能障碍康复治疗

(一)颅脑损伤后视觉功能障碍干预治疗需要多学科诊疗

眼科医生和验光师经常需要处理颅脑损伤患者的视觉功能障碍问题。一般来说,他们的作用可以被认为类似于计算机中的硬件和软件维修人员。眼科医生通常需要提供"硬件的"内科或外科治疗,即视觉系统的解剖和生理方面,然后验光师才能提供视觉系统的"软件"或功能方面的康复。

眼科医生接受的训练是诊断和处理眼睛和周围结构的损伤,以及诊断视觉通路和眼运动系统的病变。他们有时会为眼动功能障碍开一些处方,这通常是在职业治疗师的帮助下进行的。眼科医生偶尔会与矫正医生(受过眼科训练的治疗师)一起治疗眼协作障碍,如斜视。通常情况下,眼科医生最关心的是提供早期康复所需的内科或外科支持,或者在创伤性斜视的自发恢复和治疗未能产生可接受的结果时,提供后期手术干预。

神经眼科医生是专门诊断和治疗视觉系统神经功能障碍的眼科医生。与普通眼科医生相比,他们更有可能在"视觉系统软件"或应用非手术或药物疗法进行康复治疗方面有一定的经验。

专门从事视力治疗和(或)康复的验光师接受过更复杂的固视、眼球运动或眼球配合(即双眼)障碍以及视觉系统中的感知、认知和综合功能障碍的诊断和非手术治疗方面的培训。通常,此类疾病的治疗是

在医生的监督下、在视力治疗技术人员的协助下进行的。在住院或康复中心门诊医生的监督或处方下，职业治疗师有时会帮助患者进行视觉治疗，以治疗知觉和感觉运动功能障碍或不太复杂的眼球运动和眼动功能障碍。他们还可以协助培训患者新的生活技能以弥补残留的视觉缺陷。

一些专门从事低视力评估的验光师接受过低视力辅助设备和"视野扩大器"的培训，这些设备和器具可能是视野缺损患者所必需的。一些医生通常会与低视力康复专家（通常称为定向和行动能力专家）合作或为其提供指导。低视力康复专家可以协助教授患者新的生活和行动技巧，以应对患者的后天视觉缺陷。

由于很难预测视觉缺陷对驾驶的影响，因此最好由经过认证的驾驶康复专家（CDRS）对可能影响驾驶的视觉缺陷患者进行道路评估。前庭系统损伤可导致眼球震颤、眩晕和不平衡，和（或）阻碍正常的固定和追踪。在这种情况下，将前庭检查转介到专业地方进行眼动记录以进行诊断并提出康复建议可能是有帮助的。神经心理学检查有助于对视觉知觉功能障碍的研究提供更广阔的视角。

最后，视觉康复可以显著帮助咨询师或心理治疗师理解患者的新限制和康复的需要以及管理情感后遗症。

（二）颅脑损伤后视觉功能障碍干预时机

治疗干预的时机一直是一个有争议的问题。复视患者在病情稳定后应尽快进行视力检查。在受伤后的最初几周，适当地应用棱镜、贴片，可以使患者的症状有所缓解，并可以预防必须经过训练才能消除的适应不良。在最初的几周，无论是使用特殊的贴片还是棱镜，都需要频繁地重新评估和调整，以促进视觉缺陷的康复。

虽然有证据表明，一些视觉缺陷，如肌肉麻痹，可能在损伤12个月后自行恢复，但其他证据表明，一般来说，未经治疗的颅脑损伤患者双眼疾病不会自行恢复，如会聚不足。何时进行干预是由多种因素决定的，而不是由自发恢复的希望决定的。

在损伤后的最初3个月，随着脑水肿的减轻，许多视觉缺陷可能会迅速消失。在这段时间之后，尽管自发消退可能仍在进行中，但它可能会变慢，并且会出现不需要的代偿机制，如抑制。此外，对于那些有定向障碍或复视等缺陷的患者，如果不能及时解决这些问题，可能会导致抑郁和出现对提供的康复治疗方案不配合等情况。在医疗康复的急性阶段结束后，患者只能靠自己的力量找到办法，在仍然存在缺陷的情况下生存下来。对未经治疗的颅脑损伤患者的随访研究表明，他们一般不会有持续的功能进展，长期来看甚至可能出现功能下降。

即使是最仔细的诊断，人们也不总是能判断出哪些患者会对治疗产生反应。在颅脑损伤后的眼运动和双眼功能障碍方面，每月复查可用于确定患者是否有治疗进展。如果治疗是一致的和强化的，并且没有进展，那么应该规定补偿措施。Gianutsos建议，在认知康复中，以功能恢复为最初目标的强化康复应该进行6个月。如果没有任何进展，那么就应该尝试另一种方法。这似乎是视觉感知和视觉记忆康复的一个很好的规则，修改后通常立即应用一些补偿策略来帮助患者在寻求治疗时发挥作用。

（三）颅脑损伤后视觉功能障碍康复与治疗

研究发现正常成人前庭眼反射和视觉感知器官的灵活性非常惊人，同时视觉通路具有显著的可塑性和重定向性，这也是颅脑损伤后视觉功能障碍康复的可能机制。在倒置棱镜试验中，最初佩戴这些棱镜时，世界看起来是颠倒的和向后的，但随着棱镜的持续佩戴，前庭眼反射逆转，视觉感知恢复正常。成人治疗前和治疗后fMRI和基于体素的形态测量分析表明皮质活动和皮质连接的变化与所采用的康复技术一致。颅脑损伤导致视野缺损后恢复的影像学研究表明，视觉通路具有显著的可塑性和重定向性，以增强自发恢复和视野缺损后康复的功能。成人视觉系统的其他区域也存在大量的神经可塑性，如成人弱视和斜视的矫正治疗所证明的那样。Freed和Hellerstein已经证明，与未接受视力康复的匹配参与者的视觉诱发电位（VEP）相比，成人重复颅脑损伤患者的VEP在应用视力康复技术后经常正常化。Yadav等证明了动眼神经视力康复后重复颅脑损伤患者的VEP振幅和视觉注意是正常的。Schuett和Zihl研究了年龄在颅脑损伤后视野缺损患者的视力康复中是否重要的问题。他们发现，在视野缺损康复期间，对用于视觉探索和阅读的补偿性动眼神经疗法的成功反应没有年龄差异。眼球运动训练已被证明对许多其他视觉缺陷有效,如重复颅脑损伤患者的调节性功能障碍、侧向眼动追踪和非斜视性双眼疾病。在非颅脑损伤的人群中,视觉疗法和知觉训练已被证明可有效治疗许多视觉功能障碍,如调节性功能障碍、眼球运动障碍、非斜视性双眼疾病(如会聚不足)、斜视、眼球震颤、弱视,以及成人和儿童的一些视觉感知障碍。这些视觉功能障碍大多数可能是由于颅脑损伤而突然获得的。

视力治疗已经成功应用于治疗继发于颅脑损伤的视力障碍。Ron 研究了 6 例因颅脑损伤导致眼球运动功能障碍的患者,如扫视性测距障碍和视动性眼球震颤增益降低。与对照组相比,眼跳和视动性眼球震颤在训练后恢复得更快,并且在停止治疗后仍能保持增益。对颅脑损伤患者进行视力治疗也能成功地纠正会聚不足和斜视等问题。实施治疗的职业治疗师和语言病理学家接受了多种扫视和追逐治疗技术的培训,因为研究认为,"建立一个逐渐增加难度的练习的层次结构需要大量的培训",如果使用接受过矫正或视力治疗培训的员工,可能会发现更好的结果。视觉功能障碍的治疗通常不会在急症护理环境中完成。然而,可以在此环境中取得进展,并且可在患者出院指导时提供视觉方面的建议。

低视力设备可以用于通过降低视力或减小视野来测量患者的视力状况,如放大镜(光学和数字)、特殊望远镜(有些可能是安装在眼镜上的)或视野扩展设备。随着我国人口老龄化程度的加深,越来越多的研究和开发已进入这类视觉缺陷的康复领域,这类视觉缺陷是脑卒中和与年龄有关的眼病的常见后遗症。同向偏盲的治疗已被证明可以提高视觉搜索的速度和广度,并改善日常生活活动中视觉的客观和主观测量能力,包括在某些情况下,可恢复部分丧失的视野。视觉空间忽视的治疗也同样有效。

一些教育工作者、验光师、运动训练师、神经科学家和神经心理学家此前已将视觉空间忽视以外的知觉功能障碍疗法应用于非颅脑损伤人群。针对知觉缺陷的计算机化疗法的发展使感觉康复方法更容易被其他治疗师(包括职业治疗师)获得和应用。大量证据支持颅脑损伤后感觉康复治疗的有效性,尽管人们意识到在损伤后的前 6 个月内会发生大量的自发恢复。

五、总结

视觉康复这个术语范围非常广泛,它的施行主体通常包括神经心理学家、职业治疗师、心理治疗师以及眼科医生、验光师和经过专门培训的整形医生、视觉治疗师或定位和移动专家等。除了眼睛和视神经等结构受损外,任何脑叶以及中脑结构和颅神经受损都可能导致视觉功能障碍,包括恐光症、视力或对比敏感度下降、眼球运动障碍、双眼功能障碍(包括斜视)、视野丧失、空间定向障碍、失衡、单侧空间忽视、其他视觉知觉障碍、整合障碍,以及由视觉功能障碍引起的运动规划和运动输出的问题。

视觉后遗症相当常见,但在颅脑损伤患者中常常被忽视。因此,一旦视觉系统的内科或外科康复完成,必须检查功能恢复或补偿的问题。治疗往往必须在提供康复服务的不同专业人员之间进行创新和协调。颅脑损伤的视觉后遗症会影响患者执行各种任务的能力,如阅读、行走和驾驶。未康复的功能性视觉缺陷可能会干扰其他疗法,并影响患者进行日常生活活动以及重返工作或学校的能力。它们也可能是患者情绪动荡的根源,因为患者可能会有无法解释的不平衡、空间扭曲或视觉混乱的感觉,并可能被不公正地怀疑在装病。

视觉系统的神经解剖学很复杂,为了提供有效的治疗,人们必须有一个促进康复的工作模式。在诊断和治疗中要考虑的模型的主要组成部分如下:①感觉输入/接收;②感知/整合;③运动输出/行为;④视觉思维/记忆。在此模型中,每个部分都会相互影响。精心计划的视力治疗或使用镜片和棱镜可以建设性或破坏性地干预这些部分中的任何一个部分。

视觉系统的储备功能和灵活性以及我们对其的治疗经验(如成人斜视和弱视的治疗补救),使视觉功能恢复成为可能。当康复治疗在合理的时间框架内对恢复功能无效时,可以采用许多补偿装置和策略,如局部补片、棱镜或低视力装置和技术。颅脑损伤患者由于存在不同程度的感觉、言语、认知、行为、情绪状态以及运动方面的多重缺陷,有效视力护理的难度大,跨学科团队协同工作对患者功能的最佳恢复有非常重要的意义。

参 考 文 献

［1］　Schlageter K，Gray B，Hall K，et al. Incidence and treatment of visual dysfunction in traumatic brain injury[J]. Brain Inj，1993，7(5)：439-448.

［2］　Reinhard J，Schreiber A，Schiefer U，et al. Does visual restitution training change homonymous visual field defects? A fundus controlled study[J]. Br J Ophthalmol，2005，89(1)：30-35.

［3］　Riggs R V，Andrews K，Roberts P，et al. Visual deficit interventions in adult stroke and brain injury：a systematic review[J]. Am J Phys Med Rehabil，2007，86(10)：853-860.

［4］　Kelts E A. Traumatic brain injury and visual dysfunction：a limited overview [J]. NeuroRehabilitation，2010，27(3)：223-229.

［5］　Gaertner C，Bucci M P，Ajrezo L，et al. Binocular coordination of saccades during reading in children with clinically assessed poor vergence capabilities[J]. Vision Res，2013，87：22-29.

［6］　Gossmann A，Kastrup A，Kerkhoff G，et al. Prism adaptation improves ego-centered but not allocentric neglect in early rehabilitation patients[J]. Neurorehabil Neural Repair，2013，27(6)：534-541.

［7］　Thiagarajan P，Ciuffreda K J. Versional eye tracking in mild traumatic brain injury(mTBI)：effects of oculomotor training(OMT)[J]. Brain Inj，2014，28(7)：930-943.

［8］　Yadav N K，Thiagarajan P，Ciuffreda K J. Effect of oculomotor vision rehabilitation on the visual-evoked potential and visual attention in mild traumatic brain injury[J]. Brain Inj，2014，28(7)：922-929.

［9］　Barnett B P，Singman E L. Vision concerns after mild traumatic brain injury[J]. Curr Treat Options Neurol，2015，17(2)：329.

［10］　Lemke S，Cockerham G C，Glynn-Milley C，et al. Automated perimetry and visual dysfunction in blast-related traumatic brain injury[J]. Ophthalmology，2016，123(2)：415-424.

［11］　Berthold-Lindstedt M，Ygge J，Borg K. Visual dysfunction is underestimated in patients with acquired brain injury[J]. J Rehabil Med，2017，49(4)：327-332.

［12］　DeWalt G J，Eldred W D. Visual system pathology in humans and animal models of blast injury [J]. J Comp Neurol，2017，525(13)：2955-2967.

［13］　Urosevich T G，Boscarino J J，Hoffman S N，et al. Visual dysfunction and associated co-morbidities as predictors of mild traumatic brain injury seen among veterans in non-VA facilities：implications for clinical practice[J]. Mil Med，2018，183(11-12)：e564-e570.

［14］　Das M，Tang X，Han J Y，et al. CCL20-CCR6 axis modulated traumatic brain injury-induced visual pathologies[J]. J Neuroinflammation，2019，16(1)：115.

［15］　Bhatnagar S，Anderson M，Chu M，et al. Rehabilitation assessment and management of neurosensory deficits after traumatic brain injury in the polytrauma veteran [J]. Phys Med Rehabil Clin N Am，2019，30(1)：155-170.

［16］　Fox S M，Koons P，Dang S H. Vision rehabilitation after traumatic brain injury[J]. Phys Med Rehabil Clin N Am，2019，30(1)：171-188.

［17］　Reynolds M E，Barker F M 2nd，Merezhinskaya N，et al. Incidence and temporal presentation of visual dysfunction following diagnosis of traumatic brain injury，active component，U. S. Armed Forces，2006—2017[J]. MSMR，2019，26(9)：13-24.

［18］　Simpson-Jones M E，Hunt A W. Vision rehabilitation interventions following mild traumatic brain injury：a scoping review[J]. Disabil Rehabil，2019，41(18)：2206-2222.

[19] Desai A,Chen H,Kim H Y. Multiple mild traumatic brain injuries lead to visual dysfunction in a mouse model[J]. J Neurotrauma,2020,37(2):286-294.

[20] Linder S M,Koop M M,Tucker D,et al. Development and validation of a mobile application to detect visual dysfunction following mild traumatic brain injury[J]. Mil Med,2021,186(Suppl 1):584-591.

（张永明　赵鹏程）

第十节　颅脑损伤认知功能障碍的康复原则

认知功能障碍是颅脑损伤患者常见的神经心理学症状。在颅脑损伤患者的康复过程中,认知功能损害是阻碍患者肢体功能与日常生活活动能力改善与提高的重要因素。重视各种认知功能障碍的临床表现,及时检查、及时诊断,将有助于及时治疗认知功能障碍,有助于缩短颅脑损伤康患者的康复疗程,促进颅脑损伤的康复。康复训练对减轻症状及延缓症状的进展具有重要的作用。

一、发生机制

在现代社会中,颅脑损伤的发生率和死亡率在青年人群中较高,也是在日常生活中入院治疗的主要原因之一。颅脑损伤的相关研究一直是临床医学与神经生物学的重要研究内容。过去的临床研究专注于颅脑损伤的不良后果及其与外力的作用机制相关性。因此,研究颅脑损伤后细胞损伤的发生机制,对临床医学和康复医学均具有重要意义。原发性颅脑损伤主要是神经组织和脑血管的损伤,表现为神经纤维的断裂和传出功能障碍,不同类型的神经元功能障碍甚至细胞的死亡。继发性颅脑损伤包括脑缺血、脑血肿、脑肿胀、脑水肿、颅内压升高等,这些病理生理学变化是由原发性损伤所导致的,反过来又可以加重原发性颅脑损伤的病理改变。近来有文献报道颅脑损伤后细胞自噬活性增强。颅脑损伤引起的神经元机械性损害能引起一系列的反应,如线粒体与溶酶体膜完整性损害、脑水肿、神经元死亡、脱髓鞘病变等,以致影响脑的运动与学习记忆功能。然而,其确切的病理生理学机制并不明确。

二、临床表现

人脑所涉及的认知功能范畴极其广泛,包括学习、记忆、语言、运动、思维、创造、精神、情感等,因此,认知功能障碍的表现形式也多种多样,这些表现可单独存在,但多相伴出现。左、右大脑半球对感知、认知功能的表现各不相同。感知、认知功能障碍较多见的是灰质损伤(如额叶和颞叶)、白质损伤(如中脑和胼胝体)。这些部位损伤即使极为轻微,也可出现警觉、记忆和集中注意的困难;严重损伤时还可有感知、交流和处世行为障碍。

(一)学习、记忆障碍

学习、记忆是一种复杂的动态过程,记忆是处理、存储和回忆信息的能力,与学习和知觉相关。大脑皮质不同部位受损伤时,可引起不同类型的记忆障碍,如颞叶海马区受损主要引起空间记忆障碍,蓝斑、杏仁核区受损主要引起情感记忆障碍等。

(二)失语

失语是由脑损害导致的语言交流能力障碍。患者在意识清晰、无精神障碍及严重智力障碍的前提下,无视觉及听觉缺损,亦无口、咽、喉等发音器官肌肉瘫痪及共济运动障碍,却听不懂别人及自己讲的话,说不出要表达的意思,不理解亦写不出病前会读、会写的字句等。传统观念认为,失语只能由大脑皮质语言区损害引起。CT问世后证实,位于优势侧皮质下的结构(如丘脑及基底节)病变也可引起失语。

(三)失认

失认是指颅脑损伤后患者在并无视觉、听觉、触觉、智力及意识障碍的情况下,不能通过某一种感觉辨认以往熟悉的物体,但能通过其他感觉通道进行认识。例如,患者看到手表而不知为何物,通过触摸手表的外形或听表走动的声音,便可知其为手表。

(四)失用

要完成一个复杂的随意运动,不仅需要上、下运动神经元和锥体外系及小脑系统的整合,还须有运动的意念,这是联络区皮质的功能。失用是指脑部疾病时患者在并无任何运动麻痹、共济失调、肌张力障碍和感觉功能障碍,也无意识及智力障碍的情况下,不能在全身动作的配合下,正确地使用一部分肢体功能去完成那些本来已经形成习惯的动作,如不能按要求做伸舌、吞咽、洗脸、刷牙、划火柴和开锁等简单动作,但患者在不经意的情况下能自发地做这些动作。一般认为,左侧缘上回是运用功能的皮质代表区,由该处发出的纤维至同侧中央前回,再经胼胝体而到达右侧中央前回。因此左侧顶叶缘上回病变可产生双侧失用症,从左侧缘上回至同侧中央前回间的病变可引起右侧肢体失用,胼胝体前部或右侧皮质下白质受损时可引起左侧肢体失用。

(五)其他精神、神经活动的改变

患者常常表现出语多唠叨、情绪多变,焦虑、抑郁、激越、欣快等精神、神经活动方面的异常改变。

(六)痴呆

痴呆(dementia)是认知功能障碍最严重的表现形式,是慢性脑功能不全产生的获得性和持续性智力障碍综合征。智力损害包括不同程度的记忆、言语、视空间功能障碍,人格异常及其他认知(概括、计算、判断、综合和解决问题)能力的降低,患者常常伴有行为和情感的异常,这些功能障碍导致患者日常生活、社会交往和工作能力明显减退。

三、康复评定

认知功能障碍的评定主要依靠临床神经心理学检查,通过评定可以为诊断、治疗、疗效观察以及判断预后提供客观依据。

常用的评定方法如下。

(一)筛查法

通过快速的神经综合功能的甄别测验从总体上大致检出患者是否存在认知功能障碍。常用的认知功能筛查量表有简易精神状态检查量表(mini mental status examination,MMSE)、认知能力筛查检查量表等。MMSE包括几个方面的内容,即时间定向力、地点定向力、即刻记忆、注意和计算力、延迟记忆、言语能力、视空间能力以及运用能力,可以反映受试者的总体认知功能,是目前运用最为广泛、公认的一种用于认知功能初步筛查和评价的简便方法,较为敏感。神经行为认知状态测试(neurobehavioral cognitive status examination,NCSE)是一个较全面的标准认知评定量表,在国外和我国港台地区是认知功能障碍最基本的筛查量表,相比MMSE具有更好的敏感性,更适合针对认知功能障碍严重的群体,但目前国内使用尚不多。蒙特利尔认知评估量表(MoCA)是由加拿大Charles LeMoyne医院神经科临床研究中心Nasreddine等在MMSE的基础上制订的,于2004年11月确定了最终版本。MoCA主要用于筛查有轻度认知功能缺损主诉,但是MMSE评分在正常范围的患者。

(二)特异性检查法

用于详细评定某种特殊类型的认知功能障碍。

1. 磁共振技术　包括磁共振成像(MRI)、磁共振弥散张量成像(DTI)、功能 MRI(fMRI)、磁共振波谱成像(MRS)等技术。

2. 事件相关电位　事件相关电位(event-related potential,ERP)是指人对某种事件或信息(如思维、情感、记忆、判断等)进行认知加工时,通过叠加和平均技术在头颅表面记录到的大脑电位。ERP记录的是大脑对刺激带来的信息引起的反应,而不像普通诱发电位记录的是神经系统对刺激本身产生的反应。ERP反映的是认知过程中大脑的神经电生理改变,故被称为"认知电位",可以作为判断大脑高级功能的客观有效指标,近年来广泛应用于神经、精神、心理等领域的研究中。

3. 生化指标 有研究认为脑脊液 tau 蛋白、Aβ(β-淀粉样蛋白)、Aβ 前体蛋白、α2 巨球蛋白、血清 S100B 蛋白、载脂蛋白 E4、胆碱乙酰转移酶活性等与认知功能有关。

(三)成套测验

一整套标准化的测验主要用于对认知功能进行较全面的定量测定。常用的有神经心理学成套测验、洛文斯顿作业疗法认知评定(Loewenstein occupational therapy cognitive assessment,LOTCA)等。洛文斯顿作业疗法认知评定是目前作业疗法中最系统的认知评估方法,由于其操作简便、应用方便、结果可靠,在西方国家已广泛应用于脑血管病、颅脑损伤及中枢神经系统发育障碍等疾病的认知功能评定。

(四)功能检查法

通过直接观察患者日常生活活动的情况来评价相关认知功能障碍的程度。常用的有作业疗法-日常生活活动神经行为评定等。

四、康复原则

认知功能障碍康复性训练的原则主要包括以下几点。

(1)一定要以评定为基础,即评估患者有哪些方面的认知功能障碍。针对患者的特点,再制订相应的康复方法,一定要有针对性。"漫天撒网",所有的治疗原则、治疗方法、康复手法都用在每一个患者身上,显然不合适。

(2)切记给患者用的认知功能障碍康复手法一定要专业,而不能当作低等级游戏。只是把患者当作智力不正常的人进行训练,也不合适。

(3)对认知功能障碍患者进行的训练一定是由简单逐渐到高级的,否则很容易挫伤患者的积极性。

(4)进行认知功能障碍康复训练的时候,要一对一、面对面,才能达到帮助患者树立信心、及时纠正患者不良康复习惯的目的。

(5)注意使用一些辅助工具,现在已经有很多认知功能障碍的辅助工具,比如电子方面、软件方面的认知工具,能够帮助我们很好地解决患者言语能力上不足的问题。

五、康复措施

康复措施一般包括作业行为训练、药物治疗以及计算机辅助训练。

(一)作业行为训练

1. 注意训练

(1)基本技能训练:在治疗性训练中,要对注意的各个成分进行从易到难的分级训练。包括反应时训练,注意的稳定性、选择性、转移性以及分配性训练。

(2)内辅助训练:调动患者自身因素,让患者学会自己控制注意障碍的一些方法。

(3)适应性调整:包括作业调整和环境调整。

2. 记忆训练

(1)内辅助:通过调动自身因素,以损害较轻或正常的功能代替损伤的功能,从而达到改善或补偿记忆障碍的目的的一些对策。包括复述、视意象、语义细加工、首词记忆术等。

(2)外辅助:借助他人或他物来帮助记忆缺陷者的方法。通过提示,将由于记忆障碍给日常生活带来的不便降到最低限度。记忆的外辅助工具可以分为储存类工具,如笔记本、录音机、时间安排表、计算机等;提示类工具,如报时手表、定时器、闹钟、日历、寻呼机、留言机、标志性贴纸等。

(3)环境调整:调整环境是为了减轻记忆的负荷。包括环境应尽量简化,如房间要整洁,家具杂物不宜过多;用醒目的标志提醒患者等。

3. 计算力训练 训练方案建立在正确的诊断和分型基础上。例如,额叶型失算患者要运用控制策略来改善注意障碍,缩短障碍持续时间。空间型失算患者常伴有单侧空间忽略。可以运用划销任务、图形复制任务、视觉搜查任务、均分线段任务和画钟任务,帮助改善单侧空间忽略。同时使用阅读记号标注技术帮助空间型失算患者阅读。训练包括数字概念、计算负荷、算术事实、算术法则、心算、估算、日常生活(理财)能力训练等,详见认知康复工作站训练系统。

4. 思维训练　让患者做一些简单的分析、判断、推理、计算训练。合理安排脑力活动的时间,训练患者的思维活动。例如,让患者围绕某一个物品或动物尽量说出一些与之相关的内容,如"猫有什么特征,会做哪些事"。又如,让患者看报纸、听收音机、看电视等,帮助患者理解其中的内容,并与其讨论这些内容。

5. 知觉障碍训练

(1) 躯体构图障碍训练:识别自体和客体的身体各部位,身体的左右概念等。

(2) 单侧忽略:通过视觉扫描训练、感觉觉醒训练等方法进行训练。

(3) 使用空间关系综合征基本技能训练与功能训练相结合的方法训练。

(4) 对物品失认患者可进行与物品相关的各种匹配强化训练,如图形-汉字匹配、图形的相似匹配、声-图匹配、图形指认等。

(5) 对于意念性失用症的患者,可采用故事图片排序。根据患者的进步程度可逐渐增加故事情节的复杂性。

(6) 中医针灸对颅脑损伤后认知功能障碍的康复也可起到一定的疗效。

(二)药物治疗

1. 改善脑血流的治疗　包括二氢麦角碱制剂,如活血素等。

2. 改善脑部供氧的治疗　如高压氧舱、阿米三嗪萝巴新等。

3. 改善学习和记忆的药物　如吡拉西坦、茴拉西坦、AChE抑制剂、谷氨酸受体阻断剂、抗氧化剂、银杏提取物等。AChE抑制剂的代表药物有多奈哌齐、利斯的明、加兰他敏等。

4. 神经营养药物　如神经生长因子、脑活素、胞二磷胆碱、能量合剂等。上述药物虽然在临床上常用,但尚缺乏循证医学证据。

5. 针对性的药物治疗　尼莫地平是钙离子拮抗剂,可对抗钙内流到细胞内,其改善血管性认知功能障碍的可能机制如下:①增加脑血流量,改善脑缺血;②消除细胞内钙超载,免除细胞死亡;③抑制脂质过氧化,清除自由基。

最近三十年,康复医学不论是在国内还是在国外都取得了长足的进步。颅脑损伤后的认知功能障碍康复的媒介具有多样性,医生会一对一地带领患者,用一些卡片或讲故事的方法来训练,另外音乐对于认知功能的提高也非常重要,而运动对肢体功能的恢复也有好处,轻度的认知功能障碍通过运动可以改善,甚至可以治愈。

(三)计算机辅助训练

1. 重复经颅磁刺激(repetitive transcranial magnetic stimulation,rTMS)　在经颅磁刺激的基础上发展起来的新的神经电生理技术。

2. 虚拟现实技术(virtual reality,VR)　这是一项新兴技术,它利用计算机模拟自然或真实的生活环境,实现用户与该环境直接进行自然交互。此项技术在认知康复评估、治疗和研究等许多方面都有应用。

认知功能障碍的研究已经成为近年研究的热点。在康复医学领域,认知功能评定呈现出由量表评定、神经心理测验向计算机辅助评定转变的趋势,并且神经电生理技术和神经功能影像学技术也越来越多地应用于认知功能的评定与研究中;在认知功能障碍康复方面,越来越多的新的康复理念、康复新技术、新的药物的应用与研究,使得认知功能障碍的康复取得了相较以往更好的效果。我们相信随着神经功能、脑的可塑性以及影像学和神经电生理等领域的进步,认知功能障碍的康复将不再是一个困难的课题。

参 考 文 献

[1] 胡永善.新编康复医学[M].上海:复旦大学出版社,2005.
[2] 黄欢,金荣疆.国内近十年脑损伤后认知障碍康复研究概况[J].中国康复理论与实践,2008,14(2):105-107.
[3] 康德智,谢波,郑建民,等.计算机辅助认知评定系统信度和效度的研究[J].福建医科大学学报,2010,44(2):120-124.
[4] 王盼,张熙,周波,等.蒙特利尔认知评价量表(中文版)在轻度认知损害诊断及进展过程中的作用[J].中国现代神经疾病杂志,2012,12(2):193-197.
[5] 乔君,王学义.重复经颅磁刺激治疗认知功能障碍的研究新进展[J].中国健康心理学杂志,2012,20(7):1041-1043.
[6] 韩璎,李林英.MoCA 在轻度认知障碍诊断中的应用和发展[J].大连医科大学学报,2012,34(1):81-84.
[7] Guse B,Falkai P,Wobrock T. Cognitive effects of high-frequency repetitive transcranial magnetic stimulation:a systematic review[J]. J Neural Transm(Vienna),2010,117(1):105-122.
[8] Snitz B E,O'Meara E S,Carlson M C,et al. Ginkgo biloba for preventing cognitive decline in older adults:a randomized trial[J]. JAMA,2009,302(24):2663-2670.
[9] Wang F,Geng X,Tao H Y,et al. The restoration after repetitive transcranial magnetic stimulation treatment on cognitive ability of vascular dementia rats and its impacts on synaptic plasticity in hippocampal CA1 area[J]. J Mol Neurosci,2010,41(1):145-155.

（郑伟明　涂　明）

第十一节　在颅脑损伤康复中进行职业康复

颅脑损伤是创伤中发病率仅次于四肢的常见创伤。颅脑损伤患者大多较为年轻,损伤部位较为弥散,而且常常合并骨折、胸腹部外伤甚至脊髓损伤等,所以其临床表现更为复杂多样。颅脑损伤患者常常会有较为突出的意识障碍、性格行为改变、认知功能障碍等,在恢复过程中常常会遇到颅骨缺损、脑积水、癫痫、情绪障碍等问题。美国国立卫生研究院(National Institute of Health,NIH)于 1998 年发表了共识:颅脑损伤患者的康复应包括认知和行为学的评估和治疗。

目前世界上的所有康复治疗的最终目标侧重于重返社会,但职业康复才是残疾人真正回归社会的最后一步。没有职业康复,康复治疗只能算完成了一半。

一般来说,颅脑损伤患者的康复过程包括医疗康复和职业康复(occupational rehabilitation,OR)。在经过正规的治疗和医疗康复后,患者的认知、言语、运动等功能会逐渐恢复或部分恢复,生活自理能力、社交能力和职业能力也会相应提高。此时,患者就会萌生回归主流社会生活的愿望,在临床中,一些患者即使接受一段时间正规康复,仍然可能因身体力量、关节活动度、耐力或其他问题,不能全面胜任工作。鉴于此,在医疗康复的基础上,可对康复对象进行职业康复,提高康复对象的劳动能力,增强其回归社会、回归职业的信心,实现其就业或重返工作岗位的愿望。

一、医疗康复

(一)医疗康复的概念

自 20 世纪中期,康复医学与预防医学、保健医学、临床医学并称"四大医学"。其通过理疗、作业、运动等疗法减轻、弥补和重建人的功能障碍系统,使群体得以回归社会正常生活。康复医学与临床医学最大的区别在于,其治疗对象与目的不同。临床医学以治愈疾病为主要目的,而康复医学的目的是针对功能障碍辅以对应的治疗训练,使群体得以回归社会正常生活。美国的康复医疗服务团队由康复治疗师、物理治疗师、作业治疗师、言语治疗师、吞咽治疗师、心理治疗师、社会工作者和护士等构成。康复治疗师作为中心领导负责协调整个团队,制订治疗计划,并保证计划实施。我国的康复治疗体系中,还引入了有我国特色的中医疗法。

(二)医疗康复的重点

一是协助促醒,通过使用电刺激、针灸、按摩等方法,加强视觉、听觉、触觉、本体感觉等的刺激活动,使患者尽快恢复意识;二是康复的二级预防作用,如预防痉挛加重、吞咽障碍、下肢深静脉血栓形成等,避免形成二次损伤。

(三)医疗康复的内容

颅脑损伤患者的医疗康复包括被动性康复,如对废用状态进行直立训练增加肌肉容积,加强营养、使用生长激素、进行肌肉电刺激加强肌肉主动性活动等,以及主动性康复,如对偏瘫肢体的康复训练、二便控制的康复处理、主动性盆底肌肉训练、认知功能康复训练等。一些常见的康复治疗方式与内容见表9-1。

表 9-1   康复治疗方式与内容

治疗方式	内容
物理治疗	物理因子(如光、电、磁)以及传统医学中的物理方法作用于患处,引起体内一系列生物学效应,起到消除病因、改善功能的作用
作业治疗	通过对日常生活的功能性活动进行锻炼以起到改善功能的作用
言语治疗	利用较强听觉和语言刺激对言语功能障碍患者进行治疗,改善患者言语功能
心理治疗	用心理学方法,通过言语或非言语因素,对患者进行训练、教育和治疗,用以减轻或消除身体症状,改善心理精神状态
康复工程	以各种工艺技术为手段,使用康复器械帮助残疾人最大限度地开发潜能,恢复其独立自主能力
中医疗法	以针灸、推拿、中药等传统中医手段调节患者身体状况,起到改善功能的作用

康复医学从业者的工作内容需要协同配合,由康复治疗师制订康复方案后,与康复治疗师等康复治疗组的其他人员共同执行。

(四)医疗康复的原则

第一,尽早开始康复,患者在患病后,只要生命体征稳定、神志清楚,48 h 后即可进行功能康复训练。第二,康复过程需要多学科和多专业的合作,如急诊科、神经外科、神经内科、感染科、普外科、骨科、高压氧科、中医科、康复医学科等的密切合作是必不可少的。在康复医学科的内部,康复治疗师、康复护士、物理治疗师、作业治疗师、言语治疗师、矫形支具师、心理治疗师、针灸按摩师等的合作更是完成康复医疗计划的基本力量。第三,预防性康复可达到"事半功倍"的效果。如即使在昏迷期,进行合适的体位摆放和关节活动度内的活动可以有效地抑制四肢的痉挛加重,为清醒后的肢体功能训练奠定良好的基础。第四,加强中西医结合治疗可以取得最佳的治疗效果。中医康复医学是我国的特色和优势,与西方康复医学相结合,充分发挥中西医康复医学的特长,使康复效果提升至最大。中西医结合康复治疗技术疗效确切,比单一康复治疗技术更具有优势。将两种康复治疗技术的优势发挥出来,能帮助更多的患者回归正常生活。第五,坚持主动性康复训练。如关节活动度训练、偏瘫侧手功能训练、日常生活活动能力训练、主动性上肢功能训练、部分减重步行训练、主动性综合运动训练、认知功能训练等。第六,颅脑损伤患者需坚持长期的康复训练。脑的可塑性和大脑功能重组是人类终生存在的能力,想要恢复到某一程度,需达到一定的康复时间和康复强度(时间依赖性和剂量依赖性),要根据具体情况及时调整康复医疗计划。

二、职业康复

(一)职业康复的含义

职业康复是通过医疗的、心理的、社会的和职业的手段,消除工作环境障碍,重建工作能力,帮助残障患者最大限度地发挥个人的工作潜能,获得并保持适当职业的康复服务过程。其包括肢体、器官、智力的全面和部分恢复,以及职业培训。

(二)职业康复的目的

职业康复是残障患者融入社会,提高生活质量的最有效途径。通过医疗康复和职业康复,达到重返工作岗位或合适的职业、恢复正常生活能力、参加社会活动的目的。在社会方面,职业康复帮助康复对象融入社会中,成为一个独立而有价值的人;在经济方面,职业康复可以帮助康复对象实现就业,使他们通过劳动创造社会价值,减轻家庭的经济负担。职业康复的主要任务是帮助患者过渡和逐渐适应未来的职业生活。脑功能损害较轻的患者,康复后能基本恢复到伤前的状态,他们参加或重返工作没有太大困难,因此患者的职业目标是重返工作岗位或伤前的理想职业。而脑功能损害较重的患者,由于认知问题(包括注意、记忆、处理事务能力)以及体能的限制,他们的职业选择会受到较大影响。如果患者经过一段时间的康复,各方面功能有了新的提高,职业康复人员就要及时帮助他们重新调整就业目标以适应其职业能力。

(三)职业康复的内容

根据麦法臣(Leonard N. Matheson,1984)的工伤康复阶段模型(stage model of industrial rehabilitation),职业康复是一种让残疾人士(尤其是工伤患者)从"患者角色"转变为"工作者角色"的过程,可分为八个不同的阶段。

(1)第一阶段,伤病/病理(pathology):此阶段着重于患者的伤害和疾病的发展进行过程,强调组织及骨骼方面的评估(病理期)。

(2)第二阶段,生理/心理的伤害(impairment):无论伤害是否存在,此阶段着重评估患者因病理现象所造成的不正常或损伤(器官失常期)。

(3)第三阶段,功能的限制/丧失(functional limitation):此阶段着重评估患者因身心方面不正常或损伤所造成的身体某功能方面的限制(功能限制期)。

(4)第四阶段,职业限制/丧失(occupational disability):此阶段评估患者的工作能力是否会受到功能限制的影响(工作能力障碍期)。

(5)第五阶段,就业的可能性(vocational feasibility):此阶段主要评估患者的生理能力及工作行为是否能够符合工作场所上的需求(工作准备期)。

(6)第六阶段,一般就业能力(employability):此阶段评估患者是否具有执行一般工作中所要求任务的能力,并针对患者所欠缺的能力加以训练(就业期)。

(7)第七阶段,职业残障(vocational handicap):此阶段评估患者的工作能力是否足以从事某种特定工作(职业角色障碍期)。

(8)第八阶段,谋生/赚钱的能力(earning capacity):此阶段着重评估患者是否能够持续工作及继续有薪酬收入(薪水所得期)。

职业康复期一般为60天,最长不超过180天。康复对象首次职业康复终结后一年内,不再进行职业康复。

职业康复包括职业能力评估(work capacity evaluation)、工作分析(job analysis)、功能性能力评估、工作模拟评估、工作强化训练(医疗机构内或现场)、工作能力重整和强化、工作行为训练、工作模拟训练及工作安置等。

1. 职业能力评估　包括初步面谈、工作分析、工作能力评估、现场工作能力评估,是职业康复过程中非常重要的一个环节,其目的是考察患者的作业水平和适应职业的潜在能力。为了预测和判断患者的就业潜在能力,必须对职业的基本特征以及患者的兴趣、个性、气质、价值观、态度、身体能力、耐力、学习及工作的适应性进行评定。

2. 工作分析　包括工伤前工作分析、工伤后工作分析、工作评估、工作需求分析、工作环境评估等。

3. 功能性能力评估　包括三个方面。

(1) 肢体功能评定:肌力、心肺耐力、关节活动度、平衡功能、协调功能、手功能、感觉功能、日常生活活动能力等。

(2) 智力评定:注意、记忆、判断能力、思维能力、组织能力、学习能力、执行任务能力、交流能力、解决问题能力等。

(3) 工作行为评估:工作动力、自觉性、守时性、计划性、仪表、自信心、服从管理能力、接受批评能力、创造力、承受压力能力、行为-反应一致性等。

4. 工作模拟评估　通常有 Valpar 职业评估与训练系统(Valpar component work sample,VCWS)、BTE Primus 职业模拟测试、Work Cube 工作魔方、Lido Workset 工作模拟评估、工作现场评估。

5. 工作强化训练　主要工作为进行工作体能强化训练(包括不同体位力量训练、耐力训练等)、工作行为训练(包括工作动力、信心、守时性、遵守规章制度性、人际关系、工作压力承受能力等)等。根据建议,通常工作强化训练计划应为患者提供每周 5 天左右的治疗。治疗的频率应根据工作量和各个治疗科室职业康复人员的配备情况来确定。治疗的频率为每周至少 3 次,每次 2～2.5 h。

6. 工作能力重整和强化　职业重整及再设计、工作耐力训练、躯体智能作业训练系统(BTE)功能强化训练。

7. 工作行为训练　需结合个人能力及培训条件,设置计算机操作、手工业制作、保安等职业训练项目。

8. 工作模拟训练　主要工作为利用模拟分析系统模拟工作场景进行训练,如提举及转移工作站、提举及运送工作站、推/拉车、组装工作站、行业工作站等。

通过在康复中进行职业康复,让患者看到自身潜力,充分调动患者的主观能动性,使患者积极参与提高职业能力的技能训练。通过职业能力的技能训练,增强患者肢体的肌力和耐力,提高上肢和手指活动的灵巧性,改善躯体的平衡和协调能力,增强步态稳定性,提高步行能力和轮椅操控能力,最终提高其重返工作岗位和重新就业的能力,从而达到康复的最终目标:回归家庭、回归社会、回归职业。

参 考 文 献

[1]　唐丹.康复医学的新领域——工伤康复[J].中国康复医学杂志,2003,18(4):234-235.

[2]　王莲屏,朱平.职业康复方法在工伤人员中的应用[J].中国康复理论与实践,2009,15(5):489-490.

[3]　范永春,谢瑞红,王雪峰,等.职业康复对工伤患者心理状态及生活质量的影响与分析[J].中国伤残医学,2011,19(8):54-55.

[4]　李家军.工伤职业康复的价值及影响因素[J].中国康复理论与实践,2012,18(4):395-397.

[5]　吴江.神经病学[M].2 版.北京:人民卫生出版社,2005.

[6]　卢讯文,徐艳文,伍尚锟,等.我国工伤职业康复的发展现况分析[J].中国康复医学杂志,2014,29(8):760-762.

[7]　Aas R W,Haveraaen L A,Brouwers E P M,et al. Who among patients with acquired brain injury returned to work after occupational rehabilitation? The rapid-return-to-work-cohort-study[J]. Disabil Rehabil,2018,40(21):2561-2570.

[8]　Hofgren C,Esbjörnsson E,Sunnerhagen K S. Return to work after acquired brain injury:

facilitators and hindrances observed in a sub-acute rehabilitation setting[J]. Work,2010,36(4): 431-439.

[9] Libeson L, Downing M, Ross P, et al. The experience of return to work in individuals with traumatic brain injury(TBI): a qualitative study[J]. Neuropsycholo Rehabil,2020,30(3):412-429.

(涂 明 郑伟明)

第十二节 颅脑损伤后的神经退行性疾病

一、推荐

1. Ⅰ级 有1级证据表明,严重颅脑损伤可导致持久的慢性后果,包括痴呆和其他神经退行性疾病,包括帕金森病。

2. Ⅱ级 大量研究表明,在严重颅脑损伤中tau蛋白和β-淀粉样蛋白(Aβ)的聚集增加。

3. Ⅲ级 许多观察性研究表明颅脑损伤与神经变性之间存在联系。

二、提示

Aβ聚集物/斑块是阿尔茨海默病(AD)的标志,在大约30%的重型颅脑损伤患者的尸检或手术切除后的最初几小时内可被发现。载脂蛋白E(ApoE)ε4等位基因携带者Aβ聚集的风险可能增加。

颅脑损伤与AD的风险增加有关。慢性创伤性脑病(CTE)和其他创伤性脑病与颅脑损伤相关。CTE主要与运动相关的反复轻型颅脑损伤有关。在严重颅脑损伤的长期(而非短期)幸存者中观察到tau蛋白的聚集和磷酸化增加。

在以人群为基础的大型研究中,颅脑损伤与帕金森病风险增加有关。其他神经退行性疾病的风险,如额颞叶痴呆,似乎在颅脑损伤患者中也增加。在尸检中,许多与神经退化有关的蛋白质在受损的轴突中表达增加和(或)积累。颅脑损伤后退行性变的危险因素尚未确定,尽管轴突损伤等与这一过程有关。

正电子发射体层成像(PET)中,Aβ和tau蛋白正被越来越多地使用,并可能有助于追踪颅脑损伤后个体,以建立tau蛋白和(或)Aβ聚集的时间进程,以及开发新的治疗方法,防止痴呆和其他神经退行性疾病的长期发展。

三、概述

本节讨论颅脑损伤后发生神经退行性疾病的风险,包括痴呆和帕金森病。大量研究发现,颅脑损伤是一种慢性脑部疾病,通常会带来灾难性的长期后果。例如,当颅脑损伤在儿童时期持续时,残疾、精神障碍和生命后期过早死亡的风险可能会增加。此外,颅脑损伤导致了额外的死亡率,不仅在中型颅脑损伤群体中存在,而且在轻型颅脑损伤群体中也存在。正如本书中其他地方所描述的,致残和持续的认知功能障碍、人格改变和生活质量下降在严重颅脑损伤的幸存者中是非常普遍的。此外,与大多数颅脑损伤幸存者随时间逐渐好转的普遍观念相反,各种研究表明,多达一半的患者要么没有好转,要么好转缓慢而渐进地减少。事实上,创伤后神经成像研究发现,脑萎缩与AD中观察到的程度相同。在尸检中,免疫组织化学研究提供了证据,颅脑损伤是一种慢性疾病过程,导致皮质和白质结构萎缩,并与持续性神经炎症、白质变性,以及长期进行性皮质萎缩和与神经退行性变相关的大量蛋白质积累有关。

(一)阿尔茨海默病(Alzheimer's disease,AD)

AD占所有痴呆的60%~80%。最近有大规模的人群研究发现颅脑损伤后AD的风险增加。此外,颅脑损伤患者似乎在更年轻的年龄发展为AD,轻度认知损害的风险增加是痴呆的常见前兆。一项研究对 80 万名瑞典新兵在颅脑损伤后发生 AD 的风险进行了调查,其中有 4.5 万人在 30 年的时间里经历了颅脑损伤。在这个队列中,经多变量调整后,发现颅脑损伤没有显著增加 AD 的风险。然而,大多数报道和 meta 分析认为,单一的中型至重型颅脑损伤是 AD 的危险因素。例如,在一项对美国二战退伍军人的前瞻性研究中,548 名患有中型或重型颅脑损伤的退伍军人与 1228 名没有颅脑损伤的退伍军人进行了比较,结果显示颅脑损伤后患 AD 和非 AD 性痴呆的风险都有所增加。加利福尼亚州的一项全州研究评估了 164661 例患者的颅脑损伤和痴呆之间的关系,发现中型至重型颅脑损伤增加了风险比(HR)≥1.3 的 55 岁患者的痴呆风险。瑞典的一项全国性研究跟踪了所有年龄≥50 岁(n≥300 万)被诊断为痴呆和颅脑损伤的人,通过使用三个不同的队列,发现颅脑损伤后痴呆风险增加,调整后的优势比为 1.8。这种联系在伤病后的第一年是最强的。需要注意的是,不同严重程度的颅脑损伤都被包括在内,但更严重的颅脑损伤或多发性颅脑损伤患者的风险更高。在丹麦最近的一项研究中,132093 人(4.7%)在 1977—2013 年间至少有一次颅脑损伤,126734 人(4.5%)在 1999—2013 年间有偶发痴呆。有颅脑损伤病史的人发生全因痴呆的完全调整风险(HR 1.24)高于无颅脑损伤病史的人,AD 的特定风险(HR 1.16)也高于无颅脑损伤病史的人。颅脑损伤后的前 6 个月患痴呆的风险最高。一个人在遭受颅脑损伤时越年轻,在颅脑损伤发生后的风险分层时,痴呆的发生风险越高。重要的是,与非颅脑损伤患者相比,颅脑损伤患者患痴呆的风险也更高。总的来说,颅脑损伤后患痴呆的风险相对增加了 2~14 倍。Meta 分析发现,颅脑损伤患者 AD 的总体优势比为 1.4,没有明显的性别差异。ApoE ε4 等位基因携带者患 AD 的风险增加,当 ApoE ε4 存在时,患者在年轻时发生 AD 的概率会增加 3 倍,一个可能的原因是蛋白质分解和 Aβ 清除受损。因此,这种等位基因可能与颅脑损伤的更糟结局有关。

(二)其他痴呆和神经退行性疾病

运动员在职业生涯中都经历过几次与运动相关的脑震荡/轻型颅脑损伤,他们出现了类似于痴呆的临床症状。尸检发现,这些运动员在皮质沟深处的神经元和胶质细胞中磷酸化 tau 蛋白不规则沉积增加。重型颅脑损伤的长期幸存者也显示 tau 蛋白的神经纤维棕褐色斑块增加。使用微透析技术,当探针放置在皮质挫伤附近时,重型颅脑损伤患者的 tau 蛋白水平显著升高。此外,tau 蛋白水平与轴突损伤标志物相关,表明与白质病理和 tau 蛋白释放相关。尽管微透析技术的使用常因缺乏足够的控制而受到限制,但该技术适用于重型颅脑损伤患者 tau 蛋白和 Aβ 释放的急性评估。在体内检测方面,tau 蛋白示踪剂的快速发展可能使 PET 成为研究 tau 蛋白在重型颅脑损伤中的重要性的有用工具。

一项针对 22 个病例的 meta 分析显示,颅脑损伤使帕金森病(PD)的风险增加了 57%,合并优势比为 1.6。一项对 165799 例年龄≥55 岁的颅脑损伤患者进行的大型回顾性队列研究表明,颅脑损伤后发生 PD 的风险增加 44%。由于 Gardner 和他的同事的研究也发现颅脑损伤后 AD 的发生风险增加,可能有共同的因素或多种疾病过程导致颅脑损伤后各种神经退行性疾病的发生。

三项前瞻性队列研究的临床和神经病理学数据显示,颅脑损伤伴意识丧失可增加 AD、路易体蓄积、PD 的风险。受伤更严重的人患病的风险更高。重要的是,即使在 25 岁之前受伤的人,风险也有可能增加,表明导致神经退化的病理过程持续时间较长。

除了既往报道的 AD 和 PD 研究外,颅脑损伤也会增加非 AD 性痴呆的风险,重点是额颞叶痴呆(FTD)。来自我国台湾地区的一项大型人群研究评估了 140000 例患者,发现在颅脑损伤后的 4 年内,FTD 的风险增加了 4 倍,而且这种风险增加在 65 岁的患者中尤其明显。

四、病理生理学

大多数神经退行性疾病有典型的组织学发现。这些包括异常聚集、错误折叠和(或)蛋白质的积累,如 Aβ 聚集物/斑块、p-tau 的神经原纤维缠结(NFT)、PD 的 α 突触核蛋白积累,以及 FTD 的 43 kDa Tar DNA 结合蛋白(TDP-43)。为什么颅脑损伤会促进这些病理过程尚不清楚,颅脑损伤是否会启动或仅仅加速这种病理生理学仍不清楚。重要的是,尽管 tau 蛋白和 Aβ 受到了大多数研究者的关注,但多种蛋白病可能在颅脑损伤患者中共存。

AD的标志性表现是Aβ聚集物/斑块的沉积增加和p-tau蛋白的NFT增加,在长期颅脑损伤幸存者中可观察到。在约30%的重型颅脑损伤患者损伤后数小时内观察到Aβ聚集,并与潜在神经毒性Aβ原纤维和低聚物的形成有关。这些发现在已知AD相关ApoE ε4基因型携带者中更为明显。此外,在单次严重创伤后存活多年的个体中,Aβ聚集增加。相比之下,AD的其他标志性发现,如NFT没有在损伤后早期观察到,尽管这种病理在死亡时可被发现,在单一严重创伤的长期幸存者的大脑中密度更高、分布更广。tau蛋白和Aβ聚集增加的原因尚未确定,尽管它们与轴索和白质病理和持续性炎症反应有关。迄今为止,大多数颅脑损伤相关的病理信息来自手术切除的脑组织或尸检材料的组织学分析。最近,使用tau蛋白或Aβ示踪剂的PET技术在体内和长期跟踪颅脑损伤相关病理方面显示出了前景。到目前为止,还没有治疗方法可以抵消颅脑损伤后神经退行性病变的驱动因素,而这些新技术可能有助于开发新的治疗方案。颅脑损伤后Aβ聚集物/斑块的组织分析已经在尸检中进行或在手术切除组织中进行。在这些研究中,大约30%的颅脑损伤患者有Aβ聚集物/斑块,发生在所有年龄组,早在损伤后几小时内即可发现。在对单例存活1~47年的中重型颅脑损伤患者的尸检研究中,大约30%的病例中也存在Aβ。Aβ聚集与轴突损伤有关,因为在颅脑损伤后损伤轴突中观察到Aβ聚集。淀粉样前体蛋白(APP)是轴突损伤的标志性免疫组织化学标记,也在受损的轴突中积累,并与β分泌酶和γ分泌酶的早老蛋白(PS1)亚基共定位,为APP切割成Aβ提供了手段。颅脑损伤患者脑轴突球泡中积累的Aβ物种是Aβ42,这种肽最容易聚集成斑块。ApoE ε4等位基因存在时,Aβ清除受损,这可能会增加神经毒性Aβ原纤维和低聚体的形成,导致Aβ聚集增加。需要指出的是,在颅脑损伤中观察到的斑块与在AD中观察到的斑块不同。颅脑损伤患者的斑块比晚期AD患者的斑块更具有弥散性。

Tau蛋白是在轴突中发现的一种微管相关蛋白,它形成了在AD患者和被称为tau病的神经退行性疾病患者的大脑中发现的高磷酸化聚集物(即NFT)。CTE被认为是这些创伤性疾病之一。在实验性颅脑损伤中,tau蛋白表达增加并磷酸化。这种早期tau蛋白磷酸化可在受损的轴突和白质中观察到,但不存在于神经细胞体或树突中。一小部分患者在急性死后颅脑损伤的大脑中显示p-tau免疫反应。在严重颅脑损伤患者的大脑中也发现了tau阳性神经胶质细胞。在单一重型颅脑损伤的长期幸存者的尸检中显示出有更多的NFT。只有在受伤后存活4个月以上的患者中才会出现这种增长。NFT显著出现在皮质浅表层,并在沟的深处聚集。这种积累模式尚未在对照组中观察到,因为大多数tau蛋白病理位于内嗅皮质和海马区。在60岁以下的颅脑损伤患者中,34%出现tau蛋白病理,而对照组中只有9%观察到tau蛋白病理。在颅脑损伤和AD患者中观察到的tau蛋白病理有一些关键的区别。例如,与AD患者相比,CTE患者中有更多的星形胶质细胞tau蛋白。此外,NFT优先沉积在颅脑损伤后皮质的Ⅱ层和Ⅲ层,而在AD患者中,tau蛋白优先沉积在Ⅴ层和Ⅵ层。

显然,组织病理学只是用于死后的诊断和研究,而不是用于治疗或患者随访。在体内追踪Aβ和tau蛋白聚集的新工具正在迅速发展。利用分子成像如PET来检测和监测Aβ和tau蛋白的沉积和神经炎症的水平正在迅速提高。这些工具使研究人员能够使用匹兹堡化合物B(PiB)等来可视化Aβ死前沉积。tau蛋白示踪剂也在迅速改进,并用于检测tau病和AD病理。使用这些新工具治疗颅脑损伤的研究仍然很少,但越来越多的研究正在进行中。

这些研究可能会加深人们对颅脑损伤后疾病过程的理解,并促进抗体治疗等疗法的发展。

五、结论

大多数研究表明,颅脑损伤导致各种神经退行性疾病的风险增加,如FTD、AD、CTE和PD。

颅脑损伤患者的组织分析,无论是用外科手术切除的组织进行检查还是通过尸检,都表明颅脑损伤会导致许多蛋白质病变(如Aβ、tau蛋白和TDP-43的蓄积),损伤后持续或恶化多年。因此,颅脑损伤引起的病变可能与轴突损伤有关。在不久的将来,借助最近开发的PET示踪剂,这种神经退行性过程可以在体内进行跟踪,这可能使新治疗的开发成为可能。

参 考 文 献

[1] Abu Hamdeh S,Waara E R,Möller C,et al. Rapid amyloid-β oligomer and protofibril accumulation in traumatic brain injury[J]. Brain Pathol,2018,28(4):451-462.

[2] Cole J H,Jolly A,de Simoni S,et al. Spatial patterns of progressive brain volume loss after moderate-severe traumatic brain injury[J]. Brain,2018,141(3):822-836.

[3] Corrigan J D,Cuthbert J P,Harrison-Felix C,et al. US population estimates of health and social outcomes 5 years after rehabilitation for traumatic brain injury[J]. J Head Trauma Rehabil,2014, 29(6):E1-E9.

[4] Crane P K,Gibbons L E,Dams-O'Connor K,et al. Association of traumatic brain injury with late-life neurodegenerative conditions and neuropathologic findings[J]. JAMA Neurol,2016,73(9): 1062-1069.

[5] Fann J R,Ribe A R,Pedersen H S,et al. Long-term risk of dementia among people with traumatic brain injury in Denmark:a population-based observational cohort study[J]. Lancet Psychiatry, 2018,5(5):424-431.

[6] Furst A J,Bigler E D. Amyloid plaques in TBI:incidental finding or precursor for what is to come? [J]. Neurology,2016,86(9):798-799.

[7] Gardner R C,Byers A L,Barnes D E,et al. Mild TBI and risk of Parkinson disease:a chronic effects of neurotrauma consortium study[J]. Neurology,2018,90(20):e1771-e1779.

[8] Gatson J W,Stebbins C,Mathews D,et al. Evidence of increased brain amyloid in severe TBI survivors at 1,12,and 24 months after injury:report of 2 cases[J]. J Neurosurg,2016,124(6): 1646-1653.

[9] Huang C H,Lin C W,Lee Y C,et al. Is traumatic brain injury a risk factor for neurodegeneration? A meta-analysis of population-based studies[J]. BMC Neurol,2018,18(1):184.

[10] Jafari S,Etminan M,Aminzadeh F,et al. Head injury and risk of Parkinson disease:a systematic review and meta-analysis[J]. Mov Disord,2013,28(9):1222-1229.

[11] Johnson V E,Stewart W,Smith D H. Widespread τ and amyloid-β pathology many years after a single traumatic brain injury in humans[J]. Brain Pathol,2012,22(2):142-149.

[12] Kalkonde Y V,Jawaid A,Qureshi S U,et al. Medical and environmental risk factors associated with frontotemporal dementia:a case-control study in a veteran population[J]. Alzheimers Dement,2012,8(3):204-210.

[13] Kenney K,Iacono D,Edlow B L,et al. Dementia after moderate-severe traumatic brain injury: coexistence of multiple proteinopathies[J]. J Neuropathol Exp Neurol,2018,77(1):50-63.

[14] Lee B G,Leavitt M J,Bernick C B,et al. A systematic review of positron emission tomography of tau,amyloid beta,and neuroinflammation in chronic traumatic encephalopathy:the evidence to date[J]. J Neurotrauma,2018,35(17):2015-2024.

[15] Magnoni S,Esparza T J,Conte V,et al. Tau elevations in the brain extracellular space correlate with reduced amyloid-beta levels and predict adverse clinical outcomes after severe traumatic brain injury[J]. Brain,2012,135(Pt 4):1268-1280.

[16] Masel B E,DeWitt D S. Traumatic brain injury:a disease process,not an event[J]. J Neurotrauma,2010,27(8):1529-1540.

[17] McMillan T M,Teasdale G M,Stewart E. Disability in young people and adults after head injury: 12-14 year follow-up of a prospective cohort[J]. J Neurol Neurosurg Psychiatry,2012,83(11):

1086-1091.

[18] Mendez M F. What is the relationship of traumatic brain injury to dementia? [J]. J Alzheimers Dis,2017,57(3):667-681.

[19] Mendez M F,Paholpak P,Lin A,et al. Prevalence of traumatic brain injury in early versus late-onset Alzheimer's disease[J]. J Alzheimers Dis,2015,47(4):985-993.

[20] Mez J,Daneshvar D H,Kiernan P T,et al. Clinicopathological evaluation of chronic traumatic encephalopathy in players of American football[J]. JAMA,2017,318(4):360-370.

[21] Moretti L,Cristofori I,Weaver S M,et al. Cognitive decline in older adults with a history of traumatic brain injury[J]. Lancet Neurol,2012,11(12):1103-1112.

[22] Nordström A, Nordström P. Traumatic brain injury and the risk of dementia diagnosis: a nationwide cohort study[J]. PLoS Med,2018,15(1):e1002496.

[23] Nordström P, Michaëlsson K, Gustafson Y, et al. Traumatic brain injury and young onset dementia:a nationwide cohort study[J]. Ann Neurol,2014,75(3):374-381.

[24] Ojo J O,Mouzon B C,Crawford F. Repetitive head trauma,chronic traumatic encephalopathy and tau:challenges in translating from mice to men[J]. Exp Neurol,2016,275(Pt 3):389-404.

[25] Perry D C,Sturm V E,Peterson M J,et al. Association of traumatic brain injury with subsequent neurological and psychiatric disease:a meta-analysis[J]. J Neurosurg,2016,124(2):511-526.

[26] Ramlackhansingh A F,Brooks D J,Greenwood R J,et al. Inflammation after trauma:microglial activation and traumatic brain injury[J]. Ann Neurol,2011,70(3):374-383.

[27] Scott G,Ramlackhansingh A F,Edison P,et al. Amyloid pathology and axonal injury after brain trauma[J]. Neurology,2016,86(9):821-828.

[28] Smith W S,Weingart S. Emergency neurological life support(ENLS):what to do in the first hour of a neurological emergency[J]. Neurocrit Care,2012,17(Suppl 1):S1-S3.

[29] Tsitsopoulos P P, Marklund N. Amyloid-β peptides and tau protein as biomarkers in cerebrospinal and interstitial fluid following traumatic brain injury:a review of experimental and clinical studies[J]. Front Neurol,2013,4:79.

[30] Wang H K,Lee Y C,Huang C Y,et al. Traumatic brain injury causes frontotemporal dementia and TDP-43 proteolysis[J]. Neuroscience,2015,300:94-103.

[31] Whiteneck G G,Cuthbert J P,Corrigan J D,et al. Risk of negative outcomes after traumatic brain injury:a statewide population-based survey[J]. J Head Trauma Rehabil,2016,31(1):E43-E54.

[32] Wilson L, Stewart W, Dams-O'Connor K, et al. The chronic and evolving neurological consequences of traumatic brain injury[J]. Lancet Neurol,2017,16(10):813-825.

(王光明　李一明　李维卿)

第十章 法医学鉴定

第一节 概　述

由于颅脑损伤的多发性和复杂性,其致残与致死率极高,所以在法庭科学中颅脑损伤的司法鉴定是极其常见和重要的。司法鉴定是指在诉讼活动中鉴定人运用科学技术或者专门知识对诉讼涉及的专门性问题进行鉴别和判断并提供鉴定意见的活动。为了规范司法鉴定机构和司法鉴定人的司法鉴定活动,保障司法鉴定的科学性、法律性和中立性,保障诉讼活动的顺利进行,根据《全国人民代表大会常务委员会关于司法鉴定管理问题的决定》和有关法律法规的规定,2007 年 7 月 18 日司法部部务会议审议通过了《司法鉴定程序通则》,为在法庭上科学地提供医学证据奠定了法律基础。随着医学知识的不断更新和法律法规的不断完善,以及为法庭审理案件提供科学的医学证据的迫切性越来越高,我们有必要掌握颅脑损伤法医学鉴定的基本知识。

法医学鉴定是法律行为,而医疗活动是一种客观事实行为。行医行为与鉴定行为存在着本质区别,要做出科学、公正的结论,必须厘清两者的差别。医生首先考虑的是患者的健康,医患双方在医疗过程的基本关系是相互信任。因此医生的病历记录是根据患者或护送者的口述,对受伤当时的情况、伤后临床表现等的客观记载。而法医学鉴定中,常是故意伤害或民事纠纷斗殴伤害事件,有关法庭判决或调解过程的刑事责任或民事责任,诉讼当事人一方(原告或被告)在就诊时可能夸大、编造病史或者隐瞒病情、伤情,在诊治过程中可能出现明显的心因性反应或赔偿性神经症的症状和体征;有的案件,还可能发生当事人采用不正当的手段,诱惑鉴定人偏离公正的立场,做出不正确的法医学鉴定结论。因此,要求颅脑损伤的法医学鉴定人具有扎实的鉴定理论与实践经验,也要有崇高的职业道德,方能使得鉴定结论客观、公正、求实,具有科学性。

一、法医学鉴定人

根据我国诉讼法相关规定,承担颅脑损伤的法医学鉴定人,应当是在司法厅注册的具有从业资格的法医学鉴定人,接受执法机关聘请或委托。但在实践中,为快速、有效处理民事纠纷案件,也可以由当事人自诉委托,但需经双方当事人一致同意,选择一家鉴定结构。但在调解达成一致前,一旦一方当事人反悔,极易导致重新鉴定,纠纷久拖而不能解决。

在国外司法鉴定行业,临床专家常受聘做兼职的法医学鉴定人。在我国近十多年来,法制建设发展迅速,活体损伤的法医学鉴定案例数目逐年增多。由于法医临床学兼职鉴定人的法医学继续教育制度和鉴定人资格审查制度的完善,尤其是近年《中华人民共和国刑法修正案(八)》和《中华人民共和国刑事诉讼法修正案》的颁布和实施,规定法庭可以允许当事人聘请专家辅助人协助法官采信鉴定结论,这将进一步完善我国法医学损伤鉴定的执行应用。

法医学鉴定人有权要求委托单位提供与案件有关的调查材料、全部原始病历记录(主客观),并直接检查被鉴定人和做必要的临床辅助检查,以取得第一手客观、正确的资料,明确伤病关系,做出科学、正确的鉴定意见。当然,法医学鉴定人也有权依据正当理由,拒绝鉴定。

法医学鉴定人在受理案件并做出鉴定意见后,有义务对案件保密,如私自泄露案件鉴定过程情节,影响法庭审判,要承担法律责任。法庭在对适用鉴定意见有异议时,法医学鉴定人有义务出庭接受质证。若不出庭,鉴定意见将可能被认定为无效。

二、法医学鉴定内容

(一)人体损伤程度的鉴定

根据我国法律法规的规定,对人身伤害案件,进行损伤严重程度的鉴定,可鉴定为重伤、轻伤或轻微伤。

1.重伤 根据《中华人民共和国刑法》第95条规定,重伤是指伤害使人肢体残废、毁人容貌,丧失听觉、视觉或者其他器官功能,以及其他对于人体健康有重大伤害的损伤。

2.轻伤 物理、化学及生物等各种外界因素作用于人体,造成组织器官结构一定程度的损害或者部分功能障碍,尚未构成重伤又不属轻微伤的损伤。

3.轻微伤 各种外界因素作用于人体,造成局部组织结构、器官的轻微损害或轻度短暂的功能障碍的损伤。受伤害人的身体损伤程度不够轻伤鉴定标准的,属轻微伤。

在评定损伤程度时,实事求是,具体问题具体分析;原发性损伤、继发性损伤、损伤直接引起的并发症和后遗症是损伤程度评定的依据。对影响人身健康的原发性损伤及其并发症应以损伤当时的伤情为主;对影响容貌和组织、器官功能的应以损伤后果或者结局为主;对于伤情在临界状态的,就低不就高;对于伤情一时不能确定的,先轻后重。总之,对于涉及伤病关系的损伤程度鉴定,法医学鉴定人需慎重,难以明确损伤程度的说明理由即可,切不可武断做出不科学的鉴定意见。

(二)交通事故伤残等级评定

根据2002年3月11日由中华人民共和国国家质量监督检验检疫总局发布的中华人民共和国国家标准GB 18667—2002《道路交通事故受伤人员伤残评定》,对道路交通事故中遭受各种暴力致伤的人员进行伤残评定。评定人由公安交通管理部门依法指派或聘请。根据该文件,伤残等级分为10级,最佳评定时机应以治疗终结为准,评定人的条件是具有法医师以上职称和有伤残评定知识和经验的事故处理人员。伤残评定的内容,包括受伤者在治疗终结后在解剖结构生理功能及精神上发生的异常,致其生活、工作和社会活动能力遭受不同程度的降低或丧失,根据伤残评定的结果以确定伤残程度。鉴定意见书作为交通事故赔偿的科学依据。

(三)工伤事故伤残鉴定

根据《工伤保险条例》(中华人民共和国国务院第375号令)制定了GB/T 16180—2006《职工工伤与职业病致残程度鉴定标准》,后被GB/T 16180—2014《劳动能力鉴定职工工伤与职业病致残等级》所替代。这些标准在全面、综合分析各国以及世界卫生组织等的评残分级原则的基础上,结合中国国情,提出了以"器官缺损、功能障碍、医疗依赖和护理依赖"为判断依据的综合判定分级原则。根据该文件,伤残等级分为10级,最佳评定时机应以治疗终结为准。鉴定意见书可作为工伤赔偿的科学依据。

三、法医学鉴定意见书

法医学鉴定人要在认真分析案情、伤(病)情材料的基础上,严格按照相关标准及法医临床司法鉴定实务或相关作业指导书检验检查,决定受理案件后,要按照作业指导书的步骤方法逐步进行,按照《人体重伤鉴定标准》《道路交通事故受伤人员伤残评定》或《劳动能力鉴定职工工伤与职业病致残等级》等标准确定损伤程度或伤残等级,并按照鉴定文书管理规定制作鉴定文书。

法医学鉴定意见书的基本内容如下。

1.引言 包括委托人、委托日期、受理日期、委托要求、送检材料、鉴定日期、被鉴定人相关信息等,如被鉴定人民事行为能力受限,还需有相关的代理人即在场人在场。

2.案情和病历摘要 包括事件发生受伤经过,与伤情有关的调查,详细的临床诊治过程。

3.法医临床学检查鉴定 要在认真分析案情、伤(病)情材料及委托要求的基础上,严格按照相关标准及法医临床司法鉴定实务或相关作业指导书确定损伤程度及伤残程度。

4. 分析意见　法医学鉴定人对案情和检查结果进行分析后提出的意见,属于法医学鉴定人的陈述,必须逻辑清楚、严密,言辞精确、客观。法医学鉴定人对被鉴定人的损伤严重程度或伤残等级,如有不同意见,可不参与本次鉴定,但应需加以说明。

5. 专家讨论　对于鉴定能力范围内重大、复杂的鉴定,应组织专家讨论,并填写"讨论记录表"。讨论记录的内容应包括对损伤事实的认定、伤残程度的确定、援引的标准和条文、参考文献和专家意见,在意见与临床诊断、专家意见或原鉴定意见不一致时,应进行必要的说明等。总之,对于专家讨论做出的鉴定意见,法医学鉴定人必须吃透其中的真意,拿出准确的意见。

6. 鉴定意见　根据前述法律文件,做出鉴定意见。由于法庭审判根据鉴定意见判定刑事责任或民事责任(赔偿),因此鉴定意见应当用词准确,界限鲜明,实事求是,言简意赅。尽量不用"可能""排不开"等模棱两可的词。

7. 法医学鉴定人工作单位、职称、签名,鉴定日期　法医学鉴定由法医学鉴定人负责,需亲笔签名,其工作单位印章用来证明法医学鉴定人身份。

8. 鉴定文书　审核签发。

参 考 文 献

[1] Peng Z,Pounder D J. Forensic medicine in China[J]. Am J Forensic Med Pathol,1998,19(4):368-371.

[2] Byard R W,Wick R,Gilbert J D,et al. Histologic dating of bruises in moribund infants and young children[J]. Forensic Sci Med Pathol,2008,4(3):187-192.

[3] Meilia P D I,Freeman M D,Herkutanto,et al. A review of the diversity in taxonomy,definitions,scope,and roles in forensic medicine:implications for evidence-based practice[J]. Forensic Sci Med Pathol,2018,14(4):460-468.

(关俊文)

第二节　颅脑损伤的损伤程度鉴定

头部遭受暴力的打击,因致伤物的种类、大小、形状、质量和暴力作用的强弱、速度、方向、次数以及伤者头部所处的状态不同,颅脑损伤的严重程度差异很大。

在法医临床学鉴定中,对重型或中型颅脑损伤严重程度的鉴定,根据头伤史、伤后的临床表现、医院所提供的特殊检查资料与治疗经过等,结合法医临床学检查的情况,一般均可做出正确的判断,从而做出损伤程度的鉴定。对于轻型颅脑损伤,头伤后是否存在脑震荡,往往看法不一致;对于颅内继发性血肿、外伤性癫痫的鉴定标准有时也存在争议。这些都必须根据颅脑损伤的解剖生理特点、病理生理变化、临床表现、临床诊断标准,密切结合人体损伤程度鉴定标准,实事求是地正确处理。

一、头皮损伤

(一)头皮挫伤

单纯的头皮挫伤,属轻微伤。

(二)头皮血肿

单纯较小的头皮血肿,即仅有头皮血肿与骨膜下血肿,属轻微伤;帽状腱膜下血肿属轻伤,但婴幼儿的帽状腱膜下血肿合并失血性休克(内出血)属重伤。

(三)头皮擦伤

单纯的头皮擦伤,属轻微伤。

（四）头皮裂伤

凡头皮锐器伤，创口累计长达 8 cm，儿童达 6 cm；钝器伤创口累计达 6 cm，儿童达 4 cm，均属轻伤。如锐器创口累及面部，则可将各自长度与各自标准规定的长度的比值相加，如大于 1 则构成轻伤，余可类推。

（五）头皮撕脱伤

凡头皮撕脱伤面积达 20 cm²，儿童达 10 cm²；头皮外伤性缺损面积达 10 cm²，儿童达 5 cm²，均属轻伤。凡头皮撕脱伤范围达头皮面积的 25% 并伴有失血性休克；头皮损伤致使头皮丧失生存能力，范围达头皮面积的 25%，均属重伤。

二、颅骨损伤

（一）线状骨折

必须借助颅脑 X 线或 CT 检查方能确诊。观察骨折线时，应特别注意与颅缝（尤其是成人残留的额缝）、硬脑膜中动脉血管沟、板障静脉血管沟等颅骨正常影像相区别，不能把这些正常影像误诊为线状骨折；反之亦然。否则会影响诊断的正确性，对鉴定造成差错。

法医学鉴定：颅骨单纯性线状骨折属轻伤；伴有硬脑膜撕裂、脑实质损伤、颅内继发性血肿或颅内继发性感染者都属重伤。

（二）凹陷性骨折、粉碎性骨折

必须根据颅脑 X 线或 CT 检查才能确诊，注意与正常的颅骨缝间骨、巨大的蛛网膜粒压迹相区别。

法医学鉴定：单纯颅盖骨凹陷性骨折、粉碎性骨折属轻伤。但损伤伴有脑实质及血管损伤（出现脑受压症状和体征）、硬脑膜破裂（外开放性，排除颅底骨折所致）均属重伤。

（三）开放性颅骨骨折

单纯的开放性颅骨线状骨折属轻伤；凡开放性颅骨粉碎性、凹陷性骨折，伴硬脑膜撕裂（排除颅底骨折）、脑挫裂伤、颅内异物残留或伴有颅内继发性感染，属重伤。

（四）颅底骨折

主要根据脑伤后的临床表现做出诊断，结合颅底薄层 CT 扫描或 MRI 检查确诊颅底骨折。

法医学鉴定：凡颅底骨折伴面、听神经损伤（伤后 6 个月以上仍遗留大部分面积瘫痪、眼睑闭合不全或者口角歪斜，听觉功能减退（不要求单耳听力减退 91 dB 或双耳听力减退 60 dB 以上））或脑脊液漏长期（伤后 4 周）不愈，均属重伤。

三、脑损伤

（一）脑震荡

在神经外科临床工作中，诊断脑震荡并不困难，主要依据如下：①头部外伤史；②伤后立即出现短暂（一般不超过 30 min）昏迷；③苏醒后有逆行（近事）遗忘；④伤后有轻度头痛、头昏、恶心、呕吐或某些自主神经功能紊乱；⑤神经系统检查无阳性体征，腰椎穿刺无血性脑脊液，在显微镜下也未查见红细胞。但在法医临床学鉴定中，各人对脑震荡有不同的认识和理解，因而在确认其诊断时往往争论不休；也由于被鉴定者受医学-生理-社会因素的影响，为了诉讼或赔偿，往往谎报头伤史，夸大伤情，甚至伪造伤情，法医学鉴定人对于此的鉴定应慎重。为了实事求是地做出科学的鉴定，法医学鉴定人必须认真阅读和审查有关伤情材料和首诊原始病历记录资料，对伤员（被鉴定人）做详细询问和检查，去伪存真，掌握真实的伤情，同时还需要求委托人提供案情及询问笔录等证据材料，方可做出准确的鉴定意见。

在鉴定中，首先要强调确认有头部外伤史，是诊断脑震荡的必备条件，如无头部外伤史，仅有头部以外身体其他部位的受伤史，则不能诊断脑震荡。头伤后立即出现的短暂昏迷，是诊断脑震荡的第二个重要条件；伤员的真性昏迷，是神志不清，对任何刺激无反应，对周围发生的事情不能理解和叙说，清醒后不能计算本人昏迷时间的长短，也不能提供对其转运、救治等相关信息；头伤后有无原发性昏迷，除伤员本人的自述外，必须经过现场的其他人员证实才能确认；伤后若无短暂原发性昏迷，则难以诊断为脑震荡。至于脑震荡时可能出现的逆行遗忘（近事遗忘），在鉴定时，常常不易确认其存在，不能因此而否定脑震荡的诊断，若头部损伤后有明显的逆行遗忘，则诊断脑震荡更为确切。

法医学鉴定：头部损伤后，确证出现短暂的意识障碍和近事（逆行）遗忘；单纯脑震荡，无继发性颅内血肿，均属轻伤。

（二）脑挫裂伤及其特殊类型

法医学鉴定：颅脑损伤当时出现原发性昏迷，超过半小时，伴有单瘫、偏瘫、失语等神经系统体征；外伤性蛛网膜下腔出血，伴有神经系统症状和体征；颅脑损伤，经脑 CT 扫描显示脑挫（裂）伤但必须伴有神经系统症状和体征；颅脑损伤后，有明显神经系统症状和体征，如广泛脑挫裂伤、脑干损伤、下丘脑损伤（包括外伤性尿崩症、外伤性糖尿病、外伤性垂体功能低下、间脑性癫痫发作等），均属重伤。

（三）颅内血肿

颅内血肿是颅脑损伤最常见而又最危险的病变，包括硬脑膜外血肿、硬脑膜下血肿（积液）、脑内血肿与多发性（又称混合性）血肿，如未及时诊治，是造成颅脑损伤死亡的重要原因。

在法医临床学鉴定中，经常遇到一些被鉴定人的 CT 报告诊断为"颅内血肿"，但在阅其伤史和诊治经过，没有发现其颅内压增高、脑受压的临床表现；阅读 CT 片，颅内虽有出血灶，形成了血凝块，但没有脑受压、脑移位的占位效应，因此对于"颅内血肿"的诊断则难以确认。

目前形成的统一认定标准是"颅脑损伤后颅内出血，达到一定体积，一般在幕上 20 mL 以上、幕下 10 mL 以上即可引起脑受压的临床表现，称为颅内血肿"。总之，外伤性颅内血肿的诊断必须具备头部损伤史、血肿部位和体积、引起脑受压的临床表现等条件，应综合评定。因此在实际鉴定中应根据血肿位置、出血量的多少及临床表现，全面分析，综合鉴定。

法医学鉴定：凡颅脑损伤后有继发性颅内血肿，包括硬脑膜外血肿、硬脑膜下血肿（积液）、脑内血肿、脑室内血肿或多发性（混合性）血肿（一般幕上 20 mL 以上、幕下 10 mL 以上，或量虽未达到，但出现神经系统症状或体征，抑或临床有开颅减压、血肿清除术适应证并已行该手术），均属重伤。

四、开放性颅脑损伤

法医学鉴定：非火器性或火器性开放性颅脑损伤，无论有无继发性颅内血肿或感染，均属重伤。

五、颅脑损伤的其他伤情

（一）脑脊液鼻漏和耳漏

法医学鉴定：颅底骨折伴有外伤性脑脊液外漏，长期（一般指 4 周或 4 周以上）不愈，无论有无颅神经损伤与颅内感染，均属重伤。

（二）颅神经损伤

法医学鉴定：凡有颅脑损伤所致的、不易恢复（伤后 6 个月）的颅神经损伤，除嗅神经损伤外，均属重伤。

（三）外伤性颈内动脉海绵窦瘘、下丘脑-垂体功能障碍

法医学鉴定：颅脑损伤所致的颈内动脉海绵窦瘘、下丘脑-垂体功能障碍均属重伤。

（四）外伤性颅骨缺损

法医学鉴定：位于额前部的颅骨缺损，如毁人容貌属重伤；颅骨缺损直径超过 3 cm，有临床症状和体征，亦属重伤。

（五）外伤后癫痫

在法医学鉴定中,判定外伤后癫痫(指晚期,伤后1个月至1年)的主要标准如下:①有确切的颅脑损伤史;②有颅脑损伤的影像学证据;③有颅脑损伤后发生癫痫的可靠病史,癫痫发作史及正规的治疗史;有典型的癫痫发作临床表现,但颅脑损伤前没有癫痫发作史;④脑电图检查见痫样波或严重异常脑电图。必须与癔症性抽搐及原发性癫痫相区别。

法医学鉴定:颅脑损伤所引起的外伤后迟发型癫痫经规范药物治疗1年,不能完全控制发作,属重伤。

（六）外伤后严重器质性精神障碍

法医学鉴定:外伤后严重器质性精神障碍属重伤,在鉴定中,应获得颅脑损伤形态学改变的影像学证据,要有原发性损伤临床症状和体征支持。

参 考 文 献

[1] Hackenberg K,Unterberg A.［Traumatic brain injury］［J］. Nervenarzt,2016,87(2):203-214.

[2] Agrawal A,Jajoo S N,Joharapurkar S R. Scalp avulsion injuries［J］. J Pak Med Assoc,2008,58(9):528.

[3] Steenerson K,Starling A J. Pathophysiology of sports-related concussion［J］. Neurol Clin,2017,35(3):403-408.

[4] Muth C C. Sport-related concussion［J］. JAMA,2018,319(8):840.

[5] Young R J,Destian S. Imaging of traumatic intracranial hemorrhage［J］. Neuroimaging Clin N Am,2002,12(2):189-204.

[6] Willmore L J. Posttraumatic epilepsy［J］. Neurol Clin,1992,10(4):869-878.

（关俊文）

第三节　道路交通事故伤残评定

交通事故是指车辆在道路上因过错或者意外造成人身伤亡或者财产损失的事件。《中华人民共和国道路交通安全法》第七十二条规定:对当事人的生理、精神状况等专业性较强的检验,公安机关交通管理部门应当委托专门机构进行鉴定,鉴定结论应当由鉴定人签名。交通伤残指因道路交通事故损伤所致的人体残废,包括精神的、生理功能的和解剖结构的异常及其导致的生活、工作和社会活动能力的不同程度丧失。

评定的基本原则是实事求是原则、伤病关系的处理原则、医疗影响的处理原则、临界性伤残的处理原则、类比原则、参与度评定原则。伤残评定应以人体伤后治疗效果为依据,认真分析残疾与事故、损伤之间的关系,实事求是地评定。评定时机应以事故直接导致的损伤或确因损伤导致的并发症治疗终结为准。评定人应当由具有法医学鉴定资格的人员担任。

在评定时,应排除其原有伤病等情况后,再进行评定。如受伤人员符合多处伤残等级,应分别做出评定意见。如遇有一些标准以外的伤残程度者,可根据伤残的实际情况,参照标准中最接近、最相似的伤残内容,确定其相当的伤残等级,但鉴定人应慎重使用。

一、颅脑损伤人员伤残的分级标准

（一）Ⅰ级伤残

划分依据:①日常生活完全不能自理,全靠别人帮助或采用专门设施,否则生命无法维持;②意识丧失；③各种活动受到限制而卧床；④社会交往完全丧失。

包括颅脑与脊髓损伤所致：①植物状态；②极度智力缺损（智商20以下），日常生活完全不能自理，全靠别人帮助；③四肢瘫（三肢以上肌力3级以下），或精神障碍；④截瘫（肌力2级以下）伴大小便失禁。

（二）Ⅱ级伤残

划分依据：①日常生活需要随时有人帮助；②各种活动受限，仅限于床上或椅子上的活动；③不能工作；④社会交往极度困难。

包括颅脑与脊髓损伤所致：①重度智力缺损（智商34以下）或精神障碍，日常生活需随时有人帮助才能完成；②完全性失语；③双侧面瘫，容貌毁损，完全丧失进食和言语功能；④双眼盲目5级；⑤四肢瘫（二肢以上肌力2级以下）；⑥偏瘫或截瘫（肌力2级以下）。

（三）Ⅲ级伤残

划分依据：①不能完全独立生活，需经常有人监护；②各种活动受限，仅限于室内的活动；③明显职业受限；④社会交往困难。

包括颅脑与脊髓损伤所致：①重度智力缺损或精神障碍，不能完全独立生活，需经常有人监护；②严重外伤后癫痫，药物不能控制，大发作平均每月一次以上，或局限性发作平均每月四次以上，或小发作平均每周七次以上，或精神运动性发作平均每月三次以上；③严重运动性失语或感觉性失语；④严重不自主运动或共济失调；⑤四肢瘫（二肢以上肌力3级以下）；⑥偏瘫或截瘫（肌力3级以下）；⑦大小便失禁难以恢复。

（四）Ⅳ级伤残

划分依据：①日常生活活动能力严重受限，间或需要帮助；②各种活动受限，仅限于居住范围内的活动；③职业种类受限；④社会交往严重受限。

包括颅脑与脊髓损伤所致：①中度智力缺损（智商49以下）或精神障碍，日常生活活动能力严重受限，间或需要帮助；②单侧面瘫难以恢复，容貌损毁，进食和言语功能障碍；③四肢瘫（二肢以上肌力4级以下）；④偏瘫或截瘫（肌力4级以下）；⑤阴茎勃起功能完全丧失。

（五）Ⅴ级伤残

划分依据：①日常生活活动能力部分受限，偶尔需要监护；②各种活动受限，仅限于就近的活动；③需要明显减轻工作量；④社会交往贫乏。

包括颅脑与脊髓损伤所致：①中度智力缺损或精神障碍，日常生活活动能力部分受限，偶尔需要监护；②外伤后癫痫，药物不能完全控制，大发作平均每三个月一次以上，或局限性发作平均每月两次以上，或小发作平均每周四次以上，或精神运动性发作平均每月一次以上；③严重失用或失认症；④偏瘫或截瘫（一肢以上肌力2级以下）；⑤单瘫（肌力2级以下）；⑥大便或小便失禁难以恢复。

（六）Ⅵ级伤残

划分依据：①日常生活活动能力部分受限，但能部分代偿，条件性地需要帮助；②各种活动减少；③不能胜任原工作；④社会交往狭窄。

包括颅脑与脊髓损伤所致：①中度智力缺损或精神障碍，日常生活活动能力部分受限，但能部分代偿，条件性需要帮助；②严重失读伴失写症；③偏瘫或截瘫（一肢以上肌力3级以下）；④单瘫（肌力3级以下）；⑤阴茎勃起功能严重障碍。

（七）Ⅶ级伤残

划分依据：①日常生活活动能力严重受限；②短暂活动不受限，长时间活动受限；③工作时间明显缩短；④社会交往减少。

包括颅脑与脊髓损伤所致：①轻度智力缺损（智商70以下）或精神障碍，日常生活活动能力严重受限；②外伤后癫痫，药物不能完全控制，大发作平均每六个月一次以上，或局限性发作平均每两个月两次以上，或小发作平均每周两次以上，或精神运动性发作平均每两个月一次以上；③严重构音障碍；④偏瘫或截瘫(一肢肌力4级);⑤单瘫(肌力4级);⑥半身或偏身型完全性感觉缺失。

(八)Ⅷ级伤残

划分依据:①日常生活活动能力部分受限;②远距离活动受限;③断续工作;④社会交往受约束。

包括颅脑与脊髓损伤所致:①轻度智力缺损或精神障碍,日常生活活动能力部分受限;②半身或偏身型感觉缺失;③阴茎勃起功能障碍。

(九)Ⅸ级伤残

划分依据:①日常生活活动能力大部分受限;②工作和学习能力下降;③社会交往能力大部分受限。

包括颅脑与脊髓损伤所致:①轻度智力缺损或精神障碍,日常生活活动能力大部分受限;②外伤后癫痫,药物不能完全控制,大发作一年一次以上,或局限性发作平均每六个月两次以上,或小发作平均每月四次以上,或精神运动性发作平均每六个月两次以上;③半身或偏身型浅感觉缺失;④严重影响阴茎勃起功能。

(十)Ⅹ级伤残

划分依据:①日常生活活动能力部分受限;②工作和学习能力有所下降;③社会交往能力部分受限。

包括颅脑与脊髓损伤所致:①神经功能障碍,日常生活能力部分受限;②外伤后癫痫,药物能够控制,但遗留脑电图中度以上改变;③轻度不自主运动或共济失调;④视觉功能障碍,包括斜视、复视、视错觉、眼球震颤等;⑤半身或偏身型浅感觉分离性缺失;⑥一肢完全性感觉缺失;⑦节段性完全性感觉缺失;⑧轻度失语或构音障碍;⑨阴茎勃起功能受到影响。

二、一般应注意的问题

(一)植物状态

植物状态是指患者因颅脑严重损伤而长期处于无意识状态,对外界缺乏认知反应,但有明显的觉醒与睡眠周期,自主呼吸及心跳功能正常,脑干功能存在,丧失自我生存能力。

植物状态的诊断标准如下。

(1)有严重颅脑损伤史,包括原发性或继发性脑干损伤、弥漫性脑损伤或广泛脑挫裂伤、严重颅内高压、较长时间脑缺血缺氧等。

(2)伤后处于深昏迷状态,治疗后病情稳定,但仍处于无意识状态,能自动睁眼或刺激时睁眼,也可出现睡眠与觉醒周期,但无思维能力,无表情、不动、不语,对外界刺激无正确反应,多出现强握、吸吮、掌额等原始反射。

(3)去皮质状态者,双上肢屈曲,肘、腕和指关节屈曲,双下肢伸直内旋,呈交叉样收缩,双踝、趾跖屈;去大脑强直者,头颈躯干后伸,双上肢伸展内旋,双下肢强直性伸直,四肢肌张力高,锥体束征阳性。

(4)有疼痛刺激肢体逃避、角膜、咳嗽等反射和对光反射,存在无意识吞咽活动。

(5)脑电图检查可无生物电测出或散在低频慢波,部分患者可见睡眠和觉醒节律,少数枕部可见低幅α波。

(6)CT、MRI检查显示脑室、脑池扩大,白质萎缩,脑实质有软化灶等。

(二)智力缺损

智力通常用智商(IQ)表示,而IQ是指通过某种智力量表测得的智龄和实际年龄的比,不同的智力测验,有不同的IQ值,诊断的主要依据是社会适应能力。目前常用的智力量表有6~8岁中国韦氏儿童智力量表(简式)和成人智力残疾评定量表。智力缺损程度分级方法见表10-1。

表10-1　智力缺损程度分级

智力缺损分级	智商(IQ)	社会适应能力
极度智力缺损	20以下	适应能力缺乏,终生生活需要别人全部照料

智力缺损分级	智商(IQ)	社会适应能力
重度智力缺损	20～34	适应能力低下,生活需要别人协助
中度智力缺损	35～49	适应能力明显削弱,生活可以自理,可从事简单劳动
轻度智力缺损	50～69	适应能力减弱,学习和工作效率低下

注:参考《中国残疾人实用评定标准(试用)》。

(三)日常生活活动能力

日常生活活动能力(ADL)一般包括如下内容。

(1)起居饮食能力:包括穿衣、梳洗、进食、做家务、装脱假肢支具等能力。

(2)行动能力:包括室内移动、步行、上下楼、使用及上下轮椅等能力。

(3)感官及语言交流能力:包括言语、听觉、视觉功能。

(4)大小便控制和自理能力。

(5)智力和精神适应能力:包括智力工作能力、家庭及社会相处能力等。

对日常生活活动能力做综合评定,是确定有无残疾及残疾严重程度的重要手段。

ADL评定原则上要求直接观察患者完成各项测试活动,只有不便于直接观察的项目进行询问了解。ADL评定的具体方案或量表很多,较常用的方法见表10-2。

表10-2　ADL评定的具体方案

项目	评分	标准	评估日期		
大便	0	失禁或昏迷			
	5	偶有失禁(每周<1次)			
	10	控制			
小便	0	失禁或昏迷或需由他人导尿			
	5	偶有失禁(每24 h<1次)			
	10	控制			
修饰	0	需要帮助			
	5	自理(洗脸、梳头、刷牙、剃须)			
用厕	0	依赖他人			
	5	需部分帮助			
	10	自理(去和离开厕所、使用厕纸、穿脱裤子)			
进食	0	较大或完全依赖			
	5	需部分帮助(切面包、抹黄油、夹菜、盛饭)			
	10	全面自理(能进各种食物,但不包括取饭、做饭)			
转移	0	完全依赖他人,无坐位平衡			
	5	需大量帮助(1～2人,身体帮助),能坐			
	10	需少量帮助(言语或身体帮助)			
	15	自理			
活动	0	不能步行			
	5	在轮椅上能独立行动			
	10	需1人帮助步行(言语或身体帮助)			
	15	独立步行(可用辅助器,在家及附近)			

续表

项目	评分	标准	评估日期		
穿衣	0	依赖他人			
	5	需一半帮助			
	10	自理(自己系、松纽扣,关、开拉链和穿、脱鞋)			
上下楼梯	0	不能			
	5	需帮助(言语、身体、手杖帮助)			
	10	独立上下楼梯			
洗澡	0	依赖			
	5	自理(无指导时能进出浴池并自行洗澡)			
总得分					
评估人					

注:①<20分为极严重功能缺陷,生活完全需要依赖;②20~40分为生活需要很大帮助;③41~60分为生活需要帮助;④>60分为生活基本自理;⑤得分40分以上者康复治疗的效益较大。

(四)颅脑损伤致外伤后癫痫

颅脑损伤所致外伤后癫痫可分为以下几类。

(1)严重外伤后癫痫,药物不能控制,大发作平均每月一次以上,或局限性发作平均每月四次以上,或小发作平均每周七次以上,或精神运动性发作平均每月三次以上。

(2)外伤后癫痫,药物不能完全控制,大发作平均每三个月一次以上,或局限性发作平均每月两次以上,或小发作平均每周四次以上,或精神运动性发作平均每月一次以上。

(3)外伤后癫痫,药物不能完全控制,大发作平均每六个月一次以上,或局限性发作平均每两个月两次以上,或小发作平均每周两次以上,或精神运动性发作平均每两个月一次以上。

(4)外伤后癫痫,药物不能完全控制,大发作一年一次以上,或局限性发作平均每六个月三次以上,或小发作平均每月四次以上,或精神运动性发作平均每六个月两次以上。

(5)外伤后癫痫,药物能够控制,但遗留脑电图中度以上改变。

参 考 文 献

[1] Sun L L,Liu D,Chen T,et al. Analysis on the accident casualties influenced by several economic factors based on the traffic-related data in China from 2004 to 2016[J]. Chin J Traumatol,2019,22(2):75-79.

[2] Zeman A. Persistent vegetative state[J]. Lancet,1997,350(9080):795-799.

[3] Jennett B. The vegetative state[J]. J Neurol Neurosurg Psychiatry,2002,73(4):355-357.

(关俊文)

第四节 职工工伤与职业病致残等级评定

一、工伤伤残等级划分原则与依据

(一)劳动能力鉴定概念

劳动能力鉴定是指劳动能力鉴定机构对劳动者在职业活动中因工负伤或患职业病后,根据国家工伤保险法规规定,在评定伤残等级时通过医学检查对劳动功能障碍程度(伤残程度)和生活自理障碍程度做出的判定结论。

(二) 劳动能力鉴定划分与判断依据

伤病致残的划分,主要是根据医疗期满时的器官损伤后缺失畸形程度、功能障碍程度及能否代偿和对医疗护理的依赖程度,适当考虑由于伤残引起的社会心理因素后果,将伤残程度分为 10 级,具体如下。

1. 器官损伤　外伤直接造成的人体器官组织解剖结构破坏和创伤愈合后的后遗病变,是工伤的直接后果,但职业病不一定有器官缺损。主要包括器官缺损、创伤后并发症、创伤后修补等。

2. 功能障碍　损伤及其直接引起的并发症会遗留一定程度的功能障碍,工伤后功能障碍的程度与器官缺损部位及严重程度有关。其分为功能完全丧失、严重功能障碍、中等功能障碍、轻度功能障碍、无功能障碍。

3. 医疗依赖　伤病致残后,于医疗期满后仍不能脱离治疗者,这与医疗终结有本质区别,是划分伤残等级和劳动能力丧失程度的重要指标。其分为特殊医疗依赖、一般医疗依赖、无医疗依赖。医疗依赖判定分级:①特殊医疗依赖:工伤致残后必须终生接受特殊药物、特殊医疗设备或装置进行治疗者,如血液透析。②一般医疗依赖:工伤致残后仍需接受长期或终生药物治疗者,如降压药治疗等。

4. 护理依赖　伤、病致残后因生活不能自理需依赖他人护理者。护理依赖程度主要根据生活自理能力做出判断。生活自理范围包括下列五项:①进食;②翻身;③大小便;④穿衣、洗漱;⑤自主行动。

5. 心理障碍　一些特殊残情,在器官缺损或功能障碍的基础上虽不造成医疗依赖,但却导致心理障碍或降低伤残者的生活质量。在评定伤残时,应当考虑这些后果。例如,面部重度毁容者虽然不影响劳动、生活能力,但应当考虑到伤残者的心理损害,适当定级。

伤残等级与丧失劳动能力程度的关系,从劳动能力丧失的角度:①一至四级伤残属于完全丧失劳动能力;②五、六级伤残可确认为大部分丧失劳动能力;③七至十级伤残可确认为部分丧失劳动能力。生活自理障碍程度,则根据其对进食、翻身、大小便、穿衣、洗漱和自主行动的护理依赖程度来确认其属完全、大部分或部分护理依赖。

二、工伤伤残等级鉴定原则

(一) 鉴定原则

1. 治疗终结原则　职工发生工伤,经治疗伤情相对稳定后存在残疾影响劳动能力的,应当进行劳动能力鉴定。损伤后经诊治,最后损伤结局为痊愈、好转或稳定,预后一般不需再实行特殊治疗,即治疗终结。伤残的等级鉴定,须在治疗终结以后,主要原则:①损伤在现代医疗水平的情况下,按照一般医疗程序,继续治疗已无意义(可能存在医疗依赖)。②伤者所遗留的功能障碍相对为永久固定性或呈不可逆转归。

注意:①胸部(胸壁、气管、支气管、肺)各器官损伤的致残分级可参考治疗期结束后的肺功能损害和呼吸困难程度分级。②人格改变:至少持续 6 个月方可诊断。③智力损伤:符合症状标准和严重标准至少 6 个月。④癫痫的诊断与分级:中度、重度癫痫的诊断应依据系统服药治疗 2 年后,2 年来系统治疗的病历资料。⑤鉴于职业性呼吸系统疾病一般不存在医疗终结问题,所以在执行此标准时,应每 1～2 年鉴定一次,故鉴定结果的有效期为 1～2 年。

2. 医学文书审查与活体检查相结合原则

(1) 查阅病历资料,初检被鉴定人从而明确损伤或疾病的诊断。进行功能状况的检查和评价,如关节活动度、肌力、感觉、听力、视力、神经功能等,以便明确功能障碍程度。

(2) 结合评定过程:参照相关标准,或结合划分依据和分级原则评定伤残等级。在进行工伤伤残评定时,根据诊断结论或技术性鉴定意见的伤残情形,按照标准中相应的条款,未明确时参阅标准中的"分级判定基准",还未明确时则应认真参阅、领会"正确使用本标准的说明",逐项明确、综合做出鉴定结论。

3. 先易后难原则　先对标准中有明确条款的损伤或残疾进行评定,再对一些缺乏明确条款的损伤或残疾进行评定,可采用"参照相似、依据基准、领会说明"的思路进行。

4. 类推评定原则　采用类推的办法,当根据本标准分级不能对应相应级别时,分级原则可作为级别判定的依据。类推是十分严肃和严格的,必须依照等级划分原则,对标准中未列载的个别伤残情况,根据上述原则,参照标准中相应等级进行评定,做出与本标准最相当等级的伤残等级评定。

标准共列入各类残情几百种,在评残实践操作中,应根据标准分级对应相应级别。对本标准未列载的个别伤残情况,按标准制定的分级原则,参照标准中相应等级进行评定。神经系统多部位损伤或合并其他器官的伤残时,其致残程度的鉴定依照标准总则中的有关规定处理。

（二）晋级原则

当被鉴定者同一器官或系统或一个以上器官不同部位同时受到损伤,应先完成对单项伤残程度的鉴定。若有两项及以上残情,且伤残等级不同,以重者定级;两项及以上等级相同,最多晋升一级。

注意以下几点。

（1）脑叶切除术后合并人格改变或边缘智力应晋升到七级。脑脊液漏手术修补成功无功能障碍按开颅术定为九级;脑脊液漏伴颅底骨缺损反复修补失败或无法修补定为四级。

（2）普外科开腹探查术后或任何开腹手术后发生粘连性肠梗阻,且反复发作,有明确影像学诊断依据,应在原级别基础上晋升一级。

（3）女性面部毁容年龄界定:40周岁以下的女职工发生面部毁容,含单项鼻缺损、颌面部缺损（不包括耳廓缺损）和面瘫,按其伤残等级晋一级。晋级后的新等级不因年龄增长而变动。

在实际应用中,如果仍有某些损伤类型未在本标准中提及,可按其对劳动、生活能力影响程度列入相应等级,如果划入某一分类项中有疑问时,可列入高一级分类中。

（三）对原有伤残及合并症的处理

在工伤致残劳动能力技术鉴定过程中,遇到被鉴定者受损害器官或组织原有伤残或疾病,或工伤及职业病后发生的合并症,按标准规定以鉴定时实际致残结局为依据,此条需要在具体鉴定时按实际情况谨慎操作。

所谓实际致残结局是指若为单个器官或系统损伤,本次鉴定时应包括在发生工伤前已经存在的残情（包括原有疾病致功能的障碍或原有工伤所致的残情）。若为双器官如双眼、四肢、肾脏的损伤,本次鉴定时应同时对另一侧的残情或功能（无论是否由本次工伤引起）进行鉴定,并作为伤残等级评定的依据。一侧本次伤前已有伤或合并症,外伤造成健侧发生新的损伤,应进行二次评残,并说明伤病关系。

三、工伤伤残等级鉴定思路与方法

（1）通过案情、外伤史、伤前身体情况等确定外伤性质。

（2）审阅伤后诊疗病历,明确或变更诊断,首诊病历、手术记录、检查,原发性损伤为伤残的主要鉴定依据。

（3）伤后医疗终结后功能状况检查:检查视力、听力、关节功能、神经功能、日常生活活动能力等。

任何后遗障碍程度的判定,均应以医疗终结时客观检查为依据（如影像学临床电生理、实验室检查等）,主诉和体征仅供参考。

注意:①职工因与工伤或职业有关的因素诱发功能性视力障碍和耳聋,应用相应的特殊检查法明确诊断,在其器质性视力和听力减退确定前暂不评残。伪聋,也应先予排除,然后评残。②脑挫裂伤应具有相应病史、临床治疗经过,经 CT 和（或）MRI 等辅助检查证实有脑实质损害征象。③创伤性关节炎（骨质增生）评定时的年龄界定:年龄大于 50 岁者的骨关节炎是否确定为创伤性关节炎应慎重,因为普通人 50 岁以后骨关节炎发病率已明显增高。故评残时必须考虑年龄因素,综合分析。

四、涉及颅脑损伤的相关鉴定适用情况

1. 智力损伤

1) 智力损伤的诊断标准

(1) 症状标准:①记忆减退,最明显的是学习新事物的能力受损;②以思维和信息处理过程减退为特征的智力损害,如抽象概括能力减退,难以解释成语、谚语,词汇掌握量减少,不能理解抽象意义的词汇,难以概括同类事物的共同特征,或判断力减退;③情感障碍,如抑郁、淡漠,或敌意增加等;④意志减退,如懒散、主动性降低;⑤其他高级皮质功能受损,如失语、失认、失用,或人格改变等;⑥无意识障碍。

(2) 严重标准:日常生活或社会功能受损。

(3) 病程标准:符合症状标准和严重标准至少有 6 个月。

2) 智力损伤分级

(1) 极重度智力损伤:①记忆损伤,记忆商(MQ)0~19;②智商(IQ)<20;③生活完全不能自理。

(2) 重度智力损伤:①记忆损伤,MQ 20~34;②IQ 20~34;③生活大部分不能自理。

(3) 中度智力损伤:①记忆损伤,MQ 35~49;②IQ 35~49;③生活能部分自理。

(4) 轻度智力损伤:①记忆损伤,MQ 50~69;②IQ 50~69;③生活勉强能自理,能做一般简单的非技术性工作。

3) 注意事项

(1) 如何评价测查报告的客观真实性:首先,应注意外伤严重程度是否与测查结论相一致。绝大多数遭受外伤后出现比较严重智力与精神障碍的被鉴定者有严重的脑外伤史。其次,测查报告应符合一般的测查程序,知情人(一般是患者亲属)反映的有关情况、被鉴定者的病史、对被鉴定者的精神检查状态有关量表的测查等情况均应在测查报告中有所记录。然后,对严重的智力与精神障碍者的相关记录应该更加详细,如描述其对部分问题的回答情况。对情况相对复杂的测查案例,必要时应有对其他知情人(如工作单位同事、居委会有关人员、邻居等)的调查情况。

(2) 伪装识别问题:绝大多数时候智力障碍依据医生的住院判断和经验做出评定。各种智力测查量表中,还没有一个量表能识别出真正的智力障碍和伪装的智力障碍。①被鉴定者的原始损伤情况,其精神障碍和智力障碍的严重程度与原始损伤是密切相关的。②被鉴定者在检查时的表现,对问话能切题回答而对简易精神状态检查(MMSE)中的问题回答明显错误的,高度提示伪装的存在。③被鉴定者的社会适应情况,应该充分考虑被鉴定者的社会功能状况,因为检查时间是十分有限的,被鉴定者伪装智力障碍和精神障碍相对比较容易。但其在日常生活、工作中一般是不会伪装的,有关情况能够如实反映其智力水平,如鉴定者能掌握其社会适应情况的客观材料,则对于识别伪装具有非常大的意义。

颅脑损伤可引起严重的智力障碍,且智力障碍程度与颅脑损伤的程度相关,伤后 1 个月内智力缺损较明显,多数在 6 个月内趋于稳定。程度较轻的颅脑损伤(如脑震荡、单纯蛛网膜下腔出血、单纯硬脑膜外血肿等)对智力损伤影响较小,且多数在更早时间内趋于稳定。

智商水平评估结果受鉴定者水平、评估方式、评估和医疗终结时间、治疗措施(是否手术)、被鉴定者是否伪装和诈病、伤后意识障碍程度和时间、损伤程度、损伤部位、心理因素、文化程度及个体素质等因素影响。

2. 精神病性症状　脑器质性精神障碍是指一组由脑变性疾病、脑血管病、颅内感染、颅脑损伤、颅内肿瘤、癫痫等器质性因素直接损害脑部所致的精神障碍。在司法鉴定中所见到的主要是颅脑损伤所致的精神障碍。

1) 症状学标准　通过病史、躯体、神经系统及实验室检查,可以找到客观、充分的脑器质性疾病的证据。精神障碍表现为下列综合征之一:①智力障碍(包括轻度认知功能障碍和痴呆);②遗忘综合征;③意识障碍(包括不同程度的意识清晰度下降、意识范围缩窄和谵妄);④人格改变;⑤精神病性症状;⑥心境障碍(包括抑郁和躁狂状态);⑦神经症样症状;⑧以上症状的混合状态或不典型表现。

2）严重程度标准 至少符合下述标准之一：①日常生活或社会功能受损；②现实检验能力减退；③自知力缺失。

3）病程标准 精神障碍的发生、发展与脑器质性疾病有时间上的相关性，即应是心身健康的人在颅脑损伤后出现的精神障碍。

4）排除标准 缺乏由其他原因(如精神活性物质)引起的足够证据。

5）精神障碍常见的精神病性症状

(1)幻觉：感觉器官缺乏适宜的客观刺激而出现的知觉体验，称为幻觉。幻觉是精神障碍的常见症状，在所谓"精神病性症状"中，幻觉是最常见的一种，可感知到实际不存在的东西。

(2)妄想：个体坚信与事实不相符合，常人无法理解的一种病态信念。妄想是思维障碍中最常见的症状，是患者在精神病理的基础上判断推理得出的荒谬结论。

(3)精神病性思维障碍：①思维散漫和思维破裂；②思维中断；③思维插入；④思维抽取；⑤思维播散；⑥病理性象征性思维。

6）临床上几种常见的精神病性行为障碍 精神运动性兴奋、精神运动性抑制(包括木僵、蜡样屈曲、缄默症、违拗症)，以及刻板症(模仿动作、强迫动作)、冲动行为、作态等。

3. 人格改变 个体原来特有的人格模式发生了改变，一般需有两种或两种以上的下列特征，至少持续 6 个月方可诊断。

(1)语速和语流明显改变，如以赘述或黏滞为特征。

(2)目的性活动能力降低，耗时较久才能得到满足的活动更明显。

(3)认知功能障碍，如偏执观念、过分沉湎于某一主题(如宗教)，或单纯以对或错来对他人进行僵化的分类。

(4)情感障碍，如情绪不稳、欣快、肤浅，情感流露不协调、易激惹，或淡漠。

(5)不可抑制地需要和冲动(不顾后果和社会规范要求)。

4. 运动障碍

(1)肢体瘫：以肌力作为分级标准。为判断肢体瘫痪程度，将肌力划分为0～5级。

①0 级：肌肉完全瘫痪，毫无收缩。

②1 级：可看到或触及肌肉轻微收缩，但不能产生动作。

③2 级：肌肉在不受重力影响下，可进行运动，即肢体能在床面上移动，但不能抬高。

④3 级：在与地心引力相反的方向尚能完成其动作，但不能对抗外加的阻力。

⑤4 级：能对抗一定的阻力，但较正常人为低。

⑥5 级：正常肌力。

(2)鉴于手、足部肌肉由多条神经支配，可出现完全性瘫，亦可表现为不完全性瘫，在评定手、足瘫致残程度时，应区分完全性瘫与不完全性瘫，再根据肌力分级判定基准，对肢体瘫痪致残程度进行详细分级。

(3)神经系统多部位损伤或合并其他器官的伤残时，其致残程度的鉴定依照标准总则中的有关规定处理。

(4)诈瘫：有意伪装，诈称一肢或多肢不能活动，表现为活动不便，导致不能吃饭外出、穿衣，甚至卧床不起。诈瘫的目的是提高残疾等级以便获得更多赔偿或让当事对方承担刑事责任。

诈瘫按出现瘫痪的肢体数目可表现为单瘫、偏瘫、截瘫等。

①按程度划分：a. 无疾病或损伤基础的完全性诈瘫；b. 在轻瘫上夸大瘫痪程度。

②按性质划分：a. 上运动神经元瘫痪(即痉挛性瘫痪)；b. 下运动神经元瘫痪(即弛缓性瘫痪)。

③诈瘫的检查原则与方法：法医临床学鉴定应首先明确患者瘫痪是器质性或非器质性的，器质性瘫痪应进行定位诊断，明确是上运动神经元还是下运动神经元损伤所致。明确颅脑、脊髓或周围神经损伤的定位诊断、病损程度与瘫痪程度是否一致、是否有夸大。非器质性瘫痪是指诈瘫抑或癔症性瘫痪。a. 分

析被鉴定者瘫痪程度、性质与相应病损部位的解剖生理部位是否一致吻合。如某车祸外伤致肱骨中段骨折伴桡神经损伤,而检查时却表现为手部屈曲活动不能。b.了解被鉴定者外伤后住院期间的诊疗情况以及出院时瘫痪是否恢复、恢复程度等。c.注意鉴别被鉴定者是否在鉴定检查时不合作,有夸大瘫痪程度的表现。在鉴定检查时,从被鉴定者进入检查室就注意观察其在不同状态、不同体位时的肌力状况,例如,被鉴定者脊椎爆裂性骨折伴截瘫经减压手术治疗后,跛行进入检查室,而在检查床上检查时却诉双下肢不能抬离检查床,即为诈瘫。

(5)脊髓损伤后瘫痪(截瘫):外伤导致双下肢无力或瘫痪,常见于胸髓受损。常见原因就是脊髓外伤,常合并脊柱骨折和关节脱位。胸髓受损,导致受损平面以下、支配双下肢的双侧锥体束受损,从而导致双下肢的痉挛性瘫痪。

脊髓损伤的评级分类标准如下。

①完全性损伤(A级):在骶段(S4~S5)无运动及感觉功能存留。

②不完全性损伤(B级):损伤平面以下包括骶段(S4~S5)感觉功能保存,无运动功能。

③不完全性损伤(C级):损伤平面以下的运动功能保存,但主要肌肉肌力小于3级。

④不完全性损伤(D级):损伤平面以下的运动功能保存,其主要肌肉肌力大于或等于3级。

⑤正常:运动及感觉功能正常。

瘫痪是指人体随意运动减少或丧失,是神经系统常见症状之一,脑、脊髓及周围神经损伤后可遗留程度不一的瘫痪。医疗终结后肢体肌力的状况是确定脊髓损伤和周围神经损伤后伤残等级的主要依据。法医临床学检查中使用的肌力检查方法主要是徒手肌力检查法。徒手肌力检查法是通过被鉴定者自身重力和检查者用手施加阻力而产生的主动运动来评定肌肉或肌群的力量和功能的方法。其特点为简单、科学、实用。

(6)脑损伤后瘫痪:按瘫痪发生机制的不同,可分为肌源性瘫痪、下运动神经元瘫痪和上运动神经元瘫痪。脑损伤后瘫痪属上运动神经元瘫痪,瘫痪症状的表现与损伤部位密切相关。由于皮质运动区及下行的锥体束较集中地支配肌群,一侧脑损伤后病变可导致整个肢体瘫痪,称为单瘫;或一侧肢体瘫痪,称为偏瘫。双侧病变可引起三个肢体瘫痪,称为三肢瘫;或四个肢体瘫痪,称为四肢瘫。

脑损伤后瘫痪的鉴定,一方面应该明确瘫痪的原因,结合伤后影像学检查明确脑损伤部位及程度,排除因本身疾病所造成的瘫痪;另一方面应客观评估瘫痪的程度,检查时应对肌力、肌张力、肌营养、不自主运动、共济运动、反射以及感觉等进行全面检查。鉴定时需排除诈瘫,诈瘫常发生在头部损伤后,谎称肢体无法运动。

(7)非肢体瘫运动障碍:非肢体瘫运动障碍包括肌张力增高、共济失调、不自主运动或震颤等。其常见原因包括深感觉障碍、小脑共济失调和不自主运动或震颤等。肌张力增高时触摸肌肉有坚实感,伸屈肢体时阻力增加。

中枢神经系统外伤史及伤后影像学检查有中枢神经系统的异常,并出现肌张力增大、共济失调、不自主运动或震颤等体征时,依据其症状对生活自理能力的影响进行客观评估。

诊断:详细了解外伤史,查阅伤后影像学检查资料,结合临床表现及体征,客观分析非肢体瘫运动障碍对生活自理能力的影响程度。非肢体瘫运动障碍根据对生活自理能力的影响程度划分为轻、中、重三度。①重度运动障碍:不能自行进食,大小便、洗澡、翻身和穿衣需要由他人护理。②中度运动障碍:上述动作困难,但在他人帮助下可以完成。③轻度运动障碍:完成上述运动虽有一些困难,但基本可以自理。

5.颅脑损伤及特殊皮质功能障碍

(1)癫痫分级方法。

①轻度:需系统服药治疗方能控制的各种类型癫痫发作。

②中度:各种类型的癫痫发作,经系统服药治疗两年后,全身性强直-阵挛发作、单纯或复杂部分发作,伴自动症或精神症状(相当于大发作、精神运动性发作)平均每月一次或一次以下,失神发作和其他类型发作平均每周一次以下。

③重度:各种类型的癫痫发作,经系统服药治疗两年后,全身性强直-阵挛发作、单纯或复杂部分发作,伴自动症或精神症状(相当于大发作、精神运动性发作)平均每月一次以上,失神发作和其他类型发作平均每周一次以上。

对于癫痫与外伤关系的判定,外伤后有癫痫发作,是否为外伤所致,Walke提出了如下标准:①外伤前无既往癫痫史;②无可引起癫痫发作的其他脑部和全身性疾病;③外伤的程度有致脑损伤的可能;④外伤后经过时间不太长而有癫痫发作;⑤癫痫发作类型与脑损伤部位及脑电图所见一致(外伤后癫痫多表现为与损伤部位一致的部分性发作或有先兆的全身性发作)。

(2)外伤性脑脊液漏:外伤后脑脊液经由颅底硬脑膜破口、鼻窦、中耳等处从鼻、耳流出或直接经由伤口处的硬脑膜破口流出,称为外伤性脑脊液漏。绝大部分外伤性脑脊液漏是由颅底骨折伴有硬脑膜损伤而发生的。临床可分为:①脑脊液鼻漏;②脑脊液耳漏;③脑脊液伤口漏。

注:根据规定,脑脊液漏手术修补成功无功能障碍按开颅术定为九级;脑脊液漏伴颅底骨缺损反复修补失败或无法修补定为四级。

(3)颅内异物:外来物质(如泥沙、子弹、钉子、碎骨片等)进入颅腔中滞留,其多为开放性颅脑损伤伴发。颅内异物的来源可分为外源性颅内异物和内源性颅内异物,前者为颅外进入颅内的异物,如泥沙、弹片等,后者如颅骨骨折的碎骨片。

(4)嗅觉丧失:嗅觉传导通路中鼻腔、嗅区黏膜、嗅细胞、嗅球、嗅束、嗅神经、中枢发生病变或损伤,均可导致嗅觉障碍。其分为外伤性呼吸性嗅觉障碍和外伤性神经性嗅觉障碍。本节所指嗅觉丧失不包括嗅觉减退。

嗅觉检测方法:嘱被鉴定者闭目端坐,用右手捂住一侧鼻孔。鉴定者将装有酒精、煤油、氯仿和水的瓶子分别置于受检者鼻孔附近,嘱被鉴定者说出所嗅气味。鉴定者也可根据被鉴定者对刺激性气味的反应(面部表情)判断被鉴定人嗅觉丧失情况。

参 考 文 献

[1] Fitzgerald S,Chen X,Qu H,et al. Occupational injury among migrant workers in China:a systematic review[J]. Inj Prev,2013,19(5):348-354.

[2] Pavlovic D,Pekic S,Stojanovic M,et al. Traumatic brain injury:neuropathological,neurocognitive and neurobehavioral sequelae[J]. Pituitary,2019,22(3):270-282.

[3] Kim E,Lauterbach E C,Reeve A,et al. Neuropsychiatric complications of traumatic brain injury:a critical review of the literature (a report by the ANPA Committee on Research)[J]. J Neuropsychiatry Clin Neurosci,2007,19(2):106-127.

[4] Bramlett H M,Dietrich W D. Progressive damage after brain and spinal cord injury:pathomechanisms and treatment strategies[J]. Prog Brain Res,2007,161:125-141.

[5] Stein D M,Feather C B,Napolitano L M. Traumatic brain injury advances[J]. Crit Care Clin,2017,33(1):1-13.

[6] Rinaldi A,Conti L. Posttraumatic epilepsy[J]. Neurol Sci,2003,24(4):229-230.

[7] Mantur M,Łukaszewicz-Zając M,Mroczko B,et al. Cerebrospinal fluid leakage—reliable diagnostic methods[J]. Clin Chim Acta,2011,412(11-12):837-840.

(关俊文)

第十一章　重型颅脑损伤的研究进展

第一节　可重复的脑外伤实验模型

颅脑损伤(TBI)是导致人类死亡和残疾的主要原因之一,是世界范围内常见的伤害类型之一。TBI是指由外部机械力引起的脑损伤,如快速加速或减速、冲击波、压碎、撞击或弹丸穿透所造成的损伤,并可能导致认知、身体和心理社会功能的暂时或永久性损害。TBI不是一个单一的病理生理事件,而是一个复杂的疾病过程,并造成结构损伤和功能缺陷,这是由原发和继发性损伤机制造成的。TBI损害主要与暴力作用的部位、大小、速度和挤压的程度有关。TBI不仅发生在损伤瞬间,而且在其后的数分钟到数天内由于脑血流量、颅内压的改变而引起继发性损伤,同时可引起大量的神经元丢失和氧化应激反应,在周围的皮质区域形成冲击(Abdul-Muneer等,2015)。TBI也会导致很多的后遗症,包括人格改变、认知问题、精神障碍、癫痫发作和运动功能障碍等,这些后遗症严重影响患者的生活质量(Marklund等,2011)。所以TBI的研究一直是热门话题,而为了研究TBI,学者们建立了多种动物模型。动物模型的复制一直是探讨TBI发生机制和研究神经损伤后修复的重要组成部分。通过制备TBI模型,可以对TBI的发生和发展过程、生物力学机制、病理生理学改变以及实验治疗学效应等方面进行深入研究,以便更有效地指导临床救治。本节就国内外已经建立的各种模型做系统综述,为更深入地研究TBI及其机制,以及施行更好的救治,提供科学依据。

一、液压冲击损伤模型

液压冲击损伤模型(fluid percussion injury model,FPI模型)是常用的冲击性脑损伤模型,适用于损伤病理学、生理学、药理学等研究,该模型运用一定速度的流体冲击颅骨钻孔处的硬脑膜而产生损伤。Lindgren等最先建立了液压冲击兔TBI模型。Dixon等在液压冲击装置上用压力传感器直接测出脑组织承受的压力,可复制轻、中、重型TBI模型。

开颅部位对确定横向液压冲击损伤(LFPI)所致大鼠组织损伤的程度和部位至关重要。根据开颅部位离矢状缝的位置,FPI模型可分为中线(以矢状缝为中心)、矢旁(外侧至中线≤3.5 mm)和外侧(外侧至中线>3.5 mm;LFPI)模型。LFPI主要造成单侧皮质损害,很少累及对侧皮质和脑干,而中线和矢旁FPI则引起与下脑干直接轴向运动相关的双侧皮质改变。皮质损伤的程度与开颅术的位置和损伤的严重程度密切相关。

在大鼠中,LFPI会产生局灶性皮质挫伤和弥漫性皮质下(如海马和丘脑)神经元损伤,这种损伤在撞击后几分钟内就会发生,12 h后就会消失,伤后7天不会明显扩展到其他脑区。损伤部位下的挫伤皮质在数周内变大,形成一个由胶质细胞组成的空洞,并由于持续的细胞死亡而在伤后持续扩大直至伤后一年。在几天到几个月的时间里,累进的退化级联持续存在于选择性脆弱的脑区,包括同侧海马、丘脑、纹状体和杏仁核(Thompson等,2005)。LFPI会产生神经行为和认知缺陷,如运动和记忆障碍。

FPI模型是应用非常广泛的TBI动物模型之一。FPI模型可以复制无颅骨骨折的临床TBI,但中、重型TBI并伴有颅骨骨折合并多部位挫伤,无法在此模型中复制。然而,FPI模型可以复制颅内出血、脑肿胀和渐进性灰质损害,包括所有人类TBI的病理生理特征。FPI模型的缺点是需要行开颅术,同时死亡率较高,这可能是由脑干损害性长时间呼吸暂停所致。

二、控制性脑皮质撞击模型

控制性脑皮质撞击模型（controlled cortical impact model，CCI 模型）最早由 Dixon 等设计，为研究中型至重型 TBI 而开发，基本原理：使用气动或电磁冲击装置将刚性冲击器驱动到裸露完整的硬脑膜上，模拟皮质组织丢失、急性硬脑膜下血肿、轴索损伤、脑震荡、血脑屏障功能障碍，甚至昏迷。受控的撞击通过单侧开颅术传递到完整的硬脑膜，最常发生在前囟和人字缝之间，引起下皮质的变质。Hall 等对 CCI 模型进行了全面的神经病理学评估，并报道了相关的损伤可能是广泛存在的，包括急性皮质、海马和丘脑变性。在 Morris 水迷宫实验中测量到的功能缺陷（如认知功能障碍）与小鼠和大鼠的变形深度和撞击速度高度相关（Washington 等，2012）。CCI 还导致小鼠情绪行为的缺陷，认知缺陷与损伤严重程度有关。

Schwulst 等于 2019 年设计了最新的可控的皮质撞击诱发 TBI 的小鼠模型。原理：冲击器直接安装在立体定位框架上，可控制冲击点、深度和穿透力。研究人员可以进行试点实验，以更改伤害参数（如撞击器尖端尺寸、撞击速度和撞击深度），以确定最能产生所需程度伤害的参数。通过在矢状缝左侧 2 mm 和冠状缝右侧 2 mm 处进行 5 mm 颅骨切除术，从而对左侧颞顶区域造成严重的 TBI 损伤。用 3 mm 的撞击尖端以 2.5 m/s 的速度传递可控的皮质撞击，变形深度为 2 mm，损伤包括硬脑膜下、实质内和蛛网膜下腔出血。损伤后一个月的神经认知测试表明，工作记忆、技能获得和运动协调能力持续存在缺陷。

与其他 TBI 模型相比，CCI 模型的优点是可以很容易地控制撞击的时间、速度和深度等力学因素，可重复性高；因此，它可能比 FPI 模型更适用于 TBI 的生物力学研究中。而与使用重力驱动装置的模型相比，CCI 模型的另一个优点是无反弹伤害的风险。随着皮质变形的加剧和撞击速度的增大，CCI 的病理组织学严重度也升高，可以根据特定的实验要求调整损伤的严重程度。但该模型的缺点是造价较高，且建模时需行开颅术。

三、爆炸冲击波致颅脑损伤模型

爆炸冲击波致 TBI 的途径主要包括冲击波对头部的直接作用、飞起破片对头部的冲击作用、头部与其他物体的撞击作用、冲击波对头部的电磁热等作用。

该模型首先将动物固定，然后利用气体驱动激波管或炸药爆炸驱动管，爆炸及压缩空气所产生的冲击波和气压波致头部损伤，可以模拟大脑皮质弥漫性出血、点状毛细血管出血、局部挫伤、脑水肿等病理特征。与 FPI、CCI 模型不同的是该模型动物的颅脑保持完整。

Sawyer 等（2017）为了研究水下爆炸对聚集脑细胞培养的影响，设计了用于水下爆炸研究的水下炸药池塘，并将脑聚集培养物暴露于水下爆炸进行实验。他们将脑细胞聚集培养物的悬浮液置于透析管中，使其暴露于低强度、中等强度或高强度的水下爆炸中，并在暴露后 1～28 天收获，得出结论：爆炸即刻或在爆炸波暴露后未观察到总体形态变化，并且未观察到凋亡或坏死细胞的增加，但与时间和压力有关的蛋白激酶 B 磷酸化显著增加，说明最简单的爆炸波也会使脑细胞产生微妙的变化。

Tan 等（2015）在正面冲击波研究的基础上，对复杂爆炸波对人体头部的影响进行了数值模拟模型研究。复杂或伴随爆炸通常有由多个爆炸源引起的冲击，爆炸波可能同时或连续冲击头部，这取决于爆炸源与对象的位置和距离，爆炸强度、顺序以及来自刚性墙的爆炸波反射的影响。结果表明，相较于单个正面爆炸的影响，连续的正面爆炸场景会导致更高的颅内压；同时发生的正面和侧面爆炸场景与连续的正面爆炸场景相比有导致更高的颅内压和更低的颅骨应力的风险。

该模型可以模拟军事冲突中所见的爆炸波冲击引起的 TBI，可是大多数可用的爆炸模型集中于脑组织的破坏而不是功能缺陷上，但爆炸暴露导致的功能缺陷却是现代战争中的主要健康问题，因此下一步研究重点是爆炸波所致的功能缺陷，尤其是多次暴露在低水平爆炸中导致的长期功能缺陷。同时，该模型的缺点是爆炸波可导致其他脏器的损伤，如肺部等。因此，进一步设计、表征和实施相关的标准爆炸模型对于阐明爆炸损伤的机制、识别生物标志物以及最终制定减轻爆炸所致 TBI 的策略具有特别重要的意义。

四、弥漫性轴索损伤模型

弥漫性轴索损伤(diffuse axonal injury,DAI)模型最早由 Gennarelli 等设计。He 等采用自制旋转装置复制出了大鼠 DAI 模型,解决了以往旋转模型要求使用大动物的问题。Fijalkowski 等使用重物撞击头盔固定器侧缘,使大鼠在冠状面旋转复制出弥漫性脑损伤模型。

2010 年冯东福教授设计并制作了新型的 DAI 模型(Li 等,2010)。实验装置旨在诱导冠状面旋转(75°),并向大鼠头部横向移动(1.57 cm)。该装置包括一个改进的气缸、一个拉簧、一个运动形式转换器和头盔。通过使用控制螺栓堵住活塞以获取预压力,对带有直径为 1.5 cm、行程为 5 cm 的活塞的气缸进行改造。肉眼观察表明,所有受伤大鼠均无颅骨骨折。在受伤的大鼠中,在损伤后的所有时间点都发现轴突损伤和轴突肿胀。在大脑的某些区域检测到受伤的轴突,包括海马、皮质下白质、丘脑、侧脑室边缘,特别是脑干。

该模型使大鼠的头部同时进行冠状旋转和侧移,除了头颈交界处的弯曲-拉伸运动外,还可以诱导两种不同类型的运动和旋转,这使得该模型与以往模型相比,更符合 DAI 的伤情。但该模型亦有几个缺点:一是该模型由高压气体驱动,试验装置较为复杂,危险性较高,输出动力均一性较差;二是对颅颈交界区损伤较大;三是无法形成 DAI 的轻、中、重型的区别。

五、落体打击模型

1981 年 Feeney 等参照动物脊髓损伤的方法首次成功建立该模型,是用不同质量的重锤在不同高度以自由落体方式产生撞击,造成不同程度的 TBI。具体方法:实验大鼠麻醉后暴露颅骨,在右顶部磨开一直径为 0.5 cm 的骨窗,保持硬脑膜完整。然后将动物俯卧固定在平台上,通过调节撞击锤的质量和下落的高度来制造不同程度的皮质挫伤模型。撞击锤质量分别为 20 g、40 g,按照质量乘以下落高度得到的值划分不同程度 TBI 组。伤后 24 h 观察发现,轻型或中型 TBI 局部脑膜血管充血明显,多无明显脑裂伤,重型 TBI 出现局灶性挫裂伤、脑水肿等现象。

Marmarou 等(1994)建立了 DAI-Marmarou 碰撞加速模型,以模拟人因跌倒或机动车事故引起的 DAI。在这个模型中,创伤装置由一个分段黄铜称量装置组成,它通过有机玻璃管从指定的高度自由下落。通过调整铜球质量、下降高度,以及弹簧弹性可复制轻、中、重型 TBI。该模型可以造成胼胝体、内囊、大脑和小脑脚以及脑干的 DAI。

该模型具有方法简便、条件易于控制、较接近人类 TBI 损伤机制等特点,通过调整下降高度、铜球质量、弹簧弹性,即可造成不同程度的 TBI。但该模型只能造成加速冲击损伤,实验稳定性较差,颅骨骨折率高,同时重锤容易反弹,造成二次损伤。

六、控制性脑震荡模型

Goldman 等应用单摆坠落打击大鼠冠状缝前 9 mm 中线处颅骨而复制出控制性脑震荡模型(controlled concussion model),依据动物体重与所需损伤程度调整打击力量及角度。选取大鼠,打击角度为 60°~85°,传递至颅骨的能量为 1.62~1.89 J,可复制轻、中度脑震荡模型,引起脑血管通透性增加、脑血流量下降、颅内压升高等表现。但该模型没有颅骨骨折、硬脑膜下出血、蛛网膜下腔出血等脑实质损伤表现。

之后,Morehead 等(1994)参照 Goldman 方法建立大鼠控制性脑震荡模型,首次报道初昏迷的持续时间可预示临床脑组织病理改变的严重程度和疾病进程,即使是在中等程度的闭合性 TBI 以后。

七、慢性创伤性颅脑损伤模型

目前大多数 TBI 研究集中于中、重型 TBI 的研究,但脑震荡和脑震荡性头部损伤是发生率更高的疾病。此外,重复性轻型 TBI(mTBI)可能对神经功能造成短期和长期的不利影响,包括可能导致慢性神经退行性疾病,如阿尔茨海默病(AD)、帕金森病、肌萎缩侧索硬化症等。因此 Petraglia 等于 2014 设计开发出一种新的闭合性 TBI 模型。

具体方法和原理如下:将头盔(由 304 不锈钢设计,厚度为 3 mm,直径为 6 mm,重 1.5 g)用松紧带固定在小鼠头上,头盔的最前部分放在左眼后 1~2 mm,将头盔的正中放在左顶颞叶皮质上方。然后将小鼠置于泡沫垫上,并置于损伤装置下方。将鼠标放在泡沫底座上,以模拟人类 TBI 中十分重要的伤害——减速损伤。

撞击器在垂直平面上以 20°的角度进行安装,顶端的直径增加到 6 mm,经过角度和零点处理,使撞击方向垂直于头盔表面,从而与小鼠头骨和大脑重心正交,限制了旋转加速度。在撞击过程中,尖端被气力驱动到比零点远 1 cm 的深度。撞击持续时间为 100 ms,速度为 5 m/s。单次 mTBI 组动物头部受单次撞击,重复性 mTBI 组小鼠每天经受 6 次头部撞击(每次间隔 2 h),连续 7 天,共 42 次头部撞击。42 次头部撞击损伤的基本原理类似于反复头部创伤。为了使一天内的合理伤害次数最大化,选择了一个 2 h 的损伤间隔期(Fujita 等,2012)。

该模型利用和改进了使用最广泛的 CCI 模型的一些较好的方面,并用头盔保护住小鼠头部,避免造成颅骨骨折和脑组织损伤,目的是建立重复性 TBI 最细致的机械和神经行为模型。

八、总结与展望

虽然动物模型已被用于 TBI 的研究,以探讨 TBI 的基本机制和病理,并测试了治疗效果,但在动物模型上成功的 TBI 研究并没有显著改善此类损伤患者的临床结果。主要原因之一为研究人员很少使用临床意义重大的 TBI 动物模型来监测临床相关的生理参数和长期功能或认知结果,或测试新疗法的有效性。因此,进一步发展和建立具有更接近人类解剖结构和功能的大脑的更高等级物种动物模型是极其重要的。至少,应在开始临床试验之前,对啮齿类动物进行有效的治疗,并确认这些治疗方法在大型动物模型中的有效性。这些动物模型应与人 TBI 的复杂发病机制密切相关。

同时,TBI 未能取得治疗突破,可能并不仅仅是由于动物模型本身的局限性。不良的临床研究设计也是一个主要因素。此外,正如我们所讨论的,TBI 患者的病理生理异质性、缺乏足够的药物动力学分析以确定最佳剂量、在治疗窗外给予药物以及不敏感的结果措施可能限制了临床疗效。

目前的动物模型模拟了一些类型的 TBI,但不包括所有类型的 TBI,要实现 TBI 的治疗突破,可能还需要采取多方面的方法,结合临床试验,开发新的临床相关模型,完善已建立的模型和功能测试,考虑系统性观察和多种形式的监测,寻找特异和敏感的生物标志物,并优化单一和联合治疗的治疗剂量和时间。此外,还需要研究年龄、性别、物种或压力对 TBI 的影响。

数值模拟模型在一定程度上扩大了模拟 TBI 的研究范围和领域,同时也大大降低了实验费用及减少了繁杂的操作程序,其对损伤生物力学机制的分析无疑是一种理想工具,希望未来能建立更全面和完备的 TBI 数值模拟模型,为 TBI 的研究提供帮助。

(张丹枫)

第二节 神经重症监护室——先进临床研究的平台

一、概述

神经重症监护(NIC)室为临床探索性研究提供了一个良好的环境。对生理参数(如动脉压和体温)和颅内参数(如颅内压、脑灌注压、脑组织氧合、神经化学和神经生理学)的连续多模态监测,以及对高分辨率数据的计算机收集,使得直接了解人类 TBI 过程成为可能。现代成像技术的使用,如磁共振成像(MRI)和正电子发射体层成像(PET),正在增强我们对这些过程机制的理解。新的监测技术可以得到验证并确定关键的阈值。NIC 部门在转化研究中发挥了重要作用,在实验室和患者之间架起了桥梁,并在新的治疗和管理策略的开发中发挥了重要作用。Uppsala NIC 部门是我们的卓越神经创伤中心的一个重要平台,并在网络活动中发挥了核心作用。

本节的目的首先是描述 NIC 研究平台的基石,其次是列举几个利用该平台获得重要知识的研究实例。

(1)建立一个包括各种不同能力人员的研究小组,包含神经外科医生、神经重症医生、临床研究护士、工程师、程序员和统计学家等。

(2)让所有成员参与研究项目并定期提供反馈。

(3)尽量让研究小组的所有成员负责整个研究计划中自己的部分,以避免冲突。

(4)尝试建立跨学科的网络活动,以实现基础科学、技术科学和 NIC 设置之间的知识转换。

二、背景

(一)神经重症监护室的组织

为所有 NIC 工作人员营造一种将研发与临床常规相结合的文化非常重要。目标应该是为患者创造一个类似于实验室条件的受控和标准化的管理环境,以保持清晰和一致的患者护理标准。这可以通过实施类似于良好实验室规范(GLP)的标准化管理协议系统来实现。建立一个由神经外科医生、神经重症医生、神经生理学家、神经化学家、临床研究护士、工程师、程序员和统计学家等组成的多学科研究小组也非常重要。

(二)多模态监测和计算机化数据采集和分析系统

多模态监测会产生大量有价值的数据。建立一个基于计算机的系统来收集和获取数据是至关重要的。一个例子是 Odin 监控系统软件(前身为爱丁堡浏览器),它由计算机科学家 Tim Howells 与临床医生合作开发了数年。该系统可以联网到 NIC 单元中的所有床位,用于收集、分析可视化人口数据、生理分时监测数据和治疗数据。该软件已扩展出高分辨率波形数据分析功能等,可用于自动调节和合规性研究。另一种专门为 NIC 设计的计算机系统是由 Peter Smielewski 和 Marek Czosnyka 在剑桥大学开发的ICM+软件。该软件专注于信号采集和处理,已广泛用于自动调节和依从性研究以及脑积水患者的管理。基于对颅内和全身压力信号的分析,奥斯陆大学国家医院开发的 Sensometrics 软件也被广泛用于脑损伤研究。再一个例子是前 CMA Microdialysis AB 公司开发的 ICUpilot 系统,目前由瑞典 M Dialysis AB 公司(www.mdialysis.com)生产,用于对微透析等监测数据进行整合和分析。市场上也有其他软件系统。

三、神经重症监护研究项目

(一)用于监控自动调节和合规性的高分辨率波形数据分析

早些时候,TBI 患者 NIC 管理的主流流派认为,最关键的因素是维持脑灌注压(CPP)(Rosner 等,1995)。神经外科中心对提高 CPP(CPP 导向疗法)采取了更加谨慎的态度,并主要关注降低颅内压(ICP)(ICP 导向疗法)(Elf 等,2002)。通过对 CPP 和 ICP 管理策略的研究发现,一些患者对以 CPP 为导向的管理反应更好,而其他患者在接受以 ICP 为导向的治疗时表现更好(Howells 等,2005)。压力自动调节状态是确定最佳策略的关键。美国脑外伤基金会的指南已经朝着这个方向发展,建议 CPP 的管理应部分基于压力自动调节状态而仔细定位。大多数使用的自动调节措施基于 ICP 对全身血压变化的反应。用于连续评估自动调节状态的最佳措施是来自剑桥小组的压力反应指数(PRx),为 40 个连续的 ICP 值和平均动脉压值之间的移动相关系数,平均时间为 5 s(Guendling 等,2006)。PRx 作为良好的压力自动调节的测量方法得到了很好的验证,但在常规临床决策中使用 PRx 的最佳方式仍有待确立。因此,重要的是加深我们对现有自动调节措施的理解,并开发新的措施,同时明确考虑到临床应用的目标。

现代 NIC 软件系统有高分辨率的波形数据分析功能,为此类研究提供了很好的工具。

对 NIC 患者的颅内顺应性的监测可以提供有关颅内代偿容积储备和高 ICP 发生风险的宝贵信息。有多种方法被用来估计颅内顺应性。目前还没有在实际临床护理中广泛使用的顺应性监测方法。研究最广泛的颅内顺应性测量方法是通过 ICP 波形计算出来的。其中一个基于 ICP 波形的顺应性测量方法是 RAP 指数,它已经在许多临床研究中得到验证(Timofeev 等,2008)。RAP 指数是指平均 ICP 和 ICP 脉冲振幅在大约 4 min 的时间窗内的移动相关性。ICP 脉冲振幅本身也已被研究并验证为顺应性的衡量标准。已经提出的第三个指标是 ICP 脉冲波形的上升斜率。ICP 脉冲振幅对蛛网膜下腔出血进行的遵从性管理显示出有希望的结果(Eide 等,2011)。未来该领域内的 NIC 研究可能会促进顺应性监测发展成为一种有价值的临床管理工具。

(二)神经化学监测方法的发展:从实验室到病床

20 世纪 80 年代,人们在脑卒中和 TBI 的动物模型中进行了脑微透析(MD)研究(Hillered 等,1989 年),在此基础上,探索 MD 监测在 TBI 和蛛网膜下腔出血(SAH)患者的 NIC 环境中是否有用。MD 最终成为神经外科和 NIC 的神经化学监测和研究的广泛工具,已在 PubMed 上发表了 1400 多篇相关论文。MD 是采集人脑神经化学信号的独特工具,与神经影像学方法(CT、PET、MRI)一起为急性人脑损伤的神经化学变化提供了重要的证据。目前,MD 在 NIC 环境中主要用于能量代谢监测、细胞窘迫生物标志物监测和蛋白质生物标志物采样,并作为神经药理学的一个新兴工具。

1. 能量代谢监测　在 NIC 环境中,低分子量截止值 MD 主要用于监测能量代谢扰动(葡萄糖、乳酸、丙酮酸、乳酸/丙酮酸值(LPR))、兴奋性毒性(谷氨酸)、膜磷脂降解/氧化应激(甘油)和尿素代谢,这是由专用的医疗点分析工具推动的。关于 MD 在临床神经外科中的应用有很多,下面的讨论将集中在 TBI 上。

(1) TBI 后的缺血性能量代谢危机:基于 Graham 及其同事在 20 世纪 70 年代的开创性工作,缺血被确定为严重 TBI 的一个重要组成部分。这一概念基于严重创伤性休克患者的尸检数据(Graham 等,1978)。在 NIC 环境中,很多努力都是为了尽量减少由于颅内高压和低灌注压造成的继发性缺血,以防止原发性脑损伤的发展。人们已经做了一些研究来验证脑缺血的 MD 生物标志物,如使用 PET。特别是,LPR 被认为是缺血的敏感和特异的生物指标。LPR 的另一个优点(与其他的 MD 生物标志物不同)是它是一个定量的测量指标,与 MD 导管的提取效率无关。一些验证性研究共同得出了脑缺血的典型 MD 生物标志物模式,如表 11-1 所示。

表 11-1　脑缺血的典型 MD 生物标志物模式(Hillered 等,2005;Hutchinson 等,2015)

状态	葡萄糖	乳酸	丙酮酸	LPR
缺血	↓↓	↑↑	↓↓	↑↑

注:↓↓ 明显减少,↑↑ 明显增加。

(2) TBI 后的非缺血性能量代谢危机:近年来,由于现代 NIC 的完善,以及社会上的预防措施,如更安全的汽车和各种保护装置,非常严重的伤害越来越少,明显的继发性缺血的问题已经减少了。相反,人们越来越认识到 TBI 后能量代谢改变的复杂性。随着多模态监测和神经影像学方法的结合使用,出现了非缺血性能量代谢危机的新概念。休斯敦大学和加州大学洛杉矶分校的研究小组使用 MD-LPR 作为代用终点标记,发现 TBI 后出现高的 LPR(LPR>30)而没有缺氧/缺血,分别由脑组织血氧仪和 PET 测量。显然,这种 LPR 升高的特点往往是由丙酮酸接近或仅略低于临界水平(表 11-2),但没有乳酸和 LPR 的急剧增加(或大脑 PO_2 极低)所致。这种现象被暂时命名为 2 型 LPR 升高,以区别于缺血时看到的经典的 1 型 LPR 升高,即丙酮酸减少(和极低的脑 PO_2)与乳酸和 LPR 明显增加相结合(表 11-1)。2 型 LPR 现象可能反映了 TBI 后几种可能的能量代谢变化,包括脑葡萄糖的相对短缺(尽管血糖正常或高)、糖酵解途径的功能障碍、葡萄糖分流到竞争途径如磷酸戊糖途径,以及线粒体功能的紊乱。因此,正在出现的情况是,创伤后的大脑可能经常遭受复杂的非缺血性能量代谢危机,与经典的缺氧/缺血无关。有数据显示,非缺血性能量代谢危机作为临床 TBI 后的次要损伤机制的潜在重要性,与 NIC 期间的低脑葡萄糖和 6 个月的不良临床结果有关(Vespa 等,2003)。在 Timofeev 等(2011)针对 223 例 TBI 患者的研究中,多变量逻辑回归分析显示,高水平的 MD-葡萄糖和 LPR(连同 PRx 和年龄)是死亡率的独立预测因素,而高水平的 MD-丙酮酸与死亡率降低有关。显然,除了 MD-葡萄糖和 LPR 之外,MD-丙酮酸是能量代谢危机的生物标志物,值得在 NIC 中加强关注。

表 11-2　继发性 TBI 能量代谢危机的暂定临界 MD 水平

指标	葡萄糖	乳酸	丙酮酸	LPR
警戒值	<1.0 mmol/L	>3.0 mmol/L	<120 μmol/L	>30

(3) 急性脑损伤后的扩散性去极化(SD):SD 是 20 世纪 40 年代在实验动物脑损伤后观察到的跨越大脑皮质表面的去极化波,是一种皮质扩散抑制。梗死灶周围的 SD 被认为是实验性脑卒中中枢组织被招募到梗死灶周围的一个重要机制。由于测量 SD 较困难,直到 2002 年才有报道说 SD 在人急性脑损伤后使用硬脑膜下带状电极时可发生。现在已经很清楚,SD 是人类创伤性疾病和神经血管性脑损伤的一个共同特征。在接受开颅术的患者中,50%~60% 的 TBI 和 70% 的 SAH 患者会出现 SD。SD 被认为是一种重要的继发性损伤机制,它挑战了脑组织的能量代谢能力,以恢复离子的平衡。通过使用快速取样的 MD 与硬脑膜下带状电极相结合,SD 已被证明会导致 MD-葡萄糖的明显、瞬时减少和 MD-乳酸的同时增加,尽管有充足的血液供应,但反复发生时仍有脑葡萄糖耗竭的风险。因此,SD 现象可能是导致TBI 后非缺血性能量代谢危机的一个额外的重要机制。

(4) NIC 环境下的脑葡萄糖和胰岛素管理:几十年前的实验研究表明,脑缺血开始时的高血糖会产生更明显的乳酸酸中毒,导致氧化应激增加,从而加重脑损伤(Li 等,1999)。有证据表明,无论受伤严重程度如何,TBI 急性期的高血糖均与不良后果有关。纠正高于 10 mmol/L 的血糖被证明可以降低严重创伤后的死亡率,许多神经外科中心常规预防高血糖(血糖高于 10 mmol/L)。van den Berghe 及其同事提出了一个新的方向,他们提出将血糖保持在 4.4~6.1 mmol/L,可降低外科和内科重症监护患者的死亡率。尽管后续研究未能证实严格控制血糖对外科和内科重症患者的积极作用,但这一数据引起了广泛的关注。在 NIC 环境中,严格的血糖控制(5.0~6.7 mmol/L)会产生代谢紊乱的迹象(MD-葡萄糖减少,MD-LPR 和 MD-谷氨酸增加),但严重的 TBI 患者 6 个月的结果没有任何改善。沿着同一思路,Oddo 及其同事表明,严重创伤性和神经血管性 TBI 的 NIC 患者严格控制血糖(4.4~6.7 mmol/L)与能量代谢危机(脑 MD-葡萄糖<0.7 mmol/L 和 MD-LPR>40)的发生率增高有关,与出院时的死亡率升高有关。Meierhans 及其同事研究了 20 例严重创伤性疾病患者在不同血糖水平下的脑能量代谢改变,其数据支持应避免 MD-葡萄糖水平低于 1 mmol/L 的观点,并认为在 NIC 环境下,最佳血糖范围可能是 6~9 mmol/L(Meierhans 等,2010)。

总之,高血糖和低血糖都是 NIC 环境中的重要不利因素。越来越清楚的是,低血糖是 NIC 期间的一种常见现象,会导致急性损伤的大脑面临继发性能量代谢危机和会增加与上述现象相关的 TBI 加重的风险。而且,也应避免血糖水平>10 mmol/L(Jeremitsky 等,2005)。我们认为,控制脑葡萄糖水平,特别是避免在血糖正常或偏高的情况下经常观察到的临界低水平,可加强在 NIC 环境下用 MD 监测脑葡萄糖的指征,尽管具体的治疗算法还有待评估。

2. 细胞窘迫生物标志物监测　MD-谷氨酸和 MD-甘油是广泛使用的生物标志物。这些生物标志物可以很容易地在床旁用全世界许多神经外科中心使用的专用 MD 分析仪进行分析。在斯德哥尔摩 MD 监测共识会议上,MD-谷氨酸被推荐为 NIC 监测中有用的生物标志物。休斯敦大学的研究小组强调了MD-谷氨酸作为 TBI 患者生物标志物的重要性,该小组在对 165 例严重 TBI 患者的前瞻性研究中证明了 MD-谷氨酸与死亡率以及 6 个月后的功能结果之间的关系。在剑桥的研究中,死亡的 TBI 患者的平均 MD-谷氨酸水平明显较高。2014 年剑桥国际微透析论坛的共识声明提出,监测 MD-谷氨酸是一种选择,可能有助于估计 TBI 患者的预后(Hutchinson 等,2015)。虽然被广泛使用,但对生物标志物信号的精确解释仍有担忧。例如,脑损伤后间隙液(ISF)中的谷氨酸积累可能有几个不同的来源和不同的机制。另外,脑损伤后 ISF 中甘油的积累可能反映了不同的现象,包括膜磷脂降解的增加、氧化应激和从葡萄糖中重新合成。最近使用 ^{13}C 标记的葡萄糖和 MD 的数据表明,实验性 TBI 后从葡萄糖中重新合成的信号占 MD-甘油信号的 10% 以下,而膜磷脂降解和氧化应激成为 MD-甘油信号的主要来源。TBI 后的氧化应激被认为与兴奋性毒性密切相关,即谷氨酸介导的细胞内 Ca^{2+} 积累导致磷脂酶激活、膜磷脂降解和花生四烯酸的形成。这种磷脂降解过程的另一个最终产品是甘油,它也被认为是氧化应激的生物标志物。为了验证甘油是氧化应激的生物标志物,有学者对 6 例严重创伤性休克患者的 MD-8-iso-PGF2α 进行了研究,这是一种广泛使用的氧化应激生物标志物。研究发现 MD-8-iso-PGF2α 与 MD-甘油之间以及 MD-8-iso-PGF2α 与 MD-谷氨酸之间存在明显的强相关性,支持在 TBI 后氧化应激与兴奋性毒性之间存在密切联系的结论,并且 MD-甘油信号在很大程度上反映了氧化应激。2014 年剑桥国际微透析论坛的共识声明认为,对 TBI 中作为 TBI 生物标志物的 MD-甘油进行监测也是一种选择。

综上所述,MD-谷氨酸和 MD-甘油为 NIC 环境下急性 TBI 后兴奋性毒性和氧化应激相关的二次损伤提供了重要的神经化学信息。在进入大规模临床试验之前,这些生物标志物可能对原则性测试越来越有用,并可作为神经保护药物开发的替代终点标志物。

3. 蛋白质生物标志物采样 目前预测生物标志物将在未来的 NIC 中发挥越来越重要的作用。高分子量截止值(100 kDa 或更高)MD 导管的引入,可能使人们对急性 TBI 的蛋白质组学研究有更大的兴趣。基本的假设是,与传统的从脑脊液或血液中提取蛋白质生物标志物相比,通过 MD 直接在受伤的人脑中提取蛋白质生物标志物,可以提高神经化学信号的时间和空间分辨率。因此,MD 为大脑中的蛋白质生物标志物采样提供了一个独特的机会,可能避免了蛋白质生物标志物的稀释和化学降解。许多可行性研究已经发表,报道了在 NIC 环境下监测各种蛋白质的潜力,包括细胞因子、Aβ 和 tau 蛋白,血管内皮细胞生长因子(VEGF)和成纤维细胞生长因子 2(FGF2),以及其他蛋白质(Zeiler 等,2017)。然而,出现了一些方法上的问题,如潜在的灌注液损失、低而不稳定的蛋白质回收和生物污染,导致高分子量截止值 MD 方法的稳定性受到质疑。显然,蛋白质在这种 MD 膜上的运输是一个高度复杂的过程,涉及可能影响体内蛋白质和液体回收的许多方面,如蛋白质的各种物理特性、膜的生物污损和封装。当外来材料插入生物体内时,将发生组织反应,首先是蛋白质吸附到材料表面,然后与宿主细胞相互作用,导致一种叫作生物污损的现象发生。生物污损对 MD 有严重的影响,因为它可能导致蛋白质恢复和炎症反应减少,并限制准确的体内采样的时间。电子显微镜记录了人脑 42 h 体内透析后 MD 导管的生物污损。由于体内 MD 蛋白质采样所涉及的方法问题,乌普萨拉 Berzelii 神经诊断技术中心开始了一项多学科的合作,以加深对蛋白质在高分子量截止值 MD 膜上的运输机制的理解。这个项目的主要结果是,在晶状体 MD 灌流液中加入葡聚糖(500 kDa)可以稳定 MD 膜上的微流速,从而使流体回收更加稳定,接近目标的 100% 水平,以实现跨 MD 膜的稳定扩散。此外,通过用 Pluronic F-127(Poloxamer 407)修饰高分子量截止值 MD 膜表面,可以使 MD 膜对蛋白质的吸附大幅减少。这种改良的 MD 方法在猪急性 TBI 模型中得到了验证,显示在逐步的 ICP 干预过程中,液体恢复稳定,接近 100%。这一效果伴随着更强大的蛋白质生物标志物采样性能。最近,同样的 MD 方法被用于大鼠弥漫性 TBI 模型,以监测受伤后 6 h 内的 27 种蛋白质生物标志物的炎症情况,因为这在患者体内很难研究。

最后,乌普萨拉 Berzelii 神经诊断技术中心使用一种新的强大的分析技术,在非常小的 MD 样本中进行多重蛋白质生物标志物分析。这种方法被称为近似扩展分析(PEA),利用双寡核苷酸结合的抗体对每个抗原进行检测。抗原结合之后是双寡核苷酸的酶促连接和实时定量聚合酶链反应(qPCR)扩增,具有非常高的敏感性和特异性。PEA 允许在 1 μL 的样品中同时分析多达 92 种炎症生物标志物。MD 和 PEA 技术的结合将为直接在人脑中绘制复杂的二次损伤机制(如神经炎症)的生物标志物提供强有力的工具。通过一个专门的 PEA 小组,以类似的方式对 92 种炎症生物标志物进行了时间映射,发现有 69 种潜在的炎症生物标志物在 TBI 患者中存在个别时间趋势。MD 和 PEA 的组合是一个强大的工具,可以绘制受伤的人类大脑中复杂的炎症级联。该技术为复杂的二次脑损伤途径的蛋白质分析提供了新的可能性。

4. 神经药理学 MD 被认为在监测游离靶向药物浓度方面有很大的潜力,并可作为 NIC 环境下临床药物开发的工具。Alves 等在谷氨酸释放抑制剂 Topiramate® 的研究中提出了这一概念,表明在严重创伤性休克的 NIC 患者中,只有明显提高全身给药的初始剂量才能达到足够的游离药物浓度。该研究还表明,在 NIC 环境中,MD 可作为替代性终点工具,在这种情况下,应降低间质谷氨酸水平(Alves 等,2003)。另一个例子是 Ederoth 等测量 TBI 患者的游离吗啡浓度的研究。最后,最近的一项临床研究将 IL-1 受体拮抗剂(阿那白滞素(Anakinra®),临床上被批准用于类风湿关节炎)用于重型 TBI 患者的抗感染治疗,显示大脑中 IL-1ra 的内源性 MD 水平可以通过给药途径明显升高。作者还很好地证明了治疗改变了大脑中炎症生物标志物的 MD 模式,其替代终点效应有力地证实了其在药物开发中的潜力。

(张丹枫)

第三节　神经创伤研究的现状

一、建议

1. Ⅰ级建议　有许多证据级别为Ⅰ级的研究评估了神经保护疗法,并有大量的临床前文件。这些研究都没有发现重型 TBI 的治疗效果相比对照组有所改善。

2. Ⅱ级建议　有许多证据等级为Ⅱ级的研究评估了具有良好临床前结果的治疗方法。尽管在这些报道中,有几项获得了有希望的实验性疗法的结果,但没有一项能被确认为证据等级Ⅰ级。

3. Ⅲ级建议　在啮齿类动物和高等物种中都有许多高质量的实验研究,发现调节关键致病机制和改善组织学和(或)行为结果的治疗方法。在一些单中心或非随机试验中发现了实验疗法的临床益处,这些结果有待更大的实验证实,但也有可能在后来的多中心、随机对照试验阶段失败。

二、引言

TBI 被描述为"人体中最复杂器官的最复杂疾病"。其为神经创伤研究带来了艰巨的挑战,这些挑战必须得到解决和克服,以推动临床护理。这是很有必要的,因为目前支持治疗创伤性疾病患者的指南建议的证据并不强大。在美国第 4 版《重型颅脑损伤救治指南》的 27 条建议中,只有 8 条是基于高质量或中等质量的证据,其中只有一条被评为Ⅰ级建议,即最高级别。尽管表面上有令人信服的证据证明许多假定的神经保护剂在实验研究中的疗效,但在临床上的转化却失败了,目前还没有被证实具有临床效益的神经保护剂。这是为什么呢?这也许是因为在临床情况下,针对一个孤立的机制的好处在 TBI 的复杂性和许多混杂的特征中消失了。那么,只针对单一机制,希望找到"银弹"是否有意义?临床试验是否进行得很好,是否有足够大的样本量和适当的治疗终点?目前接受的终点是否足够敏感,能否检测到所有严重的创伤性疾病的益处?期望在受伤 6 个月后发现仅在最初几天使用的特定治疗方法的益处,这是否有意义?

神经创伤的研究应该是一个"闭环",其中实验研究通过转化研究为临床管理和治疗提供信息,而来自临床环境的反馈则为实验研究的设计和目标提供信息——换句话说,即为"从实验室到床旁,再到后面"。在临床环境中,我们现在更清楚地认识到 TBI 作为一种疾病的异质性,并逐渐认识到"一刀切"的概念并不适用于 TBI。目前的研究重点是发展精准医学方法,旨在更好地描述(亚组)患者的 TBI 特征,并允许适当的目标治疗。正是在这里,实验研究在推动人们更好地理解 TBI 的病理生理过程及其检测方面取得了巨大进展。

在本节中,我们旨在介绍神经创伤研究的现状,特别是实验、转化和临床研究。

三、实验性神经创伤研究

长期以来,TBI 的动物模型被用来探索致病机制和评估 TBI 的新疗法。毫无疑问,与人类创伤性疾病有关的关键发现都来自动物实验。鉴于 TBI 的复杂性和异质性,需要各种动物模型来模拟人类 TBI 的不同方面。在使用这些模型的众多报道中,有数百种化合物被发现对组织学和(或)行为结果有疗效。然而,当在随机对照试验(RCT)中进行评估时,这些有前途的化合物没有一个能够在复杂的临床情况下取得改善的结果。尽管 RCT 的失败有许多原因,但人们对实验性 TBI 模型的有效性以及它们是否能被用来开发成功的疗法提出了担忧。因此,关键的问题如下:人类严重的 TBI 的复杂性是否可以通过临床前模型来模仿? 在以下段落中,我们通过描述关键的动物模型及其局限性、使用的物种和研究设计来解答这个问题。

(一)常见的动物模型及其优势和局限性

人类 TBI 的异质性要求使用不同的 TBI 模型(Marklund,2016)。常见的动物模型列于表 11-3。

表 11-3 动物模型及其旨在模仿的人类 TBI 亚型

TBI 亚型	动物模型	优势	不足
挫伤/局灶型	CCI	容易和快速执行,可调整损伤程度	需行开颅术,病变太大,白质损伤
	体重下降(Feeney)	可调整损伤程度	不精确的效能机制
弥散型	I/A	广泛的轴索损伤	无,如小鼠或猪
	cFPI	广泛的轴索损伤,脑干病变	死亡率高,技术上具有挑战性
	非冲击/加速	模仿弥漫性轴索损伤,产生无意识状态	仅在 NHP 和猪/小猪中,存在成本和伦理问题
混合型	lFPI	可调整,模拟人类病理生理学	死亡率高,技术上具有挑战性
	体重下降(Shohami)	简单、快速,不需要行开颅术	仅在小鼠中使用

注:CCI 为控制性脑皮质撞击;FPI 为液压冲击损伤;c 为中央(中线);l 为单侧;I/A 为冲击/加速(Marmarou 模型);NHP 为非人类灵长类动物。

为了模拟局灶性创伤/挫伤,控制性脑皮质撞击(CCI)模型是最广泛使用的模型。在这个模型中,必须进行开颅术,并由一个活塞对暴露的硬脑膜进行冲击。撞击的深度根据研究的假设进行调整,CCI 是快速、可重复的,并且易于使用。它可以用于任何物种,即使它被认为是一个主要的局灶性 TBI 模型,但它也有广泛的神经变性。它在研究挫伤发展以及细胞死亡机制方面具有优势。但该模型损伤涉及大脑半球的很大一部分,在许多研究中,可能因为损伤范围太广而不太适用于临床。

为了模拟弥漫性创伤,最常见的啮齿类动物模型是大鼠的冲击/加速模型(Marmarou 模型)和中央(中线)液压冲击损伤(cFPI)模型。它们都会产生广泛的轴索损伤,尽管它们可能无法复制在人类身上观察到的弥漫性轴索损伤的所有特征。cFPI 模型的一个优点是在大鼠和小鼠以及猪身上都能使用,尽管它在技术上有挑战性。在冲击时,可以观察到呼吸暂停和创伤后的癫痫发作,并有一些立即死亡的情况发生。对于 TBI 后轴突病理的研究,这两种模型都提供了相关的信息,在一定程度上能被复制到人类环境中(Ma 等,2019)。

为了模拟混合型 TBI,例如,具有局灶性/争论性和弥漫性 TBI 特征的模型,单侧 FPI 模型和 Shohami 及其同事开发的体重下降模型是有用的(Liraz-Zaltsman 等,2018)。这些模型有更多的轴索损伤成分,但与 CCI 模型相比,挫伤范围较小。损伤机制(冲击和大脑位移)以及由此产生的行为损伤和组织学特征似乎与临床相关。

动物模型的重要优势包括可以严格控制物理参数、损伤机制、基线特征,如遗传学、年龄和性别,以及使用组织学终点。绝大多数实验性 TBI 研究是在啮齿类动物中进行的。虽然与人类解剖学和结构的差异构成了关键的限制,但应该注意到,在人类 TBI 中观察到的重要特征,如创伤后发作的发展、少突胶质细胞死亡、轴突损伤以及创伤后白质和灰质萎缩,也可在啮齿类动物中观察到。也许啮齿类动物模型最重要的限制是没有一个模型可以模拟严重的 TBI。只有在猪/小猪,特别是非人类灵长类动物中,当使用非冲击/加速模型时,才会观察到长时间的无意识状态。因此,我们认为啮齿类动物的 TBI 是"严重"的,至少与人类使用的定义相比是不正确的。相反,啮齿类动物的损伤严重程度可以使用峰值压力(在 FPI 模型中)、创伤后呼吸暂停和(或)纠正反射时间、体重减轻和颅内压增加、病变体积和行为结果(如神经系统严重程度评分)的组合来评估。

(二)使用的物种

由于它们的可用性、低成本、可重复性和有大量可用的规范数据,啮齿类动物将继续广泛用于实验性 TBI 研究中。啮齿类动物研究能够使用包括基因操作在内的现代分子生物学技术详细剖析多种损伤机制。然而,啮齿类动物和人类大脑之间的相似之处有限。啮齿类动物的嗅球大,大脑皮质小,与人类皮质的排列不同,与高等物种相比,白质比例小。此外,高等物种的皮质由于处理能力增强而包含许多高速神经元。与啮齿类动物相反,大型动物物种具有发育良好的脑膜,啮齿类动物不会像人类那样因大量损伤而发生脑疝。鉴于轴突对人类的重要性,灰质和白质组织中不同的损伤阈值是对啮齿类动物在 TBI 研究中的转化价值的额外限制,因为它们的白质束较小。

此外,Agoston 及其同事在对 TBI 引起的脑葡萄糖代谢、炎症过程、轴突完整性和水稳态的不同变化进行全面审查时发现,在时间进程中存在巨大的种间差异(Agoston 等,2019)。例如,动物损伤后葡萄糖摄取的增加持续 3~6 h,人类持续 7~10 天,大鼠由脑外伤引起的神经炎症反应可能比人类快 4~30 倍。因此,"鼠日"可能与"人类日"明显不同。在预期寿命差异如此巨大的物种中,如何评估 TBI 的长期后果仍然存在争议。已经使用了多个物种,包括犬、猫、绵羊、猪和非人类灵长类动物(NHP)模型。迄今为止,大多数大型动物研究使用猪和羊。在偶尔的报道中,FPI、CCI 和穿透性 TBI 模型已用于绵羊,但长期以来一直被认为模仿人类生理学的猪,目前在 TBI 研究中仍旧占主导地位。cFPI 模型以前很常见,但 CCI 模型目前在猪中使用最广泛。此外,非冲击/加速模型已成功用于成年小型猪,后来经过修改已用于仔猪。使用这些模型,已经观察到 ICP 增加、CPP 降低和脑氧合。与啮齿类动物模型相比,猪模型也已成功用于研究脑水肿、复苏和多发性创伤以及出血性 TBI。有人建议针对实验性脑卒中建立的临床前指南也适用于 TBI(Sorby-Adams 等,2018)。在这里,大型动物模型应该是临床试验开始前的最后一个临床前步骤。然而,正如我们在本节接下来的部分所讨论的那样,这可能依旧不足以将实验室疗法成功转化用于临床环境。

(三)研究设计和结果测量

TBI 的 RCT 反复失败的原因是多因素的。促成因素包括临床护理中的中心间变异、错误的剂量和给药时间窗口,以及患者的异质性等。然而,在临床试验之前的临床前研究也应该被严格评估,如用于评估药物的 TBI 模型是否反映了临床情况,以及患者的异质性问题在实验阶段是否得到了充分的解决。例如,绝大多数的啮齿类动物 TBI 研究是在年轻的雄性动物身上进行的,但这并不能反映目前的临床流行病学情况。在实验环境中,开始治疗的时间窗口通常比后来在 RCT 中使用的要短得多。重要的是,应探讨延长时间窗,以及被评估的化合物的大脑渗透性。此外,在实验性 TBI 中使用的结果测量可能不足以与人类的情况相比较。诸如沟通困难、人格障碍、心理问题和生活质量等因素对人类的结果来说都是至关重要的,但在动物身上很难评估。然而,在实验性 TBI 研究中,更复杂的结果测量是可能的,也是推荐的。也可以认为,标准的动物房舍感官过于匮乏,无法进行临床相关的研究,应该更多地使用环境丰富化的设计。因此,有许多方法可以提高实验性 TBI 研究的转化价值,后文将提供额外的策略。

如果临床 TBI 的复杂性被临床前模型所模仿,那么答案很可能是"不是真的",或者最多"只是部分"。对于重型 TBI 来说尤其如此,在大多数研究中最多只能达到中等程度的 TBI 严重程度。建议研究者以完善动物模型为目标,以达到最大的临床适用性,并在可能的情况下,尝试在人体环境中取得关键的发现(组织、神经影像、生物标志物)。另一个策略是在临床前的多中心环境中探索有前景的药理学方法。美国的脑创伤治疗行动(Operation Brain Trauma Therapy,OBTT)联盟是这种策略的一个例子,类似的欧洲倡议正在几个中心之间进行。虽然啮齿类动物将继续在 TBI 研究中发挥主导作用,特别是在探索损伤机制的研究和潜在疗法的初步评估中,大型动物模型的使用在不久的将来可能会变得越来越重要。

四、神经创伤的转化研究

TBI 的转化研究是复杂和具有挑战性的。正如前面所回顾的,动物模型并不能完全复制人类创伤性疾病中所看到的异质性病症的组合,而且动物模型和人脑之间的疾病生物学可能有所不同。在实验环境中可以实现标准化,但在更"肮脏"的临床环境中,颅外损伤和二次损伤对疾病过程有影响。对于新型药物的药代动力学如何从动物模型转化为临床情况,以及实验研究如何为给药时间和持续时间提供参考,都存在不确定性。必须更详细地了解人类创伤性疾病的病理生理过程中的类型、影响和时间特征,以便为药物治疗的选择、时机和持续时间提供信息。

（一）目前的方法、问题、陷阱和机会

转化研究的传统方法是首先进行Ⅰ期临床试验,在健康志愿者中测试人体毒理学;然后进行Ⅱ期研究,进行安全性测试、剂量发现研究,以及对疾病患者的概念验证;最后进行Ⅲ期疗效导向研究(图 11-1)。这种传统的转化药物开发管理基于在临床前模型中发现的药物,依次在Ⅰ期临床试验中进行人体毒理学测试,然后进行Ⅱ期和Ⅲ期临床试验以评估疗效。

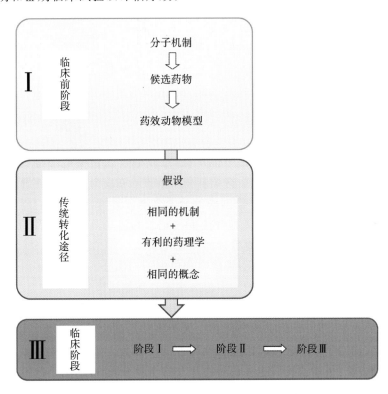

图 11-1　转化研究的常规方法

现在人们越来越认识到,许多旧的临床前研究可能设计得不好,无法促进临床转化,因为疾病模型或药物的使用方式与人类疾病的相关性不足。人们最近的努力集中在更好的临床前研究上,其在预定的假设、严格的协议、结果的盲法评估和结果的可复制性方面严格复制了人类临床试验。这些努力值得大力认可,无疑将推动新的研究性疗法从临床前研究向临床转化。然而,即使临床前研究被优化设计,这种传统的转化途径也会做出不安全的假设,而且很可能是错误的。这些假设包括以下预期。

(1) 在动物模型中展示的分子机制在人类创伤性疾病中具有相同的时间特征和结果影响。

(2) 新药物的区域药代动力学和生物分布在动物模型和人类疾病中是相同的。

(3) 在实验室中建立的药效学模型(如受体动力学)可以直接复制到人类创伤性骨折中。

这些期望导致了这样的假设:在主要针对脑挫伤或弥漫性损伤的实验模型中表现出的疗效将适用于广泛和异质的临床 TBI。证据显示,这样的假设对于过去在临床 TBI 中评估的大部分神经保护化合物来说是错误的,这些错误在最近的 TBI 研究性药物试验中仍然存在。因此,需要一个更好的药物开发的转化模式。

一个建议是在进入临床研究之前,先在较大的动物模型(猫、犬、灵长类动物)中测试最初显示疗效的新型药物。这种方法有一些优点,特别是可以在第二个物种中证明药物的安全性。它还可以证明对生理目标(如颅内高压)的疗效,这些目标在啮齿类动物模型中不太突出。然而,我们认为,在进化阶梯的较高位置测试药物仍然不能真实地反映其在人类中的疗效。一旦临床前安全测试完成,并且 TBI 模型证明了一个分子的疗效,我们认为对这样一个候选分子的评估最好由一个转化渠道来完成,这个转化渠道如下所示。

(1)迅速有效地确定在实验模型中被有效锁定的分子机制是否存在于人类创伤性疾病中,它对人类疾病的贡献有多大,它何时开始,以及它能保持多长时间的活性。识别和验证这种机制的分子或生物标志物也是至关重要的。

(2)确定在按预定途径给药时,该制剂剂量经临床前试验证明是安全的,其到达大脑中假定的作用部位的浓度足以调节其目标分子过程。

(3)确定该制剂在人类创伤性休克中的脑部浓度,以改变量化生物标志物水平的方式,对目标机制进行调节。

这种开发新的药物疗法的方法,通过非药物方法改善临床 TBI 结果的工具而变得更加切实可行。这些临床结果的改善主要是基于我们对生理目标(如颅内压(ICP)、脑缺氧和脑化学变化)的监测和治疗能力,以及使用神经影像学进行诊断和分析预后的能力。在此背景下开发的监测和诊断模式可用于创建更合理的神经保护药物开发范式。

(二)获取生物流体和组织

获取脑脊液(CSF)在较严重的 TBI 患者中很常见,可以通过在脑室造瘘进行颅内压(ICP)监测或 CSF 引流以降低 ICP,或者对一小部分创伤后持续脑积水的患者在亚急性阶段放置脑室腹腔分流管时获取 CSF。获取 CSF 可以检测疾病过程和神经损伤的分子生物标志物,这使我们能够确定病理生理过程的存在和程度(例如,用细胞因子水平来检测神经炎症),记录其启动点和临床 TBI 的后续时间过程(从而确定启动和持续治疗的窗口),并量化针对目标的干预效果。

大脑微透析(CMD)已成为全球 TBI 中心常规临床监测的一部分。就临床实践而言,CMD 的主要目的是监测脑能量代谢(通过测量葡萄糖、乳酸和丙酮酸水平)、谷氨酸释放和甘油生成(作为持续组织损伤中膜磷脂分解的标志)。随着具有 100 kDa 截止值的 CMD 导管的出现,有越来越多的机会进入脑细胞外液来测量生物大分子的水平,还可以确定新型药物在人类创伤后的大脑中是否可以达到治疗相关浓度。这种对新药的区域药代动力学的评估可以构成 II 期研究的一部分。研究药物生物分布的现代微剂量方法,加上超灵敏的检测方法,可能使我们能够在药物开发的相对早期阶段,用小剂量的新药检查其血脑屏障的渗透性。最后,CMD 可以用来证明新药导致的下游介质水平的变化。

TBI 是为数不多的急性神经系统疾病之一,常规的临床管理可以在急性损伤发生时接触到脑组织。切除占据空间的挫伤,提供有针对性的样本,可以作为控制 ICP 的管理策略的一部分。挫伤组织边缘的病理生理学是最活跃的,这些组织样本可用于记录病理生理学变化和测量药物水平。

虽然前面的讨论已经适当地集中在大脑中的组织和生物流体上,但重要的是要认识到,血液生物标志物在 TBI 的常规临床管理中的作用不断扩大,为转化研究提供了机会。首先,人类的生物标志物测量可能为新兴的严格的临床前研究提供一个桥梁,该研究将生物标志物作为中间结果。其次,生物标志物的测量可能使 TBI 的诊断更加安全,特别是对较轻的损伤或 CT 阴性的严重损伤患者(可能有弥漫性轴索损伤),并可对患者的预后进行分层。此外,生物标志物水平的变化与疾病的演变有关,药物可以对这种演变的调控提供或好或坏的结果的证据。最后,一些生物标志物,如 microRNAs 因其对诊断和预后的潜力而被追捧,它们可能提供治疗的靶点。

（三）病理生理学、疾病演变和药物分布的神经影像学检查

TBI 的神经成像通常采用计算机断层扫描（CT），主要用于检测手术病灶和提供预后信息。然而，连续的 CT 检查也提供了 TBI 疾病演变的信息，因为它可以量化病变的进展，因此成像时相比发病时的基线变化代表了药物疗效的中间终点。一个例子是使用作用于 ABCC8/TRPM4 位点（可能是基因靶向）的新型干预措施来减轻 TBI 后的水肿。最近，磁共振成像（MRI）在 TBI 中显示出巨大的前景，可以帮助描述急性病理生理学特征，包括区分细胞毒性水肿和血管性水肿以及检测创伤性轴索损伤。连续 MRI 也可用于显示急性和慢性阶段的疾病进展。MRI 还可以显示急性干预措施的受益证据，如急性常压高氧逆转牙周细胞毒性水肿。测量从基线开始的变化，以及检查干预措施对这种疾病进展的影响，可能会提高早期研究中检测药物益处的敏感性，并确定最有可能受益的患者亚群。

在分子成像方面，最好的方式是正电子发射体层成像（PET）。PET 越来越多地被用作临床 TBI 的研究工具，以描述能量衰竭的急性生理特征，不仅能提供经典的缺血信息，还能提供新的机制，如扩散缺氧和线粒体功能紊乱。关键是，这些同样的方法可以用来显示干预措施是否可以改善或恶化 TBI 的能量代谢。最近，转位因子蛋白（translocator protein，TSPO）的 PET 配体已被用于标记活化的小胶质细胞，并对 TBI 后的急性和慢性阶段的神经炎症进行成像。这种成像也可以作为近端点来检查调节神经炎症的药物的疗效——将血液生物标志物的测量整合到这些研究中，可以帮助剖析疗效。目前，人们对使用一系列 PET 配体对 TBI 后的淀粉样蛋白和 tau 蛋白沉积进行成像也有极大的兴趣（Mohamed 等，2019 年）。鉴于越来越多的人认识到，TBI 可能是一个亚组患者的慢性疾病，这种成像对于识别显示这种病理的患者亚组至关重要。鉴于针对这些神经退行性过程的干预措施可能需要数年至数十年才能显示出临床效益，用这种配体进行连续成像，并通过连续的 MRI 检查不断发展的组织变化，为早期显示针对这种分子积累的干预措施的疗效提供了一个关键的手段。最后，尽管尚未应用于 TBI，但用 PET 进行微剂量治疗，给予亚治疗浓度的放射性标记的目标分子，再加上 PET 成像的高敏感性，可以描述区域药代动力学和校准药物与目标的相互作用。该技术可以量化受体占有率，并在药物可能被部署的临床环境中评估竞争的候选分子，或确定单一候选药物的剂量。这允许在早期阶段在竞争的候选化合物之间做出选择，并提供一个合理的药物开发方法，缩短关键的时间线，并可能提高药物开发的成功率。

（四）中间和晚期影像学终点

在 TBI 中，在伤后 6～12 个月评估功能结果是最常见的，这对后期随访具有很大的挑战，并导致很大比例的结果缺失（Richter 等，2019）。因此，生理指标，如 ICP，被建议作为替代结果。然而，尽管严重的颅内高压可能是疗效不佳的标志，并且已知是死亡率的预测因素，但它与功能结果这一终点之间的关系并不稳固（或没有）。脑成像可以通过识别干预措施对组织的影响，提供一个更相关的替代结果。尽管传统的 MRI 在评估组织生存率方面优于 CT，但它对选择性神经元损失和隐蔽性轴索损伤的测量并不敏感。较新的成像技术提供了研究药物对更细微的损伤标志物的影响的机会，如组织损伤和神经元存活。晚期 MRI 可以提供有用的中间测量结果，基于传统序列的体积损失，扩散张量成像可以检测隐蔽的微结构损伤。TBI 中的一些损伤机制可能导致选择性神经元损失（SNL），而不是广泛坏死；SNL 可以用 ^{1}H-NMR 光谱和 PET 检测。

（五）逆向翻译：基因组学的作用

到目前为止，我们已经集中讨论了一系列适用于临床 TBI 的工具如何将临床前研究中出现的药物通过转化渠道运送出去。传统上，基因组学被用于改善试验中患者的分层现象，也许是通过选择更有可能对特定干预措施产生反应的患者实现的。然而，基因组学也可为工具的开发提供机会，通过对驱动 TBI 结果的遗传变异进行数据驱动、无偏见的分析来确定治疗目标。迄今为止，基于候选基因分析的新兴实例支持这一范式，并可能在改善 TBI 的结果方面具有最好的前景。基于这一框架，格列本脲的临床前（和 II 期）评估，显示其可用于治疗 TBI 后的脑水肿（通过其对 SUR1/ABCC8 的作用，现在已知它可以驱动 TBI 和脑卒中的水肿发展）。马拉维罗（一种抗艾滋病药物）也显示可用于 TBI 模型的治疗。

（六）转化前景

TBI 中的许多临床监测技术可以用于转化研究,可以系统地利用这些机会来克服 TBI 转化研究过程中的一些障碍和误区。在 TBI 转化研究过程中转化神经保护的尝试全面失败,一部分原因可能是对人类疾病生物学的不完全了解,另一部分原因是在早期转化期间错过了优化药物设计和剂量的机会。过去几年的经验表明,用于 TBI 临床监测的工具可以解决这些问题。这种研究对药理学和疾病生物学的影响可能是巨大的,因为众多潜在的有用的治疗方法的价值不仅远远超过了用于药物开发的财政投资和时间带来的价值,而且(也许更关键的是)也超过了用于试验的患者群体带来的价值。

我们建议在 TBI 的药物开发中系统地引入一个额外的阶段(图 11-2),其中包括实验医学。临床研究工具的大幅改进,加上传统方法的失败,使 TBI 成为这种战略的首要目标。然而,这种转化研究的完善也应有利于其他疾病和器官系统的药物开发。

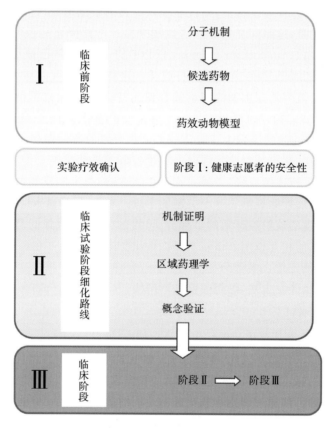

图 11-2　转化研究的替代方法

五、临床研究

神经创伤的临床研究是一个充满活力和挑战的领域。多年来,高收入国家的流行病学正在发生变化,管理方法也在不断发展,并引入了新的技术来监测更严重的受伤患者。大多数研究来自高收入国家,但 90% 以上的神经创伤发生在中低收入国家。人们已经采取了一些措施来改善这种不和谐的现象。《柳叶刀》全球外科委员会呼吁关注许多中低收入国家缺乏神经外科服务的问题,并强烈主张在需要时普及安全、可负担的外科和麻醉护理,以拯救生命、防止残疾,并促进经济增长。这与神经创伤及其研究特别相关。WFNS-WHO 联络委员会(Meara 等,2015)积极推进中低收入国家的神经创伤护理,NIHR 全球神经创伤健康研究小组成立,由剑桥大学协调。他们发起了全球神经创伤结果研究(GNOS:https://globalneurotrauma.com),目前正在全球范围内进行招募。GNOS 的目的是提供一种全球范围内对因创伤性疾病接受紧急手术的患者的管理方式和结果预测方法。此外,这将建立一个平台和临床网络,以促进全球神经创伤和神经外科未来研究的发展。

　　TBI 的研究主要集中在中型至重型 TBI 患者中。然而，TBI 的最大负担是由轻型 TBI 造成的。CENTER-TBI 登记处登记了所有严重程度的患者，显示所有患者中有 81％ 被归类为轻型 TBI。在急诊室就诊、出院或进入医院病房的患者中，大约 95％ 的患者有轻度创伤性休克。重要的是，其中 28％ 的患者在受伤后 6 个月还没有完全康复。这些数据突出表明，有必要加强对轻型 TBI 的研究工作。

　　RCT 被认为是医学研究中产生证据的黄金标准，以支持治疗建议。在 TBI 中，人口的异质性带来了挑战，如在损伤类型、临床严重程度和治疗的变化方面。通常减少异质性的方法是采用严格的入选标准，侧重于选择预后变量和受伤前的发病率作为标准。这种方法在统计学上是低效的，并降低了研究结果的可推广性。重要的是，老年（≥65 岁）患者因此被排除在改善其预后的研究之外，在最近的一项研究中，这些患者占 TBI 人群的 28％。人们越来越认识到大规模观察性研究对产生高质量证据的重要性。比较有效性研究可以利用 TBI 在损伤类型、管理和结果方面的异质性，并允许在现实世界中评估治疗方法。然而，这在方法上是具有挑战性的，因为"指征混杂"的风险很大。接受特定干预措施的患者不是随机选择的，但关于治疗方法的选择会受到患者特征、疾病过程、医生偏好和其他不受控的因素的影响。因此，干预和结果之间的关联可能不是因果关系。一个说明性的例子是发现 ICP 监测（通常对病情最严重的患者进行）和较差的结果之间存在关联。在所有的 TBI 研究中，重要的是要认识到沿着创伤护理链的连续护理（图 11-3），可能会大大影响在急性住院阶段发现效益的机会。

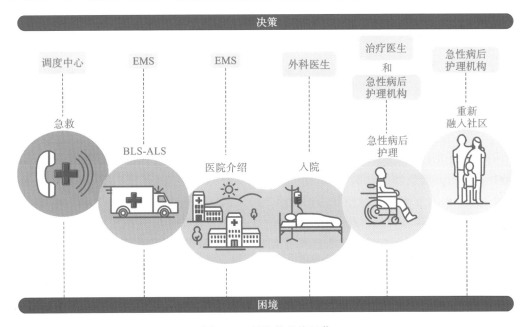

图 11-3　创伤护理的环节

　　如果严重的二次伤害发生在院前阶段，无论医院的护理多么有效，"战斗"可能已经失败。同样，如果急性期在医院环境中，一项新的干预措施可能会带来好处，但如果这种好处没有得到良好的急性期后护理的巩固，那么在 6 个月后可能就无法证明其疗效。在两个中低收入国家进行的关于 ICP 的 BEST TRIP 试验就可能出现这种情况，因为这些国家缺乏急性期后的护理（Chesnut 等，2012 年）。

六、TBI 的临床试验

　　大多数 RCT 是在中型到重型 TBI 患者中进行的，但只有少数试验显示有统计学意义的结果。在对 191 项已完成的 RCT（第二阶段和第三阶段）的系统回顾中，Bragge 等（2016）发现，只有 26 项可以被认为是稳健的（高质量，有足够的数量），其中 6 项显示了统计学意义上的显著效果（3 项为正，3 项为负）。

　　32 项 RCT 中，4 项涉及手术治疗，6 项涉及医疗管理，22 项旨在证明使用的神经保护剂的疗效。自 2000 年以来，可以注意到由研究者驱动的关于内科或外科治疗的 RCT 有所增加。在 2000 年或以后开始招募的 16 项 RCT 中，有 7 项（44％）调查了内科或外科治疗，而在较早的 RCT 中只有 3 项（3/16，

19%)。总的来说,结果是令人失望的。只有 4 项 RCT 显示干预组的死亡率较低或结果较好,6 项显示死亡率较高或结果较差,22 项发现干预组无明显效果。

（一）关于神经保护剂的 RCT

在 22 项关于神经保护剂的 RCT 中,有 3 项报道了较高的死亡率(CRASH、SNX-Ⅲ 和镁)。一项关于神经保护剂的 RCT(HIT Ⅲ:尼莫地平)显示有好处。最有说服力的证据来自 CRASH 试验。这是一项大型试验,共招募了 10008 例患者,报道了干预组(甲泼尼龙)的死亡率增高和长期结果较差。这项试验构成了一级指南建议不使用类固醇治疗创伤性骨折的证据基础。HIT Ⅲ 中报道的尼莫地平对创伤性蛛网膜下腔出血患者的有益影响,应谨慎解释。首先,该试验相对较小($n=123$),在 Bragge 等(2016)的系统综述中,该试验被认为是不健全的,而且在更广泛的严重 TBI 人群中进行的更大的试验也未能显示尼莫地平的益处。

（二）关于医疗管理的 RCT

在 6 项关于医疗管理的 RCT 中,有 2 项显示干预组的结果较差(SAFE 研究和 Eurotherm)。SAFE 研究是一项大规模的 RCT,调查了在 6997 例进入 ICU 的患者中,分别应用 4% 白蛋白和生理盐水作为复苏液的疗效。虽然在整体人群中没有发现干预组之间的结果差异,但在对 460 例中型至重型 TBI 患者的亚组分析中,使用 4% 白蛋白治疗的患者死亡率明显较高(SAFE 研究调查员、澳大利亚和新西兰重症监护协会临床试验组、澳大利亚红十字会血液服务、乔治国际健康研究所和 Myburgh,2007)。因此,4% 白蛋白不再被推荐用于治疗创伤性骨折。

Eurotherm 设计了一项关键的 RCT,以证明低温治疗严重创伤性疾病患者的好处(Andrews 等,2015)。最初的设计是招募 1800～2000 例患者,后来方案被修正为 600 例患者的样本量。该试验在 18 个国家的 47 个中心招募了 387 例患者后,因安全原因停止。在患者受伤后 6 个月,由 GOSE 评估的结果是低温组明显较差,低温组的死亡率明显较高。虽然 Eurotherm 允许招募伤后 10 天内的患者,但部分平行进行的 POLAR 研究旨在尽快启动低温治疗,最好在院前阶段就开始。这项研究招募了 511 例患者,发现低温治疗没有明显的效果。Eurotherm 研究的低温治疗效果较差,而 POLAR 研究的低温治疗没有益处,这被认为是一些人放弃在 TBI 中使用低温治疗的原因。然而,参加 POLAR 研究的患者的伤势相对较轻,很少有人需要对难治性颅内高压进行治疗。虽然 POLAR 研究是一项关键的研究,它告诉我们在 TBI 中预防性地进行低温治疗以保护神经的干预措施是失败的,但它几乎没有告诉我们在难治性颅内高压的情况下其作为一种救援疗法是否能带来好处。在这种情况下,控制 ICP 的好处可能超过与干预有关的已知危险。我们需要研究在这种情况下是否需要使用治疗性(而不是预防性)低温的问题。与 RESCUEicp 一样,这种研究的人群将少于 ICU TBI 人群的 20%,因此研究不容易招募和完成,但如果我们要想得到在这种情况下是否使用低温疗法的高质量证据,则这种研究是必不可少的。

（三）关于手术治疗的 RCT

在 TBI 的手术治疗方面,已经进行了 4 项大规模的 RCT,重点是减压性去骨瓣减压术和挫伤的手术治疗,所有这些都显示了明显的效果。Jiang 等在对 486 例需要进行减压性颅骨切除术的严重创伤性疾病患者的研究中发现,与更有限的减压相比,大面积的颅骨切除术能带来更好的效果(Jiang 等,2005)。然而,DECRA 试验显示,在弥漫性损伤的患者中,早期使用减压性颅骨切除术(DC)治疗后 ICP 的适度增加与较差的结果有关。相比之下,RESCUEicp(对不可控制的 ICP 升高进行手术的随机评估)可针对难治性颅内高压。这项试验显示,接受 DC 治疗的患者死亡率明显降低,但这是以 6 个月时严重依赖性的生存率增加 9% 为代价的。然而,在 12 个月时,独立在家的存活者增加了 13%。DECRA 与 RESCUEicp 获得的不同结果可能与不同的研究人群有关(在 DECRA 中,只有弥漫性损伤的患者),与适应证/时机有关(DECRA 中的早期 DC 与 RESCUEicp 中的难治性 ICP 升高),或者与在这些不同环境中发生的 DC 的并发症有关。RESCUEicp 强调,长期的结果评估是可取的,而进行 DC 可能会增加严重的依赖性的伦理问题,应在考虑进行 DC 时考虑到患者及其亲属的个人意愿。应该注意的是,这 2 项研究都没有涉及因肿块病变而手术的患者的初级减压。这一点目前正在 RESCUE-ASDH 中进行。STITCH 试验（创伤性脑内出血的外科试验）调查了挫伤患者早期手术与初始保守方法的益处。不幸的是,该试验在纳入 170 例患者后被停止。这是令人遗憾的,因为根据分析,接受早期手术的患者死亡率明显降低,但由于样本量相对较少,无法证明对功能结果的主要终点（6 个月时）具有统计学意义。关于 TBI 手术治疗的 RCT 结果和提出的问题,强烈地激励着未来的研究,以确定最有可能受益的患者亚群和那些不可能受益的患者。

（四）观察性研究和跨研究的单个患者数据分析的潜力

我们对 TBI 的理解和护理大多来自观察性研究。

以前的观察性研究包括美国的创伤昏迷数据库（TCDB）、欧洲脑损伤联盟的核心数据调查以及英国的创伤审计和研究网络（TARN）的研究。TCDB 明确显示了继发性损伤（缺氧和低血压）的不良后果,而 TARN（Patel 等,2005）的研究显示,在非神经外科中心治疗的严重创伤性疾病患者与在神经外科中心治疗的患者相比,经病例组合调整后,死亡率增加 2.15 倍。这构成了一个强有力的论据,即应把所有严重头部受伤的患者转移到有 24 h 神经外科设施的地方进行治疗。与一般人的想法相反,参与观察性研究本身可能会提高个别患者的护理质量。Graham Teasdale 爵士是 TBI 领域的世界领袖之一,当被问及他是否会同意参与 TBI 的临床试验时,他曾回答说他当然会,但希望被分配到安慰剂组。这反映了这样一种认识,即在试验中被分配到安慰剂组的患者可以从临床过程中获益（得到更仔细的检查和能更好地遵守指南）,同时不会面临研究性治疗的任何额外风险。类似的好处也适用于观察性研究。

TBI RCT 的预后和分析国际任务（IMPACT）研究清楚地证明了跨研究的元分析的潜力。IMPACT 研究旨在通过分析 8 项 RCT 和 3 项观察性研究中的个体患者数据来改善临床试验的设计和分析。这些研究为 TBI 数据收集的标准化奠定了基础,开发了中型和重型 TBI 的预后模型,并提出了提高 RCT 统计能力的建议。这些建议包括针对广泛的人群,应用协变量调整,以及使用序数分析而不是传统的结果二分法。IMPACT 预后模型仍然有效,是使用最广泛、最好的预测结果的模型。对 265 个中心招募的 9578 例患者的数据进行分析,结果范围低端的中心与结果范围高端的中心相比,不利结果的风险高出 3.3 倍（第 97.5 百分位数与第 2.5 百分位数）。在对来自 CRASH 试验的 9987 例患者的类似分析中,也发现了 6.6 倍的差异,该试验也招募了来自 LMIC 的受试者。这些结果的差异突出了大规模观察性研究中比较有效性研究的潜力。然而,观察性研究相对缺乏资金,因为资助申请的审查者通常要求进行假设驱动的研究。在过去的 5 年中,对观察性研究的相关性的认识有了很大的提高,这体现在 InTBIR（国际创伤性脑损伤研究倡议:http://intbir.nih.gov）的正式成立上。目前有超过 11 项大规模的研究在 InTBIR 的范围内进行。较大的是欧洲的 CENTER-TBI（欧洲神经创伤有效性研究合作组织）和 CREACTIVE（重症监护医学中的急性 TBI 合作研究）,以及美国的 TRACK-TBI（TBI 的研究和临床知识转化）和 ADAPT（急性儿科创伤试验的方法和决定）。总的来说,InTBIR 研究可能包括超过 40000 例各种严重程度的 TBI 患者,其中许多人将提供关于基因组学、生物标志物和成像的数据,以促进 TBI 的精准医疗方法的完善与提高。大规模观察性研究与 CER 相结合的概念已经引起了全球的兴趣,澳大利亚、中国和印度的相关项目也在不断发展。

七、TBI 临床研究的未来

虽然 RCT 仍将是证明 TBI 具体干预措施和管理策略有效性的主要支柱,但我们预计会更加关注高质量的前瞻性观察研究,这些研究在开发精准医学方法方面有很大的潜力,并且在进行 CER 时,可以确定最佳做法。更多的研究重点应针对轻型 TBI 患者,所有严重程度的研究都需要包括老年患者,这个亚组的 TBI 发生率正在迅速增高,但目前很少被纳入临床研究中。应鼓励在中低收入国家开展关于 TBI 的研究,以解决这些环境管理中的具体问题。

TBI 是一种全球性的疾病,需要全球努力防止其在普通人群中发生,并改善患者的结局。TBI 有丰富的学术合作历史,应加强现有的网络并发展新的网络。这将需要政府和非政府资助机构的承诺,目前只有少数机构支持全球范围内的 TBI 研究。

八、总结

本节旨在总结过去、现在和未来的 TBI 研究。随着神经影像学、药理学和大数据分析方法的迅速发展，大型观察性研究的使用将加深我们对 TBI 病理生理学的认识。为了使治疗方法转化为临床效益，需要完善的动物模型。啮齿类动物模型应被用来剖析致病机制和筛选新的治疗方案。在开始大规模临床研究之前，可能应该更广泛地使用高等物种，特别是猪/小猪模型。此外，在评估改进的转化工作中，实验医学将发挥重要作用，将使用详细的监测手段对小型但具有广泛特征的患者队列进行研究，包括组织、生物标志物和成像分析。尽管 RCT 被认为是黄金标准，但由于 TBI 人群在损伤类型、临床严重程度和治疗方法的变化方面的异质性，RCT 存在挑战。因此，TBI 研究可能特别受益于比较有效性研究中的大规模观察性研究。更多的重点应该放在中低收入国家的研究上。为了探索新的治疗方法，应该加强现有的网络并发展新的网络，以开发针对个体 TBI 患者的精准医学方法。

参 考 文 献

[1] Abdul-Muneer P M, Chandra N, Haorah J. Interactions of oxidative stress and neurovascular inflammation in the pathogenesis of traumatic brain injury[J]. Mol Neurobiol, 2015, 51(3): 966-979.

[2] Agoston D V, Vink R, Helmy A, et al. How to translate time: the temporal aspects of rodent and human pathobiological processes in traumatic brain injury[J]. J Neurotrauma, 2019, 36(11): 1724-1737.

[3] Alves O L, Doyle A J, Clausen T, et al. Evaluation of topiramate neuroprotective effect in severe TBI using microdialysis[J]. Ann N Y Acad Sci, 2003, 993: 25-34.

[4] Bragge P, Synnot A, Maas A I, et al. A state-of-the-science overview of randomized controlled trials evaluating acute management of moderate-to-severe traumatic brain injury[J]. J Neurotrauma, 2016, 33(16): 1461-1478.

[5] Chesnut R M, Temkin N, Carney N, et al. A trial of intracranial-pressure monitoring in traumatic brain injury[J]. N Engl J Med, 2012, 367(26): 2471-2481.

[6] Fujita M, Wei E P, Povlishock J T. Intensity- and interval-specific repetitive traumatic brain injury can evoke both axonal and microvascular damage[J]. J Neurotrauma, 2012, 29(12): 2172-2180.

[7] Graham D I, Adams J H, Doyle D. Ischaemic brain damage in fatal non-missile head injuries[J]. J Neurol Sci, 1978, 39(2-3): 213-234.

[8] Guendling K, Smielewski P, Czosnyka M, et al. Use of ICM+ software for on-line analysis of intracranial and arterial pressures in head-injured patients[J]. Acta Neurochir Suppl, 2006, 96: 108-113.

[9] Hillered L, Hallström A, Segersvärd S, et al. Dynamics of extracellular metabolites in the striatum after middle cerebral artery occlusion in the rat monitored by intracerebral microdialysis[J]. J Cereb Blood Flow Metab, 1989, 9(5): 607-616.

[10] Hillered L, Vespa P M, Hovda D A. Translational neurochemical research in acute human brain injury: the current status and potential future for cerebral microdialysis[J]. J Neurotrauma, 2005, 22(1): 3-41.

[11] Howells T, Elf K, Jones P A, et al. Pressure reactivity as a guide in the treatment of cerebral perfusion pressure in patients with brain trauma[J]. J Neurosurg, 2005, 102(2): 311-317.

[12] Hutchinson P J, Jalloh I, Helmy A, et al. Consensus statement from the 2014 international

microdialysis forum[J]. Intensive Care Med,2015,41(9):1517-1528.

[13] Jiang J Y,Xu W,Li W P,et al. Efficacy of standard trauma craniectomy for refractory intracranial hypertension with severe traumatic brain injury:a multicenter,prospective,randomized controlled study[J]. J Neurotrauma,2005,22(6):623-628.

[14] Li X Y,Li J,Feng D F,et al. Diffuse axonal injury induced by simultaneous moderate linear and angular head accelerations in rats[J]. Neuroscience,2010,169(1):357-369.

[15] Li P A,Liu G J,He Q P,et al. Production of hydroxyl free radical by brain tissues in hyperglycemic rats subjected to transient forebrain ischemia[J]. Free Radic Biol Med,1999,27(9-10):1033-1040.

[16] Liraz-Zaltsman S,Slusher B,Atrakchi-Baranes D,et al. Enhancement of brain d-serine mediates recovery of cognitive function after traumatic brain injury[J]. J Neurotrauma,2018,35(14):1667-1680.

[17] Tan L B,Chew F S,Tse K M,et al. Impact of complex blast waves on the human head:a computational study[J]. Int J Numer Method Biomed Eng,2014,30(12):1476-1505.

[18] Patel H C,Bouamra O,Woodford M,et al. Trends in head injury outcome from 1989 to 2003 and the effect of neurosurgical care:an observational study[J]. Lancet,2005,366(9496):1538-1544.

[19] Ma X,Aravind A,Pfister B J,et al. Animal models of traumatic brain injury and assessment of injury severity[J]. Mol Neurobiol,2019,56(8):5332-5345.

[20] Marklund N,Hillered L. Animal modelling of traumatic brain injury in preclinical drug development:where do we go from here? [J]. Br J Pharmacol,2011,164(4):1207-1229.

[21] Marklund N. Rodent models of traumatic brain injury:methods and challenges[J]. Methods Mol Biol,2016,1462:29-46.

[22] Marmarou A,Foda M A,van den Brink W,et al. A new model of diffuse brain injury in rats. Part Ⅰ:pathophysiology and biomechanics[J]. Neurosurg,1994,80(2):291-300.

[23] Meierhans R,Béchir M,Ludwig S,et al. Brain metabolism is significantly impaired at blood glucose below 6 mM and brain glucose below 1 mM in patients with severe traumatic brain injury [J]. Crit Care,2010,14(1):R13.

[24] Mohamed A Z,Cumming P,Götz J,et al. Tauopathy in veterans with long-term posttraumatic stress disorder and traumatic brain injury[J]. Eur J Nucl Med Mol Imaging,2019,46(5):1139-1151.

[25] Morehead M,Bartus R T,Dean R L,et al. Histopathologic consequences of moderate concussion in an animal model:correlations with duration of unconsciousness[J]. J Neurotrauma,1994,11(6):657-667.

[26] Richter S,Stevenson S,Newman T,et al. Handling of missing outcome data in traumatic brain injury research:a systematic review[J]. J Neurotrauma,2019,36(19):2743-2752.

[27] Rosner M J,Rosner S D,Johnson A H. Cerebral perfusion pressure:management protocol and clinical results[J]. J Neurosurg,1995,83(6):949-962.

[28] Sawyer T W,Lee J J,Villanueva M,et al. The effect of underwater blast on aggregating brain cell cultures[J]. J Neurotrauma,2017,34(2):517-528.

[29] Schwulst S J,Islam M B A R. Murine model of controlled cortical impact for the induction of traumatic brain injury[J]. J Vis Exp,2019(150):10.

[30] Sorby-Adams A J,Vink R,Turner R J. Large animal models of stroke and traumatic brain injury as translational tools[J]. Am J Physiol Regul Integr Comp Physiol,2018,315(2):R165-R190.

[31] Timofeev I, Czosnyka M, Nortje J, et al. Effect of decompressive craniectomy on intracranial pressure and cerebrospinal compensation following traumatic brain injury[J]. J Neurosurg, 2008, 108(1):66-73.

[32] Timofeev I, Dahyot-Fizelier C, Keong N, et al. Ventriculostomy for control of raised ICP in acute traumatic brain injury[J]. Acta Neurochir Suppl, 2008, 102:99-104.

[33] Thompson H J, Lifshitz J, Marklund N, et al. Lateral fluid percussion brain injury: a 15-year review and evaluation[J]. J Neurotrauma, 2005, 22(1):42-75.

[34] Vespa P M, McArthur D, Q'Phelan K, et al. Persistently low extracellular glucose correlates with poor outcome 6 months after human traumatic brain injury despite a lack of increased lactate: a microdialysis study[J]. J Cereb Blood Flow Metab, 2003, 23(7):865-877.

[35] Washington P M, Forcelli P A, Wilkins T, et al. The effect of injury severity on behavior: a phenotypic study of cognitive and emotional deficits after mild, moderate, and severe controlled cortical impact injury in mice[J]. J Neurotrauma, 2012, 29(13):2283-2296.

[36] Zeiler F A, Thelin E P, Czosnyka M, et al. Cerebrospinal fluid and microdialysis cytokines in severe traumatic brain injury: a scoping systematic review[J]. Front Neurol, 2017, 8:331.

（张丹枫）

第四节　慢性硬脑膜下血肿诊疗进展

一、CSDH 介绍

慢性硬脑膜下血肿(chronic subdural hematoma, CSDH)为神经外科的常见疾病之一,是指血液慢性聚集包裹在蛛网膜和硬脑膜之间形成的血肿。CSDH 发病率大概为 13.1/10 万,且多发于老年男性,在超过 70 岁的人口中,其发病率将增加至 58/10 万。由于 CSDH 发生、发展多源于脑外伤后导致的颅内血管破损,因此也可将其视为一种特殊类型的慢性脑损伤,但目前认为 CSDH 的成因也与某些因素相关,如脑组织自身发育异常、局部凝血或渗透性异常、血管生成异常及炎症反应等,但具体机制仍然存疑。目前的一线治疗为手术治疗,从常用频率由高到低排序依次为钻孔引流术(burr-hole drainage, BHD)、锥孔引流术(twist-drill craniotomy, TDC)、小骨窗开颅引流及脑膜中动脉栓塞治疗等。而对于某些不能耐受手术或多次复发的患者而言,除了手术治疗外,还可尝试保守治疗,目前有阿托伐他汀(ATO)、激素、血管紧张素转换酶抑制剂(ACEI)、氨甲环酸(TXA)、塞来昔布及汉药 Goreisan 等。药物治疗还包括治疗 CSDH 引起的相关并发症,如应用抗癫痫药物治疗癫痫。随着人口老龄化程度的加剧,CSDH 的发病率逐渐增高,其诊疗也越来越受到人们的关注。

二、CSDH 发病机制及病理生理

CSDH 的发病机制一直是研究的热点,存在多种学说,至今没有完全达到统一。

1. 血管生成异常学说　血管内皮生长因子(vascular endothelial growth factor, VEGF)可在 CSDH 中上升千倍(Gong 等,2021),同时有研究发现其与 CSDH 术后复发率显著相关(Hong 等,2009),其家族成员之一的胎盘生长因子(placental growth factor, PIGF)可通过激活 VEGF-VEGFR 的信号通路从而增强 VEGF 的血管生成作用,而 PIGF 亦被发现在 CSDH 的被膜中大量表达。另外一种血管生成相关因子血管生成素 2(angiopoietin 2, Ang-2)在 CSDH 包膜中高表达,导致了 Ang-1 与 Ang-2 的比例失衡,而高表达的 Ang-2 促进了大量通透性高、不成熟血管的生成。因此,这两者在 CSDH 中的异常增多被认为是引起血液渗漏、加剧血肿形成的原因之一。不仅如此,我们先前的研究证实 CSDH 患者循环血中的

内皮祖细胞(endothelial progenitor cell,EPC)数量与 CSDH 形成有关,老年人及术后复发者循环血的 EPC 数量明显比年轻人和不复发者要少。

2. 凝血及纤溶障碍 由颅内损伤引起的凝血和纤溶功能异常可引起颅内出血风险的升高,许多比较 CSDH 和外周血的研究发现血肿液中的组织型纤溶酶原激活物(t-PA)、D-二聚体、纤维蛋白降解产物及血栓调节蛋白水平均明显高于外周血,但是纤溶酶原,凝血因子 Ⅱ、Ⅴ、Ⅷ、Ⅹ、Ⅸ及 Ⅺ 水平则低于外周血,而这些可导致血肿外膜发生持续性出血的恶性循环。

3. 炎性反应 CSDH 是一种炎症血管生成性疾病的观点正在逐渐完善,在轻、中度的脑外伤中的炎症能够吸引炎症细胞先进入血肿壁再进入血肿腔,从而使 IL-6、IL-8 和 IL-10 在 CSDH 中显著升高,但这些炎症因子趋化炎症细胞向血肿腔迁移的同时会增加血管通透性,在某些复发性 CSDH 患者的血肿液中,IL-6 及 VEGF 浓度较非复发的患者显著上升。同时血肿液中 CCL2、CXCL8、CXCL9 以及 CXCL10 等调节炎症反应及血管生成的趋化因子也异常升高,而抑制炎症的调节性 T 细胞(Treg)则减少,有报道显示在一个大鼠模型中,抗炎因子降低炎症反应可促进 CSDH 的吸收。总的来说,这些发现提示抗炎和促炎的不平衡会引起炎症,并由此引发 CSDH 的产生和扩大。

4. 硬脑膜淋巴管引流障碍 尽管有多篇报道称在 CSDH 血肿液中发现丰富的炎症因子,但是绝大多数 CSDH 患者体温正常,而且其外周血中代表炎性反应的白细胞通常在正常范围内。这高度提示,CSDH 的炎性反应主要局限于血肿腔内,没有形成全身炎症反应。为此,我们有理由推测 CSDH 的形成是血性渗液不断漏出、缓慢积聚和已形成的陈旧血肿液主要通过非血管途径吸收的一种平衡过程,当平衡向血性渗液积聚偏移时,血肿就逐步扩大而出现占位效应,引起相应的神经症状与体征;当平衡向非血管途径吸收偏移时,血肿就可能自我吸收。在 Kipinis 确认哺乳动物硬脑膜存在淋巴管后,这一猜想得到证实,我们首次发现,将自体血注入硬脑膜下腔后,该自体血主要经过颈部淋巴管输入颈深部淋巴结,进而进入血液循环,并进一步证实,硬脑膜下血肿形成后硬脑膜淋巴管屈曲、肥大、结构紊乱,从而证实 CSDH 形成过程中的硬脑膜淋巴管引流障碍这一重要机制,为研发 CSDH 治疗新策略提供了理论依据。

三、CSDH 治疗方案

CSDH 主要分为手术/介入治疗及保守治疗,手术/介入治疗主要包括钻孔引流术(BHD)、锥孔引流术(TDC)、小骨窗开颅血肿清除术、去骨瓣开颅血肿清除术、内镜手术以及脑膜中动脉栓塞治疗等,保守治疗目前主要选用阿托伐他汀、糖皮质激素、氨甲环酸、甘露醇、血管紧张素转换酶抑制剂、塞来昔布、汉药 Goreisan 以及对症的抗癫痫药物等。手术/介入治疗往往在血肿对脑组织有压迫效应并产生临床症状时使用,而无症状或症状较轻的 CSDH 患者则选用保守治疗,以下是当前几种常用手术/介入治疗的介绍。

(一)手术/介入治疗

1. 钻孔引流术(BHD) BHD 为目前 CSDH 的一线手术治疗方法,适用于血肿液化程度高、等密度、无继发出血的患者,其本身亦可分为单孔及双孔引流术,常在局部麻醉下进行操作。目前对于单孔或是双孔存在争议,有报道指出这两者的疗效和复发率是一致的,在此前提下优选单孔引流则降低了手术难度和减轻了患者的痛苦。不仅如此,许多报道说明 CSDH 钻孔持续引流有助于 CSDH 复发相关炎症因子的排出,包括血小板活化因子、缓激肽、IL-6 等,由此使患者的住院时间更短、复发率降低、死亡率也更低,但也有学者对此持反对态度,认为外引流可能引发并发症如脑损伤、新发急性出血、颅内感染、气颅等,而且外引流的复发率也不会降低。同时,在引流后是否需要冲洗也有分歧,冲洗旨在减少 CSDH 的复发,通过冲洗可以为患者带来更好的预后和更低的复发率,但是有观点认为过度的术中冲洗不但没有为患者带来预期的效果,反而可能加速 CSDH 的复发以及使气颅并发症的发生率增高。因此 BHD 尽管作为 CSDH 一线手术治疗,但仍然存在较多分歧。

2. 锥孔引流术(TDC) TDC 与 BHD 类似,但是使用更为纤细的钻头或者粗针穿刺,其形成的孔径更小,常在床旁、局部麻醉下实施,在穿刺成功后放置引流管通过重力作用缓慢将颅内血肿引出。有报道认为引流 48 h 即可达到满意的引流效果。随着微创观念的发展,TDC 也在逐步改良中发生变化,演化出了 YL-1 型针引流术,该术式常通过术前影像学定位,选择合适穿刺点,在局部麻醉下使用 YL-1 空心针抽吸引流系统进行血肿腔穿刺,并通过向冲洗孔中注入生理盐水将血肿从引流孔中洗出。有报道指出该方法相较于传统的穿刺钻孔引流而言,并发症发生率和复发率均低。但 meta 分析认为 TDC 与 BHD 的治愈率、复发率并无显著差别。

3. 去骨瓣开颅血肿清除术/小骨窗开颅血肿清除术 去骨瓣开颅血肿清除术最早由 Hulke 于 1883 年使用,但由于其有较高的复发率和死亡率,已经逐渐由小骨窗开颅血肿清除术所取代,在我国已经很少实施骨瓣形成开颅术,但欧美仍有较多医生实施该术式。小骨窗开颅血肿清除术目前主要用于血肿发生机化难以通过钻孔引流的患者,同时若血肿包膜增厚钙化,则需另行包膜切除术,在欧美神经外科实施较多。

4. 内镜辅助下钻孔开颅术(EBHC) 随着内镜技术的发展,通过神经内镜直视定位血肿腔内出血部位及分隔,精确止血及切除腔内隔膜,相较于常规 BHC 是可做到的,有报道指出 EBHC 相较于 BHD 有着更低的复发率和死亡率、更高的安全性及更短的住院时间。但持有不同意见的学者通过回顾性分析认为,EBHC 和 BHD 之间无明显差异,而且 BHD 较 EBHC 而言,手术时间更短且需要的医疗资源更少。

5. 脑膜中动脉栓塞治疗 脑膜中动脉(MMA)栓塞治疗是近年来治疗 CSDH 的一种全新方式,其理论基础是 MMA 远支是 CSDH 腔内外膜的供血血管,由其血供带来的血管生成因子能够促进新生幼稚血管生成,这些血管具有高度渗透性,由此漏出的各类因子进入硬脑膜下腔导致炎症及血肿腔的反复出血,最终形成 CSDH,而通过栓塞 MMA 阻断血肿膜的血液供应,可以中断以上病理进程,有效减少 CSDH 的血肿量并降低其复发率。该术式首先由日本医生于 2000 年报道,在国外开展较多而国内尚少,其对于部分反复发作的 CSDH 患者有着显著的疗效,尽管有许多报道称 MMA 栓塞治疗是一种可行的办法,但由于其证据水平较低,仍然需要进一步考证。

(二)药物治疗

1. 阿托伐他汀(atorvastatin,ATO) ATO 是一种 HMG-CoA 的抑制剂,其一直被用于降低患者低密度脂蛋白(LDL)水平,有许多研究表明 ATO 可促进血管生成和减轻炎症反应,而这也是其被认为可能会减少 CSDH 发生的原因。王东等在 2014 年首次报道了用 ATO 治疗 CSDH 的小规模临床试验,随后 2018 年的一篇随机双盲对照试验(RCT)明确指出 ATO 保守治疗在减少 CSDH 发生的同时也可促进患者的神经功能的恢复。与此同时,也有多篇文章报道通过结合 ATO 和手术治疗可显著降低 CSDH 的复发率,有基础试验证实激素可以增高 ATO 的血药浓度并促进其抗炎和抗血管生成效果。ATO 促进 CSDH 吸收的主要机制是抑制炎症反应、促进功能血管生成以及调节免疫细胞如 Treg 和促进 M1/M2 向 M2 极化等。而在儿童病例的临床报道中 ATO 和小剂量激素可以促进复发性 CSDH 的吸收。ATO 通常较为安全,但约 2% 患者服用 ATO 后可有肝功能异常、0.1%～0.2% 患者可出现横纹肌溶解症,对于肝功能异常的患者需要谨慎用药,而在使用贝特酯、替格瑞洛或 CYP 3A4 抑制剂等药物的患者中,由于药物相互作用,也可能引发并发症。目前我们团队已经证实联合他汀类药物和地塞米松治疗 CSDH 的有效性更高(Wang 等,2020),其机制可能与地塞米松增强了他汀类药物的抗炎作用、调节免疫细胞作用以及促进他汀类药物进入血肿腔内有关。

2. 糖皮质激素 糖皮质激素是临床广泛使用的药物,由于激素具有抗炎、抗纤溶和抗血管生成的活性,最早在 1962 年即被用于治疗 CSDH,在那之后陆陆续续也有相关的个案报道出现。有报道指出不能耐受手术治疗的 CSDH 老年患者经过激素治疗,大部分获得了较好的预后,提示其对 CSDH 是有效的,另有研究提出通过激素保守治疗可使超过 60% 的 CSDH 患者完全恢复,因而认为激素对于 CSDH 的治疗是积极的。但激素保守治疗存在争议,有研究认为激素不能取代外科治疗,但其仍可以作为辅助性治疗降低复发率,有回顾性研究分析了 496 例患者,术前使用激素后再行钻孔引流,可降低术后复发率。近期一项大型的安慰剂 RCT 揭示,地塞米松治疗与安慰剂对比,能降低术后复发率,但 6 个月的神经功能改善则是安慰剂组更好,而副作用发生率则是地塞米松组更高。虽然没有统计学差异,但是,地塞米松组 6 个月的死亡率比安慰剂组更高,因此,应谨慎使用糖皮质激素治疗 CSDH。

3. 氨甲环酸(TXA)　TXA 是赖氨酸的合成衍生物,可通过可逆地阻断纤溶酶原上的赖氨酸结合位点来抑制纤溶。根据其抑制纤溶的特性,最早在 2013 年在一个小型的临床试验中其就被用于治疗 CSDH,所有用 TXA 治疗的患者的血肿量均较前减少,同时也有部分个案报道提出 TXA 可治疗合并 HIV、合用草药或复发性的 CSDH 患者,截至目前仍有两个正在进行的 RCT(NCT03280212 及 NCT02568124)验证 TXA 对于 CSDH 患者的疗效。目前,大多数 TXA 的研究存在样本例数太少或仅仅是回顾性研究的问题,因此 TXA 治疗 CSDH 有效性的说服力仍有待提高。

4. 血管紧张素转换酶抑制剂(ACEI)　ACEI 类药物是常见的降血压药物,有研究指出 CSDH 的发展是由 CSDH 中 Ang-1 与 Ang-2 的比例失衡导致,同时 CSDH 中的 VEGF 含量也与 CSDH 预后相关,而 ACEI 可抑制血管生成,也能减低血肿 VEGF 的表达,故 ACEI 被尝试应用于治疗 CSDH。有研究指出 ACEI 可能通过控制血压降低 CSDH 患者术后复发率,但持有反对观点的学者认为 ACEI 可能通过诱导缓激肽增高了血管通透性从而提高了复发率。因此 ACEI 类药物对于 CSDH 的疗效尚待进一步研究证实。

5. 甘露醇　甘露醇是一种糖醇,通常由果糖氢化产生,其被人类使用的历史悠久,最早在 1806 年即有报道,基于 CSDH 液化血肿的渗透压大于外周血渗透压,形成了血液流入、血肿扩大的渗透压学说,甘露醇被尝试治疗 CSDH 患者后显示效果良好。但随后的对照试验以及基础试验中,甘露醇并未体现出其有治疗 CSDH 的效果,甚至连渗透压学说的地位都受到动摇,因此目前甘露醇已被认为不应该用于 CSDH 的治疗中。

6. 塞来昔布　塞来昔布是一种非甾体抗炎药,其能够选择性地抑制 COX-2 来阻断花生四烯酸向前列腺素转化,最早有报道指出促炎前列腺素 E2 和 COX-2 在 CSDH 中的浓度明显高于血清,提示 COX-2 可能在 CSDH 的发展中发挥作用。尽管如此,在一项对塞来昔布治疗 CSDH 术后患者的随机临床试验中,由于大部分的患者不适合使用塞来昔布并且那些已经接受 COX-2 抑制剂治疗的患者也发生了 CSDH,此试验不得不提前终止。因此,虽然塞来昔布的理论机制充分,但其是否对 CSDH 有效仍需更多的研究来证实。

7. 汉药 Goreisan　Goreisan 是一种传统药物,主要由泽泻、扁桃、白术、桂皮、茯苓五种中药制备而成,其在传统意义上被认为有调节体内水分的作用,在基础试验中被证实能够减轻脑卒中小鼠脑水肿的严重程度,同时在对日本患者数据库的分析中发现其能降低 CSDH 患者钻孔引流后的复发率,但在多中心的随机对照试验中其被证实并不能减少血肿或者降低复发率,故 Goreisan 的实际效用仍然值得怀疑。

四、总结

CSDH 的病理生理机制复杂,迄今为止仍未有一个被普遍认可的学说,我们认为,它的形成是一种综合机制,包含腔内炎性反应、凝血及纤溶障碍、血管生成异常以及脑膜淋巴管结构和引流障碍等的共同作用。目前的一线治疗是钻孔引流术,在某些特定情况下可以选择锥孔引流术、去骨瓣开颅血肿清除术及脑膜中动脉栓塞治疗等。对于手术不耐受只能选择药物保守治疗的患者,目前有效性证明证据等级最高的为 ATO,其次为糖皮质激素,同时其他治疗药物如 TXA、ACEI 等仍需进一步证实,而对于手术后的患者亦可使用 ATO 及糖皮质激素辅助治疗降低复发率。随着 CSDH 研究的不断深入,明确 CSDH 的发病机制或者探明不同机制之间的相互作用,可能为未来 CSDH 的治疗提供更多的思路。

参 考 文 献

[1]　Belkhair S,Pickett G. One versus double burr holes for treating chronic subdural hematoma meta-analysis[J]. Can J Neurol Sci,2013,40(1):56-60.

[2]　Lee K S. History of chronic subdural hematoma[J]. Korean J Neurotrauma,2015,11(2):27-34.

[3]　Wang D,Li T,Tian Y,et al. Effects of atorvastatin on chronic subdural hematoma:a preliminary

report from three medical centers[J]. J Neurol Sci,2014,336(1-2):237-242.

[4]　Jiang R,Zhao S,Wang R,et al. Safety and efficacy of atorvastatin for chronic subdural hematoma in Chinese patients:a randomized clinical trial[J]. JAMA Neurol,2018,75(11):1338-1346.

[5]　Kalamatianos T,Stavrinou L C,Koutsarnakis C,et al. PIGF and sVEGFR-1 in chronic subdural hematoma:implications for hematoma development[J]. J Neurosurg,2013,118(2):353-357.

[6]　Isidori A M,Venneri M A,Fiore D. Angiopoietin-1 and angiopoietin-2 in metabolic disorders: therapeutic strategies to restore the highs and lows of angiogenesis in diabetes[J]. J Endocrinol Invest,2016,39(1):1235-1246.

[7]　Song Y,Wang Z,Liu L,et al. The level of circulating endothelial progenitor cells may be associated with the occurrence and recurrence of chronic subdural hematoma[J]. Clinics(Sao Paulo),2013,68(8):1084-1088.

[8]　Shim Y S,Park C O,Hyun D K,et al. What are the causative factors for a slow,progressive enlargement of a chronic subdural hematoma? [J]. Yonsei Med J,2007,48(2):210-217.

[9]　Conroy S,Kruyt F A E,Wagemakers M,et al. IL-8 associates with a pro-angiogenic and mesenchymal subtype in glioblastoma[J]. Oncotarget,2018,9(21):15721-15731.

[10]　Quan W,Zhang Z,Li P,et al. Role of regulatory T cells in atorvastatin induced absorption of chronic subdural hematoma in rats[J]. Aging Dis,2019,10(5):992-1002.

[11]　Quan W,Zhang Z,Tian Q,et al. A rat model of chronic subdural hematoma:insight into mechanisms of revascularization and inflammation[J]. Brain Res,2015,1625:84-96.

[12]　Fan Y,Wu D,Zhang X,et al. The inflammatory cellular feature in the peripheral blood of chronic subdural hematoma patients[J]. J Clin Lab Anal,2022,36(10):e24706.

[13]　Louveau A,Smirnov I,Keyes T J,et al. Structural and functional features of central nervous system lymphatic vessels[J]. Nature,2015,523(7560):337-341.

[14]　Liu X,Gao C,Yuan J,et al. Subdural haematomas drain into the extracranial lymphatic system through the meningeal lymphatic vessels[J]. Acta Neuropathol Commun,2020,8(1):16.

[15]　Tao Z,Ding S,Hu M,et al. Subdural abnormal communicating vessel in chronic subdural hematoma[J]. J Craniofac Surg,2018,29(3):e261-e262.

[16]　Matsumoto H,Hanayama H,Okada T,et al. 2018. Which surgical procedure is effective for refractory chronic subdural hematoma? Analysis of our surgical procedures and literature review [J]. J Clin Neurosci,2018,49:40-47.

[17]　Yagnik K J,Goyal A,van Gompel J J. Twist drill craniostomy vs burr hole drainage of chronic subdural hematoma:a systematic review and meta-analysis[J]. Acta Neurochir(Wien),2021,163 (12):3229-3241.

[18]　Yan K,Gao H,Zhou X,et al. A retrospective analysis of postoperative recurrence of septated chronic subdural haematoma:endoscopic surgery versus burr hole craniotomy[J]. Neurol Res, 2017,39(9):803-812.

[19]　Okuma Y,Hirotsune N,Sato Y,et al. Midterm follow-up of patients with middle meningeal artery embolization in intractable chronic subdural hematoma[J]. World Neurosurg,2019,126: e671-e678.

[20]　Tempaku A,Yamauchi S,Ikeda H,et al. Usefulness of interventional embolization of the middle meningeal artery for recurrent chronic subdural hematoma:five cases and a review of the literature[J]. Interv Neuroradiol,2015,21(3):366-371.

[21]　Xu M,Chen P,Zhu X,et al. Effects of atorvastatin on conservative and surgical treatments of

chronic subdural hematoma in patients[J]. World Neurosurg,2016,91:23-28.

[22] Tang R,Shi J,Li X,et al. Effects of atorvastatin on surgical treatments of chronic subdural hematoma[J]. World Neurosurg,2018,117:e425-e429.

[23] Huang J,Tian Y,Song Y,et al. Effect of different factors on the short-term outcome of Chinese patients with primary chronic subdural hematoma at different age groups: a two-center retrospective study[J]. Front Aging Neurosci,2019,11:325.

[24] Gong Z,Zhan D,Nie M,et al. Dexamethasone enhances the efficacy of atorvastatin in inhibiting excessively inflammation-induced abnormal angiogenesis by regulating macrophages[J]. J Neuroinflammation,2021,18(1):203.

[25] Yang L,Li N,Yang L,et al. Atorvastatin-induced absorption of chronic subdural hematoma is partially attributed to the polarization of macrophages[J]. J Mol Neurosci,2022,73(3):565-573.

[26] Li T,Wang D,Tian Y,et al. Effects of atorvastatin on the inflammation regulation and elimination of subdural hematoma in rats[J]. J Neurol Sci,2014,341(1-2):88-96.

[27] Huang J,Li L,Zhang J,et al. Treatment of relapsed chronic subdural hematoma in four young children with atorvastatin and low-dose dexamethasone[J]. Pharmacotherapy,2019,39(7):783-789.

[28] Fan Y S,Wang B,Wang D,et al. Atorvastatin combined with low-dose dexamethasone for vascular endothelial cell dysfunction induced by chronic subdural hematoma[J]. Neural Regen Res,2021,16(3):523-530.

[29] Sun T F,Boet R,Poon W S. Non-surgical primary treatment of chronic subdural haematoma: preliminary results of using dexamethasone[J]. Br J Neurosurg,2005,19(4):327-333.

[30] Berghauser Pont L M,Dirven C M,Dippel D W,et al. The role of corticosteroids in the management of chronic subdural hematoma:a systematic review[J]. Eur J Neurol,2012,19(11):1397-1403.

[31] Berghauser Pont L M,Dammers R,Schouten J W,et al. Clinical factors associated with outcome in chronic subdural hematoma: a retrospective cohort study of patients on preoperative corticosteroid therapy[J]. Neurosurgery,70(4):873-880.

[32] Hutchinson P J,Edlmann E,Bulters D,et al. Trial of dexamethasone for chronic subdural hematoma[J]. N Engl J Med,2020,383(27):2616-2627.

[33] Kageyama H,Toyooka T,Tsuzuki N,et al. Nonsurgical treatment of chronic subdural hematoma with tranexamic acid[J]. J Neurosurg,2013,119(2):332-337.

[34] Moscote-Salazar L R,Satyarthee G D,Matus J A,et al. Conservative management of chronic subdural hematoma with tranexamic acid[J]. Asian J Neurosurg,2018,13(3):951-952.

[35] Mikkelsen R,Anker-Møller T,Hvas A M,et al. A case of tranexamic acid as adjunctive treatment for chronic subdural hematoma with multiple recurrences[J]. Am J Case Rep,2017,18:995-999.

[36] Hall S,Walshe E,Ajayi C,et al. Acute-on-chronic subdural hematoma in a patient taking red clover herbal supplement:a case report[J]. Surg Neurol Int,2018,9:43.

[37] Neidert M C,Schmidt T,Mitova T,et al. Preoperative angiotensin converting enzyme inhibitor usage in patients with chronic subdural hematoma:associations with initial presentation and clinical outcome[J]. J Clin Neurosci,2016,28:82-86.

[38] Schaumann A,Klene W,Rosenstengel C,et al. COXIBRAIN:results of the prospective, randomised,phase Ⅱ/Ⅲ study for the selective COX-2 inhibition in chronic subdural haematoma

patients[J]. Acta Neurochir(Wien),2016,158(11):2039-2044.

[39] Katayama K,Matsuda N,Kakuta K,et al. The effect of goreisan on the prevention of chronic subdural hematoma recurrence:multi-center randomized controlled study[J]. J Neurotrauma, 2018,35(13):1537-1542.

（张丹枫）